Jutta Henninger

Pflegen helfen

Jutta Henninger

Pflegen helfen

Lern- und Arbeitsbuch
für die Krankenpflegehilfe und
andere Gesundheitsberufe

Mit 85 Zeichnungen

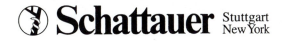

Anschrift der Autorin:

Jutta Henninger
Donaustraße 1
64521 Groß-Gerau

In diesem Buch sind die Stichwörter, die zugleich eingetragene Warenzeichen sind, als solche nicht besonders kenntlich gemacht. Es kann also aus der Bezeichnung der Ware mit dem für diese eingetragenen Warenzeichen nicht geschlossen werden, daß die Bezeichnung ein freier Warenname ist.
Hinsichtlich der in diesem Buch angegebenen Dosierungen von Medikamenten usw. wurde die größtmögliche Sorgfalt beachtet. Gleichwohl werden die Leser aufgefordert, die entsprechenden Prospekte der Hersteller zur Kontrolle heranzuziehen.
Das Werk ist urheberrechtlich geschützt. Alle Rechte, insbesondere das Recht des Nachdrucks, der Wiedergabe in jeder Form und der Übersetzung in andere Sprachen, behalten sich Urheber und Verlag vor.
Kein Teil des Werkes darf in irgendeiner Form ohne schriftliche Genehmigung des Verlags reproduziert werden. Das gilt insbesondere für Vervielfältigungen, Übersetzungen, Mikroverfilmungen und die Einspeicherung, Nutzung und Verwertung in elektronischen Systemen.

Die Deutsche Bibliothek – CIP-Einheitsaufnahme
Henninger, Jutta
Pflegen helfen : Lern- und Arbeitsbuch für die Krankenpflegehilfe und andere Gesundheitsberufe / Jutta Henninger. – Stuttgart : Schattauer, 1997
  ISBN 3-7945-1751-2

© 1997 by F.K. Schattauer Verlagsgesellschaft mbH, Lenzhalde 3, 70192 Stuttgart, Germany
Printed in Germany
Layout u. Umschlaggestaltung: B. Burkart
Illustrationen: Jutta Henninger und Marco Bono
Satz: Mitterweger Werksatz GmbH, Plankstadt bei Heidelberg
Druck und Einband: Mayr Miesbach, Druckerei und Verlag GmbH, Am Windfeld 15, 83714 Miesbach, Germany
Gedruckt auf chlor- und säurefrei gebleichtem Papier.

ISBN 3-7945-1751-2

Unser Ziel ist es, einander zu erkennen
und einer im anderen das sehen und ehren zu lernen, was er ist:
des Anderen Gegenstück und Ergänzung.

Hermann Hesse

Geleitwort

Jeder Mensch hat im Laufe seines Lebens mit Pflege zu tun – Säuglinge werden gepflegt, Kinder und Jugendliche lernen, sich selbst zu pflegen, Erwachsene sollten möglichst pfleglich mit sich umgehen können und im Alter wird vielleicht fremde Pflege benötigt.

Unter Pflege im allgemeinen Sprachgebrauch verstehen wir aber nicht nur den verantwortungsvollen und sorgsamen Umgang mit unserem Körper und unserer Gesundheit, sondern wir pflegen auch Sachen, die uns lieb und teuer sind, die unsere Kultur bewahren helfen oder unsere Erinnerung wachhalten. Der Begriff Pflege an sich ist also sehr unspezifisch und umfaßt eine breite Palette von Handlungen, Ansprüchen und Assoziationen.

Auch im Zusammenhang mit Gesundheit kann Pflege vieles meinen – die Selbstpflege des sich gesund fühlenden Menschen, die Pflege von Angehörigen oder Freunden bei vorübergehenden Störungen des Wohlbefindens bis hin zur hochspezialisierten professionellen Pflege bei Schwerstpflegebedürftigkeit oder schweren Krankheiten.

Dieses Buch befaßt sich mit der Pflege gewissermaßen an der Schwelle zur Professionalität – mit der Pflege von Menschen, die sich im Hinblick auf die alltäglichen Aktivitäten des Lebens nicht (mehr) selbst pflegen können und fremder Hilfe bedürfen. Es macht auf ausdrückliche Weise deutlich, wie wichtig gerade hier im Bereich der Pflegehilfe eine gute und an individuellen Bedürfnissen ausgerichtete Pflege ist und wie diese auch durchgeführt werden kann.

Die zum Verständnis der Durchführung erforderlichen theoretischen Grundlagen werden sehr praxisbezogen erläutert, ohne zu überfrachten, viele Abbildungen erleichtern die Umsetzung in konkrete Handlungsabläufe. Damit ist auch der Beweis angetreten, daß Hilfstätigkeiten sehr wohl auf der Basis eines umfassenden Pflegeverständnisses durchgeführt werden können, ohne die Grenzen zur professionellen Fachpflege zu überschreiten. In diesem Sinne zeigt das Buch die vielfältigen Möglichkeiten im Bereich der allgemeinen Pflege auf und kann allen, die damit zu tun haben, wertvolle Anregungen und Empfehlungen liefern.

Es ist in erster Linie gedacht für Personen, die beruflich vorübergehend oder längerfristig in diesem Bereich tätig sind und aus den verschiedensten Gründen eine längere Ausbildungszeit nicht absolvieren wollen oder können. Aber auch Pflegefachpersonen können dadurch vielleicht einen leichteren Wiedereinstieg in ihren Beruf finden, ebenso wie die Angehörigen angrenzender Berufsfelder sich mit wichtigen und grundsätzlichen pflegerischen Prinzipien und Unterstützungsmöglichkeiten vertraut machen können.

Im Berufsfeld Pflege wurde viele lange Jahre davon ausgegangen, daß Pflegehilfe eigentlich nur aus ganz untergeordneten Anlerntätigkeiten besteht, in denen höhere pflegerische Ansprüche sowieso nicht erfüllt werden können und deshalb auch nicht vermittelt oder gelernt werden müssen.

Heute wissen wir, daß Wohlbefinden als ein wichtiges Ziel guter Pflege nicht erst bei speziellen Aufgaben anfängt, sondern sich als eine Grundhaltung durch alle Pflegehandlungen hindurchzieht und bei der Pflegehilfe anfangen muß, wenn sie insgesamt wirksam werden soll.

In diesem Sinne trägt „Pflegen helfen" mit dazu bei, daß Menschen trotz vorübergehender oder dauerhafter Pflegebedürftigkeit ihre Selbständigkeit und Würde bewahren und das größtmögliche Maß an Lebensqualität erreichen können.

Hilde Steppe

Vorwort

Das vorliegende Buch soll Schülerinnen und Schülern in der Ausbildung der Krankenpflegehilfe, aber auch anderen Personen, die (noch) ohne Ausbildung berufliche Pflege leisten, die Kenntnisse vermitteln, die zur Bewältigung häufig vorkommender Pflegeprobleme notwendig sind. Es soll außerdem helfen, Besonderheiten, Veränderungen und Risiken der Patienten zu erkennen, so daß Krankenschwester, Altenpflegerin oder Arzt rechtzeitig hinzugezogen werden.

Aus Gründen der sprachlichen Vereinfachung verzichte ich auf die Differenzierung von Krankenpflegehilfe und Pflegehilfe und spreche im folgenden nur noch von der Pflegehilfe. Pflegehilfe kann und soll die Arbeit von Krankenschwester/Krankenpfleger und Altenpflegerin/Altenpfleger nicht ersetzen, sondern ergänzen und entlasten. Die Pflegehelferin/ der Pflegehelfer kann mit entsprechenden Kenntnissen und Fertigkeiten pflegebedürftigen Menschen bei den Verrichtungen des täglichen Lebens helfen, wenn keine besonderen Veränderungen oder Gefährdungen zu erwarten sind. Weiter kann sie/er die von der Krankenschwester oder Altenpflegerin erstellten Pflegepläne umsetzen, soweit diese nicht selbst tätig werden muß.

Pflegetätigkeiten, die die speziellen Fachkenntnisse der Krankenschwester/des Krankenpflegers oder der Altenpflegerin/des Altenpflegers erfordern, und solche, die dem Delegationsrecht unterliegen (ärztliche Tätigkeiten), sind bewußt nicht beschrieben.

Mein Buch orientiert sich an dem theoretischen Pflegeverständnis des Hessischen Curriculum für Krankenpflege (Aktivitäten und Elemente des Lebens, modifiziert nach Roper et al.).

Jedes Kapitel beginnt mit einer Auseinandersetzung mit der Bedeutung der jeweiligen Lebensaktivität (-element), denn sachkundige Pflegehilfe unterscheidet sich meines Erachtens nicht nur durch das praktische Know-how von der zufälligen Hilfeleistung, sondern auch durch ein fundiertes Verständnis der Situation des pflegebedürftigen Menschen.

Für die Ausbildung in der Krankenpflegehilfe sind Hinweise auf Lerninhalte aus anderen Fächern (z.B. Anatomie/Physiologie, Gesetzeskunde) angemerkt. Grundzüge der Krankheitslehre sind dargestellt, soweit sie zum Verständnis der Patientensituation und zum Erkennen von Risiken notwendig sind.

Auf die Nennung von Arzneimitteln habe ich weitgehend verzichtet, Handelsnamen sind nicht eigens als eingetragene Warenzeichen gekennzeichnet. Der Schwerpunkt liegt bei der Erörterung von Problemen des Patienten und der Darstellung der praktischen Pflegehilfe. Diese sind Ergebnisse langjähriger Erfahrung, Zusammenarbeit und Gespräche mit Patienten, Schülerinnen und Schülern in der Krankenpflege und Krankenpflegehilfeausbildung.

Ich bitte meine Leserinnen und Leser um Verständnis dafür, daß ich der umständlichen Nennung jeweils der weiblichen und der männlichen Form ausgewichen bin. Ich spreche im Buchtext von der Pflegehelferin, dem Patienten, dem Arzt. Selbstverständlich ist immer auch der Pflegehelfer, die Patientin, die Ärztin gemeint.

Mein herzlicher Dank gilt Frau Hilde Steppe, Frau Ulrike Villinger, Frau Iris Siepe und meiner Tochter Una Becker für Anregungen, Durchsicht und Korrektur des Manuskripts, dem Schattauer Verlag, namentlich Herrn Dr. Bertram für seine Geduld, Herrn Michael Lapp für Hilfe in „PC-Not" und Datenrettung und Herrn Landrat Enno Siehr für die Genehmigung, dieses Buch in Nebentätigkeit zu schreiben.

Besonderen Dank sage ich den Patientinnen und Patienten für ausgesprochene oder auch unausgesprochene Rückmeldungen und meinen Kolleginnen und Kollegen, Schülerinnen und Schülern für Fachdiskussionen, kritische Fragen und regen Austausch.

Groß-Gerau, Sommer 1997   Jutta Henninger

Inhalt

1 Einführung	1
Aktivitäten und Elemente des Lebens	3
Aufgaben beruflicher Pflegehilfe	3
Pflegeplanung, Pflegeprozeß	3
Rückenschonung	6
Bandscheiben	7
2 Kommunikation	11
Begegnung mit dem Patienten	11
Kontaktaufnahme mit dem Patienten	13
Bedeutung und Zweck der Kommunikation	14
Verständigung mit den Mitmenschen	14
Orientierung in der Umwelt	15
Erkennen von Gefahren	15
Probleme lösen, Fühlen und Erleben	15
Einschränkungen der Funktion der Sinnesorgane und Pflegehilfe	16
Sehen	16
Kurzsichtigkeit	16
Weitsichtigkeit	17
Grauer Star (Katarakt)	17
Grüner Star (Glaukom)	18
Akute Sehstörungen	19
Blindheit	19
Augenbindehautentzündung (Konjunktivitis)	20
Fehlender Lidschluß	21
Hören	21
Schwerhörigkeit	22
Akute Hörstörungen	25
Mittelohrentzündung (Otitis media)	25
Riechen	25
Nasenbluten	27
Schmecken	27
Sensibilität	28
Tastsinn	28
Temperatursinn	28
Schmerzempfindung	28
Tiefensensibilität	28
Sensibilitätsstörungen	29
Sprechen	29
Bedeutung der Sprache	29
Ausgetrocknete Mundschleimhaut	30
Fehlende Zähne	31
Verletzungen	31
Heiserkeit	31
Atemnot	32
Kehlkopflosigkeit	32
Intubation und Tracheotomie	33
Dysarthrie	35
Aphasie	35
Fremdsprachigkeit	37
Bewußtsein	38
Steuerung des Bewußtseins	38
Bewußtseinsverminderung	39
Apathie	39
Benommenheit	39
Somnolenz	39
Sopor	39
Koma	39
Apallisches Syndrom	39
Bewußtseinsveränderung	42
Delirium tremens	44
Geistige Behinderung	45
Alte Menschen – besondere Aspekte der Pflege	48
Gewohnheiten	49
Umgangsformen	49
Gedächtnis	50
Regression	50
Beschäftigung	51
Häufige körperliche Veränderungen im Alter	52

Senile Demenz	54
Alzheimer-Krankheit	54
Schmerzen	**56**
Depression	**60**

3 Körperpflege und Kleidung 63

Körperpflege	**63**
Soziale Bedeutung	64
Gesundheitliche Bedeutung	64
Individuelle Bedeutung	65
Mundpflege	**66**
Erkrankungen im Mundbereich und Pflegehilfe	**68**
Gingivitis (Zahnfleischentzündung)	68
Stomatitis (Entzündung der Mundschleimhaut)	68
Mundsoor (Pilzinfektion der Mundhöhle)	69
Herpes labialis	69
Parotitis (Entzündung der Ohrspeicheldrüse)	69
Haarpflege	**69**
Nagelpflege	**72**
Reinigung und Pflege der Haut	**72**
Aufbau der Haut	73
Funktionen der Haut	73
Reinigungs- und Pflegemittel	74
Vorbereitungen zur Körperpflege	75
Durchführung der Körperpflege	76
Beobachtung der Haut	**78**
Farbveränderungen der Haut	78
Hauttemperatur	79
Hautfeuchtigkeit	79
Spannungszustand der Haut (Turgor)	79
Behaarung	80
Hautdefekte	80
Erkrankungen der Haut und Pflegehilfe	**81**
Juckreiz (Pruritus)	81
Pilzinfektionen der Haut (Mykosen)	82
Wundsein der Haut (Intertrigo)	83
Allergische Reaktionen der Haut	83
Psoriasis und Neurodermitis	84
Hautparasiten	84
Furunkel	85
Abszeß	86
Erysipel	87
Verbrennungen	88
Wunden	89
Kleidung	**90**
Bekleidung bei Bettlägerigkeit	91
Bekleidung bei kurzzeitiger Mobilisation	92
Bekleidung bei Hautkrankheiten	93
Umgang mit schmutziger Wäsche	93

4 Aufrechterhaltung der Vitalfunktionen 95

Herz, Kreislauf, Blut, Atmung	**95**
Pulskontrolle und Pulsbeobachtung	**95**
Pulsfrequenz	95
Pulsrhythmus	96
Pulsqualität	96
Blutdruckmessung	**97**
Beobachtung der Atmung	**98**
Atemfrequenz und Atemtiefe	99
Atemgeräusche	99
Atemnot	**100**
Belastungsdyspnoe	100
Ruhedyspnoe	100
Orthopnoe	101
Erkrankungen des Herzens und Pflegehilfe	**101**
Akutes Herzversagen	101
Chronische Herzinsuffizienz	102
Linksbetonte Herzinsuffizienz	102
Rechtsbetonte Herzinsuffizienz	102
Koronare Herzkrankheit	103
Angina pectoris	103
Herzinfarkt	104
Funktionelle Störungen	105
Erkrankungen der Atemorgane und Pflegehilfe	**105**
Erkältungskrankheiten	105
Pneumonie	106
Pneumonieprophylaxe	107
Asthma bronchiale	109
Chronisch obstruktive Lungenerkrankung (COL)	110
Lungentuberkulose (Tbc)	111
Gefäßkrankheiten und Pflegehilfe	**112**
Arteriosklerose	112
Arterielle Verschlußkrankheit (AVK)	113
Akuter Arterienverschluß	114
Varizen	114
Thrombose	115
Thrombophlebitis	117

Phlebothrombose 118
Postthrombotisches Syndrom 118
Thromboseprophylaxe 119
Blutkrankheiten und Pflegehilfe 120
Anämie 120
Leukämie (Blutkrebs) 121
Störungen der Blutgerinnung 122
Temperatur 124
Regulierung der Körpertemperatur 124
Temperaturkontrolle 124
Axillare Messung 124
Rektale Messung 125
Orale (sublinguale) Messung 125
Fieber 125
Fieberanstieg 125
Fieberhöhe 126
Fieberabfall 126
Wärme- und Kälteanwendung 127
Wärmeanwendung 127
Kälteanwendung 129

5 Nahrungsaufnahme und Ausscheidungen 131

Nahrungsaufnahme 131
Vorbereitung der Mahlzeiten 134
Servieren 134
Hilfeleistung beim Essen 135
Eßstörungen 137
Appetitlosigkeit 137
Übergewicht (Adipositas) 138
Nahrungskarenz und Nüchternbleiben ... 139
Flüssigkeitszufuhr 140
Gewichtskontrolle 141
Magensonden 142
Ableitungssonde 142
Ernährungssonde 142
Perkutane endoskopische Gastrostomie (PEG) 143
Ausscheidungen 143
Urinflaschen 145
Steckbecken 146
Nachtstühle 147
Miktion 147
Miktionsstörungen und Pflegehilfe .. 148
Harnverhalten 148
Dysurie 148

Pollakisurie 149
Harnträufeln 149
Harninkontinenz 149
Belastungs- oder Streßinkontinenz .. 151
Blasenverweilkatheter (Dauerkatheter) 151
Suprapubische Blasendrainage 154
Beobachtung des Urins 154
Urinmenge 154
Urinfarbe 155
Klarheit des Urins 155
Geruch des Urins 155
Defäkation 155
Defäkationsstörungen und Pflegehilfe .. 156
Diarrhö (Durchfall) 156
Obstipation (Verstopfung) 157
Beobachtung des Stuhls 160
Farbe des Stuhls 160
Konsistenz des Stuhls 160
Geruch des Stuhls 160
Stuhlbeimengungen 160
Anus praeternaturalis 160
Ileostomie 161
Colostomie 161
Doppelläufiger AP 161
Erbrechen und Pflegehilfe 163
Beobachtung des Erbrechens 164
Beobachtung des Erbrochenen 164
Erkrankungen des Magen-Darm-Trakts und Pflegehilfe 165
Akute Gastritis (Magenschleimhautentzündung) 165
Akute Gastroenteritis 165
Chronische Gastritis 165
Ulcus ventriculi et duodeni (Magen- und Zwölffingerdarmgeschwür) 166
Patienten nach Magenoperation ... 167
Akute Enteritis (Dünndarmentzündung) .. 167
Colitis (Dickdarmentzündung) 167
Darmtumoren 168
Ileus 168
Hämorrhoiden 169
Erkrankungen der Nieren und Pflegehilfe 170
Akute Glomerulonephritis (Nierenentzündung) 171
Akute Pyelonephritis (Nierenbeckenentzündung) 171
Nephrotisches Syndrom 171

Akutes Nierenversagen 172
Chronisches Nierenversagen 172
Dialyse 172
Peritonealdialyse 172
Hämodialyse 173
Erkrankungen des Pankreas (Bauchspeicheldrüse) und Pflegehilfe 174
Akute Pankreatitis 174
Chronische Pankreatitis 175
Diabetes mellitus (Zuckerkrankheit) 175

6 Bewegung 182

Einschränkungen der Bewegungsfähigkeit und Pflegehilfe 184
Ruhigstellung 184
Schonhaltung 184
Schmerzhafte Bewegungseinschränkungen 185
Lähmungen 185
Krämpfe 188
Tremor (Zittern) 189
Ataxie 190
Körperliche Behinderungen 190
Hilfen beim Bewegen 191
Kontraktur 198
Kontrakturprophylaxe 199
Dekubitus 200
Dekubitusprophylaxe 201
Dekubitusbehandlung 204
Erkrankungen des Bewegungsapparats und der Bewegungssteuerung und Pflegehilfe 205
Frakturen 205
Hüftoperation 209
Parkinson-Krankheit 211
Multiple Sklerose 214
Gliedmaßenverlust (Amputation) 216
Querschnittslähmung 219
Epilepsie 222
Apoplexie (Schlaganfall) 226

7 Ruhen und Schlafen 234

Ruhen 234
Schlafen 235
Schlafstörungen 235
Betten und Lagern 238
Das Kranken- oder Pflegebett 238
Wechseln der Bettwäsche 239
Wechseln der Bettwäsche beim bettlägerigen Patienten ... 239
Sitzen im Stuhl oder Sessel 245
Nachtdienst 245

8 Sexualität 248

Schamgefühl 251
Frauen 252
Menstruation 252
Menstruationshygiene 252
Intimhygiene 253
Ausfluß (Fluor vaginalis) 254
Gynäkologische Untersuchung 255
Gynäkologische Operationen 255
Schwangerschaft, Geburt, Wochenbett 256
Erstes Schwangerschaftsdrittel 257
Zweites Schwangerschaftsdrittel 258
Drittes Schwangerschaftsdrittel 259
Wochenfluß (Lochien) 260
Nachwehen 261
Brust 261
Intimbereich, Ausscheidungen 261
Körpertemperatur 262
Ernährung 262
Seelische Verfassung 262
Störungen der Schwangerschaft 262
Abort (Fehlgeburt) 262
Drohende Frühgeburt 263
Schwangerschaftsabbruch 263
Säuglingspflege 264
Ernährung 264
Wickeln 264
Körperpflege 265
Kleidung 265
Schreien 265
Beobachtung des Babys 265
Männer 265
Intimhygiene 265
Erektion und Ejakulation 266
Skrotalödem (Schwellung des Hodensacks) 266
Entzündungen 267

9 Sterben und Tod ... 268

Phasen des Sterbeprozesses und Pflegehilfe ... 273
Sterbehilfe ... 279
Suizid und Suizidversuch und Pflegehilfe ... 280
Aids und Pflegehilfe ... 282

10 Hygiene ... 285

Persönliche Hygiene der Pflegenden ... 285
Persönliche Hygiene des Patienten ... 287
Vermeidung der Verschleppung von Infektionen und spezielle Erfordernisse bei der Krankenhaushygiene ... 288
Selbstschutz bei der Pflege von Patienten mit Infektionskrankheiten ... 290
Tröpfcheninfektion ... 290
Darminfektion ... 290
Infektion über die Haut oder Schleimhaut ... 290
Infektion über Blut ... 291
HIV-Infektion ... 291
Desinfektion ... 292
Desinfektionsmittel ... 292
    Händedesinfektionsmittel ... 293
    Hautdesinfektionsmittel für Injektionen ... 293
    Haut- und Schleimhautdesinfektionsmittel ... 293
    Instrumenten- und Flächendesinfektionsmittel ... 293

Literatur ... 294

Stichwortverzeichnis ... 295

1 Einführung

Aktivitäten und Elemente des Lebens

Virginia Henderson, eine amerikanische Krankenschwester und Pflegetheoretikerin, definierte 1955 Krankenpflege sinngemäß als Hilfeleistung für einen Menschen bei allem, was er für sich selbst auch tun würde, wenn er nicht durch Krankheit, Behinderung, wegen seines Lebensalters oder mangelnder Kenntnisse daran gehindert wäre.

> Alle Menschen haben vergleichbare **Grundbedürfnisse**, zu deren Befriedigung sie unterschiedliche Wege gehen und unterschiedlichen Aufwand betreiben. Dies hängt unter anderem von den Gegebenheiten ihrer Umwelt ab, z.B. vom Klima, der Wirtschaftsform, der technischen Entwicklung eines Gebietes, den Bildungsmöglichkeiten, aber natürlich auch von gesellschaftlichen und familiären Traditionen, Erziehung, dem individuellen Lebensstandard und religiösen und kulturellen Vorgaben.

Einige dieser Grundbedürfnisse werden dem Menschen erst bewußt, wenn ihre Befriedigung nicht mehr gleichsam von selbst geschieht (z.B. Atmen = sich mit genügend Sauerstoff versorgen). Zur Befriedigung ihrer Grundbedürfnisse müssen die Menschen mehr oder weniger aktiv sein. Nancy Roper hat dementsprechend diese Grundbedürfnisse zu den **Aktivitäten des täglichen Lebens** (AtL) umformuliert (19). Im Hessischen Curriculum Krankenpflege wurden die von Roper beschriebenen AtL etwas zusammengefaßt und und um den Begriff „Elemente" ergänzt zu: **Aktivitäten und Elemente des Lebens** (AEL) (10).

In Anlehnung an das oben genannte Konzept werden in diesem Buch die AEL wie folgt bearbeitet:

- **Kommunikation**
  Verständigung mit den Mitmenschen und Orientierung in der Umwelt, Erkennen von Gefahren, Problemlösung, Fühlen und Erleben
- **Körperpflege**
  Gesunderhaltung der Haut, Übereinstimmung mit gesellschaftlichen Erwartungen
- **Kleidung**
  Schutz vor äußeren Einflüssen, Anpassung an äußere Bedingungen, Schmuck und Selbstdarstellung
- **Aufrechterhaltung der Vitalfunktionen**
  Funktion des Herzens, des Kreislaufs, der Atmung, Regulation der Körpertemperatur
- **Nahrungsaufnahme und Ausscheidungen**
  Zufuhr und Verwertung von Nahrung und Wasser, Entleerung von Blase und Darm, soziale und kulturelle Vorschriften
- **Bewegung**
  Voraussetzung für körperliche Selbständigkeit, Kommunikationsmittel, Schutz des Körpers vor Schädigungen
- **Ruhen und Schlafen**
  Erholung von Körper, Geist und Seele
- **Arbeit und Freizeit**
  Erwerb des Lebensunterhalts, Verpflichtungen, Selbstverwirklichung, Lebensfreude, Gesundheitsgefahren; hier: rückenschonende Arbeitsweise, Nachtwache
- **Sexualität**
  Soziale Rolle als Mann oder Frau, Fortpflanzung, Emotionalität, Triebbefriedigung
- **Sterben und Tod**
  Sterben und Tod als Gewißheiten des Lebens, Erfahrungen von Grenzen, Verluste, Sinnfragen

> Der Selbständigkeit der Menschen bei der Befriedigung ihrer Bedürfnisse sind oft Grenzen gesetzt. Diese Grenzen sind entweder natürlich (wie bei der Unselbständigkeit im frühen Kindesalter oder den nachlassenden Körperkräften im hohen Alter), oder sie treten infolge von Krankheit, Behinderung oder sozialen Einschränkungen auf.

Am Beispiel der **Nahrungsaufnahme** soll verdeutlicht werden, wie eine Lebensaktivität normal vonstatten geht und wie sie gestört sein kann.

1 Einführung

Die **Nahrungsaufnahme** ist beim Erwachsenen **normal** und **ungestört**, wenn
- der Mensch sich Nahrung beschaffen kann (je nach Lebensbedingungen mit Geld, Tausch, Landbestellung etc.),
- er Kenntnisse über Nahrungsmittel, ihre Haltbarkeit, Verarbeitung usw. besitzt,
- er grundlegende Kenntnisse über eine dem Körper zuträgliche Ernährung besitzt (z.B. Bedarf, Vermeiden von Risiken durch Nahrungsmittel),
- er sich Nahrungsmittel mundgerecht vorbereiten (z.B. Ei schälen, Brot streichen, Fleisch schneiden), zum Munde führen, kauen und schlucken kann,
- er Hunger- und Durstgefühle als Bedarfssignale empfinden kann,
- die Verdauungsorgane des Menschen in der Lage sind, die Nahrung zu transportieren, zu verdauen und zu verwerten und
- der Mensch sowohl mit den Nahrungsmitteln selbst als auch mit der Art und Weise, wie er sie verzehrt, mit den Erwartungen seiner Gesellschaft übereinstimmt.

Schon an diesem einen Beispiel wird deutlich, wie vielgestaltig die Gründe sein können, die uns an der Selbständigkeit hindern. Die Einschränkungen des Säuglings sind dabei offensichtlich ebenso wie diejenigen hochbetagter Menschen.

Darüber hinaus kann es viele Gründe für eine **Störung der Nahrungsaufnahme** geben:
- Ein Mensch ist durch verschiedene Gründe daran gehindert, seinen Lebensunterhalt zu verdienen, und deshalb auf Hilfe angewiesen (Familie, Sozialhilfe, karitative Einrichtungen),
- er kann, z.B. wegen einer Bewegungseinschränkung, weder einkaufen noch in einem Lokal essen gehen,
- er weiß über Nahrungsmittel nicht Bescheid und kann mit rohen Lebensmitteln nichts anfangen oder weiß nicht, welche Nahrung rasch verdirbt,
- er kann nicht lesen und sich deshalb wichtige Kenntnisse nicht aneignen,
- er kennt die zweckmäßige Zusammensetzung der Nahrung nicht und ernährt sich einseitig,
- er kennt die Risiken von Schimmelpilzen auf dem Brot ebensowenig wie die von zuviel Salz bei hohem Blutdruck.
- Ein anderer Mensch hat vielleicht alle Kenntnisse und Fähigkeiten, ist aber wegen eines Gipsverbandes oder wegen einer Lähmung an seiner Selbständigkeit gehindert, oder er kann wegen eines schadhaften Gebisses schlecht kauen oder wegen Halsschmerzen schlecht schlucken.
- Bei einem weiteren Menschen mag die Tätigkeit des Magens, der Bauchspeicheldrüse, der Leber oder des Darms gestört sein, so daß Transport und Verwertung der Nahrung innerhalb des Körpers für seine Verdauung nicht ausreicht, oder er leidet an Nahrungsmittelunverträglichkeiten und -allergien.
- Bei vielen Menschen „schlägt die Stimmung auf den Magen", so daß sie zuviel oder zuwenig essen oder unter Magenbeschwerden leiden.
- Süchtiges Verhaltes infolge psychischer Störungen kann die Nahrungsaufnahme gefährlich verändern, wie z.B. Magersucht, Trunksucht, Eßsucht.

> Pflegende haben die Aufgabe, den pflegebedürftigen Menschen bei der Nahrungsaufnahme so zu helfen, wie es dem Einzelnen gerecht wird, egal, wo und wie die Störung auftritt. Das bedeutet, daß die Pflegenden über diese **Lebensaktivität** Bescheid wissen müssen, aber auch über die **Lebenssituation des Pflegebedürftigen**, die für Art und Ausmaß der Hilfeleistung entscheidend ist.

> Es ist nicht sinnvoll, einen Menschen über die Auswahl gesunder Nahrungsmittel zu beraten, wenn er gar nicht auswählen kann. Ebensowenig ergibt es einen Sinn, einem Patienten das Brot in Häppchen zu schneiden, wenn er diese dann nicht nehmen kann. Andererseits möchte man das Essen nicht eingegeben bekommen, wenn man selber essen kann.

Wir sehen, was pflegerische Hilfe, bezogen auf dieses Beispiel, sein kann:
- Information, z.B. über Nahrung und die Bedeutung von Kostverordnungen
- Anwendung von Hilfsmitteln, z.B. Mixer bei Kaustörungen, spezielles Besteck und Geschirr bei Behinderung
- Organisieren der Beschaffung und Zubereitung von Nahrung (im Krankenhaus, im Heim, in der häuslichen Pflege)
- Mundpflege und Pflege der Zahnprothese
- Auswahl von Nahrungsmitteln, die z.B. bei einer Entzündung im Hals nicht zusätzlich schmerzen
- Mahlzeiten vorbereiten und sie dem Patienten bringen
- Beim Essen und Trinken helfen und auf die richtigen Mengen achten

- Kontrolle des Körpergewichts
- Medikamente verabreichen bei Erkrankungen des Verdauungstraktes (z. B. Tabletten oder Zäpfchen geben, Insulin spritzen)
- Für die Aufbereitung von Geschirr, Besteck etc. sorgen, um Gesundheitsgefahren zu vermeiden
- Flüssige Kost über künstliche Zugänge geben

Je nach Situation können natürlich auch weitere und ganz andere Pflegehandlungen notwendig sein.

Aufgaben beruflicher Pflegehilfe

Berufliche Krankenpflege und Krankenpflegehilfe stellt sich zur Aufgabe, den pflegebedürftigen Menschen seinen **Bedürfnissen,** seiner **Lebenssituation** und natürlich auch dem **Grund seiner Pflegebedürftigkeit** (Krankheit, Behinderung) entsprechend zu unterstützen.

Wir alle haben gelernt, daß die Körperpflege bei der oberen Körperhälfte beginnt und dann zur unteren Körperhälfte hin fortgesetzt wird. Sollte es nun bei einem Patienten einmal nötig sein, bei der unteren Körperhälfte anzufangen, wird Sie das als gelernte Pflegehelferin nicht unsicher machen. Sie werden trotzdem die Körperpflege hygienisch einwandfrei und für den Patienten so wenig belastend wie möglich durchführen, weil Sie über die notwendige Sachkenntnis verfügen.

Dazu müssen bestimmte **Pflegehandlungen** und **Pflegetechniken** theoretisch und praktisch so gelernt und geübt werden, daß sie auch unter veränderten Bedingungen (anderer Patient, andere Krankheit) sicher beherrscht werden. Dabei darf nicht übersehen werden, daß das Aufstellen von Regeln zum Lernen hilfreich ist, daß Regeln aber bei der praktischen Arbeit nicht immer und unter allen Umständen gültig sind.

Gebote der **Hygiene,** der **Physiologie** und des **Selbstbestimmungsrechts des Patienten** gelten immer, ob er nun Diabetiker ist oder herzkrank, ob im Tagdienst gearbeitet wird oder im Nachtdienst. Bestimmte Reihenfolgen, Materialien und Hilfsmittel sind meist variabel nach der alten Redensart, daß „viele Wege nach Rom führen". Erst die sicher beherrschte Technik oder Handhabung und gute Kenntnisse geben gelernten Kräften die Sicherheit, auch andere Wege wählen zu können.

Zuweilen ist es notwendig, dem Patienten **Einschränkungen** abzuverlangen, die seinen Bedürfnissen nicht entsprechen (objektiver Pflegebedarf: z. B. Nüchternbleiben vor einer Operation, Beibehalten einer bestimmten Lagerung). Auch dann ist es meistens möglich, wenigstens zum Teil auf Bedürfnisse einzugehen. So können Sie einem Patienten, der nichts trinken darf, mit dem Anfeuchten der Mundschleimhaut das Durstgefühl erleichtern. Dem Patienten, der eine bestimmte Lage einhalten muß, können Sie alle Dinge, die er brauchen könnte, in erreichbare Nähe stellen.

Pflegeplanung, Pflegeprozeß

Schon immer wurde in der Pflege geplant, z. B. Zimmer- und Bettenbelegung, Arbeitsabläufe, Arbeitseinteilung; Probleme und Ziele der Pflege wurden für die Patienten formuliert. Die geeigneten Maßnahmen werden seit jeher überlegt und diskutiert. Jede Schwester, die mit einem Patienten arbeitet, verfolgt mit ihrem Tun ein bestimmtes Ziel. Die Tatsache, daß Schwestern diesen Sachverhalt lange Zeit nicht schriftlich festhielten, damit also auch die Pflege nicht transparent machten und nicht darlegten, was Pflege für die Menschen konkret zu leisten imstande ist, hat die Pflegeberufe unnötig lange im Bereich der „Das-kann-doch-jeder-Berufe" festgehalten.

Seit 1985 gehört die umfassende, geplante Pflege des Patienten zum Ausbildungsziel nach Paragraph 4 des Krankenpflegegesetzes für Krankenschwestern.

Die Pflegeplanung gewinnt seitdem zunehmend an Bedeutung, ausgehend von folgenden Erkenntnissen:

- **Pflegebedarf** und **Patientenbedürfnisse** können erkannt und benannt werden. Dazu ist eine Fachsprache nützlich, mit der Sachverhalte kurz, präzise und für alle Berufsangehörigen verständlich ausgedrückt werden können.
- Fast alle pflegebedürftigen Menschen sind nicht bei jeder AEL auf Hilfe angewiesen und auch bei jeder AEL nicht in gleicher Weise. Fast alle Patienten haben **Ressourcen** (Reserven, Selbsthilfemöglichkeiten), die in die Pflege einbezogen werden können.
- Pflege soll zum Erreichen bestimmter **Pflegeziele** führen, die nur mit pflegerischer Arbeit erreicht werden können.
- Die **Pflegeplanung** ermöglicht die Auswahl der notwendigen Pflegehandlungen, die voraussichtlich zum Ziel führen, sie gibt das Ausmaß an pflegerischer Hilfe und die Art und Weise der Durchführung vor.
- Durch regelmäßige **Überprüfung des Pflegeerfolges** können notwendige Veränderungen vorgenommen werden. Das muß sein, weil Arbeit mit Menschen flexibel bleiben muß. Änderungen im Befinden oder der Bedürfnisse des Patienten, individuelle Reaktionen und individuelle körperliche Bedingungen lassen sich nie genau vorhersagen, in der Pflege genausowenig wie in der medizinischen Behandlung.
- Da Pflege nur von der Gesamtsituation des einzelnen Patienten aus planbar und durchführbar ist, steht die **Sammlung von Informationen** am Anfang.

> Die **Ausarbeitung des Pflegeplanes** ist Aufgabe der Krankenschwester, die über die entsprechenden Kenntnisse der Physiologie, Pathologie und Psychologie verfügt, um die Pflege in Zusammenarbeit mit dem Patienten und/oder seinen Angehörigen sicher und zielorientiert zu planen, die Pflegetechniken flexibel einzusetzen sowie die notwendige Information und Beratung des Patienten zu gewährleisten. Allerdings ist die Krankenschwester auf die Hilfe aller an der Pflege beteiligten Personen (besonders der Krankenpflegehelferin) angewiesen. Diese führen ausgewählte geplante Pflegemaßnahmen teilweise oder ganz aus, berichten über den Erfolg und beteiligen sich wesentlich an der Sammlung von Informationen. Ein vollständiger und dabei knapp gehaltener Pflegeplan ist eine **konkrete Arbeitsanweisung**!

Der **Pflegeprozeß** vollzieht sich in **sechs Schritten**, die sich in einem Regelkreismodell darstellen lassen (Abb. 1.1).

1. Informationssammlung, Pflegeanamnese
- Lebenssituation des Patienten (aktuelle, frühere, zukünftige), häusliche und familiäre Gegebenheiten)
- Erfahrungen des Patienten mit Krankheit/Behinderung (frühere Ereignisse)
- Art der Krankheiten/Behinderungen, Art und Ausmaß der Einschränkungen des Patienten bei seinen Lebensaktivitäten
- Ärztliche Maßnahmen (weil sie sowohl einen konkreten Pflegebedarf herstellen als auch die Gesamtsituation des Patienten beeinflussen)
- Wünsche und Bedürfnisse des Patienten (generell und im Einzelfall)

2. Pflegeprobleme, aus denen sich der Pflegebedarf ergibt, und Ressourcen
- Pflegeprobleme, die offenkundig sind bzw. die der Patient von sich aus äußert (z.B. Lähmung der Hand: der Patient bittet um Hilfe bei der Zubereitung von Mahlzeiten)
- Pflegeprobleme, die momentan noch nicht aktuell sind, z.B. Risikofaktoren, die vorbeugende Maßnahmen erfordern – potentielle Pflegeprobleme (spezielle Fachkenntnisse erforderlich)
- Pflegeprobleme, die aus dem Verhalten des Patienten bzw. aus gemachten Beobachtungen geschlossen werden können (spezielle Fachkenntnisse und Erfahrung erforderlich)
- Pflegeprobleme, die typischerweise für die meisten Patienten unter vergleichbaren Bedingungen auftreten. So haben z.B. alle Menschen, die an der Alzheimer-Krankheit leiden, das gleiche Problem mit der AEL-Kommunikation: Gedächtnisstörungen. Alle Menschen mit hohem Fieber haben mit der AEL-Nahrungsaufnahme und Ausscheidungen das Problem, viel Wasser durch Schwitzen zu verlieren und damit einen erhöhten Trinkbedarf zu haben (Fachkenntnisse erforderlich).

> **Ressourcen** sind die Reserven und Fähigkeiten der Selbsthilfe, die der Patient immer noch hat, so schwer pflegebedürftig er auch sein mag. Wenn ein z.B. schwer bewegungseingeschränkter Patient Unbehagen oder auch Schmerzen empfinden und sich äußern kann, so wird dies eine Ressource genannt. Die Pflegenden haben die

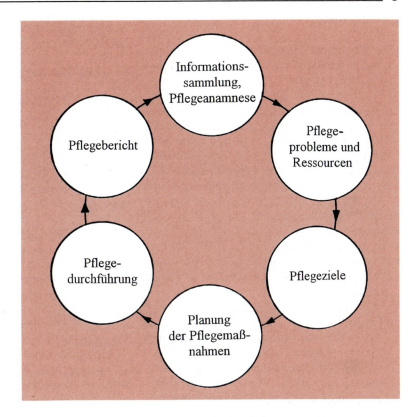

Abb. 1.1
Regelkreis der Pflegeplanung

Möglichkeit, bei entsprechenden Äußerungen des Patienten, durch Umlagern Schädigungen der Haut und der Gelenke vorzubeugen. Das bedeutet, der Patient arbeitet durch Nutzung seiner Ressourcen aktiv bei der Pflege mit.

3. Pflegeziele

Pflegeziele bezeichnen den Zustand oder die Verfassung des Patienten, den/die dieser am Ende einer Pflegephase (z.B. nach drei Tagen, zwei Monaten oder bei Entlassung) erreicht haben soll.

Dabei werden unterschieden:
- **Nahziele**, die in einem kurzfristigen Zeitraum (ein Tag, drei Tage) erreicht werden sollen
- **Fernziele,** die erreicht sein sollen, wenn die pflegerische Hilfe beendet bzw. auf eine dauerhaft gleichbleibende Unterstützung eingestellt ist

Ein Patient, der zur Zeit fest bettlägerig ist, soll
- eine intakte Haut behalten (sich nicht wundliegen) = **Nahziel,**
- frei bewegliche Gelenke behalten = **Nahziel,**
- vom Bett mit Hilfe in den Rollstuhl kommen und sich mit dem Rollstuhl allein fortbewegen können = **Fernziel.**

Bei der Festlegung der Pflegeziele ist eine vollständige **Pflegeanamnese** unverzichtbar. Insbesondere die Fernziele erfordern das Einbeziehen der bisherigen und der zukünftigen Lebenssituation, der sozialen Bezüge und des Wesens der Krankheit/Behinderung, die zu einem Pflegebedarf geführt hat (Heilung oder Besserung möglich?).

▶ Ein 20jähriger Mann, der einen Bänderriß erlitten hat, ist in der AEL-Bewegung stark eingeschränkt. Dennoch ist nach Heilung von einer vollständigen Wiederherstellung seiner Selbständigkeit auszugehen.
▶ Ein alter Mensch mit Vielfacherkrankungen, der schon länger bettlägerig ist und zusätzlich einen Schlaganfall erleidet, ist in der AEL-Bewegung stark eingeschränkt. In seinem Fall wäre das Pflegeziel „vollständige Selbständigkeit" unrealistisch.

4. Pflegeplanung

> Die Pflegeplanung kann als konkrete Arbeitsanweisung verstanden werden. Es werden Pflegemaßnahmen aufgelistet, die entsprechend der Pflegeprobleme und Ressourcen wahrscheinlich zu den festgestellten Zielen führen werden. In der Pflegeplanung werden die anzuwendenden **Pflegetechniken** benannt, z.B. Umlagern 30°, Mobilisation, Mundpflege usw. Das bedeutet: Wer an der Ausführung des Pflegeplans mitarbeitet, muß die Pflegetechniken beherrschen.

Bei der Pflegeplanung werden
- die Art der Hilfe,
- das Ausmaß der Hilfe,
- die verwendeten Hilfsmittel und Präparate sowie
- die Zeitabstände bzw. die Häufigkeit der Pflegemaßnahmen vorgegeben.

▶ Ein Patient braucht z.B. nur die Information, daß er sich zum Vermeiden des Wundliegens häufig umdrehen soll, ein anderer Patient muß alle zwei Stunden zum Umdrehen aufgefordert werden. Ein dritter Patient muß umgelagert werden, weil er entweder die Information nicht verwerten oder sich nicht selbst umdrehen kann.

5. Pflegedurchführung

> Die Durchführung der Pflege richtet sich nach der Planung, den Bedürfnissen des Patienten, der Arbeitsorganisation einschließlich medizinischer Maßnahmen und natürlich nach dem Ausbildungsstand und den Fähigkeiten der Mitarbeiter/innen.

Zur weiteren Beschäftigung mit diesem Thema vergleichen Sie bitte:
Gesetzeskunde: Anordnungs- und Durchführungsverantwortung

6. Pflegebericht

> Im Pflegebericht werden Ergebnisse, Reaktionen des Patienten auf die jeweiligen Pflegehandlungen und alle weiteren Beobachtungen festgehalten.

Wenn ein Pflegeziel z.B. intakte Haut ist (kein Wundliegen), dann ist im **Pflegebericht** täglich zu vermerken, ob die Haut intakt ist oder ob sich Hinweise auf ein Wundliegen zeigen. Wird das Ziel offensichtlich nicht erreicht (in diesem Beispiel daran festzustellen, daß die Haut an den Fersen sich rötet), müssen andere oder zusätzliche Maßnahmen in den Pflegeplan aufgenommen werden.

In einem anderen Fall kann vielleicht das Pflegeziel „Patient kann mit Hilfe zur Toilette gehen" durch eine Komplikation zur Zeit nicht erreichbar sein. Dann sind neue, der Situation entsprechende Ziele festzulegen. So dient der Pflegebericht ständig der Überprüfung der **Effektivität** (= Wirksamkeit, Nützlichkeit) der Pflege. Der Pflegebericht wird stichwortartig von jeder an der Pflege beteiligten Person vorgenommen. Als Dokument dient er auch dem **Nachweis der geleisteten Arbeit** und als Hilfsmittel zur **Qualitätssicherung** der Pflege. Letztlich schließt sich hier der Regelkreis der Pflegeplanung, weil der Bericht als neuer Beitrag zur Informationssammlung zu einer Überprüfung der gesamten Pflegeplanung führt.

Rückenschonung

Pflegearbeit ist – wie viele andere Arbeit auch – unter anderem körperliche Arbeit, die häufig den Rücken belastet. Schmerzen im Kreuz oder gar ein „Hexenschuß" kommen so oft vor, daß sie schon fast dazugehören.

In allen **Arbeitsbereichen** wurden, schon um die durch Rückenprobleme verursachten Krankheitszeiten zu reduzieren, Entlastungen von schwerer körperlicher Arbeit eingeführt. Auch im Privathaushalt kommt kaum noch wirklich schwere Arbeit vor. Viele **Institutionen** wie Krankenkassen, Volkshochschulen, Gesundheitszentren, Presse und Fernsehen bieten Rückenschulung, Informationen und Ratschläge zur Rückenschonung an. Trotzdem steigt die Zahl derer, die über Rückenbeschwerden klagen, ständig an. Nicht nur körperlich Arbeitende, sondern im Gegenteil immer mehr Angehörige von Sitzberufen wie Kraftfahrer und Bürotätige leiden unter Rückenschmerzen und Bandscheibenschäden. Körperliche Arbeit, auch wenn sie schwer ist, kann also nicht der alleinige Grund für Rückenprobleme sein.

Bandscheiben

Die Bandscheiben wirken wie Stoßdämpfer zwischen den Wirbeln und erlauben Bewegungen nach allen Richtungen (Abb. 1.3).

> Eine **Bandscheibe** besteht aus einer äußeren Faserstruktur (Faserknorpel) und einem inneren weichen, wasserreichen Kern. Die Faserstruktur ist mit den oberen und unteren Deckplatten der Wirbelkörper fest verwachsen, sie ist nach hinten (rückwärts) dünner als nach vorn (bauchwärts), also nach hinten schwächer. Die Versorgung mit Nährstoffen erfolgt über die Durchblutung der Faserstruktur.

Viele unserer **täglichen Verrichtungen** zu Hause und am Arbeitsplatz, beim Einkaufen und bei unseren Freizeitaktivitäten bringen Änderungen der Haltung, das Bewegen von Lasten und andere Beanspruchungen der Wirbelsäule mit sich. Das ist auch weiter kein Problem (denn unser Körper ist ja für Benutzung und Beanspruchung eingerichtet), wenn wir

- unsere Wirbelsäule nicht einseitig belasten,
- den Rücken nicht so oft krümmen
- und eine gut entwickelte Rumpfmuskulatur haben, die die Wirbelsäule stützt und unsere Haltung verbessert.

Leider sieht unser Tagesablauf oft so aus, daß wir viel sitzen (beim Essen, Schreiben, Lesen, Autofahren, bei Gesprächen, am Fernseher, im Lokal usw.), uns oft bücken (beim Aufheben aller möglichen Dinge, Kinder auf den Arm nehmen oder ihnen beim Anziehen helfen, beim Schuhebinden, bei der Haus-

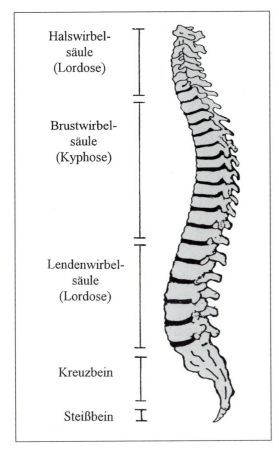

Abb. 1.2 Wirbelsäule mit natürlichen Krümmungen

Zur weiteren Beschäftigung mit diesem Thema vergleichen Sie bitte:
Anatomie/Physiologie, Skelett, Wirbelsäule mit den natürlichen Krümmungen (Abb. 1.2), Bau der Wirbel und Bandscheiben (Abb. 1.3)

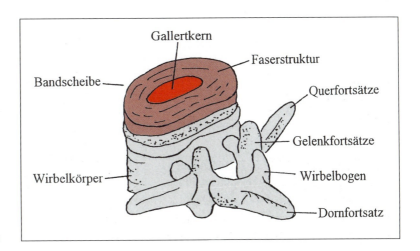

Abb. 1.3 Bau der Wirbel und Bandscheiben

arbeit usw.) und uns oft mit rundem Rücken vorbeugen (bei vielen patientennahen Pflegetätigkeiten, beim Einkaufen, bei der Wäschepflege usw.).

> Bei allen erwähnten Tätigkeiten pressen die Wirbel mit den Vorderkanten die Bandscheiben zusammen und drücken den weichen Kern nach hinten, wo die Faserstruktur ohnehin schwächer ausgebildet ist (Abb. 1.4). Daß dabei irgendwann der Bandscheibenkern nach hinten oder seitlich herausgepreßt wird (Bandscheibenvorfall) – oft bei einer Rumpfdrehung oder einem Vorbeugen ohne Last –, verwundert nicht.

Begünstigende Faktoren für Bandscheibenschäden

- **Bewegungsmangel**
  Wenig Bewegung bedeutet viel sitzen, und „normales" Sitzen belastet die vordere Bandscheibe (Abb. 1.5)
- **Schwache Rumpfmuskeln**
  Besonders betroffen sind Bauch- und Rückenmuskeln, die ihre Funktion als natürliches Korsett nicht erfüllen können
- **Schlechte Haltung**
  Beim Stehen und Sitzen (Abb. 1.6)
- **Falsche Belastung**
  Beim Heben: lange Hebel, Hebe- und Drehbewegung gleichzeitig, Lasten einseitig, unnötiges Lastentragen (Abb. 1.7)
- **Übergewicht**
  Jedes Kilogramm mehr bedeutet mehr Druck besonders auf die unteren Bandscheiben im Lendenwirbelbereich und behindert außerdem die Bewegung
- **Rauchen**
  Rauchen vermindert die Durchblutung und Sauerstoffversorgung in allen Geweben, auch in der Faserstruktur der Bandscheiben, und vermindert deren Qualität
- **Ungünstige Schlaf- und Ruhehaltung**
  Ganz flache Rücken- und Bauchlage, in Bauchlage aufgestützte Ellenbogen, Lümmeln in der Sofaecke (Abb. 1.8)
- **Seelische Belastungen und Streß**
  Redensarten wie „viel auf dem Buckel haben", „auf Biegen und Brechen Rückgrat zeigen", „jemandem das Kreuz brechen" weisen sehr deutlich auf diesen begünstigenden Faktor hin

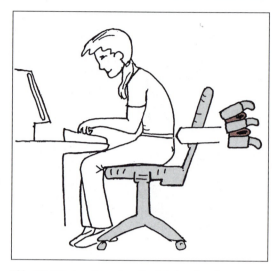

Abb. 1.5 Belastung der vorderen Bandscheiben beim Sitzen

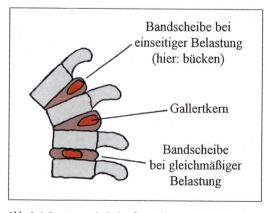

Abb. 1.4 Einseitige und gleichmäßige Belastung der Bandscheibe

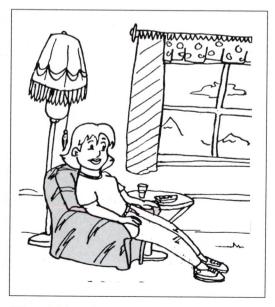

Abb. 1.6 Falsche Sitzhaltung

Pflegeplanung, Pflegeprozeß

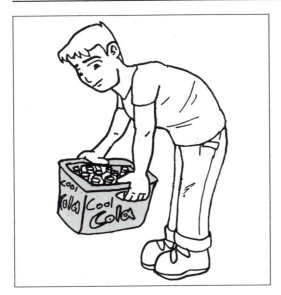

Abb. 1.7 Falsche Belastung beim Heben

Möglichkeiten zur Vorbeugung von Rückenschmerzen und -schäden

▸ **Bewegen Sie sich viel und vielseitig!**
Gut geeignet sind Sportarten wie Radfahren, Schwimmen, Gymnastik, Skilanglauf, Tanzen, aber auch Joggen, Tennis, Tischtennis – Hauptsache, der Sport macht Spaß, bringt Sie in Bewegung und stellt einen Ausgleich zu Berufs- und/oder Hausarbeit dar. Auch der ausgiebige, flotte Spaziergang mit dem Hund ist günstiger als der Fernsehabend nach einem Tag in Schule oder Büro. Hausarbeit bringt leider viel weniger Bewegungsausgleich, als viele Frauen denken. Sie mag zwar belastend und zuweilen auch anstrengend sein, das aber hauptsächlich für den Rücken.

▸ **Sorgen Sie für eine gute Ausbildung Ihrer Muskeln!**
Täglich einige Minuten gezieltes Muskeltraining kann Ihnen viele Rückenschmerzen ersparen.

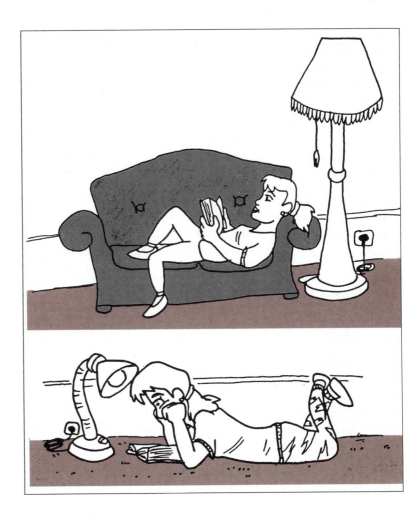

Abb. 1.8
Ungünstige Ruhehaltungen

Kräftige Rumpfmuskeln halten die Wirbelsäule und verbessern die Haltung. Kräftige Beinmuskeln ermöglichen rückenschonende Arbeitstechniken. Die entsprechenden Übungen lassen Sie sich am besten von einer Gymnastiklehrerin oder Krankengymnastin zeigen, oder – noch besser – Sie nehmen regelmäßig an einem Kurs teil.

▶ **Achten Sie auch im Stehen auf Ihre Haltung!**
Probieren Sie aus, mit Fersen, Gesäß, Schultern und Hinterkopf die Wand zu berühren (Knie durchgedrückt, Füße geschlossen). Die dadurch verstärkte Lendenlordose (Hohlkreuz) ist unbequem und führt bald zu Schmerzen im Kreuz. Stellen Sie nun die Füße hüftbreit auseinander und lassen Sie die Knie locker – eine angenehme Haltung, gerade auch für die Bandscheiben!

▶ **Heben Sie nicht zuviel und nicht einseitig!**
Benutzen Sie Hilfsmittel zum Transport (Wagen usw.), und nehmen Sie lieber zwei kleine Taschen, an jeder Seite eine, als eine große. Heben Sie Lasten nah am Körper mit kurzem Arm an, und gehen Sie zum Anheben in die Knie. Vermeiden Sie überhaupt das Bücken, gehen Sie lieber mit geradem Rücken in die Hocke.

▶ **Normalisieren Sie nach Möglichkeit Ihr Gewicht!**
Dabei sollten Sie nicht den Wunderdiäten vertrauen, die alljährlich im Frühjahr in den Zeitschriften unrealistische Gewichtsabnahmen übers Wochenende versprechen. Falls Sie erhebliches Übergewicht haben, ist es ratsamer, Ihre Eß- und Trinkgewohnheiten auf Dauer zu verändern, wobei der Genuß durchaus nicht auf der Strecke zu bleiben braucht. Es gibt sehr sinnvolle Programme, die langfristig trotz genußvollem Essen zu einer Normalisierung des Gewichts führen können.

▶ **Versuchen Sie mit dem Rauchen aufzuhören!**
Gründe dafür gibt es genug, Ihre Bandscheiben sind nicht einmal der wichtigste davon.

▶ **Achten Sie auf eine gute Qualität Ihrer Matratze!**
Sie sollte nicht zu weich, aber auch nicht zu hart und vor allem auch nicht durchgelegen sein. Beim Matratzenkauf sollten Sie so sorgfältig prüfen wie beim Autokauf. Ein kleines Kissen unter dem Kopf und leicht gebeugte Knie entlasten die Wirbelsäule. Die Bauchlage verstärkt das Hohlkreuz und sollte nicht zu lange eingenommen werden.

▶ **Achten Sie auch in der Freizeit auf Ihre Haltung!**
Besonders beim Sitzen sollte auf die Haltung geachtet werden. Legen Sie sich lieber ganz hin, anstatt halbsitzend-halbliegend in der Sofaecke Ihre Bandscheiben zu quälen.

▶ **Versuchen Sie, sich wenigstens zeitweise den Rücken freizuhalten**
von Pflichten, Verantwortung und Belastungen. „Pflege deinen Nächsten wie dich selbst", lautete der Titel einer Tagung von Schwester Liliane Juchli (13). Im Umkehrschluß: Wer sich nicht selbst fürsorglich behandelt, wird das auf die Dauer auch für andere nicht tun können.

Rückenschonende Arbeitsweise

Viele der bereits angesprochenen Aspekte gelten auch für die Pflegearbeit. Darüber hinaus beachten Sie bitte folgende Regeln:
▶ Tragen Sie bequeme, gut sitzende Schuhe mit rutschfester Sohle und 1 bis 3 cm hohem, breitem Absatz.
▶ Stellen Sie Ihre Füße knapp hüftbreit auseinander oder gehen Sie in Schrittstellung und drücken Sie die Knie nicht fest durch. Stehen Sie fest auf beiden Füßen.
▶ Benutzen Sie Hilfsmittel zum Heben und Tragen auch kleinerer Lasten.
▶ Halten Sie den Rücken gerade. Wenn Sie sich vorbeugen müssen, beugen Sie die Hüftgelenke, nicht den Rücken. Gehen Sie in die Hocke, statt sich zu bücken. Geeignete Arbeitskleidung (Hosenanzüge, weit geschnittene Kittel) ist dabei von großem Vorteil.
▶ Nutzen Sie die Höhenverstellbarkeit von Pflegebetten, Arbeitsflächen und Sitzgelegenheiten und passen Sie die Arbeitshöhe Ihrer Körpergröße an.
▶ Nutzen Sie die Ressourcen des Patienten zur Selbsthilfe bzw. Mithilfe.

In diesem Zusammenhang möchte ich Ihnen die Teilnahme an einem **Kinästhetik-Kurs** empfehlen. Es geht dabei um ein von Hatch u. Maietta entwickeltes Konzept, in dem über das Bewußtwerden des Bewegungssinnes dynamische Bewegungsmuster geübt werden und durch dessen Anwendung in der Zusammenarbeit zwischen Patient und Pflegeperson viele herkömmliche Hebe- und Tragetechniken überflüssig oder deutlich einfacher werden (8). Aber auch andere Kurse zur Rückenschule sind empfehlenswert. Alle Tips, die Sie dort bekommen, gelten für den Arbeits- und den Privatbereich.

> Rückenschonung nur während der Arbeitszeit ist nicht möglich!

2 Kommunikation

Begegnung mit dem Patienten

Wir können und sollen **Verhalten** und **Bedürfnisse** des Patienten mit unseren vergleichen, dürfen dabei aber nicht vergessen, daß die Menschen verschieden sind. Unsere eigenen Verhaltensweisen sind nicht die einzig möglichen, schon gar nicht die einzig richtigen. Was Sie verlegen macht, kann einen anderen zum Lachen bringen, und was Sie amüsiert, kann einen anderen kränken. Manchmal werden Sie vielleicht wütend, während kein anderer versteht, warum. Jeder Mensch hat seine eigene Geschichte und Erfahrungen, Gedanken und Gefühle, seine eigenen Wege, mit Problemen und mit sich selbst umzugehen.

Art und **Verhalten** eines anderen Menschen machen auf uns einen bestimmten Eindruck, erwecken Sympathie oder Antipathie, oft genug auch Vorurteile. Dabei sollten wir aber bedenken: **bewerten** und **beurteilen**, also als richtig oder falsch befinden, können wir nur unsere eigenen Wege, nicht aber die eines anderen (Zitat nach einem unbekannten Indianer: „Wer über einen anderen urteilt, sollte wenigstens drei Monde in seinen Mokassins gegangen sein.").

Wenn wir die **Verhaltensweisen** des Patienten als Ergebnis seines bisherigen Lebensweges und als seine Weise, mit seiner momentanen Hilfsbedürftigkeit umzugehen ansehen, können wir nicht viel falsch machen. Vor allem können wir der Versuchung widerstehen, die Bedürfnisse und Verhaltensweisen des Patienten mit unseren eigenen zu verwechseln. Manchem Patienten ist zur Zeit sein sonst ausgeprägter Humor vergangen, und er reagiert empfindlich und verletzt oder zieht sich in sich selbst zurück und wird still. Ein anderer Patient – besonders, wenn es ein Mann ist – überspielt vielleicht seine Angst, möchte sie nicht merken lassen. Er verhält sich dann möglicherweise besonders locker, laut und lärmend.

Patienten im Krankenhaus befinden sich in einer extremen Situation. Sie müssen hinnehmen, daß Körper oder Seele oder beides sie aus der Bahn geworfen hat, sie haben Angst, vielleicht nicht mehr gesund zu werden, Angst vor Schmerzen, Angst vor Untersuchungen und Behandlungen, Angst vor allzuviel Unbekanntem! Dazu kommt das Gefühl von Ausgeliefertsein an fremde Menschen, die Demütigung der Entblößung und der Unwissenheit.

Manche Patienten reagieren mit einer ergebenen Hinnahme von all dem, was mit ihnen gemacht wird. Manchmal hören Sie den Satz: „Machen Sie nur, Schwester, Sie werden es schon wissen." Andere Menschen werden eher anspruchsvoll und fordern mehr von Ihnen, als eigentlich notwendig wäre, und sind im Grunde mit nichts richtig zufrieden. Denken Sie daran, daß bei einer Krankheit, besonders wenn sie plötzlich kommt, Menschen ganz anders reagieren als sonst.

Die duldsamen Patienten (Patient [= lateinisch: der Duldende]) sind für Sie natürlich bequemer. Sie lassen Sie machen und sind anscheinend für alles dankbar. Allzu leicht geraten Sie in Versuchung, duldsame Menschen für die **idealen Patienten** zu halten und sich alle Patienten so zu wünschen. Andererseits ist es für erwachsene Menschen normal, daß sie die Verantwortung für sich selbst übernehmen bzw. behalten, soweit es irgend geht.

Dazu gehört auch:
- das Hinterfragen von Maßnahmen,
- das Stellen von Ansprüchen
- und der berechtigte Ausdruck von Unzufriedenheit.

Arzt und Krankenschwester informieren den Patienten, so daß er seine eigenen Entscheidungen treffen kann. Sie sollten ihn ermutigen, das auch zu tun. Denn Sie wollen ja nicht erwachsene Menschen wieder zu Kindern machen, sondern ihnen helfen, eine schwierige Lebensphase würdig und selbstbestimmt zu meistern.

> **Bei Patienten im häuslichen Bereich** liegen die Dinge oft anders. Als Krankenpflegehelferin arbeiten Sie besonders mit Langzeit-Pflegebedürftigen, deren Situation sich insgesamt wenig ändert. Der Patient hat also Erfahrung mit seiner Krankheit/Behinderung, mit sich selbst als Pflegebedürftigem, und er befindet sich in seinem eigenen Bereich. Mitunter haben pflegende Angehörige Maßstäbe gesetzt, die Sie als beruflich Pflegende unmöglich einhalten können, wie z.B. ständige Verfügbarkeit, Zeiten für Pflegemaßnahmen ausschließlich nach den Wünschen des Patienten. Der Patient erlebt, wenn er zu Hause ist, natürlich auch nicht, daß außer ihm noch mehrere andere Menschen ebenfalls Ihre Hilfe benötigen. Falls hier Konflikte auftreten, ist es notwendig, mit Hilfe der zuständigen Krankenschwester zu einer akzeptablen Regelung für beide Seiten zu kommen.

Menschen, die von einer Krankheit auf sich selbst zurückgeworfen wurden, haben kaum die Möglichkeit, sich mit den Anliegen anderer zu befassen. Sie sind verständlicherweise auf sich und ihre eigenen Sorgen konzentriert und beziehen vieles auf sich, was mit ihnen vielleicht gar nichts zu tun hat. Macht z.B. der Arzt bei der Visite ein besorgtes Gesicht, weil er gerade kurz an seinen bevorstehenden Bereitschaftsdienst dachte, so wertet der Patient, der ihn ängstlich beobachtet, dies als ungünstiges Zeichen für sich selbst. Wenn Krankenschwestern beim Hinausgehen aus dem Zimmer sich etwas über den Dienstplan zuflüstern, kann der Patient denken, sie reden über ihn, und zwar etwas, was er nicht hören soll, sonst könnten sie es ja laut sagen.

> Wir sprechen von der **egozentrischen Verfassung** des Patienten (egozentrisch = Ich im Mittelpunkt). Selbstverständlich bezieht ein Kranker alles, was er von seinen Helfern und Helferinnen mitbekommt, auf sich.

Ebenso selbstverständlich kann der Patient sich derzeit für die Probleme anderer Menschen nicht interessieren. Ein Patient, der Schmerzen hat, wird keine Erleichterung verspüren, wenn Sie ihm von den Schmerzen anderer oder gar Ihren eigenen erzählen oder ihm zu verstehen geben, daß es noch viel Schlimmeres gibt. Im Gegenteil: Mancher Patient wird sich noch schlechter fühlen, wenn er annehmen muß, für echtes Verständnis gehe es ihm „noch zu gut." Eugen Roth beendete eines seiner humorvollen und lebensweisen Gedichte, das vom Schmerz handelt, mit dem Satz: „Denn wo's grad wehtut, tut's am wehsten." Man könnte auch abwandeln: „Denn wem's grad wehtut, tut's am wehsten."

> Wenn Sie mit dem Verhalten und den Bedürfnissen eines Patienten nicht zurechtkommen, sprechen Sie mit der Krankenschwester bzw. im Team darüber. Manchmal fehlt nur eine Information zum Patienten, eine andere Meinung oder eine Rückmeldung über Sie selbst, um zu einem besseren Verständnis zu kommen.

Im übrigen wird Ihr Interesse am anderen Menschen, Ihr Wunsch, gute Arbeit zu leisten und Ihr Respekt vor der Würde jedes Einzelnen ein guter Wegweiser sein.

▶ Sie werden **Entscheidungen des Patienten** respektieren können, auch wenn Sie selbst anders entschieden hätten.
▶ Sie werden **Weltanschauung** und **Religion** des Patienten respektieren können, auch wenn Ihre eigene anders ist.
▶ Sie werden **Traditionen, Gewohnheiten** und **persönliche Vorlieben** des Patienten tolerieren können, auch wenn sie von Ihren abweichen (und dabei vielleicht sogar für sich selbst profitieren).
▶ Sie werden den **Privat- und Intimbereich** des Patienten erkennen und respektieren können trotz aller körperlichen und seelischen Nähe, zu der die Pflegehilfe beide Partner, Sie und den Patienten, zwingt.

> Leider halte ich es nicht für überflüssig, darauf hinzuweisen, daß Mitarbeiter der medizinischen, psychologisch-pädagogischen und pflegerischen Berufe sich immer wieder in den Dienst überheblicher, intoleranter und gar menschenverachtender Ideologien gestellt haben. Einen „helfenden" Beruf zu haben, bedeutet leider nicht immer und nicht automatisch, auch wirklich Helfer der Hilfsbedürftigen zu sein.
> Bleiben Sie aufmerksam und empfindlich, wenn Menschen anfangen zu glauben, sie seien besser und wertvoller als andere, die eine andere politische oder religiöse Überzeugung, eine andere Herkunft, eine andere Hautfarbe haben oder einer anderen „Rasse" angehören. Aus solchen Einstellungen sind grauenvolle Verbrechen gegen

die Menschlichkeit erwachsen, leider auch mit Unterstützung von Angehörigen der Pflegeberufe (25).

Zur weiteren Beschäftigung mit diesem Thema vergleichen Sie bitte:
Staatsbürgerkunde: Grundgesetz, Artikel 3
Berufskunde: Grundregeln der Krankenpflege des ICN (International Council of Nurses [= Internationaler Bund der Krankenschwestern])

Kontaktaufnahme mit dem Patienten

Die Zusammenarbeit mit pflegebedürftigen Menschen ist ohne das Einhalten der üblichen Umgangsformen nicht denkbar. So nah und persönlich die Zusammenarbeit auch ist: es handelt sich um eine **Arbeitsbeziehung,** der Patient ist in gewissem Sinne auch Ihr Kunde. Er empfängt keine Almosen, sondern eine **Dienstleistung,** die Geld kostet. So erwartet der Patient zu Recht eine gute Arbeitsqualität und einen angemessenen Umgangston.

▶ Kurzes Anklopfen an die Zimmertür kündigt Ihr Eintreten an (besonders im Krankenhaus und Heim). Ein „Herein" brauchen Sie in der Regel nicht abzuwarten.
▶ Ein der Tageszeit entsprechender Gruß wirkt freundlich und hilft manchem Patienten unauffällig bei der Orientierung.
▶ Sprechen Sie erwachsene Patienten mit Herr ... und Frau ... an und bleiben Sie beim Sie. Jugendliche und junge Erwachsene duzen einander gewöhnlich. Dagegen ist auch nichts einzuwenden, solange das Duzen auf etwa gleichaltrige junge Leute beschränkt bleibt.
▶ Stellen Sie sich mit der in Ihrer Einrichtung üblichen Anredeform und Ihrer Funktion vor, z.B. mit Vor- und Familiennamen, nur mit dem Familiennamen oder auch mit Schwester (und Vornamen) und Funktion. Damit helfen Sie dem Patienten, daß er auch Sie höflich und angemessen ansprechen kann und nicht darauf angewiesen ist, „Fräulein" zu rufen. Sagen Sie nur Ihren Vornamen, kann der Patient Sie auch nur mit dem Vornamen anreden, was aber in einer pflegerischen Arbeitsbeziehung nicht angemessen ist, oder er hilft sich mit unpersönlichen Anreden, die Ihnen auf die Dauer auch nicht recht sein können. Ein Schildchen mit Namen und Funktion ist ein wichtiger Teil der Dienstkleidung. Es ist unwahrscheinlich, daß ausgerechnet der Patient, der ja eigene Sorgen hat, sich die Namen und Gesichter aller Mitarbeiterinnen und Mitarbeiter merken kann.
▶ Bleiben Sie auch außerhalb des Krankenzimmers dabei, von den Patienten als Herr ... und Frau ... zu sprechen. Einfach nur den Nachnamen zu nennen, hört sich für viele Menschen etwas geringschätzig an.
▶ Sagen Sie dem Patienten, was Sie zu tun gedenken, oder – falls er geklingelt hat – fragen Sie nach seinem Anliegen.
▶ Halten Sie Ihre Zusagen ein. Wenn ein Patient Tee braucht, bringen Sie ihn gleich. Wenn Sie den Tee erst kochen müssen, sagen Sie es dem Patienten, damit er weiß, woran er ist.
▶ Wenn Sie sich nicht gleich viele Dinge auf einmal merken können (vielen geht das so), dann machen Sie sich eine Notiz. Ein kleines Notizbuch in der Kitteltasche ist ein sinnvolles Hilfsmittel.
▶ Haben Sie doch einmal etwas vergessen, dann entschuldigen Sie sich und sorgen für sofortige Erledigung.
▶ Wenn Sie den Patienten nicht verstanden haben, sagen Sie es und bitten um eine Wiederholung. Manchmal brauchen beide Seiten etwas Geduld bei der Verständigung.
▶ Bei der Pflegehilfe im Privathaushalt benutzen Sie das Eigentum des Patienten und seiner Angehörigen. Gehen Sie sorgfältig und sparsam damit um. Das gilt selbstverständlich auch für das Eigentum Ihres Arbeitgebers im Heim oder Krankenhaus.

▶ Der Patient muß sich unbedingt darauf verlassen können, daß Sie nichts über ihn weitererzählen. Dieser Hinweis gilt insbesondere auch für die Pflegehilfe in der Gemeinde. Dort fragen vielleicht Nachbarn oder andere Personen nach dem Befinden eines Ihrer Patienten und meinen es durchaus gut. Aber für jeden Patienten ist es ganz wichtig zu wissen, daß alles, was Sie von ihm zwangsläufig wissen, auch bei Ihnen bleibt.

Zur weiteren Beschäftigung mit diesem Thema vergleichen Sie bitte:
Gesetzeskunde, Schweigepflicht

Bedeutung und Zweck der Kommunikation

Verständigung mit den Mitmenschen

Jedes soziale Zusammenleben erfordert Verständigung in irgendeiner Form. Ohne Verständigung können wir in unseren heutigen verdichteten und von Regeln bestimmten Lebensräumen nicht existieren. Es ist auch nicht möglich, sich der Verständigung mit anderen zu entziehen. Wenn wir z.B. überhaupt nicht angesprochen werden möchten und ein entsprechend abweisendes Gesicht machen, handelt es sich bereits um eine Mitteilung an unsere Mitmenschen, die in der Regel auch verstanden wird und entsprechende erfreuliche oder unerfreuliche Reaktionen hervorruft.

> **Sich verständigen** bedeutet, Informationen aller Art zu erhalten und zu geben, der eigenen Persönlichkeit Ausdruck zu geben, Rückmeldungen von anderen zu bekommen, Gefühle zum Ausdruck zu bringen und die Mitmenschen zu erkennen. Es bedeutet, Bindungen, Beziehungen und Geborgenheit, aber auch Mißverständnisse, Streit und Enttäuschungen zu erleben.

Bei der **Vielzahl von Verständigungen** und der Selbstverständlichkeit, mit der wir sie ausführen, vergessen wir oft, wie kompliziert dieser Vorgang ist. Allein im Arbeitsleben haben wir uns mit vielen verschiedenen Menschen zu verständigen: Patienten, Vorgesetzte, Kollegen/innen, Mitarbeiter/innen vieler anderer Berufsgruppen, Besucher; und wir tun dies in der jeweils angemessenen Form. Dazu kommt die Kassiererin im Supermarkt, der Hausarzt, der Beamte am Postschalter, der Nachbar, der Passant, der uns nach dem Weg fragt, und natürlich Familienangehörige und Freunde.

> Die **Verständigung mit vertrauten Menschen** fällt uns meist leicht, Fremden gegenüber fühlen wir uns oft schüchtern und gehemmt. Aber selbst im Familienkreis sind – wie wir alle wohl wissen – Mißverständnisse und doppeldeutige Mitteilungen häufig und führen zu Verletzung und Streit.

Unsere Verständigung erfolgt – oberflächlich betrachtet – **verbal** (= mit Worten), also über Sprache und Schrift. Aber wir teilen uns auch über andere Formen mit und nehmen auch von anderen diese **nonverbalen** (= nicht mit Worten) Mitteilungen auf. Besonders unser **Gesichtsausdruck** spricht Bände. Ob wir die Mundwinkel nach oben oder nach unten ziehen, eine Falte zwischen die Augenbrauen legen oder die Augen weit aufreißen – unser Gegenüber zieht seine Informationen daraus.

Auch unsere **Haltung** drückt aus, was wir vielleicht nicht sagen möchten. Wer den Kopf und die Schultern hängen läßt, der mag uns zwar erzählen, es ginge ihm gut, wir werden es aber nicht glauben. Große Angst drückt sich meistens nicht in Worten, sondern in Haltung, Gesichtsausdruck, Zittern und Schweißausbrüchen aus. Wahrscheinlich haben wir alle schon die Erfahrung gemacht, wie wohltuend ein freundliches Lächeln unseres Gegenübers auf uns wirkte, besonders wenn uns unbehaglich zumute war.

> Negative Beispiele für eine unterlassene oder gestörte Kommunikation gibt es genug. Nach dem **Untersuchungsergebnis von René Spitz** haben ernährungsphysiologisch und hygienisch einwandfrei versorgte Kinder wesentlich schlechtere Überlebenschancen, wenn ihnen liebevolle Zuwendung vorenthalten wird. Isoliert gehaltene Kinder können sich, wenn sie überhaupt überleben, nicht normal entwickeln (Kaspar Hauser). Auch Erwachsene empfinden Isolation als besonders harte Methode (z.B. als Strafmaßnahme im Justizvollzug), die das seelische und dann auch das körperliche Leben völlig erschüttert. Auch die vielen **psychischen** bzw. **psychiatrischen Erkrankungen**, die auf fehlender oder gestörter Verständigung mit den Mitmenschen beruhen oder eine solche zur Folge haben, bestätigen die Bedeutung der Kommunikation, wenn auch leider im negativen Sinne.

Die Verständigung mit unseren Mitmenschen spielt sich über **körperliche, geistige** und **seelische Vorgänge** ab:
- Sprache (Gehirn, Atemwege, Mund, Gesichtsmuskeln)
- Eindrücke der Sinnesorgane (Sehen, Hören, Riechen, Schmecken, Tasten)
- Haltung, Mimik (Muskeln)
- Sammlung, Verwertung, Bewertung von Eindrücken, Steuerung der Reaktionen (Gehirn)
- Gefühle (Grundstimmung, gefühlsmäßige Reaktionen)

> Das **Gehirn** ist der Ort, in dem unter anderem Lernerfahrungen gespeichert und verwertet werden. Das heißt, daß frühere Erfahrungen auf dem Gebiet der Kommunikation in die gegenwärtige Situation immer mit einfließen.

Eine Situation, in der ein Mensch früher einmal **große Angst** auszustehen hatte, wird ihm, falls sie ihm erneut bevorsteht, wiederum Angst machen, und zwar schon dann, wenn es noch gar nicht so weit ist (z. B. Krankenhausaufenthalt). Wenn der Mensch als Kind bei seiner Mutter nur Gehör fand, wenn er sich lautstark bemerkbar machte, wird er diese Art der Kommunikation – wahrscheinlich abgeschwächt – auch später in vergleichbaren Situationen pflegen (z. B. Abhängigkeit von der Hilfe einer Pflegefachperson). Wenn es am besten war, dem Vater gegenüber brav und fügsam zu sein, wird sich das auch später auswirken, wenn der betreffende Mensch von einer Respektsperson abhängig ist (z. B. behandelnder Arzt).

Auch **gutgemeinte Worte** und **Gesten** können manchmal unangenehme Wirkungen haben, wenn irgend etwas daran – der Tonfall, ein bestimmtes Wort – unser Gegenüber an eine schlimme Erfahrung erinnert. Auch das Gegenteil kann der Fall sein – ein Duft, Geschmack, ein Klang kann einen Menschen in Not an ein Stück Geborgenheit aus seiner Kindheit erinnern und ihm Vertrauen ermöglichen.

> Kranke Menschen unterliegen, wenn sie pflegebedürftig sind, in besonderem Maß Erfahrungen und Gefühlen aus ihrer Vergangenheit (s. Regression, S. 50).

Es ist wichtig, immer wieder daran zu denken, daß pflegerische Handlungen viele Erinnerungen (meist sogar unbewußte!) an früher aufkommen lassen und dazu führen, daß der pflegebedürftige Erwachsene sich in manchen Situationen wie das frühere Kind verhalten kann (vgl. Essen eingeben, füttern).

Orientierung in der Umwelt

Welche Richtung wir einschlagen und welchen Weg wir wählen, welchen Geräuschen wir nachgehen und welchen eher ausweichen, welcher Geruch uns Schönes verspricht und welcher eher Gefahr, welcher Geschmack uns erfreut und welcher Ekel auslöst, wie die Dinge beschaffen sind, mit denen wir umgehen, ob ein anderer Mensch uns freudig und kräftig die Hand drückt oder zurückhaltend und weich, ob wir uns warm oder leicht anziehen müssen – darüber informieren uns Sinnesorgane und Gehirn.

> Die **Sinnesorgane** (Augen, Ohren, Nase, Geschmackssinn, Haut) vermitteln dem Gehirn die Eindrücke aus der Umwelt. Im Gehirn werden diese Eindrücke blitzschnell beurteilt, mit bekannten Erfahrungen verglichen oder als neu eingestuft.
> Das **Gehirn** gibt vor, wie wir uns auf unsere Sinneseindrücke hin verhalten werden. Dies alles geschieht ständig und ohne daß uns der Vorgang selbst bewußt wird.

Erkennen von Gefahren

Unsere Sinnesorgane dienen neben der Orientierung auch dem Erkennen und damit dem Abwenden von Gefahren.

▶ **Geruchssinn**
  Er warnt uns vor Feuer, Gas, verdorbenen Nahrungsmitteln und ungesunden Lebensbereichen (Moder, Schimmel, Abfälle).
▶ **Geschmackssinn**
  Er warnt ebenfalls vor schlecht gewordenen Nahrungsmitteln oder vor Überdosierung, z. B. von Salz. Manche Giftstoffe verhindern durch ihren schlechten Geschmack eine versehentliche Aufnahme.
▶ **Tast- und Temperaturempfinden**
  Allein die Wahrnehmung von „zu warm" oder „zu kalt" verhütet bedrohliche Einwirkungen. Die Empfindung von Schmerz führt zu sofortigem Entfernen von der gefährlichen Stelle (heiße Herdplatte, Messer) und läßt uns Schutz und Hilfe suchen.

> Während Sehen, Hören, Riechen, Schmecken über **Lernen** und **Erfahrung**, also über das Gehirn vor Gefahren warnen, sorgt die Schmerzempfindung **reflektorisch**, d. h. ohne den Umweg über das Gehirn durch eine sofortige Rückzugsbewegung für den Schutz vor weiterer Einwirkung. Beim Griff auf die heiße Herdplatte haben wir die Hand schon zurückgezogen, bevor uns der Schmerz überhaupt bewußt wird.

Probleme lösen, Fühlen und Erleben

Probleme lösen, Fühlen und Erleben gehören zu den grundlegenden Bedingungen der menschlichen Existenz. Wenn Sie sich über die allgemeine Pflegehilfe hinaus speziell für diese Aspekte der Kommunikation interessieren, empfehle ich Ihnen Fachliteratur aus dem Bereich der psychiatrischen Krankenpflege, der Heilerziehungspflege und der Sozialpädagogik. Die Vielfältigkeit individuellen menschlichen Fühlens und Erlebens, mögliche Einflußfaktoren und Reaktionen können uns – wenn wir dafür offen sind – zu einem lebenslangen Erfahrungs- und Lernprozeß verhelfen. Einzelne Gesichtspunkte und einige allgemeine Darstellungen zum Fühlen und Erleben finden Sie im Zusammenhang mit speziellen Pflegeproblemen. Dabei kann aber nicht das individuelle Selbst des betroffenen Patienten dargestellt sein, denn seine Lebensgeschichte unterscheidet sich mit Sicherheit von der eines anderen Patienten, auch wenn er vergleichbare Pflegeprobleme hat.

Einschränkungen der Funktion der Sinnesorgane und Pflegehilfe

Sehen

Das Sehen ermöglicht uns den Genuß schöner, erfreulicher, lustiger, bewegender Anblicke, das Erkennen von Mitmenschen an ihrem Aussehen, das Wahrnehmen von Wegen und Hindernissen. Das Sehen ermöglicht uns das Lesen und Schreiben, von dem eine normale Schulbildung und Berufsausbildung abhängen, aber auch das Erhalten von Informationen aus der Zeitung, von Wegweisern, Gebrauchsanweisungen usw.

Zur weiteren Beschäftigung mit diesem Thema vergleichen Sie bitte:
Anatomie/Physiologie, Auge und Sehvorgang

◆ **Pflege der Augen**
▶ Im allgemeinen ist keine besondere Pflege der Augen notwendig, da durch die Tränenflüssigkeit die Hornhaut ständig feucht und klar gehalten wird, solange der Patient blinzeln und die Augen schließen kann.
▶ Beim Waschen des Gesichts ist es sinnvoll, mit dem Waschlappen (ohne Seife!) vom äußeren zum inneren Augenwinkel zu wischen. Eventuell vorhandene Partikel können aus dem inneren (nasenseitigen) Augenwinkel leicht entfernt werden. Die Hornhaut der Augen ist äußerst empfindlich gegen Berührung und Austrocknung!

Kurzsichtigkeit

Der Betroffene kann Nahes sehen, aber oft schon in geringer Entfernung nur unscharf oder verschwommen. Der Kurzsichtige hält sich, was er deutlich sehen möchte, nahe vor die Augen.

◆ **Probleme des Patienten**
▶ Kurzsichtige Menschen können – je nach Schwere der Einschränkung – auf einige Entfernung nicht lesen (z. B. Straßen-, sonstige Hinweisschilder).
▶ Kurzsichtige können im Krankenzimmer evtl. nicht erkennen, wer zur Tür hereinkommt oder welche Zeit die Wanduhr (oder der Wecker auf dem Nachttisch) anzeigt.
▶ Bei schwerer Kurzsichtigkeit erkennen die Patienten nicht die Knöpfe der Rufanlage oder die Dinge auf dem Nachttisch, so daß Mißgeschicke vorkommen.

◆ **Hilfsmittel**
• Brille mit Zerstreuungslinsen, Kontaktlinsen

◆ **Pflegehilfe**
▶ Der kurzsichtige Patient braucht seine Sehhilfe ständig.
▶ Morgens als erstes die geputzte Brille geben (eine verschmierte oder staubige Brille ist keine gute Hilfe!).
▶ Die Brille nach der Gewohnheit des Patienten mit Putztüchern, einer speziellen Lösung oder einfach mit Wasser (dem evtl. etwas Spülmittel beigefügt wurde) putzen, mit weichem, fusselfreiem Material, z. B. Taschentuch, abtrocknen.
▶ Die Brille zwischendurch und abends im Etui aufbewahren oder auf die zusammengeklappten Bügel legen. Die Brille **niemals** mit den Gläsern auflegen, das gibt Kratzer und macht die Brille mit der Zeit unbrauchbar.
▶ **Kontaktlinsen** werden in der Regel vom Patienten selbst gepflegt. Wenn der Patient dies vorübergehend nicht kann, müssen die Linsen unbedingt in einer **speziellen Lösung** und in einem **speziellen Behälter** sicher nach rechts und links unterschieden aufbewahrt werden. Am besten gibt die Stationsschwester den Angehörigen die Linsen mit nach Hause (gegebenenfalls gegen Quittung). Alle Kontaktlinsenträger haben noch eine Brille, die sie in dieser Zeit besser benutzen können.

> ▸ Bedenken Sie, daß Brille und Kontaktlinsen Wertgegenstände sind, deren Wiederbeschaffung bei Beschädigung oder Verlust erhebliche Kosten verursacht. Außerdem ist der Patient ja momentan nicht in der Lage, für Ersatz zu sorgen, so daß dadurch seine Lebensqualität zusätzlich erheblich gemindert wäre.

Zur weiteren Beschäftigung mit diesem Thema vergleichen Sie bitte:
Gesetzeskunde: Haftungsrecht. Siehe auch entsprechende Dienstanweisungen des Krankenhauses oder Heims zum Umgang mit Wertgegenständen.

◆ **Wenn der Patient keine Sehhilfen dabei hat, fragen Sie ihn**
- auf welche Entfernung er gut sehen kann und
- geben Sie ihm alles, was er erkennen muß, in die Hand, damit er es nah genug betrachten kann.
- Treten Sie nahe genug an den Patienten heran, daß er Sie erkennen kann,
- begleiten Sie ihn auf Wegen, die er (noch) nicht kennt,
- bitten Sie die besuchenden Angehörigen, die Brille mitzubringen.
- Kann der Patient krankheitsbedingt keine Brille oder Linsen tragen, gilt das vorher Gesagte natürlich auch. Fragen Sie ihn, wie er zurechtkommt und welche weitergehenden Hilfen er brauchen könnte.

Weitsichtigkeit

Der Betroffene kann im Raum und auf die Entfernung gut sehen, nicht aber nah vor den Augen. Der Weitsichtige hält Kleingedrucktes oder kleine Gegenstände immer weiter von den Augen weg, um sie zu erkennen („die Arme werden zu kurz").

◆ **Probleme des Patienten**
▸ Besonders kleine Schrift auf Informationsblättern, Medikamenten, Beipackzetteln, in Zeitungen und Büchern kann der Patient kaum lesen, wenn er sie nah nicht scharf einstellen kann und die Schrift – weiter entfernt – wiederum zu klein zum Lesen ist.
▸ Der Umgang mit Nadel und Faden und damit alltägliche Näharbeiten wie Knöpfe annähen mißlingen.

> Ab ca. dem 45. Lebensjahr stellt sich bei den meisten Menschen die sogenannte **Altersichtigkeit** im Sinne einer Weitsichtigkeit ein, so daß etwa in diesem Alter mit der ersten Lesebrille zu rechnen ist, aber auch mit dem Hindernis, aus Gründen der Eitelkeit auf eben diese Lesebrille zu verzichten.

◆ **Hilfsmittel**
- Brille mit Sammellinse, z.B. Halbbrille zum Nahsehen oder Brille mit eingeschliffenen Gläsern für Nah- und Fernsehen

◆ **Pflegehilfe**
▸ Der weitsichtige Patient braucht seine Brille nur zum Nahsehen, also zum Lesen, zur Handhabung kleinerer Gegenstände, zum Rasieren bzw. Schminken, zum Basteln, Werken und für Handarbeiten. Zum Lesen kommt auch eine Leselupe (Vergrößerungsglas mit Stiel oder in Linealform) in Frage.
▸ Zur Gesichtspflege (Augen schminken, Augenbrauen zupfen usw.) ist ein Vergrößerungsspiegel hilfreich.

> Bei der **Altersichtigkeit** kommen Kontaktlinsen meist deshalb nicht in Frage, weil der Patient mit ihnen auf die Entfernung schlecht sehen würde und er die Linsen ständig einsetzen und wieder entfernen müßte.

Grauer Star (Katarakt)

Dabei handelt es sich um eine **Veränderung der Linse des Auges** (vgl. Anatomie). Normalerweise ist die Linse, die durch vermehrte oder verminderte Wölbung das Nah- und Fernsehen ermöglicht, glasklar und läßt ungehindert Licht und damit Bilder (Abbildungen unserer Umwelt) zur Netzhaut gelangen. Beim grauen Star kommt es zunehmend zu grauweißen Trübungen der Linse, die die Sehfähigkeit entsprechend beeinträchtigen.

> Der graue Star kann angeboren sein (z.B. durch eine mütterliche Infektion in der Schwangerschaft), durch Augenverletzungen oder als Folgeerscheinung bestimmter Hautkrankheiten auftreten. Am häufigsten ist der sogenannte **Altersstar** (ca. ab dem 60. Lebensjahr) und der des **Diabetikers**.

◆ **Übung**
Vergleichen Sie, um sich vorstellen zu können, wie ein Patient mit grauem Star seine Umwelt wahrnimmt, eine klare mit einer milchig-trüben Fensterscheibe.

♦ **Probleme des Patienten**
▶ Durch den Vergleich mit der Fensterscheibe können Sie sich die Beeinträchtigung des Sehens wahrscheinlich leicht vorstellen. Beim **fortgeschrittenen grauen Star** kann der Patient keine Gegenstände mehr erkennen, nur noch die Richtung des einfallenden Lichts.
▶ Beim **beginnenden grauen Star** besteht oft eine ausgeprägte Empfindlichkeit gegen grelles Licht (Sonne, Neonröhren).
▶ Direkter Lichteinfall macht das Sehen fast ganz unmöglich, so wie Sie auch durch eine trübe Scheibe gegen die Sonne fast nichts mehr erkennen können. Indirektes oder seitlich einfallendes Licht verbessert die Sehfähigkeit.

♦ **Behandlung**
- Operative Entfernung der trüben, undurchsichtig gewordenen Linse und Ersatz der Linse durch eine Starbrille (heute eher selten).
- Kontaktlinsen oder Implantate (= Einsetzen künstlicher Linsen in die Augen).

♦ **Pflegehilfe**
Ist der Patient infolge grauem Star erblindet, gelten die Hilfeleistungen wie dort.
- Denken Sie an die Lichtempfindlichkeit der Starkranken. Bettlägerige Patienten sollten nicht der direkten Sonneneinstrahlung ausgesetzt sein (Vorhänge zuziehen, Jalousien benutzen). Der Patient sollte die Sonne oder Lichtquelle im Rücken haben, damit er im Gespräch Ihr Gesicht sehen kann.
- Die Starbrille ist wie jede andere Brille zu pflegen.
- Die Starbrille weist recht dicke Gläser auf und verändert den Gesichtsausdruck des Patienten dadurch etwas.
- Der Patient muß mit der Starbrille lernen, Begrenzungen und Entfernungen wieder sicher einzuschätzen, denn durch diese Brille erscheinen Umrisse zunächst verzerrt und Entfernungen verändert.
- Zum Treppengehen sollte der Patient unbedingt begleitet werden, damit Stürze verhindert werden.

Grüner Star (Glaukom)

Diese Augenkrankheit entsteht durch eine **Behinderung des Abflusses von Augenkammerwasser**, die zu einem Anstieg des Druckes im Auge führt (vgl. Anatomie). Dieser erhöhte Druck kann nach hinten in der knöchernen Augenhöhle an einer Stelle gefährliche Auswirkungen haben: Dort, wo die Fasern der Sehzellen (Stäbchen und Zapfen) der Netzhaut in den Sehnerv übergehen und dieser durch eine Knochenöffnung in das Gehirn eintritt. Wird nun der **Sehnerv** durch den erhöhten Augeninnendruck zurückgedrängt, so „zieht" er an den Netzhautfasern; dadurch entstehen Schäden an den feinen Strukturen, stellenweise kann sich die Netzhaut sogar von dem darunterliegenden Gewebe ablösen. Es entstehen Gesichtsfeldeinschränkungen bis hin zur Blindheit (chronisches Glaukom).

> Zu Beginn zeigt sich der grüne Star mitunter im Sehen von Regenbogenfarben um Lichtquellen und im Sehen wie durch Rauch.

♦ **Probleme des Patienten**
▶ Zur Verhütung schwerer Beeinträchtigungen des Sehvermögens muß der Patient regelmäßig beim Augenarzt den Augeninnendruck messen lassen und täglich in bestimmten Zeitabständen (z.B. alle fünf Stunden) Pilocarpintropfen oder auch ein Betablockerpräparat verwenden.
▶ Zur Nacht wird wegen der längeren Wirkungsdauer oft Pilocarpinsalbe verordnet.

> Unter **Pilocarpinbehandlung** ist das Dunkelsehen beeinträchtigt (Autofahren im Dunkeln, Gehen bei schwacher oder fehlender Beleuchtung).

♦ **Pflegehilfe**
▶ Falls der Patient seine Augentropfen oder -salbe nicht selbst anwenden kann, übernehmen Sie diese Aufgabe nach Anweisung der Krankenschwester. Sorgen Sie rechtzeitig für eine neue ärztliche Verordnung, bevor die Präparate zur Neige gehen.
▶ Die vom Augenarzt vorgegebenen Zeiten und Zeitabstände sind unbedingt einzuhalten.
▶ Jeder behandelnde Arzt muß von dem Glaukom des Patienten Kenntnis erhalten! In der häuslichen Pflege kann es Ihre Aufgabe sein, den Arzt zu informieren, wenn der Patient dazu selbst nicht in der Lage ist.

> Der Glaukom-Patient darf niemals ein pupillenerweiterndes Medikament (= Mydriatikum) bekommen!

> Pupillenerweiternde Medikamente werden vor **Augenhintergrund-Spiegelungen** (= Ophthalmo-

skopie) verwendet (z.B. bei Diabetikern oder bei Verdacht auf Hirnerkrankungen); in der Chirurgie werden pupillenerweiternde Medikamente als Teil der Prämedikation vor der Operation verwendet (Atropin).

Akute Sehstörungen

Möglicherweise sind Sie die erste, die von akuten (= plötzlichen oder heftigen) Sehstörungen des Patienten erfährt:
- Nebel-, Schleiersehen, „Schneegestöber"
- Farbsehen (besonders gelb oder Regenbogenfarben)
- Flimmern vor den Augen
- Plötzliche Lichtscheu
- Heftige Kopfschmerzen, besonders wenn sie zusammen mit Rötung und/oder Schwellung eines Auges auftreten
- Doppelbilder
- Plötzliches Nachlassen der Sehkraft

> Bei Auftreten der oben genannten Symptome informieren Sie unverzüglich den zuständigen Arzt (im Krankenhaus Stations- oder Bereitschaftsarzt, zu Hause den Hausarzt oder Notdienst). Beruhigen Sie den Patienten bis zum Eintreffen des Arztes, veranlassen Sie ihn zu körperlicher Ruhe. Schmerzmittel sollen ohne ausdrückliche ärztliche Anordnung nicht gegeben werden. Im Krankenhaus halten Sie die Patientenakte griffbereit, zu Hause sorgen Sie dafür, daß der Arzt umgehend Informationen über Grundkrankheit und alle (!) Medikamente, die der Patient einnimmt oder eingenommen hat, erhält.

Blindheit

> Der **Verlust der Sehfähigkeit** hat zur Folge, daß der Betroffene sich ohne Hilfe in fremder Umgebung nicht mehr orientieren kann. **Angeborene Blindheit** bedeutet in der Regel, daß der Betroffene über die Entwicklung besonderer Fähigkeiten der anderen Sinnesorgane hinaus den Umgang mit Hilfen gut kennt und meist mit einfachen Hilfestellungen zurechtkommt.

◆ Ursachen

Ursachen einer **frühen Erblindung** können sein:
- Eine Infektionskrankheit der Augen im Säuglingsalter (heute noch häufig in „Ländern der Dritten Welt")
- Eine Sauerstoffbelastung des Frühgeborenen
- Eine angeborene Blindheit oder Blindheit infolge Verletzungen beider (!) Augen

◆ Pflegehilfe

▶ **Im Krankenhaus** lassen Sie den Patienten alles, was er kann, auch selbst tun.

▶ Führen Sie ihm die Hand zu den Gegenständen, die er benutzen möchte (Geschirr, Besteck, Rasierer, Klingel usw.), und arrangieren Sie alles in einer gleichbleibenden Weise, z.B. die Tasse immer rechts hinten auf dem Tablett, die Seifenschale immer links vorn am Waschbecken. Fragen Sie den Patienten nach seinen Gewohnheiten.

▶ Beim Aufstehen, Hinsetzen usw. lassen Sie den Patienten erst mit der Hand vortasten, damit er weiß, wo genau er sich hinsetzen, festhalten oder entlangbewegen kann.

▶ In seiner **häuslichen Umgebung** kennt sich der Blinde meist gut aus. Hier darf ohne ausdrückliche Information und Einverständnis nichts verändert werden (z.B. Teppichläufer anders legen, Schrankinhalt umräumen), damit die Orientierung erhalten bleibt.

▶ Bei Gesprächen denken Sie daran, daß Beschreibungen des Aussehens von Dingen, Landschaften, Farben usw. dem Patienten wenig sagen. Wenn Sie dabei etwas ratlos sind, sagen Sie es ihm ruhig. Wahrscheinlich wird er Ihnen gern weiterhelfen.

▶ Hinweise wie „dort entlang" oder „da drüben", begleitet von der entsprechenden Geste, sind für den Blinden nutzlos, da er die Geste ja nicht sehen kann. Je nachdem, wie vertraut der Patient mit der Örtlichkeit ist, können Hinweise wie „hinter der Tür rechts" oder „etwa drei Schritte von hier geradeaus" nützlicher sein.

> Menschen, die erst im Laufe ihres Lebens blind wurden, sind durch den Verlust der Sehfähigkeit meist wesentlich mehr behindert als bei angeborener oder früh erworbener Blindheit. Außerdem leiden sie mehr unter dem Verlust von Lebensgenuß, der über die Augen vermittelt wird, da sie diesen ja kennengelernt haben.

◆ Ursachen

Ursachen einer **späteren Erblindung** können Augenerkrankungen wie
- Katarakt,
- Glaukom,
- Netzhautablösung,
- Trübung der Hornhaut,

- Verletzungen der Augen oder
- Vergiftungen wie z. B. mit Methylalkohol sein.

◆ **Pflegehilfe**

Die bereits genannten Hilfen gelten natürlich auch hier, reichen aber in der Regel nicht aus.
▶ Sprechen Sie den Patienten schon von der Tür aus an, nicht erst direkt am Bett oder Sessel (er erschrickt sonst leicht).
▶ Führen Sie dem Patienten die Hand zu Gegenständen, die er benutzen möchte, bzw. geben Sie ihm diese in die Hand.
▶ Bei den Mahlzeiten müssen Sie dem Patienten oft sagen, welche Speisen es gibt, und ihm Gabel oder Löffel in die Hand geben. Ein Schutz für die Kleidung ist sinnvoll.

Im Krankenhaus (fremde Umgebung!) muß der Patient beim Gehen geführt werden. Voraussetzungen dafür sind:
- Sicheres Schuhwerk
- Arm-in-Arm-Gehen: der Patient bei Ihnen eingehakt, er an der Wandseite, damit er sie tasten und einen evtl. vorhandenen Handlauf benutzen kann
- Dem Patienten rechtzeitig die Richtung und den Wechsel der Richtung ankündigen
- Hindernisse wie Türen rechtzeitig ankündigen, dem Patienten die Tür mit der freien Hand öffnen und aufhalten
- Treppenstufen erst mit dem Fuß vortasten lassen, erste und letzte Stufe ankündigen
- Bei einem Seitenwechsel oder an Engstellen **vor** dem Patienten gehen und **immer** den Körperkontakt beibehalten

Zu Hause (vertraute Umgebung) kann der Patient oft ohne Hilfe im Zimmer oder im Haus umhergehen, indem er sich an Wand oder Möbeln entlangtastet.

Augenbindehautentzündung (Konjunktivitis)

Das betroffene Auge, häufig auch beide Augen, brennen, jucken, tränen, sind gerötet und vermitteln ein Gefühl von ins Auge geratenen Sandkörnern (eine kurze Inspektion auf einfach erkennbare Fremdkörper ist durchaus sinnvoll). Nach dem Schlaf sind die Augen verklebt. Manchmal sind die Augenwimpern so miteinander verklebt, daß die Augen nicht geöffnet werden können.

◆ **Ursachen**
- Erkältungskrankheiten
- Allergien
- Zugluft
- Reizung durch Fremdkörper, Chemikalien
- Begleiterscheinung bei Infektionskrankheiten wie z. B. Masern
- Bakterielle Infektionen des Auges

◆ **Behandlung**

Nach ärztlicher Abklärung mit den verordneten Tropfen, Salbe; gegebenenfalls auch Augenklappe.

◆ **Pflegehilfe**
▶ Verklebte Augen nicht mit einem Ruck öffnen, sondern das eingetrocknete Sekret mit lauwarmen Kamillenteekompressen (aus Mull oder Baumwolläppchen) 15 bis 20 Minuten lang aufweichen. Das Sekret läßt sich dann leicht mit Wischbewegungen in Richtung innerer Augenwinkel entfernen und das Auge öffnen.
▶ Starker Juckreiz läßt sich durch Auflegen feuchtkalter Kompressen lindern. Der Patient darf sich nicht die Augen reiben, was aber bei starkem Juckreiz schwer einzuhalten ist. Eine Augenklappe oder Kompresse erinnert den Patienten daran, daß er die Augen in Ruhe lassen soll.

◆ **Anwendung von Augentropfen**
▶ Zuerst überprüfen Sie: Entsprechen der Name des Patienten, der Name des Medikamentes, Dosis und Zeitpunkt der Verabreichung der Verordnung?
▶ Material: verordnete Augentropfen, Zellstofftupfer.
▶ Augentropfen sollen nicht länger als vier Wochen nach Anbruch verwendet werden. Schreiben Sie deshalb das Datum der Öffnung auf die Packung.
▶ Der Patient liegt oder sitzt mit leicht nach hinten geneigtem Kopf.
▶ Sie stehen an der Seite des zu behandelnden Auges. Mit der Hand Ihrer vom Patienten abgewandten Seite halten Sie die Tropfflasche, stützen Sie Ihrem Unterarm leicht ab (verhindert das Zittern).
▶ Mit der Hand Ihrer dem Patienten zugewandten Seite ziehen Sie mit Fingerspitzen und Zellstofftupfer das Unterlid vorsichtig nach unten, während der Patient nach oben blickt.
▶ Bringen Sie die Tropfflasche nahe an das Auge, ohne es jedoch zu berühren.
▶ Lassen Sie nach einem entsprechenden Hinweis aus geringer Höhe einen Tropfen in den unteren Bindehautsack fallen. Dies sollte rasch gehen, da ein Offenhalten des Auges sehr unangenehm ist.
▶ Nach dem Tropfen schließt der Patient sofort reflektorisch das Auge. Legen Sie den Zellstof-

tupfer locker vor den inneren Augenwinkel und fangen Sie damit die evtl. austretende Flüssigkeit auf.
- Sollen zwei Tropfen gegeben werden, warten Sie eine oder zwei Minuten mit der Wiederholung.
- Sollen beide Augen mit Tropfen behandelt werden, so wechseln Sie die Seite. Bei Maßnahmen an den Augen soll nicht „über die Nase hinweg" gearbeitet werden.

◆ Anwendung von Augensalbe
- Augensalbe entfaltet eine längere Wirkungsdauer als Tropfen
- Überprüfung des Patientennamens, Name des Medikamentes etc. wie bei Augentropfen;
- Sie stehen an der Seite des zu behandelnden Auges;
- halten Sie die geöffnete Tube in der einen Hand, mit der anderen Hand und dem Tupfer ziehen Sie das Unterlid vorsichtig nach unten, der Patient blickt nach oben.
- Geben Sie einen Salbenstrang der verordneten Länge, meist 1 bis 2 cm, in den unteren Bindehautsack, ohne die Schleimhaut mit der Applikatorspitze zu berühren. Lassen Sie den Salbenstrang abreißen (nie am Lidrand abstreifen!).
- Lassen Sie das Unterlid los.
- Der Patient schließt die Augen und soll sie hinter den geschlossenen Lidern hin- und herbewegen, damit sich die Salbe verteilt. Er hält die Augen noch etwas geschlossen.
- Mit dem Zellstofftupfer kann evtl. austretende Salbe abgetupft werden.
- Der Patient muß darauf hingewiesen werden, daß er wegen der Salbenschlieren auf der Hornhaut einige Zeit unscharf sehen wird.

◆ Hygieneregel
- Nicht über die Nase hinweg arbeiten, d.h. nicht von der rechten Seite des Patienten aus sein linkes Auge behandeln, sondern dazu die Seite wechseln.
- Wurde ein entzündetes Auge mit der Hand berührt, darf dieselbe Hand das andere Auge nicht berühren (Gefahr der Infektion auch des gesunden Auges!).
- Frisch desinfizierte Hände dürfen wegen der reizenden Wirkung des Desinfektionsmittels nicht mit den Augen in Kontakt kommen, weder mit denen des Patienten noch mit Ihren. Das heißt: Vor Pflegehandlungen am Auge die Hände erst desinfizieren, dann waschen!

Fehlender Lidschluß
Bei Schädigung der für den Lidschluß zuständigen Nerven (zentral z.B. nach apoplektischem Insult [= Schlaganfall]; peripher z.B. nach Operationen oder Bestrahlungen im seitlichen Kopfbereich) kann der Patient das Auge der betroffenen Seite nicht schließen. Dies führt zu erheblichen Beschwerden durch die Austrocknung und letztlich zu einem Verlust der Sehfähigkeit des Auges durch Hornhauttrübung.

> Das Blinzeln dient der ständigen **Befeuchtung der Hornhaut**, die auf Trockenheit mit unerträglichem Unbehagen bis Schmerzen reagiert (die Hornhaut ist sehr schmerzempfindlich!). Das Blinzeln ist ein **Schutzreflex,** weil die austrocknende Hornhaut trübe und undurchsichtig wird. Das heißt: Der Zwang zum Blinzeln schützt uns gegebenenfalls vor Blindheit.

◆ Übung
Probieren Sie aus, wie viele Sekunden Sie es mit geöffneten Augen aushalten können, ohne zu blinzeln! Sie werden feststellen, daß Sie nach wenigen Sekunden zwingend blinzeln werden, sogar wenn Sie versuchen, die Lider gespreizt zu halten!

◆ Pflegehilfe
In den oben genannten Fällen weist der Pflegeplan für die betroffenen Patienten die geeigneten Maßnahmen aus.
- Meistens geht es um das Einstreichen von wirkstofffreier Augensalbe (reichlich) und um den **Augenschluß** mit Kompresse und Pflasterstreifen (Abb. 2.1).
- Mitunter werden die Patienten auch mit einem **Uhrglasverband** versorgt, der die Verdunstung von Flüssigkeit des Auges und damit das Austrocknen verhindert (Abb. 2.2).
- Beide Methoden der Kompensation (= des Ausgleichs) des fehlenden Lidschlusses wenden Sie auf Anweisung und nach Anleitung durch die Krankenschwester an.

Hören
Das Hören ermöglicht uns die Sprachentwicklung, die sprachliche Verständigung, den Genuß von Musik, Geräuschen, Klängen und Tönen aus der Natur, das Erkennen von Stimmen. Das Gehör warnt uns vor Gefahren, z.B. vor näherkommenden Autos, und kündigt uns die Begegnung mit anderen Men-

schen an (Hören von Schritten, das Geräusch der Haustür). Das Gehör läßt uns auch Entfernungen und Richtungen abschätzen.

Zur weiteren Beschäftigung mit diesem Thema vergleichen Sie bitte:
Anatomie/Physiologie, Ohr und Hörvorgang, Gleichgewichtsorgan

◆ **Pflege der Ohren**
▸ Das **Innen- und Mittelohr**, das eigentliche Hörorgan, benötigt und gestattet keine Pflege, da es von außen nicht zugänglich ist.
▸ Einzig die **Ohrmuschel** und besonders die Hautfalte dahinter bedarf der gelegentlichen Reinigung von Staub, Schmutz und Talg im Rahmen der normalen Körperpflege.
▸ Das **Trocknen der Haut** hinter der Ohrmuschel darf nicht vergessen werden.
▸ Der **Gehörgang** wird durch das **Zerumen** (= Ohrenschmalz) gepflegt. Manchmal wird so viel von dem gelb-bräunlichen Zerumen gebildet, daß es von außen sichtbar ist. Dies wird in unserer Gesellschaft nicht geschätzt. Entfernen Sie also das von außen sichtbare Zerumen vorsichtig mit Zellstofftupfer oder Watteträger, ohne damit in den Gehörgang einzudringen.

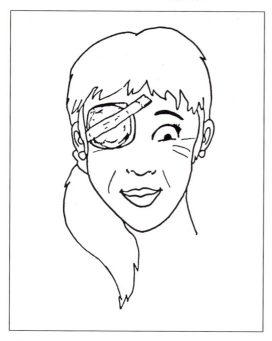

Abb. 2.1 Augenschluß mit Kompresse und Pflasterstreifen

> Berührungen oder Verletzungen des Trommelfells oder auch das Verdichten des Zerumens vor dem Trommelfell infolge unachtsamer Manipulationen im Gehörgang können zu Hörstörungen führen!

Schwerhörigkeit

◆ **Ursachen**
- Fremdkörper oder Ohrenschmalzpfropfen (vom HNO-Arzt einfach zu entfernen, keine Selbstversuche!)
- Veränderungen des schallwellenübertragenden Apparates (Trommelfell, Gehörknöchelchen)
- Entzündungen und Tumoren im Ohr und in der nahen Umgebung
- Verletzungen des Ohrs, Schädelbasisbruch
- Vergiftungen (z. B. Quecksilber, Arsen)
- Allgemeinerkrankungen und bestimmte Medikamente (z. B. gegen Tuberkulose)
- Langdauernde oder häufige starke Lärmeinwirkung (Maschinen, Musik)

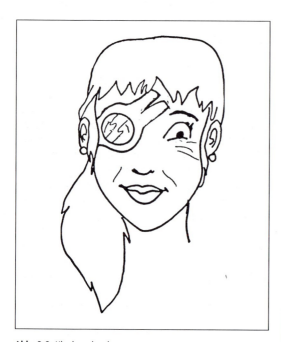

Abb. 2.2 Uhrglasverband

> Schwerhörigkeit kommt bei Menschen im höheren Lebensalter relativ häufig vor.

Einschränkungen der Funktion der Sinnesorgane und Pflegehilfe

◆ **Übung**
Machen Sie sich mit einem Ohrpfropfen (z. B. Ohropax) taub und gehen Sie – in Begleitung – zum Einkaufen oder auf einen Spaziergang oder nehmen Sie an einer Geselligkeit teil.

◆ **Probleme des Patienten**
- Schwerhörigen Menschen entgeht mehr oder weniger viel von der sprachlichen Verständigung mit den Mitmenschen. Schlecht zu hören kann auf längere Sicht unangenehme Auswirkungen haben. So kann es passieren, daß der Schwerhörige bei Unterhaltungen sehr häufig nachfragt, was ein anderer gerade gesagt hat, auch wenn die Worte an eine andere Person gerichtet waren. Das kann in der Umgebung zu heftiger Ungeduld und Ärger führen. Möglicherweise kommt der Schwerhörige auch auf den Gedanken, die anderen redeten absichtlich leise, damit er die Unterhaltung nicht mitbekomme, was Mißtrauen und Verstimmung heraufbeschwört.
- Mitunter mag oder kann ein Schwerhöriger seine Einschränkung auch (noch) nicht offenbaren. Wenn er dann Mitteilungen oder Vereinbarungen nicht richtig versteht, dies aber nicht sagt, kann es zu ausgesprochenen Zwistigkeiten kommen. Der Schwerhörige beklagt sich, daß ihm keiner etwas gesagt hat, und der (die) anderen werfen ihm Vergeßlichkeit oder gar Unehrlichkeit vor.
- Schwerhörigkeit beeinträchtigt viele Bereiche unseres Lebens: Gespräche, Telefonieren, Radio hören, Fernsehen, Musik, Kirchenbesuch, Veranstaltungen aller Art, so daß Lebensfreude und Genuß dadurch stärker eingeschränkt werden als durch Sehstörungen.
- Schließlich beeinträchtigt eine Hörstörung auch die Wahrnehmung von Geräuschen, die uns mögliche Gefahren ankündigen (heranfahrende Autos, Lautsprecherdurchsagen, laufendes Wasser etc.).

Angeborene Taubheit verhindert die Entwicklung der Sprache. So wird eine schwere Hörstörung eines Kindes mitunter erst dann bemerkt, wenn es nicht zu sprechen anfängt.

◆ **Pflegehilfe**
Das Ziel ist die sichere Verständigung mit dem Patienten.
- Je nach Art der Schwerhörigkeit kann es sinnvoll sein, lauter zu sprechen und/oder näher an das Ohr des Patienten zu kommen. Dies wird er Ihnen sagen.
- Häufiger ist es angebracht, lediglich besonders deutlich zu sprechen und **deutliche Mundbewegungen** zu machen, da der Patient von den Lippen abliest (bei gleichzeitiger Kurzsichtigkeit braucht er dazu seine Sehhilfe!).
- Achten Sie darauf, daß Ihr Gesicht vom Patienten gut gesehen werden kann. Wenn Sie mit dem Rücken zur Sonne oder zur Lampe stehen, liegt Ihr Gesicht im Dunkeln, der Patient kann Ihre Mundbewegungen nicht erkennen.
- Bitten Sie den Patienten, Ihnen zu sagen, ob er Sie gut verstanden hat. Wichtige Informationen, z. B. was der Arzt gesagt hat, lassen Sie sich am besten wiederholen.

Gehörlose Menschen verständigen sich untereinander und mit ihren Bezugspersonen mit der **Gebärdensprache,** mit Schreibtelefonen, Computerverbindungen und weiteren optischen Hilfsmitteln.

Für gelegentliche Kontakte mit Gehörlosen in Ihrer beruflichen Arbeit denken Sie an eine deutliche Aussprache bei gutem Licht (s. oben), an deutliche Gesten und nutzen Sie die Möglichkeiten der schriftlichen Verständigung. Berühren Sie einen gehörlosen oder stark schwerhörigen Menschen nie von hinten, denn er hört Sie ja nicht kommen und kann sich sehr erschrecken. Zur Kontaktaufnahme treten Sie immer von vorn an den Patienten heran.

◆ **Umgang mit dem Hörgerät**
Ein Hörgerät ist für viele schwerhörige Menschen ein ausgezeichnetes **Hilfsmittel zur Verständigung** und zu mehr Lebensfreude. Es stört allerdings – weil es **alle** Geräusche verstärkt – oft auch durch unangenehme Neben- und Hintergrundgeräusche, z. B. Geschirrklappern, Straßenlärm, Unterhaltungen größerer Gruppen usw. Sehr moderne Geräte haben diesen Nachteil sehr viel weniger. Das Hörgerät ist ein empfindlicher, teurer **Wertgegenstand** und entsprechend vorsichtig zu behandeln. Auch Patienten, die sich vorübergehend oder dauernd nicht selbständig um ihr Hörgerät kümmern können, sollten auf diese Erleichterung nicht verzichten müssen.
- Bevor Sie sich um das Hörgerät eines Patienten kümmern, sollten Sie sich das Gerät selbst und die Gebrauchsanweisung gründlich anschauen.
- Zu dem eigentlichen Hörgerät (= der Verstärker), das meist hinter der Ohrmuschel getragen wird, gehört ein zu Reinigungszwecken abnehmbares

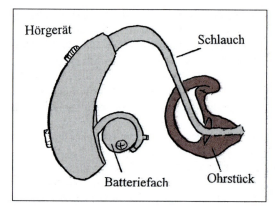

Abb. 2.3 Hörgerät mit Ohrstück und Schlauch

Ohrstück (Maßarbeit!), das verschieden geformt sein kann. Ohrstück und Hörgerät sind mit einem kleinen Schlauch verbunden (Abb. 2.3).
- Das Ohrstück muß richtig im Ohr plaziert sein, sonst kann es zu pfeifenden Geräuschen kommen.
- Am Hörgerät selbst gibt es einen Schalter mit den Positionen 0 (Aus), M (Mikrofon, normale Einstellung, bei der alle Geräusche verstärkt werden) und T (z. B. zum Telefonieren, nur die Geräusche des Telefons werden verstärkt, ohne Nebengeräusche). Weiterhin gibt es einen Lautstärkeregler (Abb. 2.4).
- Helfen Sie dem Patienten, Ohrstück und Gerät richtig zu plazieren.
- Schalten Sie (oder der Patient) das Gerät in die gewünschte Funktion bei leise gestelltem Lautstärkeregler!
- Helfen Sie ihm, die ihm angenehme Lautstärke einzustellen.

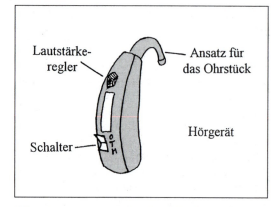

Abb. 2.4 Hörgerät mit Lautstärkeregler und Schalter für verschiedene Einstellungen

- Wenn das Gerät nicht funktioniert, prüfen Sie, ob es überhaupt eingeschaltet ist. Wenn die Batterie leer ist, tauschen Sie sie gegen eine Ersatzbatterie oder einen frisch aufgeladenen Akku aus. Achten Sie dabei auf die +/− Kennzeichnung. Meist haben die Patienten Ersatzbatterien bei sich.
- Zur Nacht oder wenn der Patient es wünscht, schalten Sie das Gerät aus, wischen das Ohrstück vorsichtig trocken ab und verwahren es im Etui.
- Zur gelegentlichen Reinigung des Ohrstücks von Ohrenschmalz nehmen Sie es vorsichtig vom Gerät ab und legen es nach den Richtlinien des Herstellers oder des Hörgeräteakustikers in eine Reinigungslösung. Danach wird der dünne Ohrschlauch mit einem speziellen Puster mit Luft durchgepustet und getrocknet.
- Während einer Röntgenuntersuchung, Bestrahlung oder Operation kann das Hörgerät nicht getragen werden. Es muß für diese Zeit – wie andere Wertgegenstände auch – sicher verwahrt werden. Die Radiologieassistentin oder Operationsschwester muß über die Schwerhörigkeit des Patienten informiert werden.

> - **Das Hörgerät darf nicht naß werden!** Vor dem Baden, Duschen oder Haarewaschen wird es abgenommen. Wenn Patientinnen Haarspray benutzen möchten, soll auch dazu das Hörgerät abgenommen werden.
> - **Das Hörgerät darf nicht herunterfallen!** Hantieren Sie nur über einer weichen Unterlage damit, so daß es nicht beschädigt wird, sollte es Ihnen doch einmal aus der Hand rutschen.

◆ **Anwendung von Ohrentropfen**

Ohrentropfen können z. B. zur Lösung von Ohrenschmalzpfropfen oder zur Schmerzlinderung bei Mittelohrentzündung verordnet werden.

- Ohrentropfen müssen zur Anwendung **körperwarm** sein, weil die Nerven im Gehörgang- und Mittelohrbereich sehr empfindlich auf Temperaturreize reagieren.
- Am einfachsten wärmen Sie die Tropfen an, indem Sie die Tropfflasche dem Patienten für ca. eine halbe Stunde in die Hand geben oder solange in der Hosen- oder Kitteltasche bei sich tragen.
- Der Patient sitzt oder liegt und neigt den Kopf zur gesunden Seite.
- Ziehen Sie mit einer Hand die Ohrmuschel vorsichtig nach oben-hinten, so wird der Gehörgang gestreckt.

▸ Tropfen Sie nun aus geringer Höhe die verordnete Tropfenzahl (meist ein bis zwei) an die Wand des Gehörgangs, vermeiden Sie das Tropfen direkt auf das Trommelfell.
▸ Legen Sie locker etwas Watte **vor** den Gehörgang und bitten Sie den Patienten, den Kopf noch einige Minuten geneigt zu halten.

Akute Hörstörungen

Wenn Sie von einer plötzlichen Beeinträchtigung des Gehörs, Ohrensausen oder dem Hören von Geräuschen wie Klingeln, Summen, Rauschen, Piepsen (= Tinnitus) erfahren, benachrichtigen Sie sofort Krankenschwester oder Arzt. Bis zum Eintreffen des Arztes messen Sie am besten schon den Blutdruck (s. S. 97). Unter anderem können **bedrohliche Blutdruckveränderungen** die Ursache der Störung sein.

Wenn der Patient über **Schwindel** und **Drehschwindel** klagt, müssen Sie dies ebenfalls sofort weitermelden. Es handelt sich dabei um äußerst unangenehme Empfindungen, die auf Störungen des Gleichgewichtsorgans im Innenohr zurückzuführen sind.

Mittelohrentzündung (Otitis media)

Sie tritt oft im Zusammenhang mit einer **Erkältungskrankheit** oder einer **Kinderkrankheit** auf und führt zu erheblichen Schmerzen im betroffenen Ohr und zu Fieber und Hörstörungen. Der Druck des im Mittelohr angesammelten Eiters auf das Trommelfell verursacht den heftigen Ohrenschmerz. Unter Zunahme des Schmerzes kann der Druck so stark werden, daß das Trommelfell platzt (= Perforation) und sich der Eiter nach außen entleert. Dann hören die Schmerzen schlagartig auf. Mitunter durchsticht der HNO-Arzt das Trommelfell, um einen Eiterabfluß zu schaffen (= Parazentese). Von der Otitis media sind vor allem kleinere Kinder betroffen.

◆ **Behandlung**
- Wärmeanwendung auf das betroffene Ohr (Rotlicht, trocken-warme Kompressen)
- Antibiotika
- Gegebenenfalls Parazentese
- Nach Abklingen der Entzündung Hörtest (= Audiometrie)

◆ **Pflegehilfe**
Normalerweise kommen Sie in der Pflegehilfe eher zufällig in die Lage, bei einer Otitis media um pflegerischen Rat gefragt zu werden (z. B. Kind in der Familie eines älteren pflegebedürftigen Menschen).

▸ Anwendung von Rotlicht dreimal täglich für 20 bis 30 Minuten (Achtung: der Abstand zwischen Ohr und Rotlichtlampe muß mindestens 50 cm betragen, die Augen des Patienten sind zu schützen, Haarspangen, Ohrringe und Kettchen aus Metall oder Kunststoff müssen vorher abgenommen werden, da sie sehr heiß werden bzw. schmelzen können).
▸ Warme Kamillenkompressen können dem Kind, solange es mag, an das Ohr gehalten werden. Dazu schlägt man eine Handvoll trockene Kamille in eine großes Taschentuch ein, erwärmt das Päckchen ausgiebig auf der Heizung und hält es dem Kind locker ans Ohr. Die Wärme lindert die Schmerzen und beschleunigt den Verlauf (gegebenenfalls Rückfrage bei Arzt oder Krankenschwester).
▸ Nach Perforation des Trommelfells sollte sich der Patient halb auf die betroffene Seite legen, und zwar mit dem Ohr auf einem mehrfach gefalteten Handtuch oder ähnlichem, wegen des eitrigen Ausflusses aus dem Ohr.
▸ **Keinesfalls darf der Gehörgang mit Watte verstopft werden**!
▸ Eine fachärztliche Kontrolle ist notwendig!

Riechen

Das Riechen ermöglicht uns die **Wahrnehmung angenehmer** und **unangenehmer Gerüche**. Was wir als guten (besser: schönen) oder als schlechten Geruch empfinden, unterliegt nicht der Wahrnehmung unserer Nase, sondern der **Bewertung durch unser Gehirn**.

> Einen Geruch als angenehm oder unangenehm zu empfinden, kann in gewissem Umfang gelernt, d. h. auch durch **kulturelle Vorgaben** und **Erziehung** beeinflußt werden.

Auch die Feinheit unseres Geruchssinnes läßt sich, innerhalb unserer persönlichen Grenzen, trainieren. **Angenehme Gerüche** ziehen uns an, vermitteln uns schöne Empfindungen und setzen mitunter unsere Verdauungsorgane in Betrieb (bei einem guten Essensduft läuft uns das Wasser im Mund zusammen, unser Magen bewegt sich stärker). Ein erheblicher Anteil der Geschmackswahrnehmung entfällt auf das Riechorgan. **Unangenehme Gerüche** lassen uns auf Abstand gehen und verhindern so, daß wir schädlichen Einflüssen zu nahe kommen, oder sie veranlassen uns zu ihrer Beseitigung (= Reinigung), die ja auch der Gesunderhaltung dient (Geschirr, Mülleimer, Kühlschrank).

Der Geruchssinn warnt uns vor **schädlichen Umwelteinflüssen** wie Chemikalien, Gas, verdorbenen Nahrungsmitteln. Allerdings gibt es eine Vielzahl von geruchlosen und dennoch gefährlichen Chemikalien, so daß heutzutage unser natürliches Warnsystem unvollständig erscheint. Aber auch im **zwischenmenschlichen Bereich** spielen Gerüche eine bedeutende Rolle. Die Redensart „einander nicht riechen können" weist darauf hin. Der natürliche Körpergeruch und der Geruch nach Schweiß sind bei uns verpönt, und viele von uns geben einiges Geld dafür aus, nach Deodorant, Parfüm, Rasierwasser usw. zu duften. Kaum ein Körperpflege-, Haushaltspflege- oder Waschmittel ist frei von extra zugesetzten Duftstoffen.

> Die Nase nimmt die Duftstoffe mit der durch die Nase eingeatmeten Luft auf, d. h. bei behinderter Nasenatmung ist auch der Geruchssinn beeinträchtigt. Diese Erfahrung machen Sie selbst jedesmal bei einer durch Schnupfen zugeschwollenen Nase.

> Unser Geruchssinn als **Alarmsinn** für Gutes und für Gefahren vermittelt uns Geruchsempfindungen, jedoch zeitlich nicht unbegrenzt. Bereits nach wenigen Minuten der Geruchseinwirkung läßt unsere Wahrnehmung nach, d. h. wir gewöhnen uns an den Geruch. So ist es zu erklären, daß Menschen ihren eigenen, evtl. unangenehmen Körpergeruch nicht wahrnehmen, daß wir unser Parfüm kurz nach dem Auftragen selber nicht mehr riechen (wohl aber die anderen), daß sich Patienten morgens in ihrem Zimmer in einer Raumluft durchaus wohlfühlen, die uns beim Eintreten als erstes das Fenster aufreißen läßt.

Zur weiteren Beschäftigung mit diesem Thema vergleichen Sie bitte:
Anatomie/Physiologie, Nase und Nasennebenhöhlen, Riechvorgang

◆ Pflege der Nase

Die Nasenschleimhaut braucht im allgemeinen nicht gereinigt werden. Fremdkörper oder Sekretansammlungen werden über das **Niesen** (= Reflex) entfernt. Schleim und Borken (= eingetrocknetes Nasensekret) können durch **Schneuzen** leicht entfernt werden. Die meisten Menschen helfen, wenn sie sich unbeobachtet fühlen, mit dem Finger nach. Für manche Patienten, besonders Schwerkranke, ist dennoch im Pflegeplan die Nasenpflege vermerkt, z. B. wenn die Patienten die Nase nicht schneuzen können oder eine Nasensonde liegt (s. S. 142).

▸ Borken und zähen Schleim entfernen Sie, indem Sie einen angefeuchteten Watteträger vorsichtig in ein Nasenloch einführen und mit drehender Bewegung wieder zurückziehen. Gegebenenfalls wiederholen Sie diesen Vorgang mehrmals, jedesmal mit einem frischen Watteträger. Das zweite Nasenloch wird weiteren Watteträgern ebenso gereinigt. Achtung: Mit dem Watteträger nicht zu hoch in die Nase geraten, weil sonst Niesreiz ausgelöst wird. Bei Niesreiz den Watteträger sofort zurückziehen!

▸ Bei stark ausgetrockneter Nasenschleimhaut kann die Verwendung einer Nasensalbe angezeigt sein (fragen Sie die Krankenschwester). Bringen Sie reichlich Nasensalbe auf einen kleinen Watteträger und streichen Sie diesen im Nasenloch mit leicht drehenden Bewegungen ab (zweites Nasenloch ebenso). Drücken Sie danach die Nasenflügel leicht zusammen und bewegen sie gegeneinander, um die Salbe zu verteilen.

▸ Stark wachsende Haare in den Nasenlöchern können Sie auf Wunsch mit einer kleinen Schere kürzen. Setzen Sie sich dazu hin und stützen Sie Ihren Ellenbogen auf, damit Sie eine ruhige Hand haben und den Patienten nicht verletzen.

◆ Anwendung von Nasentropfen

> Nasentropfen werden zum **Abschwellen der Nasenschleimhaut** bei erkältungsbedingtem und allergischem Schnupfen, Entzündungen der Nasennebenhöhlen und Otitis media (bzw. zu deren Verhütung) verwendet.

▸ Die Anwendung der Tropfen erfolgt bei zurückgebeugtem Kopf des Patienten. Er soll nach dem Einbringen eines oder zwei Tropfen das andere Nasenloch zuhalten und mehrmals kurz hochziehen.

▸ Zur Anwendung von Nasenspray hält der Patient das nicht betroffene Nasenloch zu und zieht zugleich mit dem Sprayhub leicht hoch.

> Der Dauergebrauch abschwellender Nasentropfen kann chronische Reizzustände und Veränderungen der Nasenschleimhaut mit Austrocknung und Borkenbildung zur Folge haben. Bakterielle Zersetzung der Borken führt zu unangenehmer Geruchsbildung (Stinknase = Ozaena).

Nasenbluten

Nasenbluten kommt relativ häufig infolge Verletzungen, Veränderungen der Nasenschleimhaut, Störungen der Blutgerinnung, Hypertonie (hohem Blutdruck) und verschiedenen inneren Erkrankungen, aber auch ohne erkennbare Ursache vor.

◆ Pflegehilfe

- Der Patient sitzt mit nach vorn gebeugtem Kopf und preßt die Nasenflügel fest zusammen.
- Ein Eisbeutel oder kalter Waschlappen im Nacken kann über eine reflektorische Verengung der Blutgefäße zur Blutstillung beitragen.
- Kommt die Blutung zum Stillstand, soll der Patient zunächst nicht die Nase schneuzen oder darin bohren.
- Kommt die Blutung nicht in einigen Minuten zum Stillstand bzw. läßt sie nicht deutlich nach, muß ein Arzt (HNO-Arzt) aufgesucht werden.

Schmecken

Der Geschmackssinn ermöglicht uns den **Genuß von Speisen, Getränken** und **Naschwaren** und beeinflußt hierzulande, wo es eine große und zugleich kostengünstige Auswahl gibt, wesentlich unsere Nahrungsaufnahme. Wir essen und trinken weniger unter dem Gesichtspunkt des Bedarfs als unter dem des Geschmacks. Zugleich kann uns der Geschmackssinn auch warnen, wenn etwa ein Nahrungsmittel verdorben ist und deshalb schlecht (sauer) schmeckt oder eine Speise versalzen ist.

> Leider beeinflussen **Chemikalienrückstände, Konservierungsmittel** und andere Beimengungen den Geschmack der Nahrungsmittel nur unwesentlich, sonst würden die Verbraucher kritischer kaufen und die Hersteller zur Erzeugung gesünderer Nahrungsmittel zwingen. Würden die Lebens- und Transportbedingungen von Schlachttieren einen ebenso schlechten Geschmack auf der Zunge der Verbraucher verursachen wie verdorbene oder versalzene Speisen, hätte manche Tierquälerei rasch ein Ende.

Geschmacksempfindungen werden von Zunge und Nase vermittelt. Auf der Zunge befinden sich die Geschmacksknospen, die je nach Lokalisation für bestimmte Geschmackswahrnehmungen verantwortlich sind:

- Zungenspitze: **süß**
- Seitliche Zungenränder: **sauer und salzig**
- Hinterer Teil der Zunge Richtung Rachen: **bitter** (Abb. 2.5)

Zur weiteren Beschäftigung mit diesem Thema vergleichen Sie bitte:
Anatomie/Physiologie, Mundhöhle, Zunge, Speicheldrüsen

◆ Pflegehilfe

- Zur normalen Geschmacksempfindung ist, neben einer ungehinderten Nasenatmung, eine intakte, saubere, feuchte Mundhöhle und Zunge Voraussetzung (Mundpflege, s. S. 66).
- Patienten, die durch den Mund atmen, haben meistens eine trockene Mundschleimhaut und Zunge. Die Zunge muß häufig mit kleinen Schlucken Wasser oder Tee angefeuchtet werden. Kleine Stückchen Zitronenscheibe regen die Speichelsekretion an, ebenso Kaugummi oder (bei älteren Menschen beliebter) Kräuterbonbons. Mit einer trockenen Zunge schmeckt weder das Essen, noch kann man gut sprechen.
- Patienten, deren Geschmacksempfindung nachgelassen hat, was besonders im Alter häufig vorkommt, dürfen ohne weiteres kräftiger gewürzte Speisen zu sich nehmen, wenn sie möchten (Ausnahme: Salz bei zu hohem Blutdruck). Die Wahrnehmung der Gewürze und Kräuter regt den Appetit und die Tätigkeit der Verdauungsorgane an und fördert den Genuß am Essen.
- Zum Einnehmen schlecht schmeckender Medikamente kann das Zuhalten der Nase hilfreich sein.

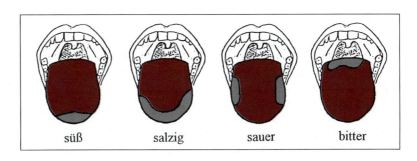

Abb. 2.5 Lokalisationen der Geschmacksempfindung auf der Zunge

Bitter schmeckende Tabletten sollen dem Patienten, der es nicht selber tun kann, zum Schlucken in die Mitte der Zunge gelegt werden. Weiter hinten wird der bittere Geschmack intensiv wahrgenommen und kann zu Abscheu führen. Reichliches Nachtrinken spült die schlechtschmeckenden Partikel von der Zunge ab.

▶ Patienten, denen Medikamente Probleme beim Schlucken machen, können diese zusammen mit einem Löffel Joghurt oder Pudding meistens mühelos einnehmen.

Sensibilität

Die Sensibilität ist die **Sinnesfähigkeit der Haut**, die uns Wärme, Kälte, Druck und Schmerz empfinden läßt. Es ist hier nur von der Sinnesfunktion der Haut die Rede, nicht von der psychischen Sensibilität (= Empfindsamkeit).

Tastsinn

Der Tastsinn ist besonders ausgeprägt an den Fingerspitzen. Er läßt uns buchstäblich die Dinge begreifen, gibt uns Informationen über ihre Beschaffenheit. Der Tastsinn ermöglicht uns, vorsichtig und mit zarter Hand zu arbeiten oder auch fest zuzupacken. Wir spüren die unterschiedliche Kraft eines Händedrucks ebenso wie die zarte oder rauhe Oberfläche von Stoff. Wir können Strukturen durch Betasten erkennen. Blinde können mit Hilfe des Tastsinns lesen.

Temperatursinn

Der Temperatursinn vermittelt uns Eindrücke von warm, heiß, kalt oder indifferent (= nicht unterschiedlich zu unserer eigenen Körpertemperatur). Er schützt uns vor Überhitzung und Unterkühlung, vor weitergehender Hitzeeinwirkung bei Verbrennung und vermittelt uns die angenehme Wärme der Sonne (oder des Bettes) ebenso wie die Wohltat eines kalten Umschlags beim Schwitzen.

Zur weiteren Beschäftigung mit diesem Thema vergleichen Sie bitte:
Vitalfunktionen, Temperaturregulation

Schmerzempfindung

Die Schmerzempfindung ist zwar nicht angenehm, aber gerade deshalb eine wichtige **Schutzeinrichtung**. Schmerz zwingt uns, uns von einer schädlichen Einwirkung zu entfernen (z.B. heiße Herdplatte, Brotschneidemaschine) und/oder Hilfe und Behandlung zu suchen. Schmerzen warnen vor Druckstellen (zu enge Schuhe, Wundliegen) und zeigen Erkrankungen an (Blinddarmentzündung, Zahneiterung, Knochenbruch usw.). Als besondere, unterschwellige Form von Schmerz kann der **Juckreiz** angesehen werden, der Hautkrankheiten, Allergien, Infektionskrankheiten, Stoffwechselstörungen und psychische Probleme begleiten kann. Schmerz (s. S. 56) und Juckreiz (s. S. 81) werden noch ausführlich behandelt.

Tiefensensibilität

Die Tiefensensibilität vermittelt uns das **Gefühl für die Lage** und **Bewegung unseres Körpers** und der einzelnen Körperteile. Auch ohne hinzusehen, wissen wir z.B., ob unsere Arme gerade oder gebeugt sind. Die Tiefensensibilität ist auch für den Einsatz der richtigen Menge Kraft bei Bewegungen und Arbeit zuständig. Sie spielt eine große Rolle beim geordneten Bewegungsablauf unseres Körpers (s. Bewegung, S. 182).

Alle Komponenten der Sensibilität beeinflussen auch unsere **seelische Verfassung.** Körperkontakte, wie z.B. die Hand halten, in den Arm nehmen, vermitteln uns das Gefühl von Geborgenheit und Mitgefühl, wenn wir ängstlich oder traurig sind. Wenn wir uns im Dunkeln fürchten, genügt es uns oft nicht, zu wissen, daß ein vertrauter Mensch da ist, wir wollen es auch fühlen. Nahezu alle Menschen genießen – nicht nur auf der Haut – das angenehme Gefühl, eingerieben und massiert zu werden.

> Bei **Körperkontakten,** die Sie zum Patienten herstellen, ist es allerdings wichtig, die intimen Berührungszonen zu respektieren, die der Berührung durch sehr nahestehende Personen vorbehalten sind. Diese intimen Berührungszonen sind nicht bei allen Menschen genau gleich. Gesicht, Brust (besonders bei Frauen), Bauch, Intimbereich, Gesäß, die Innenseiten der Oberarme und die der Oberschenkel gehören aber stets dazu. Für die beruhigende, tröstende Berührung in der pflegerischen Beziehung kommen diese Körperstellen nicht in Betracht.

◆ **Probleme des Patienten**

Empfindungen unangenehmer Art zwingen uns zur Veränderung. Der Patient bekommt dann Probleme, wenn er diese notwendige und sinnvolle Veränderung nicht selbst herbeiführen kann, hauptsächlich dann, wenn er sich nicht selbständig bewegen kann.

● Falten oder Krümel im Bett können für einen bewegungsunfähigen Patienten zur Tortur werden.

- Kalte Füße können eine schlaflose Nacht bringen.
- Juckreiz kann zur Verzweiflung treiben genauso wie
- Schmerzen, die durch eine beginnende Druckstelle entstehen.

◆ **Pflegehilfe**
▶ Wenn der Patient kann, wird er in den genannten (und in den vielen ungenannten) Fällen nach Ihrer Hilfe fragen.
▶ Kann der Patient sich nicht äußern, ist er darauf angewiesen, daß Sie durch umfassende Beobachtung den störenden Einfluß herausfinden und ihn beheben.
▶ Denken Sie bitte daran, daß ein Patient, der sich nicht äußern kann, unter denselben Einflüssen genauso leidet wie ein Patient, der deshalb Himmel und Hölle in Bewegung setzt.

Sensibilitätsstörungen

Sensibilitätsstörungen entstehen aufgrund von **Erkrankungen** oder **Schädigungen der sensiblen** (= für die Empfindung zuständigen) **Nerven**.

Sensibilitätsstörungen können sich in einer **Zunahme** (= Hyperästhesie), einer **abnormen Veränderung** (= Parästhesie) oder einer **Abnahme** bzw. **Verlust** (= Hypästhesie bzw. Anästhesie) der Empfindung darstellen.

> Meistens, wenn auch nicht immer, sind auch **motorische** (= für die Bewegungssteuerung zuständige) **Nerven** mitbetroffen bzw. sind bei Spastiken oder Lähmungen auch die sensiblen Nerven beeinträchtigt. So wird ein Patient mit **Halbseitenlähmung** (= Hemiplegie, s. Apoplexie, S. 226) infolge Schlaganfall in seinen gelähmten Körperteilen zunächst auch kein Gefühl haben. Die Rückbildung der Sensibilitätsstörung (d. h., der Patient beginnt wieder etwas zu spüren) gilt als günstiges Zeichen und macht Hoffnung, daß sich auch die willkürliche Bewegung wieder einstellen kann.

> Eine **Gefahr der Gefühllosigkeit** liegt insbesondere im Wegfall von Schmerz als Warnsignal (z. B. bei Verletzungen, Druckstellen, Krankheiten), aber auch darin, daß der Patient seinen Körper als nicht vollständig wahrnimmt bzw. die gefühllosen Körperteile als nicht dazugehörig empfindet.

◆ **Pflegehilfe**
▶ Für Patienten mit Sensibilitätsstörungen müssen von der Krankenschwester individuelle Pflegepläne unter Berücksichtigung der ärztlichen Maßnahmen und Anordnungen erstellt werden.
▶ Die Pflege sollte so geplant werden, daß der Patient lernen kann, seine gefühllosen Körperteile wieder als zu sich gehörend zu empfinden und in seine Alltagsbewältigung einzubeziehen (s. auch Bobath-Konzept, S. 232). Dabei können Sie als Pflegehelferin natürlich nach entsprechenden Informationen mithelfen.

Beispiele für die Pflegehilfe bei neurologischen (= nervenbedingten) Erkrankungen finden Sie unter Bewegung (multiple Sklerose, S. 214; Querschnittslähmung, S. 219; Apoplexie, S. 226)

Sprechen

Die Sprache ist heutzutage unser wichtigstes Instrument zur Verständigung mit den Mitmenschen.

Bedeutung der Sprache

- Einholen und Weitergeben von Informationen aller Art
- Diskussion und Meinungsbildung
- Selbstdarstellung
- Lernen aus den Erfahrungen und Erkenntnissen anderer Menschen (Hören, Lesen)
- Zuordnung zu und Verbundenheit mit einer bestimmten Kultur, einem bestimmten Land
- Zuordnung und Zugehörigkeit zu einer bestimmten sozialen Gruppe (Sprachstil, Wortschatz)
- Unterhaltung und geistige Bereicherung
- Einleiten und Erhalten sozialer Kontakte (oder auch deren Zerstörung)
- Ausdruck von Gefühlen (hier sind Tonfall, Stimme und Gesichtsausdruck sogar wichtiger als die Worte!)

Menschen erlernen das Sprechen im Kleinkindalter (Voraussetzung: intaktes Gehör!) und entwickeln ihre Sprache ständig weiter. Dabei übernehmen sie zunächst den Sprachstil und Wortschatz ihrer engeren sozialen Gruppe, meistens der Familie.

> In einer **schweigsamen, wortkargen Familie** wird ein Kind weniger Möglichkeiten zur Entwicklung seiner Sprache haben als in einer rede- und diskutierfreudigen Familie. Wo ein Kind nur zu reden hatte, wenn es gefragt wurde, niemanden hatte,

der es zum Erzählen und Berichten ermuntert und ihm zugehört hätte, wird sich dies unter anderem im Sprachverhalten des Kindes und später des Jugendlichen und Erwachsenen ausdrücken. Ein Mensch, der als Kind zum Sprechen ermuntert, dem zugehört wurde und der seine Gefühle und Gedanken aussprechen durfte, wird auch als Erwachsener leichter mit der Sprache umgehen können.

Die Menschen, mit denen wir im beruflichen Alltag umgehen, haben alle ihre eigene Geschichte zur Sprache. Schulbildung und Beruf der Eltern, das Milieu in der Familie und in der Umgebung, die eigene Schulbildung, Berufsarbeit, Freunde und Freizeitgestaltung – all dies wirkt sich zusammen mit vielen anderen Faktoren auf das Sprechen und den Umgang mit der Sprache aus. So kann es geschehen, daß sich Menschen nicht recht verständigen können, obwohl sie dieselbe Sprache sprechen. Die gewählten Worte können zu umständlich oder zu direkt sein. Ein Wort, das für einen Menschen ganz normal und sachlich klingt, empfindet ein anderer vielleicht schon als Geringschätzung oder gar als Beleidigung. Andererseits kann ausgesucht höfliche und liebenswürdige Sprache auch unehrlich sein. Ein Mensch mag seiner gewählten Sprache wegen als eingebildet gelten, ein anderer wegen seiner derben Wortwahl als ungehobelt. Dabei sprechen beide nur, wie sie es gelernt haben.

Die zwischen den Zeilen vermittelte Botschaft kann unverstanden bleiben, wenn uns der Sprachstil des anderen nicht vertraut ist.

Andererseits ist es üblich und uns meist gar nicht bewußt, daß Botschaften verschlüsselt werden:

- Dein Essen schmeckt großartig. Leider habe ich gerade erst gegessen und bin schon furchtbar satt.

Das kann natürlich stimmen. Aber so oder ähnlich haben viele von uns auch schon eine freundlich gemeinte Unwahrheit gesagt.

- Dein Essen schmeckt mir nicht.

Das wäre zwar gegebenenfalls eine ehrliche Aussage, aber sie würde in ihrer Direktheit doch eher als Kränkung aufgefaßt.

- Ist hier schon mal einer nicht mehr aus der Narkose aufgewacht?
- Haben Sie viele Krebskranke auf der Station?

Solche oder ähnliche Fragen von Patienten sind oft verschlüsselte Botschaften, die eines bedeuten: **Ich habe Angst.**

▶ Eine Patientin, die Sie nach dem Betten fragen, ob sie auch gut liegt, gibt Ihnen vielleicht zur Antwort: „Ach, es wird schon gehen" und meint damit: „Eigentlich liege ich nicht gut, aber ich möchte Ihnen keine Umstände machen."
▶ Ein anderer Patient kann in brummigem Ton sagen: „Macht doch nicht soviel Getue mit mir" und freut sich in Wirklichkeit, daß Sie sich soviel Gedanken um sein Wohlergehen machen.

Miteinander sprechen bringt also nicht immer nur Klärung, auch wenn wir dieselbe Sprache sprechen. Besondere Probleme stellen sich ein, wenn wir **verschiedene Sprachen** sprechen. Viele unserer ausländischen Mitbürger/innen hatten wenig Gelegenheit, Deutsch zu lernen. Besonders Frauen aus islamischen Ländern haben aufgrund sozialer Zwänge kaum Möglichkeiten, mit Deutschen zusammen deren Sprache zu erlernen.

Wenn Sie in Ihrem Arbeitsbereich mit ausländischen Patienten zu tun haben, wird Ihnen ein Seminar über transkulturelle Pflege und Literatur über die Sitten und Gebräuche der Kulturen Ihrer Patienten sehr nützlich sein.

Probleme der **Verständigung** sind mit Mimik, Gestik, Wörterbuch und Dolmetscher zu lösen. Probleme des **Verständnisses füreinander** – grundsätzliche Anliegen der Pflegeberufe – erfordern neben Toleranz einiges Wissen über andere Menschen und deren Kultur.

Zur weiteren Beschäftigung mit diesem Thema vergleichen Sie bitte:
Anatomie/Physiologie, Mundhöhle, Atemwege, Stimm- und Lautbildung, Gehirn

Die sprachliche Verständigung kann durch **Einschränkungen der Sprechfähigkeit** und **Einschränkungen des Sprachverständnisses** beeinträchtigt sein. Nachdem ein Mensch seine Fähigkeit zu sprechen bereits entwickelt hat, kann diese durch verschiedene Faktoren gestört werden:

- Beeinträchtigung der Sprechwerkzeuge im Mundbereich wie ausgetrocknete Mundschleimhaut, fehlende Zähne, Verletzungen oder Erkrankungen der Zunge.
- Erkrankungen der Atmungsorgane
- Kehlkopflosigkeit
- Medizinische Eingriffe wie Intubation und Tracheotomie
- Dysarthrie (Störung des Ablaufs des Sprechens)
- Aphasie (Störung der Bildung der Sprache) infolge Schädigung des Sprachzentrums im Gehirn (s. auch Einschränkungen des Sprachverständnisses, S. 36)

◆ Probleme des Patienten
▶ Kurzdauernde Behinderungen des Sprechens können die Patienten meist gut hinnehmen, wenn sie um die Kürze wissen
▶ Nicht sprechen zu können bedeutet oft, bevormundet und weniger informiert zu werden. Wenn der Patient nicht mit Worten antworten kann, wird er zuweilen erst gar nicht gefragt! Seine Mitmenschen schränken ihr Sprechen ein, so daß wichtige Botschaften, auch nonverbaler Art, ausbleiben.
▶ Störungen der Sprechfähigkeit bedeuten Störungen der Verständigung mit den Mitmenschen, sich nicht spontan mitteilen zu können. Die Patienten sind darauf angewiesen, daß ihre Helfer sich mit ihnen verständigen **wollen**, eine sinnvolle Initiative ergreifen und auf die Signale achten, mit denen die Patienten sich äußern können.

Ausgetrocknete Mundschleimhaut
◆ Pflegehilfe
Nach längerer Zeit mit Mundatmung klebt die Zunge am Gaumen, die feine Abstimmung der Mundbewegungen ist gestört.
▶ Bieten Sie dem Patienten ein Getränk an und entfernen Sie durch gründliche Mundpflege evtl. vorhandene Borken und Beläge von seiner Zunge (s. Körperpflege, S. 68).
▶ Mit der Möglichkeit der Mundpflege sind Sie auch Patienten behilflich, die wegen der Sorge um Mundgeruch beim Sprechen gehemmt sind.

Fehlende Zähne (Frontzähne)
◆ Pflegehilfe
▶ Reichen Sie dem Patienten seine gesäuberte Zahnprothese.
▶ Hat der Patient keinen Zahnersatz, so ermuntern Sie ihn, dennoch zu sprechen, und hören Sie aufmerksam zu.

Meist ist eine gute Verständigung möglich, wenn Sie sich in die etwas undeutliche Sprache eingehört haben.

Verletzungen (Operationen)
◆ Pflegehilfe
Bei Verletzungen im Bereich des Gaumens, des Kiefers, der Zunge, der Lippen und Wangen:
▶ Wenn der Patient im Interesse einer guten Wundheilung möglichst wenig sprechen soll, so übernehmen Sie den Hauptteil der Kommunikation.
▶ Geben Sie die Möglichkeit zu kurzen Antworten bzw. zur Verständigung ohne Worte.
▶ Notfalls kann der Patient sein Anliegen auch aufschreiben.
▶ Auf **geschlossene Fragen** kann der Patient mit Ja oder Nein, mit Nicken oder Kopfschütteln antworten.

Geschlossene Fragen
- Möchten Sie etwas trinken?
- Möchten Sie warmen Tee?
- Möchten Sie kaltes Wasser?
- Möchten Sie den blauen Bademantel anziehen?
- Das Essen kommt in 10 Minuten. Soll ich Sie vorher noch zur Toilette begleiten?
- Liegen Sie bequem? (Nach erfolgter Lagerung.)

▶ Auf **offene Fragen** muß der Patient mit Worten antworten.

Offene Fragen
- Was möchten Sie trinken?
- Was möchten Sie anziehen?
- Das Essen kommt in 10 Minuten. Was möchten Sie vorher noch erledigen?
- Wie möchten Sie liegen?

Heiserkeit
◆ Ursachen
- Entzündungen
- Tumoren und Eingriffe im Kehlkopf- und Stimmbandbereich
- Überbeanspruchung (Sänger, Redner, Lehrer); Dabei spricht der Patient mit einer heiseren oder einer tonlosen Flüsterstimme

◆ Pflegehilfe

Um seine Stimmbänder zu schonen, soll der Patient wenig und vor allem nicht laut sprechen.

▶ Geben Sie dem Patienten die Möglichkeit, sich ohne lautes Rufen bemerkbar zu machen, im Krankenhaus mit der Rufanlage, zu Hause mit einer Glocke, Klingel oder Pfeife.

Atemnot

◆ Ursachen

- Erkrankungen der Lunge und des Herzens
- Einengung der oberen Luftwege durch Schwellungen (z.B. Allergie) oder Fremdkörper
- Asthma bronchiale

◆ Pflegehilfe

Wer schlecht Luft bekommt, spricht kurze Sätze oder muß sich mitten im Satz unterbrechen, um Luft zu holen.

▶ Lassen Sie den Patienten spüren, daß Sie abwarten können, bis er gesagt hat, was er sagen will.
▶ Fragen Sie den Patienten nichts, wenn er offensichtlich seine ganze Luft im Moment für eine andere Verrichtung braucht (z.B. waschen, aufstehen). Klären Sie die Einzelheiten vorher oder räumen Sie eine kurze Pause zur Verständigung ein.

> Tritt die Atemnot **plötzlich** auf oder **verstärkt sich plötzlich**, verständigen Sie sofort Arzt oder Krankenschwester (zu Hause: Haus- oder Notarzt).

Kehlkopflosigkeit

Dabei handelt es sich um den **Zustand nach operativer Entfernung des Kehlkopfes**, in der Regel wegen eines bösartigen Tumors (Kehlkopfkrebs). Der Atemweg ist dabei verkürzt: Nase, Mund und Rachen können für die Atmung nicht mehr genutzt werden; der stimmbildende Apparat fehlt.

> Bei den Betroffenen handelt es sich häufig (nicht immer!) um Patienten mit langjährigem **Alkohol- und Nikotinabusus** (Abusus = Mißbrauch). Der Umgang mit schwer Alkoholkranken stellt besondere Ansprüche an Ihre Gelassenheit und Toleranz. So werden Sie zunächst vielleicht Probleme damit haben, daß die betroffenen Patienten immer noch rauchen (durch das Tracheostoma [= Luftröhrenöffnung]), immer noch Alkohol trinken und die entsprechenden ärztlichen Verbote ignorieren. Nun **kann** aber ein suchtkranker Mensch nicht auf ein Gebot oder Verbot hin seine Suchtkrankheit einfach beenden. Ob eine Krankheit weiter besteht oder nicht, ob Krankheitssymptome (in diesem Fall der Konsum von Suchtmitteln) weiter auftreten oder nicht, ist nicht einfach eine Frage der Vernunft oder des freien Willens. Gerade die langjährige Alkoholkrankheit führt zu Schädigungen des Nervensystems und des Gehirns, die auch die Fähigkeit des Menschen einschränken, seine Situation zu überblicken und eine Veränderung anzustreben. **Wenn** der suchtkranke Patient an seiner Suchtkrankheit arbeiten möchte, werden Sie ihm dabei zusammen mit Arzt, Krankenschwester und anderen Mitarbeiter/innen des therapeutischen Teams helfen. **Ob** er es möchte, ist allein seine Entscheidung und eine Frage der auf ihn persönlich zugeschnittenen Hilfen.

◆ Probleme des Patienten

Wenn der Kehlkopf fehlt, kommt **keine Stimmbildung** zustande, und da keine Ausatmungsluft durch Rachen und Mund nach außen gelangt, kommt auch keine Lautbildung zustande. Der Patient kann definitiv nicht sprechen. Der Patient kann auch **nicht riechen**, da er die Einatmungsluft nicht mehr durch die Nase einsaugen kann.

> Der **kehlkopflose Patient** atmet über ein **Tracheostoma** (= Öffnung der Luftröhre nach außen im vorderen unteren Halsbereich, Abb. 2.6). Dieses Tracheostoma verfügt nicht über die natürlichen Schutzeinrichtungen, über die die Nase verfügt (Anwärmen und Anfeuchten der Atemluft, Filtern der Luft, Entfernen von Fremdkörpern durch den Schutzreflex Niesen). Kalte, trockene, staubige Luft und Fremdkörper gelangen direkt in die Bronchien und Lungen und können Entzündungen und Infektionen hervorrufen.

Die **Bauchpresse** (= tiefes Einatmen, Schließen der Stimmritze im Kehlkopf, Anspannen der Bauchmuskeln, vgl. Anatomie/Physiologie, Ausscheidungsorgane) funktioniert nicht mehr richtig, da das Tracheostoma ja nicht wie die Stimmritze im Kehlkopf willkürlich geschlossen werden kann. Es kann zu erheblichen Schwierigkeiten bei der Darmentleerung kommen.

Das **Schlürfen** (= Einsaugen von Luft zugleich mit der Aufnahme von Flüssigkeit und Nahrungsmitteln) ist nicht mehr möglich. Dadurch entfällt die

Einschränkungen der Funktion der Sinnesorgane und Pflegehilfe 33

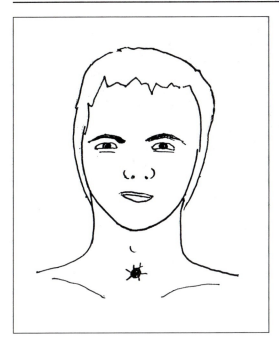

Abb. 2.6 Tracheostoma

Möglichkeit, heiße Speisen und Getränke mit der Luft etwas zu kühlen. Verbrühungen können die Folge sein.

Bei suchtkranken Patienten muß im Zusammenhang mit Operationsvorbereitung und postoperativer Bettlägerigkeit mit **Entzugserscheinungen** gerechnet werden.

♦ **Pflegehilfe**

Zur raschen Verständigung stellen Sie **geschlossene Fragen**, auf die der Patient mit Nicken oder Kopfschütteln antworten kann.

▸ Geben Sie dem Patienten Schreibmaterial, damit er seine Anliegen aufschreiben kann.
▸ Manche Patienten erlernen eine **Kunstsprache**, bei der ein elektronischer Lautverstärker benutzt wird. Damit können sie zwar sprechen, aber Stimmhöhe, Tonfall, Lautstärke, also alles, was die Sprache lebendig macht, nicht variieren. Es entsteht eine eintönige Robotersprache, an die Sie sich aber rasch gewöhnen.
▸ Andere Patienten erlernen in einer speziellen Sprachschulung bei der Logopädin eine sogenannte **Ösophagussprache** (Ösophagus = Speiseröhre). Dabei wird Luft geschluckt, über die Speiseröhre zurück, d. h. nach außen gepreßt und so eine Lautbildung ermöglicht. In diesem Fall braucht der Patient ständig etwas Wasser in Griffnähe, um die Mund- und Rachenschleimhaut zu befeuchten.
▸ Der Verlust der Riechfähigkeit beeinträchtigt besonders den Genuß beim Essen. Appetitliches Aussehen der Speisen und gefälliges Anrichten sind besonders wichtig.
▸ Die natürliche Schutzfunktion der Nase für die Atemwege kann kaum ersetzt werden. Vor dem Eindringen von Fremdkörpern und Insekten schützt ein Mull- oder Seidentuch, das locker vor dem Tracheostoma getragen wird (auch aus ästhetischen Gründen wird der Patient sein Halstuch tragen).
▸ Beim Waschen und Duschen ist darauf zu achten, daß kein Wasser in das Tracheostoma gelangt.
▸ Um Schwierigkeiten bei der Darmentleerung zu vermeiden, ist es wichtig, auf täglichen, weichen Stuhlgang zu achten. Wenn der Patient es akzeptiert, kann ihm **ballaststoffreiche Kost** wie Vollkornbrot, Gemüse und Obst angeboten werden. Ansonsten wird die Krankenschwester oder der Arzt eine geeignete Abführhilfe empfehlen.
▸ Nach abgeschlossener Wundheilung wird die Krankenschwester den Patienten anleiten, wie er durch Zuhalten des Tracheostomas bei der Darmentleerung das Pressen der Bauchmuskeln unterstützen kann. Trotzdem ist weiterhin auf weichen Stuhl zu achten.
▸ Schlürfen bedeutet, gleichzeitig Luft und Speisen oder Flüssigkeit in den Mund aufzunehmen. Daß es sich dabei um eine unappetitliche Angewohnheit handeln kann, ist bekannt. Das Schlürfen schützt aber auch durch den kühlenden Effekt vor Verbrühungen. Geben Sie dem kehlkopflosen Patienten keine heißen, sondern **nur warme Speisen und Getränke**, und weisen Sie ihn nochmals auf den Grund hin (Krankenschwester und/oder Arzt haben ihn sicher bereits darüber informiert).

Intubation und Tracheotomie

Funktionell bedeuten diese Eingriffe dasselbe wie Kehlkopflosigkeit, da der Kehlkopf bei bei diesen Maßnahmen außer Funktion gesetzt wird.

> **Intubation**
> Ein Tubus (= Röhre) wird durch Nase oder Mund, Rachen und Kehlkopf in die Luftröhre gebracht und mit einer luftgefüllten Manschette fixiert (Abb. 2.7). Eine Intubation wird vorgenommen, wenn ein Patient künstlich beatmet werden

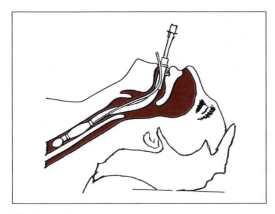

Abb. 2.7 Intubation

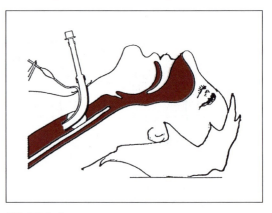

Abb. 2.8 Tracheotomie

muß, wenn Gefahr besteht, daß die Atemwege z.B. durch die eigene Zunge verlegt werden könnten, und bei Narkosen.

Tracheotomie
Luftröhrenschnitt mit Einsetzen einer Trachealkanüle (Abb. 2.8). Eine Tracheotomie wird vorgenommen, wenn die künstliche Beatmung länger als einige Tage notwendig ist oder wegen krankhafter Veränderungen im Bereich der oberen Luftwege.

- rasselnde, brodelnde Atemgeräusche eine starke Verschleimung anzeigen,
- der Patient schlecht Luft bekommt (Unruhe, ziehendes Atemgeräusch, bläuliche [= zyanotische] Verfärbung der Lippen, beschleunigter Puls, Schweißausbruch),
- der Verband des Tracheostomas durchfeuchtet ist,
- die Kanüle nicht richtig sitzt oder
- der Patient Ihnen sonst zu verstehen gibt, daß es ihm nicht gut geht.

◆ **Pflegehilfe**
▶ Die Verständigung gelingt auf die gleiche Weise wie oben angesprochen, wenn der Patient bei Bewußtsein ist.
▶ Intubierte Patienten sind regelmäßig intensivpflegebedürftig. Ihre Pflege fällt nicht in Ihr Aufgabengebiet.
▶ Manche Patienten sind für lange Zeit oder auf Dauer mit einem Tracheostoma versorgt (Abb. 2.9). Meist handelt es sich um schwerst pflegebedürftige Menschen.
▶ Bei der Pflegehilfe ist es wichtig, sich von den dauerhaft ausbleibenden Anworten nicht am Selbstsprechen hindern zu lassen.
▶ Informieren Sie den Patienten jedesmal, bevor Sie etwas in seinem unmittelbaren Bereich tun.
▶ Selbst bei anscheinender Bewußtlosigkeit – gehen Sie davon aus, daß der Patient Sie hört und, zumindest teilweise, auch versteht.

Die Versorgung des Tracheostomas und der Trachealkanüle sowie das Absaugen von Bronchialsekret gehört zu den Aufgaben der Krankenschwester. Sie müssen sie holen, wenn

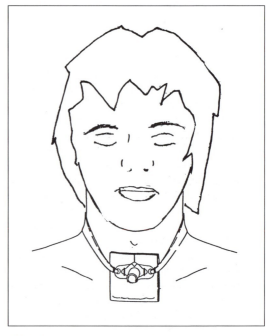

Abb. 2.9 Dauerversorgung mit einem Tracheostoma

Dysarthrie

Dabei sind die **lautbildenden Organe des Mundes** wie Zunge, Lippen, Mundboden, Gaumen infolge einer Nervenschädigung in ihrer Funktion gestört. Es bestehen Lähmung, Taubheit, evtl. auch Starrheit der entsprechenden Muskeln. Die Patienten können Sprache verstehen und auch ihre Gedanken in Worte fassen, allerdings gehorchen die Sprechwerkzeuge nicht.

Eine Dysarthrie kommt häufig vor:
- Bei Patienten nach Schlaganfall (s. auch Aphasie, auf dieser Seite, unten)
- Bei multipler Sklerose
- Bei der Parkinson-Krankheit und – seltener – auch anderen Erkrankungen des Nervensystems.

◆ **Probleme des Patienten**

◆ **Übung**
Einen kleinen Eindruck von den Symptomen der **Dysarthrie** bekommen Sie, wenn Sie schon einmal eine örtliche Betäubung beim Zahnarzt hatten und sich erinnern, wie sich Zungenseite, Mundwinkel und Lippen der Kontrolle entziehen. Die Sprache wird undeutlich, die Lippenlaute B, F, M, P und W werden schwierig bis unmöglich auszusprechen, die Vokale A, E, I, O, U klingen verwaschen.

▶ Bei einer Lähmung oder Starrheit von Teilen der mimischen Muskulatur gelingt auch der Gesichtsausdruck nicht wie beabsichtigt, so daß auch dadurch die Kommunikationsfähigkeit eingeschränkt wird: traurige, pessimistische oder unfreundliche Miene bei herabhängendem Mundwinkel, starre Miene, schiefes Lächeln.
▶ Vielen Patienten ist ihre mühsame, undeutliche Sprache peinlich, manchmal verlieren sie auch nach einigen Versuchen die Geduld. Darüber hinaus macht ihnen die Unfähigkeit, ihren Gesichtsausdruck zu kontrollieren, zu schaffen.
▶ Außer den Kommunikationsproblemen haben die Patienten auch Schwierigkeiten beim Trinken aus der Tasse, dem Glas oder mit dem Strohhalm, wenn sich die Lippen nicht richtig anlegen lassen. Mitunter können die Patienten auch nicht verhindern, daß Speichel oder Speisen aus dem tauben und gelähmten Mundwinkel austreten.

◆ **Pflegehilfe**
▶ Da die Patienten keine Probleme beim Sprachverständnis haben, können Sie ganz normal mit ihnen sprechen. Ermutigen Sie den Patienten zum Sprechen, bitten Sie um eine Wiederholung, wenn Sie nicht verstanden haben. Sagen Sie dem Patienten auch, daß die Verständigung um so besser werden kann, je mehr er spricht: Übungseffekt für ihn beim Sprechen, für Sie beim Hören.
▶ Bei Patienten mit einer fremden Muttersprache, die mit Deutsch ohnehin noch Mühe haben, kann die Verständigung sehr schwierig werden. Vielleicht kann der Patient eine wichtige Information aufschreiben. Günstiger ist es, eine/n Mitarbeiter/in mit der gleichen Muttersprache oder die Angehörigen zu bitten, bei der Verständigung zu helfen.
▶ Bei Kontakten nach außen kann der Patient berechtigte Scheu vor dem Telefonieren haben. Gestehen Sie ihm zu, daß er das Telefon klingeln läßt. Andererseits sind Telefongespräche mit informierten Angehörigen oder Freunden eine gute Kontakt- und Übungsmöglichkeit.
▶ Wenn der Patient eine **logopädische Behandlung** erhält, lassen Sie sich von ihm sagen, was er besonders beachten und üben soll, und helfen und ermuntern Sie dazu.
▶ Zum Trinken bieten Sie dem Patienten einen Schnabelbecher oder eine Schnabeltasse an. Stellen Sie einfach beides – normale Tasse und Schnabeltasse – hin, so daß er unauffällig selbst entscheiden kann, was er möchte.
▶ Sorgen Sie dafür, daß stets Servietten, Taschentücher oder dergleichen bereitliegen, mit denen der Patient sich (oder Sie ihm) bei Bedarf den Mundwinkel abwischen kann.

Aphasie

Hierbei handelt es sich um die Folge einer **Schädigung des Sprachzentrums im Gehirn** (am häufigsten nach einem Schlaganfall, aber auch bei Hirntumoren, Schädel-Hirn-Trauma und Entzündungen wie Enzephalitis und Meningitis).

Der Patient ist (wieder) bewußtseinsklar, normal intelligent und nicht verwirrt. Seine Sprechwerkzeuge sind intakt. Er kann normal denken, aber seine Gedanken sprachlich nicht zum Ausdruck bringen. Die Übersetzung der Gedanken in Sprache mißlingt.

> Eine Schädigung in der linken, dominanten (= vorherrschenden) Hirnhemisphäre verursacht sehr oft zusätzlich zur Aphasie Einschränkungen der Bewegungsfähigkeit der rechten Körperseite. Das bedeutet, daß viele Aphasiker zusätzlich das Problem haben, mit ihrer rechten Körperseite, besonders der Hand, nicht mehr umgehen zu können (s. auch Apoplexie, S. 226).

Zur weiteren Beschäftigung mit diesem Thema vergleichen Sie bitte:
Anatomie/Physiologie, Bewegungssteuerung, Kreuzung der Pyramidenbahn

Bei der Aphasie können drei Formen unterschieden werden, die **motorische**, die **sensorische** und die **globale Aphasie**:

◆ Motorische (Broca-)Aphasie

Die Patienten können Sprache und Geschriebenes meist gut verstehen, ihre Gedanken aber kaum in Worte fassen. Sie wissen, was sie sagen wollen, aber die Übertragung der Gedanken in Worte und die entsprechenden Mundbewegungen mißlingen. Die Sprechversuche sind mühsam, stockend, die einzelnen Worte oder Wortteile können durch Lautvertauschung entstellt sein. Verständliche Ungeduld und Gereiztheit des Patienten über seine Einschränkung vergrößern die Schwierigkeiten.

◆ Sensorische (Wernicke-)Aphasie

Die Patienten sprechen recht flüssig, reihen aber Worte oder Silben aneinander, die für uns keinen Sinn ergeben. Die Sprache ist durch Wort- oder Silbenvertauschung entstellt. Das Sprachverständnis ist gestört, d. h. die Patienten können unsere Sprache, selbst wenn es ihre Muttersprache ist, vom Sinn her nicht erfassen und ihre Gedanken nicht in der uns verständlichen Form ausdrücken. Dies betrifft auch das geschriebene Wort. Die Sprechfähigkeit ist dagegen kaum beeinträchtigt.

◆ Globale Aphasie

Die Patienten sind von beiden Formen betroffen, d. h. sowohl die Fähigkeit, Worte zu bilden (wie bei der motorischen Aphasie), als auch das Sprachverständnis (wie bei der sensorischen Aphasie) sind beeinträchtigt.

◆ Probleme des Patienten

- Bei der **motorischen Aphasie** weiß der Patient, was er sagen möchte, kann aber die Worte nicht bilden, um sich auszudrücken. Wenn er mit Mühe ein oder zwei Worte herausgebracht hat, können es falsche Worte sein, die das, was er sagen wollte, nicht zum Ausdruck bringen. Dies ist dem Patienten bewußt (er kann auch nicht, wie z. B. der Kehlkopflose, seine Gedanken aufschreiben, wenn er auch Geschriebenes evtl. durchaus lesen und erfassen kann). Mehrere Versuche dieser Art können den Patienten völlig entmutigen, weil er einerseits sich selbst nicht angemessen äußern kann und andererseits wegen ausbleibender Antworten auf Fragen oder ähnliches andere Menschen verärgert oder ungeduldig macht, ohne es ändern zu können.
- Bei der **sensorischen Aphasie** muß der Patient sich fühlen, als sei er in ein Land versetzt, das er von den Äußerlichkeiten her zwar kennt, dessen Sprache und Schrift er aber nicht mehr versteht. Er erkennt seine Angehörigen und weiß, wo er ist, kann sich aber nicht mehr verständigen und versteht auch nicht mehr. Viele Worte, die er versucht, bringen keine Abhilfe. Möglicherweise versucht der Patient mit immer mehr Worten doch noch zu sagen, was er sagen möchte. Er spricht viele Worte, deren Sinn jedoch unverständlich bleibt.
- Bei der **globalen Aphasie** sind beide Formen verknüpft, so daß eine sprachliche Kommunikation praktisch unmöglich ist.

> ### ◆ Übung
> Wenn Sie sich die Funktionen der Sprache noch einmal bewußt machen, werden Ihnen die Probleme eines Patienten mit **globaler Aphasie** bedrückend deutlich. Ihm ist plötzlich die wichtigste Fertigkeit des sozialen Lebens abhanden gekommen, auf deren Funktionieren er sich zeit seines Lebens genauso selbstverständlich verlassen konnte, wie Sie es tun.

Dazu kommen fast immer **weitere Einschränkungen**, z. B. der Bewegungsfähigkeit, außerdem der seelische Schock des Behindertseins. Dem Patienten sind ungezwungene Verständigungsversuche, wie wir sie z. B. im Ausland unternehmen können („mit Händen und Füßen reden"), unmöglich. Er ist nicht auf einer Urlaubs- oder Abenteuerreise, seine Sprachstörung ist bitterer Ernst und deshalb mit unseren Auslandserfahrungen nicht zu vergleichen. Der Patient ist auf unabsehbare Zeit auf das Verständnis und den guten Willen seiner Mitmenschen angewiesen; er ist nicht, wie ein Urlauber, in wenigen Stunden wieder zu Hause, wo man ihn versteht. Allerdings ist das Verständnis des Patienten für **nonverba-**

le Mitteilungen (Stimme, Tonfall, Gesichtsausdruck, Körpersprache) erhalten, bisweilen sogar in erhöhtem Maß.

◆ Pflegehilfe

▸ Informieren Sie sich bei Arzt oder Krankenschwester, um welche Art der Aphasie es sich handelt (mit zunehmender Erfahrung werden Sie es auch selbst erkennen können).

▸ Stellen Sie dem Patienten Fragen, auf die er kurz anworten kann. Zur schnellen Verständigung können Sie **geschlossene Fragen** stellen, auf die mit Ja oder Nein geantwortet werden kann.

▸ Auch **Auswahlfragen** sind sinnvoll, z. B:
- Möchten Sie den roten oder den blauen Pullover anziehen?
- Möchten Sie Kaffee oder Tee?
- Möchten Sie im Bett oder am Tisch frühstükken?
- Haben Sie das Waschwasser lieber kalt oder warm?

▸ Warten Sie die Antwort des Patienten ab, auch wenn es dauert, und ermuntern Sie ihn zur Antwort. Wenn ein Versuch mißlingt, bitten Sie um einen zweiten. Gerade der Patient mit motorischer Aphasie **soll** sprechen.

▸ Stellen Sie nur eine Frage auf einmal.

▸ Unterbrechen Sie nicht, auch wenn Sie dem Anfang eines Wortes schon die ganze Antwort entnehmen können. Die sichtlichen Anstrengungen des Patienten, das richtige Wort zu bilden, verführen oft dazu, ihn entlasten zu wollen. Auf die Dauer gesehen ist die Sprechübung aber wichtiger als die momentane Entlastung.

▸ Bei der sensorischen und globalen Aphasie gelingt die Verständigung oft am besten mit der Verwendung von Bildern und Symbolen. Ein Bildkatalog kann in Eigenarbeit angefertigt oder fertig gekauft werden.

> ▸ Bei der **Selbstanfertigung eines Bildkatalogs** soll darauf geachtet werden, die Abbildungen deutlich zu beschriften. Ermuntern Sie den Patienten immer wieder, das jeweilige Wort abzulesen oder – wenn er das noch nicht kann – Ihnen nachzusprechen. Auch das Beschriften der täglich gebrauchten Gegenstände und Ablesen (oder Benennen und Nachsprechenlassen) ist eine weitere Möglichkeit der Übung.

▸ Nutzen Sie die Möglichkeiten der **nonverbalen Mitteilung**, indem Sie mit Gesichtsausdruck und Gesten Ihre langsam und deutlich gesprochenen Worte sinngemäß darstellen.

▸ Im Krankenhaus sollten die Mitpatienten über die Sprachstörung informiert werden, damit sie wissen, daß keine Verwirrtheit oder Demenz vorliegt, und den Patienten bei seinen Sprechversuchen unterstützen können. Natürlich muß der Patient damit einverstanden sein. Die ausführliche Information der Angehörigen durch Arzt oder Krankenschwester setze ich voraus.

▸ Besondere Probleme ergeben sich für **ausländische Patienten.** Mit der Fremdsprache Deutsch kommen sie natürlich noch schlechter zurecht als mit ihrer Muttersprache. Wenn irgend möglich, sollten Mitarbeiter/innen mit der gleichen Muttersprache die Pflege übernehmen bzw. um Unterstützung gebeten werden. Vielleicht ist sogar ein Mitpatient aus dem selben Herkunftsland auf der Station; er kann dem aphasischen Patienten eine große Hilfe sein.

> ▸ Die Verständigung mit dem aphasischen Patienten erfordert viel Geduld von beiden Seiten. Jede/r Fachfrau/mann weiß das. Sehen Sie es dem Patienten, aber auch sich selbst nach, wenn die Geduld einmal nicht gereicht hat.

Fremdsprachigkeit

Fremdsprachigkeit ist in unserer klein gewordenen Welt eine fast normale Situation. Vielen von uns ist sie durch Urlaubsreisen ins Ausland bekannt. Und vielen von uns ist in angenehmer Erinnerung, wie sich Verständigungs- und andere Probleme lösen ließen: durch „Reden mit Händen und Füßen", durch Herbeiholen eines Nachbarn, der schon in Deutschland gearbeitet hatte, durch Zeigen von Gegenständen oder Bildern, durch Begleiten auf einem Stück des Weges, durch das Bemühen der Einheimischen, wenigstens einige Worte der Sprache ihrer häufigsten Gäste zu lernen. Dem ist auch in einem Buch für Krankenpflegehilfe kaum etwas hinzuzufügen, ich fasse deshalb nur kurz zusammen:

▸ Nutzen Sie Mimik und Gestik.

▸ Gebrauchen Sie ein Wörterbuch oder, noch besser, einen Frage- und Antwortkatalog in der Muttersprache des Patienten mit deutscher Übersetzung (Mitarbeiter/innen aus dem jeweiligen Land sind Ihnen bei der Anfertigung sicher gerne behilflich).

▸ Bitten Sie Mitarbeiter/innen, die die Sprache des Patienten sprechen, um ihre Mithilfe (auch im

Pflegedienst wächst ja die Zahl der ausländischen Mitarbeiter/innen ständig).
▶ Sorgen Sie mit dafür, daß Patienten aus dem gleichen Land zusammen kommen (auch wenn Sie ein paar Betten umschieben müssen).
▶ Begleiten Sie den Patienten, wenn er einen anderen Ort aufsuchen soll (Bad, andere Station, Labor usw.). Das kostet nicht mehr Zeit als wortreiche und dann doch nicht verstandene Wegbeschreibungen.
▶ Zeigen Sie dem Patienten die entsprechenden Gegenstände, wenn Sie etwas mit oder bei ihm tun wollen (z. B. Waschlappen und Handtuch = Waschen).
▶ Jeder ausländische Patient wird sich freuen, wenn Sie ihn mit einem Gruß in seiner Sprache ansprechen können, auch wenn es nicht mehr als „Guten Tag" ist.

Bewußtsein

Wenn wir wach sind, Sinneseindrücke und unsere Gefühle wahrnehmen, bewerten und beurteilen, wenn wir denken und reagieren können, Erlebnisse aller Art in unser Gedächtnis aufnehmen und auch wieder hervorholen, also uns erinnern können, wenn wir über Aufmerksamkeit, Vorstellungskraft, Orientierung und geistige Handlungsfähigkeit (Antrieb) verfügen, dann sind wir bei Bewußtsein. Individuelle Unterschiede bei der Art und Intensität der einzelnen Merkmale gehören zu den Menschen und ihren unterschiedlichen Lebenserfahrungen.

> Manche, besonders unangenehme oder schmerzliche Erlebnisse werden zum Schutz der Seele in einen Gedächtnisspeicher verbannt, aus dem sie bewußt nicht mehr hervorgeholt (erinnert) werden können. In der Psychologie spricht man von der **Verdrängung** und dem **Unbewußten.**

Nun ist es aber leider nicht so, daß durch Verdrängung ins Unbewußte die leidvollen Erlebnisse einfach weg wären. Aus dem Unbewußten heraus führen sie zu vielfältigen seelischen und körperlichen Beeinträchtigungen, die eben deshalb, weil die Ursachen nicht bewußt gemacht werden können, auch nur schwer einer Lösung zugänglich sind. Unerklärliche Ängste, z. B. vor harmlosen Tieren, vor großen Plätzen, in engen Räumen (= **Phobien**) gehören ebenso dazu wie die übergroße Sorge um den eigenen Gesundheitszustand (= **Hypochondrie**) oder der Zwang, immer wieder die gleichen Gedanken zu denken oder immer wieder die Hände zu waschen, obwohl dem Betroffenen die Unsinnigkeit klar ist.

Auch die Vielzahl von körperlichen Symptomen, für die es keine körperliche Erklärung gibt, gehören in diesen Komplex der **Neurosen.**

Einige **Psychotherapieformen** haben zum Ziel, Verdrängtes dem Bewußtsein wieder zugänglich, den Schmerz mit Hilfe der Therapeutin erlebbar zu machen und dann auch ohne größere Beeinträchtigung damit leben zu können.

Auch viele alltägliche Verhaltensweisen, die trotz besserem Wissen nicht verändert werden, können vom Unbewußten diktiert sein. Wir sollten nicht vergessen, daß auch wir unser Unbewußtes haben und nicht nur „die anderen".

> Bei Verdrängung und Unbewußtem handelt es sich nicht um Bewußtseinsstörungen, sondern um **psychische Schutzvorgänge**, die als normal zu betrachten sind, wenn der Betroffene nicht darunter leidet, seinen Alltag bewältigen kann und sich keine Krankheitssymptome daraus entwickeln.

Im Schlaf, der als physiologische (= normale) Bewußtseinsunterbrechung bezeichnet werden kann, treffen die genannten Merkmale des Bewußtseins nicht zu. Aber wir sind jederzeit mehr oder weniger leicht weckbar und dann wieder voll bei Bewußtsein.

Zur weiteren Beschäftigung mit diesem Thema vergleichen Sie bitte:
Anatomie/Physiologie, zentrales Nervensystem, Gehirn

Steuerung des Bewußtseins

Bewußtsein und Schlaf-Wach-Rhythmus werden von einer bestimmten Struktur im Gehirn, der **Formatio reticularis** im Hirnstamm (= entwicklungsgeschichtlich ältester Teil des Gehirns) in Zusammenarbeit mit der Großhirnrinde (u. a. Sitz der Intelligenz) gesteuert. Alle den Hirnstamm, aber auch das Großhirn betreffenden krankhaften Einflüsse können Auswirkungen auf das Bewußtsein haben.

> Das Bewußtsein kann ohne krankhafte Ursache durch **Meditation** (= Konzentration des Bewußtseins auf einen oder wenige Aspekte, die dann tiefer und erweitert erlebt werden), **Trance** und durch **Hypnose** beeinflußt werden. Auch der Konsum **psychoaktiver Drogen** führt zu einer Änderung der Bewußtseinsinhalte.

◆ **Ursachen von Bewußtseinsstörungen können sein**
- Verletzungen (Schädel-Hirn-Trauma)
- Durchblutungsstörungen im Gehirn (z. B. beim Schlaganfall)

- Hirnblutung (ebenfalls z.B. beim Schlaganfall oder Trauma)
- Hirntumoren
- Entzündungen der Hirnhäute bzw. des Gehirns (Meningitis, Enzephalitis)
- Vergiftungen (z.B. durch Alkohol, Medikamente, Chemikalien)
- Stoffwechselentgleisungen wie z.B. beim Diabetes mellitus oder beim Funktionsausfall von Leber oder Nieren (= fehlende Entgiftung)
- Epileptische Anfälle
- Hirnorganische Ausfälle wie bei der Alzheimer-Krankheit oder im hohen Lebensalter (senile Demenz = Verkalkung)
- Sehr hohes Fieber
- Schock (auch psychisch bedingter Schock!)

> Das Bewußtsein kann sowohl **vermindert** (= quantitative Bewußtseinsstörung) als auch **verändert** (= qualitative Bewußtseinsstörung) sein.

Bewußtseinsverminderung

Die Verminderung des Bewußtseins bezieht sich auf den Grad des Wachseins und das Tempo der geistig-seelischen Abläufe. Eine Einteilung erfolgt nach dem Schweregrad der Bewußtseinsverminderung.

Apathie

Der Patient nimmt an den Vorgängen seiner Umwelt keinen Anteil, obwohl er wach ist, er schaut z.B. nicht zur Tür, wenn jemand hereinkommt, scheint sich für nichts zu interessieren (= Teilnahmslosigkeit). Eine Apathie kann aber auch bei depressiven Menschen beobachtet werden und bedeutet dann keine Bewußtseinsstörung.

Benommenheit

Der Patient wirkt dösig, Denkabläufe und Reaktionen sind verlangsamt. Er beantwortet eine Frage evtl. erst nach einiger Zeit, er behält einen Bissen lange im Mund, bevor er ihn schluckt, er dreht sich auf Ihre Aufforderung hin erst dann um, wenn Sie gar nicht mehr damit rechnen.

Somnolenz

Der Patient ist schläfrig, aber weckbar. Er kann kurzzeitig zielgerichtet reagieren, z.B. nimmt er zwar den Waschlappen, den Sie ihm geben, wäscht sich aber nicht mehr das Gesicht; der Patient wehrt einen unangenehmen Reiz gezielt ab, schläft dann aber wieder ein.

Sopor

Der Patient befindet sich in einem tiefschlafähnlichen Zustand, aus dem er mit stärksten Reizen kurzzeitig weckbar ist (vgl. Zustand kurz nach einer Vollnarkose). Er reagiert auf diese Reize, z.B. Schmerz, mit ungezielten Abwehrbewegungen und -äußerungen; so bewegt er z.B. die Beine, wenn er in die Bauchhaut gekniffen wird, oder gibt unverständliche Laute von sich.

Koma

Bei einem Koma handelt es sich um einen Zustand tiefster Bewußtlosigkeit, der Patient ist nicht weckbar und läßt keine Reaktionen erkennen (vergleichbar mit der Vollnarkose).

> Im Falle einer Bewußtseinsstörung besteht eine teilweise, im Falle einer Bewußtlosigkeit eine vollständige **Amnesie** (= Erinnerungslücke).

◆ **Probleme des Patienten**

Bei der Verminderung des Bewußtseins steht die Erhaltung des Lebens und die Verhütung von Zusatzschäden im Vordergrund. Der somnolente, sporöse und komatöse Patient kann – evtl. mit Ausnahme der Vital- und Ausscheidungsfunktionen – nichts tun. Er ist vollständig auf die Fachkenntnisse der Krankenschwestern/pfleger und Helfer/innen angewiesen.

> ▶ Es ist zur Zeit unbekannt, ob und wieweit der bewußtlose Patient Sinneseindrücke wahrnimmt, z.B. Schmerz, Juckreiz, Lichtreflexe, Geräusche. Da er sich aber nicht äußern und um Abhilfe bitten kann, ergeben sich möglicherweise quälende Situationen.
>
> ▶ Wenn sich das Bewußtsein zwischenzeitlich oder stetig aufhellt, wird der Patient sehr unter der Ungewißheit über seine Situation leiden. Er weiß nicht, wo er ist, was mit ihm geschehen ist und noch geschehen wird.

◆ **Pflegehilfe**

Bei der Pflege von bewußtlosen Patienten sind Sie der Krankenschwester auf ihre Anweisung und unter ihrer Anleitung behilflich. Im Vordergrund steht die gewissenhafte Durchführung von Maßnahmen zur Erhaltung des Lebens:

- Kontrolle von Puls, Blutdruck, Atmung und Temperatur, um Komplikationen frühzeitig zu erkennen.
- Ausreichende Ernährung und Flüssigkeitszufuhr (mittels Infusionen direkt ins Blut und/oder über eine Magensonde oder PEG [= **p**erkutane **e**ndoskopisch kontrollierte **G**astrostomie: ein Schlauch wird durch die Bauchdecke in Magen oder Dünndarm plaziert]).
- Kontrolle der Ausscheidungen wegen der Gefahr von Funktionsstörungen der Nieren oder des Darms.
- Verhütung einer Thrombose wegen einer Emboliegefahr.
- Verhütung von Infektionen (das Immunsystem des Bewußtlosen ist geschwächt, so daß der Patient besonders anfällig ist für Pneumonie [= Lungenentzündung], Harnwegsinfektion, Wundinfektion und Infektionen bei Venenzugängen).

Des weiteren sind Maßnahmen zur Verhütung von Zusatzschäden erforderlich:
- Dekubitusprophylaxe (s. S. 201)
- Sorgfältige Mundpflege zur Verhütung von Mund- und Zahnkrankheiten
- Kontrakturen- und Spitzfußprophylaxe (s. S. 199)
- Umfassende Körperpflege
- Besondere Pflege und Hautschutz im Intimbereich (der bewußtlose Patient ist inkontinent, d. h. er hat keine Kontrolle über seine Ausscheidungen)

Ob und wie weit der Bewußtlose wahrnimmt, ist – wie bereits erwähnt – ungewiß. Wahrscheinlich ändert sich seine Wahrnehmungsfähigkeit immer wieder, ohne daß dies deutlich beobachtbar ist. Verhalten Sie sich im Krankenzimmer so, als ob der Patient hören, sehen, fühlen und verstehen könnte (vielleicht kann er es ja auch!).
- Reden Sie nicht **über** den Patienten und seinen Zustand
- Reden Sie **mit** dem Patienten, informieren Sie ihn über das, was Sie tun
- Erzählen Sie ein wenig, vom Wetter oder was Ihnen eben in den Sinn kommt
- Sagen Sie immer wieder, wer Sie sind, wo sich der Patient befindet, Tag und Tageszeit

> Wenn der Patient unerklärliche Pulsveränderungen (Tachykardie = Pulsbeschleunigung), Blutdruckanstiege (Hypertonien), Veränderungen der Hautfarbe (besonders Rötung des Gesichts) oder Schweißausbrüche bekommt, beraten Sie mit der Krankenschwester, ob dies Ausdruck von Schmerz, Angst, Unbequemlichkeit oder anderer Probleme des Patienten sein könnte.

Lassen Sie sich in das **Konzept der basalen Stimulation** einweisen und helfen Sie dabei, den Patienten durch angenehme Empfindungen zum Wachwerden „zu verführen" (1). Alle Sinne können angesprochen werden. Was dem Patienten wahrscheinlich angenehm ist, erfahren Sie von den Angehörigen:
- **Hören**
  Lieblingsmusik, Stimmen der Partner/in, Kinder, Eltern, Freunde, am besten über Kopfhörer vom Walkman, regelmäßig für eine bestimmte Zeit (den ganzen Tag das Radio spielen zu lassen, wäre ungeeignet)
- **Sehen**
  Poster, große Farbfotos mit geeigneten Motiven im möglichen Blickfeld des Patienten, großflächige, leuchtende Farben
- **Riechen**
  Lieblingsdüfte wie z. B. Parfum, Rasierwasser (auch das von Partner oder Partnerin!), bestimmte Blumen, aber auch gebratene Zwiebeln, Räucherstäbchen oder ähnliches
- **Schmecken**
  Auch bei den regelmäßig vorhandenen Schluckstörungen ist es meist möglich, einen kleinen Tropfen Orangensaft, Himbeersirup, Bratensoße oder was der Patient sonst besonders gern mag, auf seine Lippen zu geben.
- **Fühlen**
  Die Krankenschwester und Sie können besonders bei der Körperpflege angenehme Empfindungen vermitteln (streicheln, frottieren, eincremen, sanfte Hautmassage).

Die Angehörigen können den Patienten gern in den Arm nehmen, ihn küssen und liebkosen (meist trauen sie sich nicht, haben Angst, etwas falsch zu machen und brauchen nur eine kleine Information!). Vom rein hygienischen Standpunkt spricht nicht einmal etwas dagegen, den frisch gebadeten Hund (wenn er gehorcht) oder die Katze des Patienten an der Leine mitzubringen, was allerdings derzeit zumindest in Krankenhäusern auf organisatorische und vor allem auf konventionelle Vorbehalte stoßen dürfte.

> Bei der Beobachtung des Patienten achten Sie auf jedes Anzeichen, das auf wiederkehrendes Bewußtsein, Wahrnehmungs- bzw. Äußerungs-

fähigkeit hinweist. Ein Zucken der Augenlider, das Anspannen eines Muskels beim Umbetten, Gänsehaut beim Waschen und vieles mehr können solche Anzeichen sein. Achten Sie auch auf Ihr Gefühl und teilen Sie im Team mit, wenn Sie das Gefühl haben, es hätte sich etwas verändert.

Wenn der Patient erwacht ist, wird er über die Zeit seiner Bewußtlosigkeit viele Fragen haben, da er sich ja nicht erinnern kann. Grundsätzlich ist es Aufgabe des Arztes, ihn zu informieren. Soweit keine medizinischen Fragen zu klären sind, kann auch die Krankenschwester mit dem Patienten (und seinen Angehörigen) sprechen. Klären Sie im Team ab, wie Sie sich verhalten sollen, wenn Patient und/oder Angehörige Fragen an Sie richten.

Die Überwachung von Patienten mit Verdacht auf **Schädel-Hirn-Trauma** oder sonstigen Zuständen, bei denen eine nachfolgende Hirnschädigung nicht auszuschließen ist, gehört zu den Aufgaben der Krankenschwester. Trotzdem ist es wichtig, daß auch Sie die Anzeichen für eine **Hirndrucksteigerung** (Ödem oder Blutung, wodurch das Gehirn innerhalb der knöchernen Schädelhülle gequetscht und damit geschädigt werden kann) kennen, denn Sie könnten zufällig die erste sein, die dies bemerkt:

- Bewußtseinstrübung, auch Stunden oder Tage nach einem Unfall
- Übelkeit, Erbrechen
- Pulsveränderung im Sinne einer Bradykardie (Pulsverlangsamung, Druckpuls)
- Kopfschmerzen
- Schwindel, Flimmern vor den Augen
- Krampfanfälle

Diese Symptome müssen Sie **sofort** weitermelden, damit durch sofort einsetzende Behandlung eine irreversible (= nicht wieder rückgängig zu machende) Hirnschädigung noch verhindert werden kann.

Apallisches Syndrom

Im Krankenhaus und Pflegeheim, selten im häuslichen Bereich, werden Sie wahrscheinlich auch bei der Pflege von Patienten mit apallischem Syndrom helfen. Es handelt sich dabei um Menschen, deren Gehirn einen so schweren Schaden erlitten hat, daß die **Großhirnfunktionen** (Bewußtsein des Menschen für sich selbst, Bewegungssteuerung, Sprache, Intelligenz, Gedächtnis, Verarbeitung von Sinneseindrücken, Zeitgefühl, Emotionalität, Persönlichkeit) ganz oder weitgehend verlorengegangen sind. Ob es sich dabei auch um eine Bewußtseinsstörung handelt, ist nicht erwiesen. Der betroffene Mensch kann sich **nicht äußern**, daher haben wir über seinen Bewußtseinszustand leider keinen Aufschluß. Die Kommunikation stellt sich – wie beim Bewußtlosen – als Einbahnstraße dar. Da Kreislaufregulation, Atmung, Stoffwechsel und Regulationsvorgänge erhalten sind, kann der Patient auch ohne Apparate und gegebenenfalls auch ohne Medikamente über Jahre weiterleben.

Ein apallisches Syndrom wird durch **Sauerstoffmangel** verursacht, auf den das Großhirn am empfindlichsten reagiert. Ein solcher Sauerstoffmangel kann entstehen:
- Bei einem Atemstillstand (Unfall, Vergiftung)
- Bei einem Herzstillstand (Herzinfarkt, schwere Herzrhythmusstörung)
- Bei schwerer Durchblutungsstörung des Gehirns (Hirninfarkt, Schock)

Manchmal kommt es auch vor, daß ein Patient einen Narkosezwischenfall oder eine Wiederbelebung (Reanimation) als Apalliker überlebt. Die häufigsten Ursachen sind Unfälle, Vergiftungen und Durchblutungsstörungen.

Rein äußerlich wirkt der apallische Patient wie ein Bewußtloser. Bei genauer Beobachtung stellen Sie aber fest, daß er
- einen Schlaf-Wach-Rhythmus hat,
- bei geöffneten Lidern die Augen hin- und herbewegt, ohne allerdings mit dem Blick zu fixieren (der Blick bleibt nicht hängen),
- einen regelmäßigen Lidschlag hat (evtl. ein Hinweis auf Schmerzempfindung?),
- Unmutsäußerungen wie Zähneknirschen, Knurren und Gesicht verziehen von sich gibt, wenn auch stark verzögert nach einem möglichen Anlaß (Apalliker können auch lächeln!),
- vegetative Reaktionen hat, die auch ein Bewußtloser zeigen kann (mangels anderer Ausdrucksmöglichkeiten?).

Weitere Beobachtungen sind im Einzelfall bei entsprechender Aufmerksamkeit wahrscheinlich.

◆ **Pflegehilfe**

Die Pflege des **apallischen Patienten** gleicht im wesentlichen der des Bewußtlosen. Der Schwerpunkt liegt sicherlich bei der Verhütung von Zusatzschäden. Für alle mit der Pflege von Apallikern befaßten Personen ist dies eine besonders

> schwierige und belastende Aufgabe. Während beim Bewußtlosen auf das Wachwerden gewartet und darauf hingearbeitet wird, gilt das apallische Syndrom als endgültiger Zustand.

Wenn auch zuweilen mit guter Pflege (die Medizin hat keine Möglichkeiten!) einige Besserung, z.B. Kommunikationsmöglichkeiten oder kleine gezielte Bewegungen, erreicht werden kann, ist doch von einer teilweisen oder gar vollständigen Wiederherstellung nicht auszugehen. Allerdings ist es in den ersten Wochen nach dem hirnschädigenden Ereignis kaum möglich, eine sichere Prognose (= Voraussage) zu geben. Das bedeutet, daß gerade in den ersten Wochen bei der Pflege eines Patienten mit fraglichem apallischem Syndrom alle pflegerischen Möglichkeiten auszuschöpfen sind. Mancher als Apalliker diagnostizierte Patient hat noch Monate später Fähigkeiten in einem erstaunlichen Ausmaß zurückerlangen können!

Auch wenn keine Besserung eintritt, müssen wir davon ausgehen, daß der Patient empfinden kann. Allein von der Qualität der Kommunikation, Beobachtung und Pflege hängt es ab, ob der Patient in seinem extrem reduzierten Leben wenigstens angenehme Empfindungen wahrnehmen darf und ihm zusätzliche Unannehmlichkeiten erspart bleiben.

> Gerade die nächsten Angehörigen sind mit der Pflege eines Apallikers psychisch meist weit überfordert (Ausnahme: manche Mütter). Die Lebensgefährtin, den Lebensgefährten, Sohn oder Tochter zwar zu sehen, aber keine Äußerungen seiner/ihrer Persönlichkeit zu erfahren, keine gemeinsame Zukunft mehr zu haben, noch nicht einmal die Vergangenheit teilen zu können, geht über die Kräfte vieler Menschen hinaus. Manchmal äußern Angehörige **Schuldgefühle**, wenn sie ihren Patienten in ein Pflegeheim geben. Zeigen Sie dann Verständnis und unterstützen Sie womöglich die Angehörigen bei ihrer Entscheidung, ihr eigenes Leben fortzusetzen und zu gestalten (vgl. auch Alzheimer-Krankheit).

Bewußtseinsveränderung

Die Veränderung des Bewußtseins bezieht sich auf die **Inhalte, Wahrnehmung** und **Verarbeitung** von Sinneseindrücken, Denken, Orientierungsfähigkeit und Steuerung des Verhaltens:

Die Patienten sind wach, können sich bewegen und sprechen. Sie sind **zeitlich** (Stunde, Tag, Monat), **örtlich** (wo sie sich befinden, wo sie hinwollen) und zur **Situation** (z.B. mit gebrochenem Bein im Krankenhaus, neu im Altenheim) **nicht orientiert**. Auch die Orientierung zur eigenen Person kann gestört sein (wenn z.B. eine 90jährige Patientin nach ihrer Mutter ruft, nahe Angehörige nicht erkannt werden, Patienten auf Fragen zu ihrer Person ratlos sind).

Sinneseindrücke werden anders als sonst wahrgenommen und/oder falsch, d.h. nicht der Wirklichkeit entsprechend, gedeutet (der Patient schlägt Ihnen evtl. den Waschlappen aus der Hand, weil er etwas anderes darin sieht, vor dem er sich fürchtet, oder er wischt unsichtbare Dinge von seiner Kleidung oder Bettdecke, er „spricht mit der Wand" oder hält Sie für seine Cousine).

Denkstörungen drücken sich in einer veränderten Sprache aus, bei der zwar die einzelnen Worte zu verstehen sind, nicht aber der Sinnzusammenhang mit der Situation. Das **Verhalten des Patienten** paßt nicht zu seiner äußeren Situation (wahrscheinlich aber sehr wohl zu seiner inneren!), er ist unruhig, gereizt oder euphorisch oder abwechselnd beides, leicht aggressiv, seine Handlungen sind unverständlich. Ein solcher Zustand wird auch **Verwirrtheit**, **Delir** oder **Durchgangssyndrom** genannt.

Die häufigsten Ursachen sind:
- Durchblutungsstörungen des Gehirns (mit häufiger Verschlechterung der Situation während der Nacht, evtl. wegen Blutdruckabfall)
- Zustand nach Schädel-Hirn-Trauma
- Vergiftung durch körpereigene oder von außen zugeführte Substanzen
- Exsikkose (= Austrocknung) infolge zu geringer Flüssigkeitsaufnahme

Vorübergehend reagieren alte Menschen häufig auf einen **Wechsel der Umgebung** (Einweisung ins Krankenhaus, Ankunft im Altenheim, Umzug aus der bisherigen Wohnung) und insbesondere auf eine **Bewußtseinsunterbrechung** (Narkose, Sturz mit Bewußtlosigkeit, Ohnmacht) mit Verwirrtheit, die sich nach einigen Tagen wieder gibt.

> Chronische Verwirrtheitszustände, die infolge von organischen Veränderungen des Gehirns auftreten, werden als **hirnorganisches Psychosyndrom** bezeichnet und sind ein häufiges Problem bei der Pflege alter Menschen.

◆ **Probleme des Patienten**
▶ Der verwirrte Patient ist nicht in der Lage, selbständig seine Angelegenheiten zu besorgen und für die Erhaltung seines Lebens zu sorgen.
▶ Er versteht buchstäblich die Welt nicht mehr, findet sich nicht mehr zurecht und kann Abläufe und Situationen nicht mehr einordnen.
▶ Er läuft Gefahr, sich zu verletzen, zu verirren, Schaden anzurichten. Da er wach ist und sich auch bewegen kann, ist er auch handlungsfähig, so unsinnig oder gar gefährlich diese Handlungen auch sein können.
▶ Ein wacher Patient, der sich bewegen und sprechen kann, wird – im Falle der Bewußtseinsstörung völlig zu Unrecht – für seine Handlungen und Äußerungen eher verantwortlich gemacht als ein Bewußtloser. Zum Beispiel verliert ein verwirrter Patient, der in den Wäscheschrank uriniert, weil er die Türen verwechselt hat, viel mehr Prestige als der Bewußtlose, der seine Blase ins Bett entleert. Ein Patient, der nach Ihnen schlägt und Sie beschimpft, wird mehr Vorbehalte ernten als ein Patient, der eine ungezielte Abwehrbewegung macht. Ein verwirrter oder deliranter Patient versucht vielleicht, gegen die beängstigende Art der Verarbeitung von Sinneseindrücken mit seinem gesamten Repertoire an Schimpfworten anzukämpfen. Es ist naheliegend, daß Pflegende ihre Fürsorge auf das Notwendigste beschränken, wenn sie dergleichen persönlich nehmen. Das heißt, daß infolge des buchstäblich unbewußten Verhaltens des Patienten wichtige Bedürfnisse unerkannt bleiben können.

◆ **Pflegehilfe**
▶ Mit verwirrten und deliranten Patienten arbeiten Sie auf Anweisung und unter Anleitung von Krankenschwester oder Altenpflegerin.
▶ Im Vordergrund stehen die Erhaltung bzw. Verbesserung des Pflege- und Ernährungszustandes, eine ausreichende bzw. korrigierende Flüssigkeitszufuhr, die Verhütung von Zusatzschäden und die Sorge für die äußere Sicherheit.
▶ Der verwirrte Patient muß gegebenenfalls daran gehindert werden, sich selbst und anderen Schaden zuzufügen. Erklärungen, Ermahnungen, Diskussionen oder gar Vorwürfe haben keine Sinn, da der Patient sein Verhalten ja nicht willentlich beeinflussen kann.
▶ Bei starker Unruhe und Erregungszuständen wird der Arzt ein Beruhigungsmittel verordnen, dessen Wirkung und Nebenwirkungen genau zu beobachten sind, da Patienten auf diese Mittel sehr unterschiedlich reagieren.
▶ Lassen Sie sich von aggressiv gefärbten Reaktionen des Patienten nicht aus der Ruhe bringen. Er meint nicht Sie persönlich. Aggression entsteht meist aus Angst. Ruhiges und sicheres Handeln und Sprechen wirkt sich positiv aus.
▶ Informieren Sie den Patienten immer in einfacher Form über das, was Sie zu tun gedenken, und geben Sie ihm klare Anweisungen, was er tun soll, z. B. „Drehen Sie sich bitte zu mir herum", „Setzen Sie sich bitte auf den Stuhl."
▶ Geben Sie dem Patienten immer **nur eine Anweisung**, gegebenenfalls danach **eine** weitere.

Verwirrte, desorientierte Patienten bedürfen der ständigen Aufsicht. Diese reicht manchmal allerdings nicht aus und ist rund um die Uhr in kaum einer Pflegeeinrichtung lückenlos zu gewährleisten. Dann werden mitunter Maßnahmen erforderlich, die eine Freiheitsberaubung bedeuten. Dabei handelt es sich grundsätzlich um eine **strafbare Handlung**, die nur unter bestimmten Voraussetzungen zulässig ist. Bereits das Anbringen von Bettgittern ohne ausdrücklichen Wunsch des Patienten stellt eine solche Freiheitsberaubung dar.

Bettgitter sind angezeigt, wenn der Patient aus dem Bett fallen oder es verlassen könnte, sich dadurch evtl. erheblichen Schaden zufügen könnte und auch, wenn der Patient nicht in der Lage ist, seine Situation zu überblicken (z. B. verwirrte Frischoperierte). Das Anbringen von Bettgittern erfordert, wenn der Patient nicht rechtswirksam zustimmen kann, eine schriftliche Anordnung und genaue Dokumentation. Dienen die Bettgitter nicht nur dem kurzfristigen Schutz des Patienten in einer akut gefährlichen Situation, sondern sollen sie länger verwendet werden, so ist dazu eine **richterliche Anordnung** oder die rechtswirksame Zustimmung eines bestellten Betreuers notwendig.

> Wenn Bettgitter angebracht sind, müssen Sie trotzdem häufig nach dem Patienten sehen, damit er nicht etwa bloßliegt, sich an den Gittern Druckstellen zuzieht oder sonst der Hilfe bedarf. Außerdem kann häufiger Kontakt (auch Körperkontakt) und Ansprache dem Patienten helfen, sich wieder zu orientieren.

Noch schwerwiegender ist die Situation, wenn der Patient fixiert, d. h. mit den Händen und evtl. auch mit den Füßen am Bett festgebunden wird. Das kann notwendig werden bei hochgradigen Erregungszuständen, wenn Selbst- oder Fremdgefährdung nicht anders zu verhindern ist, wenn Patienten über die Bettgitter klettern und sich damit noch mehr Schaden zufügen könnten, oder wenn sie sich in ihrer Verwirrtheit notwendige Venenzugänge, den geblockten Blasenkatheter oder notwendige Verbände entfernen.

Die **Fixierung** darf nur als letzte Maßnahme zur Sicherheit des Patienten ergriffen werden. Sie erfordert eine besonders sorgfältige Abwägung und selbstverständlich ebenfalls eine schriftliche Anordnung und genaue Dokumentation. Wird sie nicht nur sehr kurz zur Abwendung einer akuten Gefährdung des Patienten eingesetzt, so bedarf es selbstverständlich auch dabei der richterlichen Anordnung. Daß die Fixierung so oft wie möglich unterbrochen und so früh wie möglich ganz entfernt wird, versteht sich von selbst.

> Zum Fixieren dürfen nur breite, gepolsterte, verstellbare Manschetten verwendet werden (Leder, Kunststoff), die nicht einschnüren und keine Druckstellen verursachen können (Binden, Riemen, Schnüre u. dergleichen sind verboten!). Ein zusätzliches Wattepolster unter den Manschetten ist empfehlenswert. In halbstündigen Abständen ist zu prüfen, ob die Manschetten auch nicht zu eng sind. Die an den Manschetten einerseits und am Bettrahmen andererseits befestigten Gurte sind so weit anzuziehen, daß der Patient sich keinen Schaden zufügen kann, aber möglichst bequem liegen kann und einen Rest Bewegungsfreiheit behält.

Der fixierte Patient kann sich nicht umdrehen, nicht kratzen, keinen Fussel aus dem Auge entfernen, die Decke nicht über die Schultern ziehen, keine Fliege abwehren. Versuchen Sie, durch aufmerksame Beobachtung und natürlich auch durch Fragen die Bedürfnisse des Patienten zu erkennen und Abhilfe zu schaffen. Der Patient empfindet sein Gefesseltsein sehr wohl, kann aber die Gründe dafür nicht erfassen.

Es ist Aufgabe des Arztes, der Krankenschwester oder Altenpflegerin, den Angehörigen diese Maßnahme zu erklären. Diese können die Notwendigkeit oft nicht so einfach verstehen, zumal sich der Verwirrte für die Dauer ihres Besuchs vielleicht ganz ruhig und geordnet verhält (!). Manche Angehörige sind bei einem vorübergehenden Verwirrtheitszustand auch bestürzt und entsetzt über das, was mit dem Patient nach der Einlieferung ins Krankenhaus oder Heim, nach Unfall oder Operation geschehen ist. Eine freundliche und sachliche Information über das Normale dieser Reaktion wird sie beruhigen.

Wenn das Bewußtsein aufklart, ist es notwendig, dem Patienten immer wieder bei der Orientierung zu helfen, da wir nicht wissen, inwiefern das Gedächtnis wieder funktioniert.

> Sagen Sie dem Patienten immer wieder, **wer** Sie sind, **wo** er sich befindet, welcher **Tag** und welche **Tageszeit** ist. Beantworten Sie Fragen des Patienten auch beim zehnten Mal so, als ob es das erste Mal wäre (wenn er sich an eines der neun Male vorher erinnern könnte, würde er nicht erneut fragen!). Informieren Sie ihn aber auch, wenn er nicht fragt. Vielen Patienten ist es peinlich, die Fragen zu stellen.

Für die Zeit der Bewußtseinsstörung besteht in der Regel eine **Amnesie.** Es ist völlig überflüssig, dem Patienten Vorhaltungen wegen seines evtl. unangemessenen Verhaltens zu machen oder ihn durch peinliche Einzelheiten zu beschämen.

Zur weiteren Beschäftigung mit diesem Thema vergleichen Sie bitte:
Gesetzeskunde, Freiheitsberaubung, Aussetzung

Delirium tremens

Diese besondere Form der Bewußtseinsstörung im Sinne einer Bewußtseinsveränderung tritt relativ häufig im **Zusammenhang mit der Alkoholkrankheit** (aber nicht nur mit dieser) auf.

> Das Delirium tremens kann sowohl bei ununterbrochen fortgesetztem Trinken als auch zusammen mit Infektionen, Unfällen oder besonderen seelischen Belastungen, bei Abstinenz oder ohne erkennbaren Anlaß auftreten.

In der Pflege sehen wir es am häufigsten bei Patienten, die wegen einer Krankenhausaufnahme gezwungenermaßen abstinent sind oder im Heim erkranken. Welche Alkoholkranken wann und warum ein Delirium tremens erleiden werden, ist ungewiß. Die eigentliche Ursache ist also unbekannt. Auch Menschen, die sich gar nicht für alkoholkrank halten und auch nicht von anderen dafür gehalten werden (z. B. alte Damen, die seit Jahren regelmäßig ein alkoholhaltiges Stärkungsmittel zu sich nehmen oder Gewohnheitstrinker), können betroffen werden.

Nach Einlieferung ins Krankenhaus oder Beginn einer anderen Erkrankung, zusammen mit der er-

zwungenen Abstinenz kann es nach einigen Stunden bis Tagen zu den ersten deliranten Symptomen kommen:
- Dringendes Verlangen nach Alkohol (Suchtdruck)
- Tachykardie (= Pulsbeschleunigung) und Hypertonie (= Blutdruckanstieg)
- Starkes Zittern der Hände (= Tremor, daher der Name Delirium tremens)
- Starke Schweißausbrüche
- Motorische Unruhe: Der Patient ist fahrig, nestelt an Kleidung und Wäsche, ändert ständig unmotiviert seine Haltung, läuft hin und her.
- Halluzinationen: Der Patient sieht Dinge, die nicht vorhanden sind, ist aber von deren Existenz überzeugt (oft handelt es sich dabei um kleine Tiere, z.B. Mäuse; oder der Patient sieht z.B. Wasser).
- Angst und Schreckhaftigkeit
- Lichtempfindlichkeit
- Verwirrtheit: Der Patient weiß nicht, wo er ist, was los ist, erkennt seine Situation und Personen nicht.

Das Delir klingt in der Regel nach zwei bis fünf Tagen ab.

◆ **Probleme des Patienten**
▶ Der Patient ist aufgrund extremer Kreislaufbelastung lebensbedrohlich krank.
▶ Der Patient versteht die Welt und seine Umgebung immer weniger. Die dramatischen, unheimlichen Vorgänge in und um ihn machen ihm große Angst.
▶ Der Patient ist, wie bei allen entsprechenden Bewußtseinsstörungen, nicht in der Lage, selbst für seine Sicherheit und die Erhaltung seines Lebens zu sorgen.
▶ Der Patient kann auf sein Verhalten willentlich keinen Einfluß nehmen, sein Verhalten entspricht oft in keiner Weise seiner normalen Persönlichkeit.

> Falls die Alkoholkrankheit bekannt ist, wird der Arzt mit dem Patienten über eine anschließende Suchttherapie sprechen und eine vorbeugende medikamentöse Behandlung anordnen. Ist der Patient für eine weitergehende Behandlung seiner Alkoholkrankheit nicht motiviert, muß der Arzt mitentscheiden, ob der Patient trotz seiner Erkrankung weitertrinken kann, um ein zusätzliches Entzugsdelir zu vermeiden.

◆ **Pflegehilfe**

Ist die Alkoholkrankheit nicht bekannt, kommt es darauf an, daß die **ersten Symptome** des beginnenden Delirs registriert werden, damit medikamentös behandelt und ein schwerer Verlauf abgemildert werden kann (ein beginnendes Delir kann mit Alkohol nicht mehr abgefangen werden). Wenn Sie also entsprechende Symptome beobachten (auch Ihr Gefühl „als ob" ist wichtig), berichten Sie es umgehend der zuständigen Krankenschwester oder Altenpflegerin.

Kommunikation und Pflege sind wie bei anderen verwirrten Patienten zu gestalten. Eventuell muß mit einer etwas stärkeren Aggressivität gerechnet werden, die durch Angst und Halluzinationen verursacht wird. Sehen Sie sich also lieber etwas vor, wenn Sie nahe beim Patienten sind.

> Für den Deliranten kommt es vor allem auf **Ruhe** an. Wenn er also unter Medikamenteneinfluß endlich schläft, lassen Sie ihn in Ruhe, auch wenn eigentlich Umlagern ansteht. Waschen, betten, einreiben – nichts ist so wichtig wie Schlaf und Ruhe. Da der Patient ohnehin nicht lange schläft, kommt die Zeit für die notwendigste Pflege schon.

Der Pflegeplan sollte nur inhaltlich, nicht aber zeitlich festgelegt sein. Die notwendige **engmaschige Kreislaufkontrolle** kann beim schlafenden Patienten auch nur in der Pulskontrolle bestehen, die ohne Störung möglich ist (achten Sie darauf, daß Ihre Hände nicht kalt sind!). Dabei achten Sie auf **Frequenz** und **Qualität des Pulses** (s. Kap. 4: Vitalfunktionen, S. 95).

Lassen Sie sich sagen, bei welchen Befunden sofort der Arzt zu holen ist. Wegen der Lichtempfindlichkeit werden die Vorhänge zugezogen. Nachts ist für eine Dämmerbeleuchtung zu sorgen, weil sich die Angst des Patienten im Dunkeln noch steigert.

Geistige Behinderung

Veraltete Bezeichnungen für eine geistige Behinderung sind Schwachsinn und Oligophrenie (= wenig Geist). Geistig behindert ist, wer nicht so intelligent ist wie der Durchschnitt der Menschen. Intelligenz ist schwer zu definieren: die Fähigkeit, Probleme zu lösen, sich an neue Situationen anzupassen, zu beurteilen, abstrakt zu denken, von Erfahrungen zu profitieren, abzuleiten und zu kombinieren.

Praktisch bedeutet normale Intelligenz heute die Fähigkeit zu Schul- und Berufsausbildung, zur Anpassung an gesellschaftliche Normen und zu Selbständigkeit bei den Lebensaktivitäten (sofern keine körperliche oder psychische Einschränkung vorliegt).

> Selbstverständlich können auch andere Gründe als mangelnde Intelligenz dazu führen, daß keine Schul- und/oder Berufsausbildung absolviert wird oder die Anpassung an gesellschaftliche Normen nicht vorgenommen wird. Ungünstige Lebensverhältnisse gerade in der Kindheit können die Entwicklung des Menschen schwerwiegend beeinträchtigen. In vielen Ländern haben Kinder, besonders Mädchen, keine Möglichkeit, die Schule zu besuchen.

Ob wir normal intelligent sind oder nicht, geht weniger von uns selbst aus als von der Gruppe, in der wir uns befinden.

◆ Übung
Jeder vor uns hat wahrscheinlich schon die Erfahrung gemacht, intelligenter zu sein als die anderen (z.B. in einer Gruppe kleiner Kinder) oder eben auch weniger intelligent (in einer Gruppe fachsimpelnder Spezialisten). Wir kennen das Gefühl, mehr zu wissen als andere, aber auch weniger. Erinnern Sie sich nur daran, wie ein anderer auf Sie wirkt, der ein neues Spiel lernt, das Sie bereits beherrschen. Erinnern Sie sich aber auch daran, wie Sie sich fühlten, als alle anderen das Spiel konnten, nur Sie nicht.

Geistige Behinderung ist eine Frage des Lebensalters und der Lebensbedingungen. Wer die Fähigkeiten eines dreijährigen Kindes hat, ist nicht mit drei Jahren, sondern erst mit 13 oder 30 Jahren geistig behindert. In einer Gemeinschaft, in der niemand lesen und schreiben kann, fiele es nicht auf, wenn einer es nicht lernen könnte. In einer Gesellschaft, in der jemand auch ohne Schul- und Berufsausbildung seinen Lebensunterhalt verdienen kann, gilt man nicht so schnell als geistig behindert wie bei uns, wo gerade die theoretischen Fähigkeiten so hoch bewertet werden.

◆ Ursachen der geistigen Behinderung
- Sauerstoffmangel des Kindes vor, während oder kurz nach der Geburt
- Infektionskrankheiten wie Meningitis, Enzephalitis
- Unfallfolgen (Schädel-Hirn-Trauma, Atemstillstand)
- Erbliche Enzymdefekte ohne Behandlung (z.B. die Phenylketonurie, auf die alle Neugeborenen bei uns routinemäßig untersucht werden)
- Hirnschädigung infolge Blutgruppenunverträglichkeit (Rhesusfaktor)
- Schilddrüsenunterfunktion ohne Behandlung (Kretinismus)
- Fehlbildungen im Gehirn (z.B. Hydrozephalus, heute operativ behandelbar)
- Schädigung des Kindes im Mutterleib durch Infektionen, Alkoholismus, Drogen oder bestimmte Medikamente
- Chromosomenschäden, z.B. Trisomie 21 (= Mongolismus)
- Vernachlässigung, mangelnde Sozialkontakte, schwerer seelischer Schock im Säuglings- oder Kleinkindalter

◆ Einteilung der geistigen Behinderungen
▶ **Leichte geistige Behinderung**
Sonderschule, Anlerntätigkeiten
▶ **Mittlere geistige Behinderung**
Einfache, gleichförmige Tätigkeiten, stark eingeschränktes Sprachvermögen, kein selbständiges Leben möglich
▶ **Schwere geistige Behinderung**
Sprechen, Kontrolle der Ausscheidungen, allein Essen, sich Waschen oder Anziehen kann nicht erlernt werden, ständige Betreuung und Pflege erforderlich

> Der geistig Behinderte genießt kein Ansehen in der Gesellschaft, auch wenn wir heute tolerant sind, die „Aktion Sorgenkind" haben, beschützende Werkstätten und äußerlich schöne Sonderschulen. Unsere beliebtesten Schimpfwörter sagen aus, daß wir den Beschimpften für geistig behindert halten: Idiot, Depp, Trottel, Hohlkopf, Simpel. Während des Nationalsozialismus wurden geistig behinderte Kinder und Erwachsene umgebracht (Euthanasie = Gnadentod). Heute darf eine Schwangerschaft bis zur 22. Woche abgebrochen werden, wenn das Kind voraussichtlich schwer behindert zur Welt käme; die Krankenkassen kommen für die Kosten der Diagnostik und des Eingriffs auf. Zum Vergleich: Ein Schwangerschaftsabbruch ist – wenn auch rechtswidrig – nicht mit Strafe bedroht, wenn er spätestens bis zur 12. Woche durchgeführt wird. Aber erst nach dieser Zeit, ca. ab der 14. Woche, kann eine kindliche Schädigung festgestellt werden.

Die geistig behinderten Menschen nehmen, je nach gemachten Erfahrungen, meist **spontan** und **direkt** Kontakt auf. Je nach Situation ist aber auch ängstliches Zurückweichen oder Äußerung von Ärger möglich (die beängstigende oder schmerzhafte Erfahrung mit einer „Frau in weißer Arbeitskleidung" kann natürlich auf Sie übertragen werden). Am meisten wird die Kontaktaufnahme durch unsere eigene Befangenheit erschwert.

Das **Verhalten von geistig Behinderten** ist ungewohnt: wie von Kindern, aber doch nicht ganz. Wir werden unsicher, wenn wir uns auf die Regeln des Umgangs mit Fremden nicht mehr verlassen können. Eine plötzliche Annäherung und Berührung macht uns Unbehagen oder Angst. Normalerweise kommt ein fremder Erwachsener nicht näher als ca. 50 cm an uns heran, er berührt uns auch nicht einfach. Gefühle wie Freude, aber auch Ärger werden spontan und zum Teil heftig geäußert, Bedürfnisse nach Zärtlichkeit oder Ruhe unmittelbar deutlich gemacht, was wir in dieser Form von Erwachsenen nicht kennen.

Das **Äußere geistig Behinderter** ist meist anders als gewohnt, mitunter sogar abstoßend, obwohl geistig Behinderte ja grundsätzlich nicht häßlicher sind als andere Leute. Manche Ursache der Behinderung führt zu typischen äußerlichen Erscheinungen z. B. beim Mongolismus die „Mongolenfalte" der Augenlider, die große Zunge, die flache Nase und das struppige Haar. Liegt zusätzlich eine schwere Epilepsieform vor, kann es durch Nebenwirkungen der Medikamente zu Zahnfleischwucherung und schwerer Akne kommen.

Haarschnitt und Kleidung werden mehr nach praktischen als nach modischen Gesichtspunkten gewählt. Der persönliche Geschmack der Behinderten orientiert sich – wie bei Kindern – mehr an leuchtenden Farben als an Chic, Paßform und modischen Rock- und Hosenlängen. Oft fehlt es den Angehörigen auch an Geld für modische Kleidung. **Kosmetische Errungenschaften** (gegen Pickel, zur gezielten Haut- und Haarpflege, dekorative Kosmetik), die wir so selbstverständlich für uns nutzen, stehen den Behinderten meist nicht zur Verfügung. Ungeschicklichkeit führt zum Verrutschen der Kleidung, sie steht halb offen, ist oft verkleckert. Speichelfluß oder laufende Nase wirken zwar nicht bei Kindern, aber bei Erwachsenen abstoßend. Gesichtsausdruck und Körperhaltung, also die **Wirkung der eigenen Person auf andere**, werden nicht so kontrolliert, wie Nichtbehinderte das tun.

◆ **Anhaltspunkte zum Umgang mit geistig Behinderten**

Die hier erwähnten Anhaltspunkte sollen nur allgemeiner Art sein. Wenn Sie in einer Behinderteneinrichtung arbeiten, müssen Ihnen spezielle Fachkenntnisse ausführlich vermittelt werden.

▶ Die **Anredeform** auch mit erwachsenen Behinderten ist meist das gegenseitige Du und der Vorname. Bei einem Aufenthalt im Krankenhaus (wo der Behinderte ja nicht bekannt ist) muß auch bedacht werden, daß ihm das Sie und sein Familienname oft gar nicht vertraut sind.

▶ Das **Verständnis der Sprache** beschränkt sich oft auf einen kleinen Wortschatz. Allerdings besteht oft eine hohe Empfindsamkeit für Stimme, Tonfall und Gesichtsausdruck. Sprechen ist also auch dann wichtig, wenn Ihnen der Patient kaum antworten kann. Benutzen Sie einfache Worte, sprechen Sie kurze Sätze, machen Sie eindeutige Aussagen und verzichten Sie auf Sinnbildliches, Vergleichendes, Witziges, auf Sprichwörter und dergleichen.

▶ **Körperkontakt** kann eine angemessene Alternative zur Sprache und Ergänzung zu dieser sein. Vielleicht nimmt der Behinderte Ihre Hand und streichelt seine Wange damit, vielleicht möchte er an der Hand geführt oder im Arm gehalten werden (er zeigt seine Wünsche sehr direkt). Manchmal müssen Sie vielleicht auch deutlich zu verstehen geben, daß Sie nicht oder nicht **so** angefaßt werden möchten. Teilen Sie dies freundlich, aber bestimmt, mit.

▶ **Musik** ist meist sehr beliebt, auch und gerade in sehr einfacher Form. Wenn Sie können, singen und summen Sie ruhig einfache, bekannte Melodien.

▶ **Beschäftigung** ist wichtig, egal, wo der Behinderte sich gerade aufhält. Langeweile macht unruhig, gereizt und läßt vorhandene Fähigkeiten verkümmern. Lesen und Fernsehen, die weitaus üblichsten Angebote, sind nicht geeignet. Individuell nach Fähigkeiten und Neigungen kommen einfache Spiele, das Anschauen von Katalogen, kleine Hilfeleistungen, den Behinderten einfach nur mitgehen lassen und vieles mehr in Betracht. Spielsachen sollen robust und unzerbrechlich sein und – wie für Kinder – auch nicht zu klein, damit sie nicht evtl. verschluckt werden können. Schwerbehinderte mögen oft bunte Mobiles und Spieldosen zum Aufziehen, auch Stoffpuppen und -tiere.

▶ Zur **Körperpflege** braucht der Behinderte oft Hilfe. Lassen Sie ihn selber machen, was er kann, auch wenn das vielleicht nicht ganz Ihren Vorstellungen von Sauberkeit entsprechen sollte. Machen Sie möglichst ein Spiel daraus, denn Körperpflege soll Spaß machen. Beim Anziehen kann es genügen, ihm die Kleidungsstücke in der gewohnten Reihenfolge (das erste Stück ganz oben, das letzte ganz unten) und mit der Rückseite nach oben hinzulegen. Manchmal müssen Sie das Anziehen aber auch übernehmen. Bei Frauen müssen Sie gegebenenfalls die Menstruationsversorgung übernehmen. Es werden Binden verwendet. Im übrigen achten Sie auf ein möglichst vorteilhaftes Äußeres, so daß der Behinderte sich auch in der Öffentlichkeit sehen lassen kann.

- **Essen** macht vielen geistig Behinderten Freude. Eventuell müssen Sie das Essen vorbereiten, damit es mit dem Löffel gegessen werden kann. Schützen Sie die Kleidung oder Bettwäsche mit Handtuch oder großer Serviette. Wenn der Behinderte nicht selbst essen kann, geben Sie es ihm ein.
- Schwerbehinderte sind oft nicht in der Lage, ihre Blasen- und Darmentleerung zu kontrollieren. Manchmal genügt es, sie in kürzeren Abständen zur Toilette zu bringen, manchmal müssen auch Windeln verwendet werden. Am besten erkundigen Sie sich nach der bisherigen Gewohnheit.
- Der **Sexualtrieb** ist bei geistig Behinderten genauso vorhanden wie bei Nichtbehinderten. Normale sexuelle Beziehungen/Partnerschaften sind aber eher die Ausnahme. Die Fähigkeit zur Überlegung und zum verantwortungsbewußten Umgang mit Sexualität ist gering. Geistig behinderte Frauen müssen gegebenenfalls vor Übergriffen behinderter oder nichtbehinderter (!) Männer geschützt werden. Entwickelt sich eine Liebesbeziehung, so ist dies zu respektieren und dem Paar Zeit und Raum für sexuelle Beziehungen in Würde zu geben. Zur Empfängnisverhütung bekommen Frauen meist die Antibabypille. Diese muß natürlich auch gegebenenfalls im Krankenhaus weitergenommen werden. Selbstbefriedigung kommt relativ oft vor und wird nicht immer in völliger Abgeschiedenheit ausgeübt. Schwerer Behinderte können die Intimität dieser Handlung nicht einschätzen und befriedigen sich, wann und wo das Bedürfnis gerade da ist. Das ist ja nicht schlimm, nur ungewohnt. Lassen Sie sie so lange einfach in Ruhe. Bei der Langzeitbetreuung von Behinderten wird zu erreichen versucht, daß sie zur Selbstbefriedigung ihr Zimmer aufsuchen oder einen Raum, in dem sie allein sind.
- Die **Arbeit mit geistig Behinderten** kann Ihnen viel Freude machen. Nirgends sonst erfahren Sie soviel Spontaneität, offen gezeigte Gefühle und – wenn eine Beziehung erst hergestellt ist – soviel rückhaltlose Zuneigung.

> Klare Gebote und Verbote, die von allen Teammitgliedern eingehalten werden, erleichtern dem Behinderten die Orientierung über das, was erlaubt und was verboten ist.

Alte Menschen – besondere Aspekte der Pflege

Was Altsein bedeutet, können Sie und ich zur Zeit nur aus der Sicht der Beobachter überlegen, da uns die Erfahrung noch fehlt.

Früher war Altsein etwas Besonderes, es gab nur wenige Alte, aber viele Junge. Wissen, Können und Erfahrung der Alten waren unverzichtbar wichtig für die Jungen, die Jungen lernten von den Alten (andere Informationsquellen wie Radio, Fernsehen, Fachbücher, Lehrbücher gab es nicht oder nur wenig).

Alt- oder Ältersein bedeutete **Macht** über Haus, Hof, Geld und die Familie. **Entscheidungen** wurden meist von den Älteren getroffen. Die Menschen lebten traditionsverhaftet und achteten das Alter auch aus religiösen und traditionellen Gründen. Menschen, die heute alt sind, haben in dieser Tradition gelebt und/oder wurden zumindest so erzogen. Sie erleben nun, da sie selbst alt sind, eine ganz andere Situation.

Heute ist Altsein nichts Besonderes, es gibt viele alte Menschen, bald werden es mehr Alte als Junge sein. Erfahrungen des Alters haben für die Jugend keinen großen Wert mehr, weil sich die Lebensumstände völlig geändert haben. Im Gegenteil, oft müssen sich alte Menschen von jungen belehren lassen (z. B. Bedienung von Automaten, Umgang mit dem neuen Fernseher). Altsein bedeutet heute, **Macht und Einfluß zu verlieren.** Die Jungen fragen die Alten nicht mehr, sondern tun, was sie selbst für richtig halten. Vom Geld bleibt vielen nur ein Taschengeld, Rente bekommen bedeutet auch, aus dem gesellschaftlichen Leben auszuscheiden. Alte Menschen sind allein oder unter sich im Altenclub oder Seniorenkreis. Mit Kindern und Jugendlichen hat man nur noch wenig zu tun. Alte Menschen müssen ständig per Radio, Zeitung, Werbung, Fernsehen den **Jugendkult** über sich ergehen lassen (sogar Zeitschriften, Kleidung, Nahrungsmittel haben jung zu sein). Es scheint so, als sei es nicht mehr erlaubt, das Wort „alt" auszusprechen; es wird umschrieben mit „älter" oder auch mit „Senior".

Viele alte Menschen erwarten verständlicherweise die gleichen Ausdrucksformen von Respekt und Achtung, die sie selbst als Jüngere den Älteren gegenüber erbracht haben. Aber die Umgangsformen haben sich, besonders bei der Jugend, sehr verändert. Das kann in der Familie, aber auch bei der beruflichen Pflege und Betreuung zu Schwierigkeiten führen.

> Höflichkeit und freundliches Verhalten lassen manches Problem bei der Betreuung alter Menschen gar nicht erst aufkommen.

Gewohnheiten

Gewohnheiten bilden sich bei jedem Menschen, sie geben **Sicherheit, Routine**, man braucht nicht nachzudenken. Sicher haben auch Sie bereits Gewohnheiten, deren Umstellung Ihnen nicht angenehm ist (z. B. eine feste Reihenfolge bei Ihrer Morgentoilette). Vielen alten Menschen sind ihre Gewohnheiten durch die lange Lebenszeit und die Privilegien des Erwachsenenlebens unantastbar geworden. Die Umstellung auf einen anderen Tagesablauf, auf eine neue Umgebung, auf neue Bekanntschaften fällt sehr schwer und dauert längere Zeit, so daß alte Menschen eine solche Umstellung freiwillig nicht gern vollziehen.

> Die Einlieferung ins Krankenhaus oder der Umzug ins Seniorenheim stellen eine schwerwiegende Veränderung dar, auf die alte Menschen mitunter mit **Orientierungsstörungen** oder **Verwirrtheit** reagieren.

◆ **Pflegehilfe**
▶ Der ohnehin veränderte Tagesablauf soll möglichst gleichförmig gehalten werden, auch sollten möglichst wenig verschiedene Pflegepersonen bei einem Patienten tätig werden.
▶ Zimmer und Bettplatz sollten nicht nochmals gewechselt werden (Krankenhaus). Möglichst nicht nachts umschieben, was allerdings bei nächtlichen Verwirrtheitszuständen wegen der Aufsicht und im Interesse der Nachtruhe der Mitpatienten manchmal doch naheliegt.
▶ Bringen Sie die Klingel immer an der gleichen Stelle an. Mancher desorientierte alte Patient gerät völlig aus der Fassung, wenn er glaubt, sich nicht bemerkbar machen zu können.
▶ Als Orientierungshilfen sollten große Uhren, große Kalender mit Tagesmarkierung und große farbige Symbole an Türen und Schränken vorhanden sein.
▶ Der Weg zur Toilette, zum Tisch, der Platz am Tisch sollten immer gleich sein.
▶ Mit der Eingewöhnung (d. h. es entstehen **neue** Gewohnheiten) verschwinden die Orientierungsstörungen meist wieder, und die Patienten achten selbst darauf, daß die neuen Gewohnheiten auch eingehalten werden: „Die andere Schwester macht das aber immer so ... ."

Umgangsformen

Umgangsformen können im Alter nicht mehr geändert werden. Die Patienten sind mit ihnen alt geworden und sind nun eben, wie sie sind. Charaktereigenschaften können deutlicher hervortreten: Sparsamkeit kann zu Geiz werden, Geselligkeit und Humor können eine gewisse Distanz überschreiten, Zurückhaltung kann sich zu Zurückgezogenheit entwickeln. Wer in seinem Leben viel zu sagen hatte, wirkt im Alter vielleicht etwas rechthaberisch. Wem selten widersprochen wurde, für den sind seine Ansichten verständlicherweise die einzig richtigen. Frauen haben oft ihr Leben lang gelernt, Wünsche, Bedürfnisse oder auch Klagen nicht direkt zu äußern, so daß wir nur verdeckte Andeutungen hören (womit Frauen erstaunlich gut zurechtkommen, während wir bei männlichen Patienten hinter der offenen Äußerung oft mehr suchen, als gesagt wurde!).

◆ **Pflegehilfe**
▶ Diskussionen um unvereinbare Standpunkte sind für beide Seiten meist unerfreulich und nutzlos. Wenn Sie in einer Unterhaltung über Politik, Religion, Umwelt oder Sport anderer Meinung sind als der Patient, so können Sie ihm die seine lassen und trotzdem freundlich bei der Ihren bleiben (vielleicht können Sie aber auch etwas lernen!).
▶ Seien Sie höflich, freundlich und verbindlich, auch beim Umgang mit alten Menschen gilt: „Der Ton macht die Musik."
▶ Passen Sie Ihre Ausdrucksweise dem alten Menschen an. Alte Damen tragen z. B. Schlüpfer und keine Unterhosen. Redewendungen aus der Jugendsprache sind ungeeignet, ebenso wie viele englische Ausdrücke, mit denen alte Menschen meist nichts anfangen können.

- Manchmal muß einem alten Herrn auch höflich, aber bestimmt klargemacht werden, daß seine Anzüglichkeiten unerwünscht sind (dies kommt ja leider in der Pflege immer wieder vor). Notfalls muß dies auch eine Respektsperson wie die Oberschwester oder der Heimleiter tun.

Gedächtnis

Das nachlassende Gedächtnis ist eine **typische Alterserscheinung.** Lange Zurückliegendes wird meist gut erinnert, die jüngste Vergangenheit dagegen nicht. Ein alter Mensch kann vielleicht noch die Klassenkameraden aus der Grundschule aufzählen, weiß aber nicht mehr, was er vor 10 Minuten zu Mittag gegessen hat, wo er seine Brille oder seinen Geldbeutel hingetan hat, wieviel Geld er ausgegeben hat, wie Sie heißen oder auch, wo er überhaupt ist.

Beispiele für mögliche Folgen:
- Der alte Mensch erzählt immer die gleichen Begebenheiten, die schon weit zurückliegen können, zum einen, weil sie ihm offenbar wichtig sind, zum anderen, weil er vergessen hat, daß er sie bereits mehrere Male erzählt hat,
- er verwechselt Personen und Situationen,
- er empfindet seine Vergeßlichkeit als peinlich und versucht, die Umgebung darüber hinwegzutäuschen,
- er denkt z. B.: „Mein Geldbeutel ist **immer** in dieser Schublade; da ich ihn nicht genommen und auch nicht verlegt habe, muß ihn jemand anders genommen haben" und fühlt sich bestohlen. Eine solche Situation kann im Familienkreis, aber auch im Krankenhaus, Heim und bei der ambulanten Betreuung zu sehr unangenehmen Erlebnissen führen.

◆ **Pflegehilfe**
- Hören Sie geduldig zu. Sie sind beruflich mit Pflege befaßt und können daher mehr Geduld aufbringen als die Angehörigen, denen die immer gleichen Geschichten mitunter recht lästig werden können.
- Stellen Sie sich immer wieder mit Ihrem Namen vor, wiederholen Sie Informationen häufig, stellen Sie einen Bezug zu Ihrem letzten Kontakt her, z. B. „Als ich gestern bei Ihnen war ...", damit der Patient weiß, daß Sie ihn kennen.
- Tragen Sie ein deutlich geschriebenes Namensschildchen mit der in Ihrer Einrichtung üblichen Anredeform.
- Beantworten Sie immer wiederkehrende Fragen immer wieder geduldig.
- Verwenden Sie schriftliche Gedächtnisstützen, z. B. Symbole, Karten, Tafeln mit großer Schrift, für wichtige Angelegenheiten: „Bitte nicht frühstücken – Blutentnahme!" oder „Mein nächster Besuch – Montag, den ... um 9 Uhr" oder „Bitte den Arzt nach dem Rezept für xx fragen".
- Gehen Sie peinlich korrekt mit dem Privateigentum, besonders Geld und Schmuck, der Patienten um, schon um sich selbst Unannehmlichkeiten zu ersparen.

Regression

> Unter **Regression** versteht man im psychologischen Sinn das Zurückgehen zu früheren, kindlichen Verhaltensweisen.

Im gewissen Umfang ist Regression normal bei Angst, Streß und Ungewißheit, besonders im Falle von Krankheit. Viele von uns kennen diese psychische Verfassung aus eigener Erfahrung: Wir sind bestrebt, Arzt und Arzthelferin oder Krankenschwester nicht zu verärgern, im Gegensatz zum Steuerberater oder Postbeamten. Wir nehmen jeden Behandlungsvorschlag eines Arztes unkritisch an: Obwohl wir nicht verstanden haben, um welche Behandlung es geht, fragen wir trotzdem nicht nach (was uns beim Kauf eines Radios nie passieren würde). Wir sind froh, daß uns der Arzt die Entscheidung abnimmt, obwohl wir sonst sehr wohl selber entscheiden! Wir freuen uns über **ein** bekanntes Gesicht in fremder, gar mit Angst erlebter Umgebung, auch wenn uns gerade dieses Gesicht in unserer vertrauten Umgebung gar nicht so besonders willkommen wäre.

Regression verstärkt sich beim Verlust der Selbständigkeit durch Hilfs- und Pflegebedürftigkeit besonders bei alten Patienten, wenn nicht bewußt dagegen vorgebeugt wird.

> Viele Krankenschwestern/pfleger und Krankenpflegehelfer/innen, aber auch Altenpfleger/innen neigen ja dazu, alles für die Patienten tun zu wollen und – aber nur ganz heimlich – auch besser zu wissen, was gut für sie ist. Aber der Patient büßt viel an Lebensqualität und Selbstwertgefühl ein, wenn er nicht mehr Herr seiner Entscheidungen ist und/oder gar nichts mehr selber tun kann. Schließlich ist er mit seinen eigenen Entscheidungen 70 oder 80 Jahre alt geworden. Warum sollte ihm die Entscheidungsfähigkeit auf einmal fehlen, nur weil er bei einer oder einigen Lebensak-

tivitäten nun Hilfe braucht? Werten Sie es ruhig als Pflegeerfolg, wenn ein Patient selbst bestimmen möchte, was mit ihm geschieht oder Ihr Hilfsangebot auch einmal zurückweist, um sich selbst zu helfen.

◆ **Anzeichen für Regression**
▸ Der Patient entscheidet nicht selbst, sondern sagt: „Machen Sie nur, Sie werden es schon wissen."
▸ Der Patient hat Sie nicht verstanden, fragt aber nicht nach.
▸ Kindliche Verhaltensweisen können wieder aufleben, z.B. quengelig und nörgelig oder aber lieb und brav sein (Bravsein wird von Kindern verlangt), oder der Patient reagiert eifersüchtig auf Ihre Hilfeleistung für einen anderen Patienten.
▸ Körperliche Fähigkeiten wie Aufstehen, sich Anziehen, alleine Essen, Gehen ohne erkennbaren Grund verloren.

◆ **Regression**
Eine alte Patientin muß das Essen eingegeben bekommen. Sie weigert sich zu essen, die Schwester versucht, sie mit guten Worten zu überreden, ohne Erfolg. Sie holt den Arzt, der nicht geglaubt hatte, daß die Patientin das Essen verweigert, um ihm den Beweis zu geben. Der Arzt gibt der Patientin die gesamte Mahlzeit ohne Probleme ein. In diesem Fall verhielt sich die Patientin so, wie sie sich vermutlich früher gegenüber der Mutter (Schwester) und gegenüber dem Vater (Arzt) verhalten hatte, d.h. sie verweigert der Mutter den Gehorsam, nicht aber dem Vater.

◆ **Vorbeugende Pflegehilfe**
▸ Vermeiden Sie jede auch noch so gut gemeinte Bevormundung des alten Patienten. Fragen Sie nach seinen Wünschen, Gewohnheiten, evtl. auch um seinen Rat! Ermutigen Sie den Patienten, seine Entscheidungen selbst zu treffen, und nehmen Sie seine Entscheidung dann auch an.
▸ Auch in kleinen Dingen soll der Patient entscheiden, z.B. „Frau A., Sie müssen wegen Ihrer Blasenentzündung 1 Liter am Tag mehr trinken als sonst. Wir haben Wasser, Früchtetee und Pfefferminztee; was darf ich Ihnen bringen?"
▸ Der Patient soll alles, was er selber machen kann, auch tun (außer in Situationen, in denen er wegen körperlicher Probleme eine schonende Pflege braucht, z.B. wegen Herz- oder Lungenkrankheiten). Das darf aber nicht dazu führen, daß er deshalb auf die entsprechende Zeit mit Ihnen verzichten muß. Gerade Ihre Anwesenheit macht Ermutigung und Anerkennung erst möglich, und die braucht der Patient.
▸ Bedenken Sie bei der Arbeitsplanung, daß es sehr viel länger dauern kann, wenn der Patient etwas selber macht, als wenn Sie es tun. Versuchen Sie, Ihre Zeit so einzuteilen, daß Sie ohne Ungeduld die Aktivitäten des Patienten abwarten können. Versuchen Sie, auch kleine Fortschritte seiner Fähigkeiten zu bemerken, und erkennen Sie sie an. Sie können auch im Beisein des Patienten den Angehörigen davon erzählen. Bemühungen werden schnell aufgegeben, wenn niemand sie bemerkt. Übrigens: Auch die Erhaltung von Fähigkeiten ist Anerkennung wert!

Beschäftigung

Manche alte Menschen genießen – nach einem arbeitsreichen Leben – das Nichtstun, einfach auf einer Parkbank sitzen, die Hände untätig, froh, sich um nichts kümmern zu müssen. Dennoch ist es für die meisten Menschen wichtig, die Zeit nicht einfach so vergehen zu lassen, sondern sich zu beschäftigen. Angemessene Beschäftigung trägt sowohl zur Erhaltung der körperlichen Fähigkeiten, der ausgeglichenen seelischen Verfassung und der geistigen Regsamkeit bei („Wer rastet, der rostet", ein gerade bei älteren Menschen beliebtes Sprichwort!).

Sogar bereits verlorengegangene Fähigkeiten können wieder hervorgeholt, vor allem aber auch die Stimmung und Lebensfreude wieder positiv beeinflußt werden. Die moderne Altenpflege leistet mit der **aktivierenden Pflege** hervorragende Arbeit. Wenn Sie in der Altenpflege arbeiten, wird die ausgebildete Altenpflegerin oder auch die Ergotherapeutin Sie in das individuelle Beschäftigungskonzept einweisen.

◆ **Allgemeine Hinweise**
▸ Die Beschäftigung sollte sinnvoll sein, also entweder echten Nutzen bringen oder wirklich Spaß machen.
▸ Die Initiative muß meist von der Altenpflegerin oder von Ihnen ausgehen, z.B. können Sie die Teilnehmer/innen einer Spielrunde zusammenbringen und die Termine organisieren (Skat, Schach, Rommé usw.).
▸ Überraschungen gelingen besser, wenn sie einige Tage vorher angekündigt waren (auf einen Ausflug oder über Besuch können sich die alten Menschen schon vorher freuen, ohne sich unter Druck gesetzt zu fühlen), spontane Ideen finden oft keinen Anklang.

- Zu einem Spaziergang oder ähnlichem daran denken: Es dauert seine Zeit, bis andere Schuhe angezogen, der Schal umgebunden, der Mantel zugeknöpft ist; manches will bedacht sein, worauf junge Leute keinen Wert legen.
- In der Altenpflege ist es von Vorteil, wenn Sie etwas von Handarbeiten oder Werken verstehen (Ausbessern von Kleidung und Wäsche, Stricken, Häkeln, Anfertigen von Oster- oder Weihnachtsschmuck und dergleichen). Sie können auch von den alten Damen und Herren viel lernen.
- Wenn Sie ein Instrument spielen können, so nutzen Sie diese Fähigkeit. Allerdings muß sich Ihre Musik nach dem Geschmack der Patienten richten, z. B. Volkslieder, volkstümliche Musik, Operetten- und Kirchenlieder.
- Gesellschaftstänze wie Walzer, langsamer Walzer, einfacher Foxtrott sind bei Festen sehr beliebt, und natürlich macht es den alten Menschen besonderen Spaß, wenn sich auch die Jugend bei solchen gesellschaftlichen Anlässen beteiligt bzw. sogar den Anfang macht.
- Zur Arbeit in der Altenpflege gehört auch die Bereitschaft, über Tod und Religion zu sprechen, unabhängig von der eigenen Konfession oder Weltanschauung. Für manchen alten Menschen ist es ein Glück, aus der Bibel oder dem Gebetbuch vorgelesen zu bekommen. Bieten Sie das Vorlesen an, denn viele Menschen trauen sich nicht, eine entsprechende Bitte zu äußern. Auch das Angebot, am Gottesdienst (oder einer religiösen Feier eines nichtchristlichen Glaubens) teilzunehmen, sollte immer wieder gemacht werden.
- Altsein bedeutet nicht nur, dem eigenen Lebensende nahezukommen, sondern auch immer mehr liebe und vertraute Menschen zu verlieren. Der Kreis derer, die man kennt, wird kleiner. Mancher alte Mensch leidet auch sehr unter dem Tod eines Haustieres, das mit ihm zusammen alt geworden war. Der treue Hund oder die Katze, die mit ihrer Wärme Schmerzen lindern konnte, hinterlassen in der Seele vielleicht eine größere Lücke als mancher Angehörige. Respektieren Sie auch die Trauer um ein Tier!

Häufige körperliche Veränderungen im Alter

Knochen- und Gelenkveränderungen

Erhöhte Knochenbrüchigkeit; Arthrosen, besonders der Hüft- und Kniegelenke.

◆ **Probleme des Patienten**
- Verminderte Beweglichkeit: hinsetzen, aufstehen, morgens die ersten Schritte gehen, bücken, Fußpflege, Schuhe und Strümpfe anziehen, Schuhe schließen
- Beschwerden bei Belastung
- Ängstlichkeit und Unsicherheit
- Größeres Unfallrisiko
- Knochenbrüche

◆ **Pflegehilfe**
- Begleiten und stützen
- Stabile Möbel zum Abstützen
- Haltegriffe
- Rutschsicherer Fußboden (Achtung! Nässe, heruntergefallene Taschentücher, Papierchen, Obstschalen usw. sofort beseitigen!)
- Gutsitzende Schuhe und Hausschuhe mit rutschfester Sohle, Schuhe immer schließen
- Fußpflege
- Anziehen von Strümpfen und Schuhen nach entsprechenden Beobachtungen unaufgefordert übernehmen

Muskelveränderungen

Die Muskulatur wird dünner und hat weniger Kraft.

◆ **Probleme des Patienten**
- Die Arme können zum Frisieren nicht hoch genug gehoben werden.
- Die Füße können nur schwer über Türschwellen, Teppiche, Treppenstufen gehoben werden.
- Das Aufstehen aus dem Bett oder tiefen Sesseln ist erschwert.
- Waschen und Anziehen erfordern mehr Anstrengung.

◆ **Pflegehilfe**
- Beobachten Sie, wie der alte Mensch zurechtkommt, ohne sich zu überfordern oder aus Schwäche die Körperpflege zu vernachlässigen.
- Warten Sie nicht, bis er Sie um Hilfe bittet (er wird es oft nicht tun), sondern bieten Sie die Hilfe beiläufig an.

Sinnesorgane

Sehen, Hören, Geruchs- und Geschmackssinn lassen nach, besonders das nachlassende Gehör kann Quelle für zahlreiche Mißverständnisse sein.

◆ **Probleme des Patienten**
- Hilfsmittel wie Brille oder Hörgerät sind notwendig
- Mißverständnisse aufgrund des nachlassenden Gehörs
- Nachlassende Genußfähigkeit beim Aroma von Speisen, bei Gerüchen (Blumenduft), beim Fernsehen, bei Veranstaltungen, beim Hören von Musik, beim Lesen, bei Handarbeiten

◆ **Pflegehilfe**
Siehe: Sinnesorgane, S. 16

Haut

Die Hautspannung läßt nach, es entstehen Falten und Runzeln. Die Haut wird oft trocken, dünn und leichter verletzlich.

◆ **Probleme des Patienten**
- Wundsein und Pilzinfektionen in Hautfalten kommen öfters vor.
- Bei schlechterer Durchblutung der Haut heilen auch kleine Verletzungen schlechter.
- Es kommt im Alter schnell zum Dekubitus.

◆ **Pflegehilfe**
- Sanfte Reinigung der Haut, gutes Abtrocknen, rückfettende Hautpflege (s. auch Körperpflege, S. 75)
- Vermeiden von Verletzungen, besonders an den Füßen (vorsichtige Nagelpflege, nicht barfuß gehen)
- Genügend weite Schuhe, die keine Druckstellen verursachen
- Dekubitusprophylaxe (s. S. 201)

Verdauungsorgane

Das natürliche Gebiß ist im Alter oft ganz oder teilweise durch eine Zahnprothese ersetzt.

◆ **Probleme des Patienten**
- Schlechtsitzende Zahnprothesen beeinträchtigen das Kauen und Sprechen.
- Es können schmerzhafte Druckstellen und Entzündungen im Mund entstehen (ein guter Zahnersatz ist aber besser als schlechte und lückenhafte eigene Zähne).

◆ **Pflegehilfe**
- Pflege der Zahnprothese nach der Gewohnheit des Patienten (s. S. 67)
- Gegebenenfalls Sorge für Reparatur oder Korrektur (Termin beim Zahnarzt, Begleitung des Patienten); eine Neuanfertigung ist sehr teuer und kommt deshalb oft nicht in Frage.
- Behandlung von Druckstellen oder Entzündungen nach Anweisung des Zahnarztes oder der Krankenschwester (z.B. mit Myrrhentinktur, Panthenollösung u. a.).

Speicheldrüsen

Die Speicheldrüsen sondern weniger Speichel ab.

◆ **Probleme des Patienten**
- Trockene Nahrung wie Brot oder Kuchen wird nicht genügend durchfeuchtet und rutscht nicht.
- Manche Geschmacksstoffe werden bei zuwenig Speichel nicht freigesetzt, die Speisen schmecken fade.

◆ **Pflegehilfe**
- Zu allen trockenen Speisen ein Getränk reichen und zwischen zwei Bissen anbieten.
- Nachfragen, ob Brot oder Kuchen in Kaffee oder Kakao getaucht werden soll (sehr beliebt!).

Magen

Der Magen kann seine Form verändern (Kaskadenmagen) und so seine Aufgabe als Sammelorgan nicht richtig erfüllen.

◆ **Probleme des Patienten**
- Besonders beim länger bettlägerigen alten Menschen kann sich der Magen schon nach einer kleinen Nahrungsmenge voll anfühlen. Wird der Patient zum Weiteressen genötigt, kann es zum Erbrechen kommen.

◆ **Pflegehilfe**
- Zum Essen halbrechts und mit erhöhtem Oberkörper lagern – öfter kleinere Mengen reichen.

Darm

Die Darmtätigkeit wird bei allgemein nachlassender Aktivität ebenfalls langsamer. Alte Menschen bevorzugen ballaststoffarme Kost. Regelmäßiger Stuhlgang hat für sie oft eine wesentlich größere Bedeutung als für junge Menschen.

◆ **Probleme des Patienten**
- Verstopfung, manchmal Gewöhnung an ein Abführmittel, mit dem der tägliche Stuhlgang erzwungen wird.

◆ **Pflegehilfe**
- Auf Anweisung der Krankenschwester Leinsamen oder Kleie oder ähnliches zum Essen reichen (erhöhte Trinkmenge!) oder eine geeignete Abführhilfe anordnen lassen.
- Eine Kostumstellung oder Entwöhnung vom langjährigen Abführmittelgebrauch ist im Alter meist nicht sinnvoll.

Senile Demenz

> Senil (= greisenhaft), auf das Senium (= Greisenalter) bezogen. Demenz = Verlust von normal entwickelter Intelligenz, im Gegensatz zur geistigen Behinderung, bei der die Intelligenz sich nie normal entwickelt hat.

Bei der senilen Demenz handelt es sich um eine krankhafte Steigerung der altersbedingten geistigen Einbußen, sehr leger auch Verkalkung genannt.

◆ **Anzeichen der senilen Demenz**
- Zunehmende Gedächtnisstörungen, wobei das Altgedächtnis zumindest teilweise erhalten bleibt (im Gegensatz zur Alzheimer-Krankheit).
- Orientierungsstörungen bis zur Verwirrtheit
- Nachlassen des Verstandes
- Veränderungen des gemüthaften Ausdrucks

> Die Betroffenen wiederholen immer wieder die gleichen Sätze oder Redewendungen, werden mitunter kritiklos heiter, ohne aber ansteckend lustig zu sein (kindisches Verhalten dementer Personen). Andere werden eher mißmutig, gereizt oder sogar aggressiv.

Die senile Demenz beginnt später und verläuft langsamer als die Alzheimer-Krankheit, die Sprache bleibt relativ ungestört, wenn auch die Gedächtnisstörungen zu ständigen Wiederholungen führen. Ansonsten sind die Unterschiede zwischen beiden Krankheitsformen ohne größere Bedeutung.

◆ **Pflegehilfe**
Die wesentliche Hilfe für den Patienten mit seniler Demenz besteht in der Beibehaltung fester Gewohnheiten, der gleichen Umgebung und wenn möglich der Betreuung durch immer dieselben wenigen Personen.

Weitere Anhaltspunkte zur Betreuung finden Sie in dem folgenden Abschnitt zur Alzheimer-Krankheit.

Alzheimer-Krankheit

Diese Krankheit, die früher auch als **präsenile Demenz** bezeichnet wurde (präsenil = vor dem Alter, Demenz = Abbau der normal entwickelten Intelligenz im Erwachsenenalter), gewinnt durch eine zunehmende Zahl von betroffenen Menschen immer mehr Bedeutung. Dabei scheint sowohl die zunehmende Häufigkeit der Erkrankung eine Rolle zu spielen als auch die Tatsache, daß immer mehr Menschen in Wohlstandsländern das Alter erreichen, in dem die Krankheit eintreten kann.

> Die **Alzheimer-Krankheit** wird durch krankhafte Ablagerungen eines Eiweißmoleküls (Amyloid) im Gehirn verursacht. Diese Ablagerungen zerstören mit der Zeit die Fähigkeiten des Großhirns: Gedächtnis und Intelligenz gehen verloren, die betroffenen Menschen verlieren buchstäblich ihren Verstand, und zwar in einem Ausmaß, das sich mit den normalen altersbedingten Abbauerscheinungen in keiner Weise vergleichen läßt. „Alzheimer-Demenz ist nicht, wenn man vergessen hat, wo der Schlüssel ist, sondern wenn man vergessen hat, was man mit dem Schlüssel macht."

Die Alzheimer-Krankheit kann ab dem 45. Lebensjahr allmählich beginnen (die meisten Menschen sind allerdings erheblich älter, wenn die ersten Anzeichen festgestellt werden) und verläuft über ca. 5 bis 20 Jahre.

◆ **Anzeichen der Alzheimer-Krankheit**
- Zunehmende Gedächtnisstörungen (zuerst Neugedächtnis, später auch Altgedächtnis)
- Störungen des Zeitgefühls
- Orientierungsstörungen
- Störungen der Sprache
- Gemüt und gemüthafter Ausdruck bleiben relativ lange erhalten

Zunächst vergessen die Betroffenen **neue Informationen, Ereignisse** usw., z. B. daß und was sie gerade gegessen haben, was sie einkaufen wollten, ob der Briefträger schon da war, was sie gerade tun wollten. Später vergessen sie auch andere Dinge, z. B. vergessen Mütter die Telefonnummern ihrer Kinder oder Geburtstage, die sie früher nie vergessen hätten. Langjährige Hausfrauen verstehen nicht mehr zu kochen, der Hobbyfilmer weiß seine Kamera nicht mehr zu bedienen, langjährig sicher beherrschte Tätigkeiten werden nicht mehr bewältigt (nicht aus körperlichen Gründen, sondern weil die Betroffenen nicht mehr wissen, wie es geht!). Im fortgeschrittenen Stadium der Krankheit hat der Kranke z. B. einen Löffel in der Hand und weiß nicht, was er damit tun soll.

Die **Orientierung** geht zunehmend verloren. Zunächst können sich die Betroffenen in weniger bekannten Gegenden nicht mehr orientieren, dann auch in der nächsten Umgebung nicht mehr, z. B. in dem Park, in dem sie seit Jahren spazierengegangen sind. Schließlich kennen sie sich in der eigenen Wohnung nicht mehr aus. Die zeitliche Orientierung geht verloren und auch das Gefühl dafür, wieviel Zeit vergeht (z. B. kann eine Minute wie eine Stunde empfunden werden). Manche Betroffenen fangen mitten in der Nacht an zu kochen, ziehen sich an oder wollen sonst etwas tun. Oft stellen sich auch nächtliche Unruhe- und Verwirrtheitszustände ein.

Sprachstörungen sind zunächst recht unauffällig. Anfangs kommt es zu häufigem Versprechen, gelegentlich fehlen Wörter und Begriffe (= Wortfindungsstörungen), bis schließlich immer die gleichen Redewendungen, Reime oder Einzelwörter benutzt werden oder die Betroffenen ganz verstummen.

Auffällig bei der Alzheimer-Krankheit ist, daß der **gemüthafte Ausdruck** oft lange erhalten bleibt, so daß Nachbarn und Bekannte vielleicht lange nicht bemerken, welche Veränderungen vor sich gehen, während die nahen Angehörigen schon der Verzweiflung nahe sind, vor allem, wenn sie über das Krankhafte des Geschehens keine Informationen haben.

Mitunter kommt es – bis zur Mitteilung der Diagnose – zu Streit, Vorwürfen, Vorhaltungen oder auch Spott. Ist dann endlich klar, worum es sich handelt, erleben die Angehörigen eine Art Schock, weil sie wissen, daß die Alzheimer-Krankheit fortschreitet und derzeit unheilbar ist. Andererseits kann auch eine Entlastung spürbar werden, weil Gewißheit über das Krankhafte im Verhalten ihres Angehörigen besteht. Aber auch Schuldgefühle können aufkommen, weil man dem Kranken zu Unrecht Vorwürfe gemacht hat.

> Die **Alzheimer-Krankheit** führt früher oder später zur Unfähigkeit des Betroffenen, für sich selbst zu sorgen, bis hin zur völligen Hilfsbedürftigkeit und Bettlägerigkeit. Wenn die Patienten schon fortgeschritten krank, aber körperlich noch mobil sind, bedürfen sie der ständigen Aufsicht rund um die Uhr (Gefahr der Selbst-, Fremd- und Sachgefährdung).

Viele Familien sind nicht in der Lage, eine **24-Stunden-Betreuung** zu leisten. Selbst wenn ein Familienmitglied nicht berufstätig ist, wäre dieses durch die Betreuung eines Alzheimer-Kranken ständig gebunden. Stellen Sie sich vor, Sie könnten nie ohne Ablösung Ihre Wohnung verlassen (den Kranken kann man ja nicht wie ein Kind einfach mitnehmen!), sich nie sorglos schlafen legen, nicht einmal in Ruhe die Toilette aufsuchen oder ein Bad nehmen; Sie müßten ständig an Sicherheit von Fenstern, Türen, Herd denken usw. Dazu kommt die enorme **seelische Belastung**, den nahen Angehörigen (meist Vater oder Mutter) sich so verändern zu sehen, mitzuerleben, wie Verstand und Persönlichkeit immer mehr abhanden kommen und die immer aufwendiger werdende Betreuung und Pflege zu leisten. Notwendige Umgestaltungen in der Wohnung, ggf. zu Lasten von Kindern, kommen noch hinzu, ebenso wie häufige Störungen der Nachtruhe, Probleme mit unkontrollierten Ausscheidungen und nicht zuletzt Schuldgefühle und schlechtes Gewissen, wenn Liebe und Geduld einmal nicht gereicht haben und vielleicht böse Worte gefallen sind.

Wenn sich nicht mehrere Familienangehörige, z. B. Geschwister, abwechseln können, bleibt oft nur die **Unterbringung in einem Pflegeheim.** Sicher ist es günstiger, den Patienten in einem Heim gut untergebracht zu wissen und ihn regelmäßig und gerne zu besuchen, als ihn zu Hause ständig am Rande der seelischen Überforderung zu pflegen.

> Wer berufliche Pflege leistet, hat es bei der Betreuung von Alzheimer-Kranken leichter durch die Tatsachen, daß die Arbeitszeit begrenzt ist, daß sich Aufmerksamkeit und Verantwortung weder auf einen Patienten noch auf eine Betreuerin konzentrieren und daß es nicht nahe Angehörige sind, deren Verfall wir begleiten. Dennoch stellt auch die berufliche Pflege von Alzheimer-Kranken wie auch von Patienten mit seniler Demenz (s. S. 54) und hirnorganischem Psychosyndrom große ethische, körperliche und seelische Ansprüche.

◆ **Pflegehilfe**

▶ Besonders wichtig ist es, daß Sie den Kranken so **akzeptieren**, wie er nun einmal ist. Die Krankheit führt dazu, daß er nicht mehr lernen kann, im Gegenteil sogar ständig Fähigkeiten, die er hatte, verliert. Das können Sie nicht ändern.

▶ Die Kommunikation gelingt am besten über das Gemüt. Körperkontakt, Ihre Stimme, Ihr Lachen,

Ihr Gesichtsausdruck sind Ihre wesentlichen Kommunikationsmittel.
- Wenn Sie den Alzheimer-Kranken begleiten, führen Sie ihn an der Hand oder nehmen Sie ihn in den Arm, gehen Sie immer den gleichen Weg. Ihre liebevolle Zuwendung gibt dem Patienten Geborgenheit, auch wenn Sie diese nicht ständig aufbringen und einmal etwas nicht ganz richtig läuft. Dem Patienten geht es so gut wie seinen Betreuern!
- Im fortgeschrittenen Stadium der Krankheit kann der Patient nicht mehr für sich selbst entscheiden. So sehr Sie sonst darauf bedacht sind, den Patienten entscheiden zu lassen: Der Alzheimer-Kranke, der nicht mehr weiß, was er mit dem Löffel machen soll, kann nicht entscheiden, ob er zum Essen aufstehen soll, ob er baden oder duschen möchte, ob er heute oder lieber morgen die Haare gewaschen bekommt. Der Patient ist darauf angewiesen, daß Sie ihm sagen, was er machen soll, bzw. daß Sie tun, was notwendig ist, und ihn dazu zwar informieren, aber nicht lange fragen. Entscheidungen zu treffen überfordert den Patienten und kann die Ratlosigkeit verstärken, mitunter auch zu Äußerungen von Ärger führen. Ruhige und freundliche Bestimmtheit gibt dem Patienten Sicherheit.
- Sorgen Sie für einen gleichförmigen Tagesablauf mit möglichst vielen vertrauten Elementen, ersparen Sie dem Patienten neue Ideen und Überraschungen, die ihn nur zusätzlich verwirren würden. Verläßliche Gleichförmigkeit gibt dem Patienten die Möglichkeit, der Welt, die er nicht mehr recht versteht, dennoch zu trauen.
- Viele Alzheimer-Kranke haben gern etwas Weiches, Kuscheliges bei sich, einen Teddybären, eine Stoffpuppe oder auch ein bestimmtes Handtuch oder etwas Ähnliches, viele reagieren auch freudig auf einen bestimmten Vers eines Kinderliedes (Vertrautes von früher). Probieren Sie es aus.
- Lassen Sie die Angehörigen an Ihren Erkenntnissen teilhaben und lassen Sie sie insbesondere auch wissen, daß an das Gedächtnis des Patienten keine Ansprüche gestellt werden können, aber auch nicht gestellt werden brauchen.
- Die Verhütung von Zusatzschäden wie Dekubitus, Wundwerden der Haut, Kontrakturen, Exsikkose, Obstipation (s. S. 157) gehört ebenso zu den pflegerischen Aufgaben wie die Sorge für ein gepflegtes, altersangemessenes, würdiges Äußeres des Patienten.
- Da der Patient nicht mehr selbst für seine Sicherheit sorgen kann, tun Sie es und schützen ihn mit witterungsentsprechender Kleidung vor Erkältung oder Überhitzung, durch Aufsicht und Sicherung von Türen und Fenstern vor dem Verirren, durch entsprechende Vorkehrungen vor Schäden durch elektrischen Strom, Hitze, Wasser, Gas, Feuer.
- Lassen Sie den Patienten selbst tun, was er noch kann, auch wenn es etwas länger dauert, vermeiden Sie aber, ihn mit Handlungen oder Dingen zu überfordern, die er nicht mehr zusammenbringt. Aufmerksame Beobachtung ist die einzige Möglichkeit, Unter- und Überforderung zu vermeiden.

Schmerzen

Schmerzen sind jedem von uns bekannt. Wenn wir Glück haben, sind die Schmerzen auszuhalten und rasch wieder vorbei. Wenn nicht, dann werden wir uns darum kümmern, daß wir ein schmerzstillendes Medikament bekommen, sonst eine schmerzlindernde Maßnahme ergriffen und möglichst auch die Schmerzursache beseitigt wird. Schmerz ist ein Symptom, ein **Warnsignal,** das uns deutlich zu spüren gibt, daß etwas nicht in Ordnung ist („Schmerz ist der bellende Wachhund der Gesundheit"). Jedoch können gefährliche Krankheiten wie z.B. Krebs schmerzfrei beginnen, andererseits können äußerst schmerzhafte Zustände wie z.B. Zahnschmerzen oder der Schmerz bei Gürtelrose (Herpes zoster) relativ ungefährliche Ursachen haben.

> **Körperlich bedingter Schmerz** entsteht in geschädigtem Gewebe; es werden biochemische Stoffe (= Prostaglandine, Bradykinine) freigesetzt, welche die Nervenendigungen reizen. Sensible Nerven leiten die Reizung weiter zum Rückenmark (das evtl. reflexhafte Schutzbewegungen veranlaßt) und von dort über mehrere Stationen bis zur Großhirnrinde. Dort wird der Schmerz bewußt erlebt, seine Lokalisation (= Ort) und seine Stärke wahrgenommen.

Bei **Operationen unter Narkose** entsteht zwar der Schmerz durch die Operation, er wird aber wegen der künstlich herbeigeführten Bewußtlosigkeit nicht wahrgenommen. Zusätzlich zu den eigentlichen Narkosemitteln erhalten die Patienten zentral (d.h. im Zentrum = Gehirn) wirksame Analgetika (= Schmerzmittel), um die Schmerzwahrnehmung ganz sicher auszuschließen. Deshalb werden auch einige Zeit nach dem Wachwerden noch keine Schmerzen empfunden.

Bei der **örtlichen Betäubung** wird die Schmerzweiterleitung aus einer bestimmten, meist kleineren Körperregion durch vorübergehende Blockierung von sensiblen Nerven verhindert (z.B. beim Zahnziehen, bei einer Wundversorgung, bei Operationen in einer kleinen Körperregion).

> Viele Menschen leiden unter Schmerzen, für die keine körperliche Ursache gefunden wird. Diese **psychischen, psychosomatischen** oder **funktionell bedingten Schmerzen** sind genauso echt und tun genauso weh wie solche mit körperlichen, auffindbaren Ursachen.

Schmerzen werden von jedem Menschen anders wahrgenommen und unterschiedlich verarbeitet, d.h. bewertet, berücksichtigt, hingenommen oder bekämpft. Temperamentvolle Menschen, die Gefühle äußern, geben auch Schmerzen einen lebhafteren Ausdruck als kühlere Naturen. In einer Gesellschaft, in der Frauen zart und empfindlich sein müssen, um als weiblich zu gelten, werden sie eher und häufiger über Schmerzen klagen. Wo Männer hart sein sollen, um als männlich zu gelten, werden sie versuchen, Schmerzen klaglos zu ertragen. Auch Menschen, die an der gleichen Verletzung oder Krankheit leiden, erleben die begleitenden Schmerzen unterschiedlich. Je nachdem, ob der Patient eher ängstlich oder eher zuversichtlich ist, gute oder schlechte Krankheitserfahrungen gemacht hat, sich auf seine nächste Zukunft freut oder ihr eher sorgenvoll entgegensieht, wird er Schmerzen mehr oder weniger stark empfinden. Außerdem kann natürlich die gleiche Bänderverletzung am Fuß bei Herrn A. zu einem größeren inneren Bluterguß geführt haben als am Fuß von Herrn B. und deshalb auch mehr Schmerz verursachen. Nach der gleichen Operation kann eine innere Schwellung oder der Zug eines Nahtfadens bei dem einen Patienten den Wundschmerz heftiger sein lassen als bei dem anderen, ganz abgesehen davon, daß ungewöhnlich heftige postoperative Schmerzen ja auch Komplikationen anzeigen können.

Die **seelische Verfassung** und die **augenblickliche Situation**, in der Menschen sich befinden, beeinflußt die Schmerzempfindung ganz wesentlich. Dazu einige Beispiele:

- **Frau D.** ist Geschäftsfrau und Chefin eines Restaurants. Sie fühlt sich fit und leistungsfähig, ihr Lokal geht gut, sie hat viel zu tun, verdient gut und macht ihre Arbeit gerne. Ab und zu hat sie Rückenschmerzen. Sie weiß, daß sie mehr auf ihre Haltung achten müßte. Sie fühlt sich durch die Schmerzen gestört, achtet aber im übrigen nicht weiter darauf. Sie begrüßt lächelnd neue Gäste und nimmt sich vor, am nächsten Tag wieder mit der Gymnastik anzufangen.

- **Frau M.** arbeitet täglich drei Stunden als Reinigungshilfe in einer Behörde. Sie braucht das Geld, aber sie freut sich eigentlich auch jeden Tag auf den kleinen Schwatz mit den anderen Frauen und auf die Abwechslung. Ab und zu hat sie Rückenschmerzen. Auf der Arbeitsstelle erzählt sie es den anderen Frauen, das kennen fast alle, darüber reden sie ein Weilchen und machen dann ihre Arbeit.

- **Frau P.** arbeitet in derselben Gruppe. Auch sie braucht das Geld. Ihr Mann, mit dem sie sich nie gut verstanden hat, ist arbeitslos und sitzt den ganzen Tag zu Hause herum. Mit der Gruppe von Frauen, in der sie abends arbeitet, versteht sie sich überhaupt nicht, und die Arbeit macht ihr keinen Spaß. Ab und zu hat sie Rückenschmerzen, manchmal so schlimm, daß sie nicht zur Arbeit gehen kann. Sie schleppt sich dann zum Arzt, der sie ein, zwei Tage krankschreibt. Aber zu Hause ist es auch nicht besser.

- **Herr H.** ist schon immer leicht besorgt gewesen. Er plagt sich mit vielen Befürchtungen herum und ist machmal überrascht, daß das Schlimmste doch nicht eingetreten ist (obwohl es ja noch kommen kann). Herr H. hat schon lange Angst davor, Krebs zu bekommen. Ab und zu hat er ein Gefühl im Bauch, das könnten Schmerzen werden. Da – war da nicht schon wieder so ein Stechen? Der Arzt findet nichts, und Herr H. hat Angst, die Untersuchung sei nicht gründlich genug gewesen. Er spürt die Schmerzen mittlerweile doch genau.

- **Herr B.** stürzt mit seinem Kletterfreund zusammen auf einem Geröllfeld in den Alpen ab. Irgendwie schafft er es, eine provisorische Tragbahre zu bauen und seinen Freund mit dem gebrochenen Bein bis zur nächsten Hütte zu transportieren. Dort spürt er plötzlich heftige Schmerzen in seiner linken Seite. Er hat seine zerfetzte Kleidung, Prellungen und blutigen Hautabschürfungen bis dahin gar nicht bemerkt.

Die Geschichte von **Herr H.** zeigt, daß Angst und Unsicherheit Schmerzempfindungen verursachen können, für die es keine körperlichen Erklärungen gibt. **Frau P.** mit ihrer unbefriedigenden Situation zu Hause **und** bei der Arbeit leidet unter ihren Rückenschmerzen verständlicherweise viel mehr als **Frau D.** und **Frau M.**, denen die Arbeit aufgrund der guten Geschäfte bzw. der erfreulichen Kontakte Spaß macht. **Herr B.** hat bewiesen, daß in extremen Situationen, in denen es um Leben und Tod geht, Schmerzen nicht wahrgenommen werden, bis die Gefahr gebannt ist. Schmerzen werden meist intensiver empfunden, wenn man sich darauf konzentriert oder unbeschäftigt einfach daliegt oder sitzt. Die Beschäftigung mit interessanten, erfreulichen oder sonst fesselnden Dingen lenkt wirksam von Schmerzen ab.

Frau K. hat heftige Kopfschmerzen. Aber sie bekommt Besuch von ihrer Freundin, die von einer Dienstreise zurückgekehrt ist, und kann sich deshalb nicht gleich hinlegen. Ihre Freundin erzählt eine Anekdote von ihrer Reise, Frau K. erzählt eine Anekdote aus ihrem Büro, es entsteht eine heitere, lebhafte Unterhaltung. Später sagt die Freundin: „Was machen denn deine Kopfschmerzen?" Frau K. schaut überrascht auf. Stimmt, sie hatte ja Kopfschmerzen. Die hatte sie direkt vergessen. Und in diesem Moment sind sie leider wieder da.

Schmerzstärken lassen sich nicht messen. Es ist auch nicht so wichtig, wie stark objektiv gesehen ein Schmerz wäre. Wichtig ist, wie der Patient ihn empfindet: leicht, erträglich, stark oder unerträglich?

So unterschiedlich Menschen Schmerz empfinden, so unterschiedlich sind auch ihre Schmerzäußerungen:
- Manche Menschen sagen gleich und direkt, daß und wo es ihnen wehtut.
- Andere warten so lange mit der Mitteilung, bis sie es kaum noch aushalten können.
- Manche beißen die Zähne zusammen, ihnen bricht der Schweiß aus, oder sie werden blaß und wünschen sich, es würde endlich jemand merken!
- Andere Menschen stöhnen, jammern oder klagen laut.
- Mitunter fällt durch eine Schonhaltung auf, daß der Patient Schmerzen hat, oder (besonders bei langanhaltenden Schmerzen) durch eine heftige Unmutsäußerung bei einem sonst ruhigen und geduldigen Patienten (Schmerzen können einen auf die Dauer buchstäblich die Nerven verlieren lassen).

◆ **Pflegehilfe**

Schmerzen erfordern umgehendes Handeln!

- Wenn ein Patient Schmerzen äußert, fragen Sie ihn,
  - wo er Schmerzen hat,
  - seit wann (oder bei welchen Gelegenheiten) er Schmerzen hat und
  - wie stark die Schmerzen sind.
- Bei schon länger dauernden oder immer wieder auftretenden Schmerzen ist es auch wichtig zu fragen, ob die Schmerzen so sind wie immer oder ob sie anders sind (z.B. bei Kopfschmerzen).
- Bei neu aufgetretenen Schmerzen oder wenn der Patient wegen Art und/oder Heftigkeit beunruhigt ist, müssen Sie eine ärztliche Untersuchung veranlassen.
- In Situationen, in denen mit dem Auftreten von Schmerzen zu rechnen ist (z.B. bei Verletzungen, nach Operationen), wird vom Arzt meistens eine Bedarfsmedikation verordnet, die Sie dem Patienten nach Rücksprache mit der Krankenschwester geben (Injektionen verabreicht diese selbst). Die Schmerzmittelgabe wird dokumentiert (Mittel, Dosis, Zeit).
- Bei bevorstehenden schmerzhaften Maßnahmen wie z.B. einem großen Verbandwechsel mit Wundbehandlung besprechen Sie mit Arzt oder Krankenschwester, ob der Patient ein Schmerzmittel bekommen kann, und geben es ihm ca. eine halbe Stunde **vorher**.
- Bei chronischen Schmerzen bekommt der Patient meist regelmäßig seine Schmerzmittel, da diese besser wirken, wenn der Schmerz gar nicht erst die Grenze des Erträglichen erreicht. Achten Sie darauf, daß die Zeitabstände zwischen den Gaben nicht unterschritten werden. Kommt der Patient mit dem Mittel oder der Dosis nicht mehr aus, so informieren Sie den Arzt.
- Bei der Gabe von Schmerzmitteln sagen Sie dem Patienten, wann er mit der lindernden Wirkung rechnen kann. Die Mittel wirken je nach Verabreichungsart und Wirkstoff unterschiedlich schnell. Sie müssen aber jedenfalls ins Blut aufgenommen und an den Wirkungsort transportiert worden sein, bevor sie wirken können. Das dauert bei der

intravenösen Injektion (vom Arzt verabreicht) nur einen Augenblick, bei der **intramuskulären** oder **subkutanen Injektion** (von der Krankenschwester oder Altenpflegerin verabreicht) etwa 10 bis 15 Minuten. Tropfen wirken nach etwa 15 bis 20 Minuten, Tabletten etwa nach 30 Minuten. Lutschtabletten wirken schneller, weil der Wirkstoff zum Teil schon von der Mundschleimhaut resorbiert (= ins Blut aufgenommen) wird. Brausetabletten oder vorher in Wasser aufgelöste Tabletten brauchen sich nicht erst im Magen aufzulösen und wirken deshalb ebenfalls rascher. Allerdings eignen sich dazu nicht alle Wirkstoffe. Diese Zeiten können – so kurz sie auch tatsächlich sind – für einen schmerzgeplagten Patienten sehr lange sein. Zeigen Sie ihm ihr Verständnis und erkundigen Sie sich nach ca. einer halben Stunde nach der Wirkung.

▸ Manche Patienten empfinden bereits Erleichterung unmittelbar nach dem Schlucken einer Schmerztablette. Dies ist **kein** Hinweis auf unechte Schmerzen, sondern ein Hinweis darauf, daß dem Patienten bereits die erhaltene Hilfe guttut. Achtung: Es kann auch sein, daß der Patient Ihnen eine Freude machen möchte, weil Sie sich um ihn gekümmert haben.

▸ Oft können auch einfache Hilfen (ohne Medikamente) Schmerzen lindern oder beseitigen:
- Bei Rückenschmerzen nach längerem Liegen: Patient umlagern, evtl. einreiben mit Franzbranntwein (s. Kap. 3: Körperpflege, Pflegemittel, S. 74).
- Bei Druckschmerzen: Hohllagerung der schmerzenden Körperstelle, Patient umlagern, polstern, drückende Schuhe oder Strümpfe ausziehen, Krümel aus dem Bett entfernen, Falten in der Bettwäsche glätten (s. Kap. 6: Bewegung, Dekubitusprophylaxe, S. 201).
- Enge Verbände lockern oder von der Krankenschwester erneuern lassen.
- Bei akuten Entzündungen, Prellungen, leichten Verbrennungen: Anwendung von Kälte (s. Kap. 4: Vitalfunktionen, Kälteanwendung, S. 129).
- Bei chronischen Entzündungen, Gelenkschmerzen, Krampfschmerzen und Muskelverspannungen: Anwendung von Wärme (s. Wärmeanwendung, S. 127).
- Einreibungen mit Salben, Cremes etc., die der Patient schon längere Zeit selbst anwendet. Die Einreibung selbst bewirkt hierbei meist mehr als das Medikament, vor allem dann, wenn sie von einer anderen Person ausgiebig durchgeführt wird und der Patient sich dabei gut entspannen kann.
- Ablenkung mit einer sinnvollen und/oder erfreulichen Beschäftigung zusätzlich zu anderen schmerzlindernden Maßnahmen, die natürlich der Situation des Patienten angemessen sein muß.

◆ **Pflegefehler**

▸ Die Schmerzäußerung nicht ernst nehmen: „Na, so schlimm wird es wohl nicht sein," „Das kann doch gar nicht wehtun."

▸ Auf Schmerzäußerungen nicht gleich und/oder nicht angemessen reagieren: „Ich habe jetzt keine Zeit, Sie umzulagern." „Deswegen brauchen wir doch nicht den Arzt zu rufen."

▸ Hilfe zusagen und dann erst etwas anderes tun oder die Hilfe gar vergessen.

▸ Ungeachtet von Schmerzäußerungen des Patienten weitermachen, z.B. mit Betten, Umlagern, Anziehen, Mobilisieren, und sei es auch in der guten Absicht, schnell fertigzuwerden, damit der Patient schnell wieder seine Ruhe hat (oft genügt ja einfach eine andere Vorgehensweise, um auftretende Schmerzen zu vermeiden).

▸ Den Patienten über wahrscheinlich auftretende Schmerzen belügen, z.B. daß der bevorstehende Verbandwechsel bestimmt nicht weh tun wird, obwohl das durchaus sein kann. Einen Schmerz, mit dem der Patient rechnet, kann er meist besser hinnehmen, außerdem wird der Patient Ihnen nicht mehr vertrauen, wenn Sie ihn einmal belogen haben.

Depression

Jeder von uns kennt das Gefühl von Niedergeschlagenheit, Bedrücktsein, Traurigkeit, vielleicht sogar von Hoffnungslosigkeit und Verzweiflung. In niedergeschlagener Stimmung fehlt uns Antrieb und Initiative, wir können uns zu nichts entscheiden, unsere Gedanken kreisen ständig um dasselbe, deprimierende Thema, wir sind traurig, verzweifelt und können uns zunächst nicht vorstellen, wie und wann das wieder anders werden könnte. Ein erster Liebeskummer, schulischer oder beruflicher Mißerfolg, der Tod eines nahestehenden, geliebten Menschen, das Zerbrechen einer Beziehung, der Verlust des Arbeitsplatzes oder der bisherigen Lebensaufgaben, die Bedrohung durch eine schwere Krankheit – es gibt viele Anlässe, die die Stimmung eines Menschen niederdrücken können, in jedem Lebensalter. Oft ist es aber – von außen betrachtet – gar nicht erkennbar, was einem Menschen seine Lebensfreude, seinen Lebensmut, seine Lebenskraft nimmt.

Im Pflegeberuf treffen Sie oft Patienten in deprimierter Stimmung an. Ob sie aus allgemeinverständlichen Gründen (= reaktiv deprimiert) niedergeschlagen sind oder depressiv, d. h. an der Krankheit Depression leiden, läßt sich nicht immer und vor allem nicht gleich feststellen, auch für Fachleute nicht. Viele Menschen können die Schicksalsschläge, die sie treffen, bewältigen. Manche werden dadurch krank, körperlich oder seelisch. Andere erleiden eine Depression ohne erkennbaren äußeren Anlaß (= **endogene Depression**).

> Der Begriff **depressives Syndrom** (Syndrom = für ein bestimmtes Krankheitsbild typische Gruppe von Krankheitszeichen) wird oft sehr allgemein für alle Situationen verwendet, in denen ein Patient unter depressiven Symptomen leidet. Diese sind unterschiedlich und am deutlichsten meist bei der endogenen Depression ausgeprägt. Sie betreffen die **Stimmung** und das **Gefühl**, das **Denken**, den **Antrieb** zu Entscheidung und Bewegung und die **Vitalität** (körperliche Störungen).

Stimmung und Gefühl

Niedergedrückte Stimmung, tiefe Traurigkeit, Angst, innerlich wie tot, leer, schwererträgliches Gefühl des Nichtfühlenkönnens, tiefe Hoffnungslosigkeit („Krankheit an der Hoffnungskraft"), tiefe Schuldgefühle, Gefühle von Versündigung und Wertlosigkeit des eigenen Lebens.

Denken

Zwangsgedanken (immer wiederkehrende Gedanken), Grübeln, Denkhemmung, Leere im Kopf, Schuld- und Versündigungsgedanken, Verlust von Interesse, Aufmerksamkeit und Ideen.

Antrieb

Verlangsamung des Bewegungsablaufs, schleppender Gang, zusammengesunkene Haltung, verminderte Mimik und Gestik, verminderte Fähigkeit, sich zu einer Bewegung/Tätigkeit zu entschließen, bis zur Bewegungslosigkeit, aber auch Unruhe, inneres Getriebensein, unruhige Hände, Beine und Füße, Herumwälzen im Bett, Hin- und Herlaufen, Händeringen.

Vitalität

Energie-, Schwung- und Kraftlosigkeit, schlechtes Aussehen, Schlafstörungen (!), Gewichtsabnahme, Herzbeschwerden, Kopfdruck, Schluckstörungen und vieles mehr.

> ◆ **Übung**
> Zum Umgang mit niedergeschlagenen, traurigen Patienten ist es hilfreich, daran zu denken, was Ihnen selbst in einer ähnlichen Situation geholfen hat – und was nicht. Hat Ihnen bei Ihrem ersten Liebeskummer, bei Heimweh, einer vertanen Chance der zwar richtige und gutgemeinte Hinweis geholfen, daß es noch so viele andere Männer/Frauen gibt, die Aufforderung, sich zusammenzureißen und an etwas anderes zu denken, mit dem Weinen aufzuhören und doch einmal auszugehen? Oder war es besser, wenn eine vertraute Person einfach da war, Ihnen zuhörte, wenn Sie reden wollten, und Sie einfach zum Ausgehen mitnahm?

Die Einschränkungen durch eine Behinderung, ein ungünstiger Untersuchungsbefund, ein ungewisser Ausgang der Krankheit, Verluste – meist fällt es uns nicht schwer, Verständnis für den Patienten aufzubringen. Anders ist es, wenn wir sein Deprimiertsein nicht nachvollziehen können und/oder sich nichts bessert, so sehr wir uns auch bemühen, ihm zu helfen. Dann kann es leider leicht geschehen, daß wir uns nach anfänglich großem persönlichem Einsatz auf einmal zurückziehen, es wird uns zuviel, es ist doch alles vergebens, es scheint, als **wollte** er sich gar nicht helfen lassen. Wir haben uns dann überfordert und unmögliche Ansprüche an uns gestellt, denn **wir** können dem Patienten seine Niedergeschlagenheit, seine Depression nicht nehmen. Wir können ihm nur dabei helfen, selbst durch die Depression zu gehen, und ihn vor zusätzlichen Schäden bewahren. Meistens (nicht immer!) ist es auch möglich, den Patient daran zu hindern, sein Leben selbst zu beenden, bis es ihm wieder besser geht und er wieder weiterleben **kann.** So wenig schon bei niedergeschlagenen Menschen einfache Ratschläge und schnelles Trösten helfen, um so weniger helfen sie bei einem depressiven Patienten: „Nun reißen Sie sich doch zusammen." „Kopf hoch, denken Sie doch an Ihre liebe Familie, die sich solche Sorgen um Sie macht!" Dies sind typische Redensarten, die leider gar nicht helfen.

◆ **Pflegefehler**
▶ Dem Patienten seine Krankheitssymptome verbieten: „Lassen Sie sich nicht so hängen, reißen Sie sich zusammen, sehen Sie doch nicht alles so schwarz, das stimmt doch gar nicht, daß Sie an all dem schuld sind" usw. Das stößt den Patienten zurück und läßt den Kontakt abreißen (das alles hat er sich selbst schon hundertmal überlegt).
▶ Dem Patienten schnelle Ratschläge geben: „Machen Sie es doch einfach so." „Da müssen Sie doch nur ... tun." Diese schnellen Ratschläge verstärken das Gefühl des Patienten, daß ihn niemand versteht und er selbst völlig unfähig ist, weil alle anderen scheinbar Probleme lösen können, nur er nicht.
▶ Dem Patienten Versprechungen machen, die Sie nicht halten können: „Kopf hoch, und die Welt sieht gleich wieder schöner aus, morgen ist alles schon ganz anders."
▶ Dem Patienten vorführen, wie gut es ihm doch eigentlich geht: „Ich wäre froh, wenn ich so ein schönes Haus hätte wie Sie, Ihre Familie kümmert sich doch so nett um Sie, anderen geht es viel schlechter."
▶ Dem Patienten den letzten Rest Hoffnung nehmen bzw. seine Hoffnungslosigkeit verstärken: „Ja, wenn Sie selbst gar nicht wollen, wenn Sie sich gar nicht helfen lassen, wenn Sie nur wollen, geht das auch."
▶ Den Patienten übersehen, weil er so still und unauffällig ist, oder für sein Jammern und Klagen bestrafen: „Wenn Sie so jammern, mag ich mich nicht zu Ihnen setzen."
▶ In dem Glauben bleiben, daß ein Patient, der von Selbsttötung spricht, sich nicht umbringt.

◆ **Pflegehilfe**
▶ Dem Patienten seine Depression erlauben und Verständnis vermitteln: „Ich weiß, **daß** es Ihnen schlecht geht" (nicht: **wie** schlecht!).
▶ Dem Patienten Sicherheit dadurch geben, daß Sie da sind, aber nichts von ihm verlangen (Körperkontakt, z. B. die Hand auf die Schulter legen, Hand halten).
▶ Dem Patienten Hoffnung vermitteln: „So, wie es Ihnen jetzt geht – das sind Krankheitserscheinungen, die behandelt werden können."
▶ Dem Patienten angenehme Körpergefühle ermöglichen, die er ohne Schuldgefühle annehmen kann (Einreibungen, Massagen, Haarpflege, ein warmes Bad).
▶ Seine Klagen als sein gutes Recht zulassen, für Sie als Zuhörerin allerdings zeitlich begrenzt (Schutz vor Überforderung).
▶ Schweigendes Zusammensein zeitlich begrenzen: „Ich kann mich jetzt 10 Minuten zu Ihnen setzen." So können Sie ohne Unbehagen auch wieder gehen.
▶ Den Patienten am Tagesablauf und allen Aktivitäten teilhaben lassen, ohne zunächst seine aktive Teilnahme zu verlangen (aus dem Bett holen, Mitnehmen, aber nicht mit Aufforderungen zum Mittun quälen).
▶ Leiseste Anzeichen von Interesse aufgreifen.
▶ Gemeinsames Tun (alltägliche Verrichtungen, z. B. hauswirtschaftliche Arbeiten) ist oft leichter als Sprechen.
▶ In der tiefen Depression fehlt dem Patienten oft der Antrieb, zu essen und zu trinken, zur Toilette zu gehen, sich anzuziehen oder auch nur seine Haltung zu verändern. Sorgen Sie zusammen mit der Krankenschwester für eine ausreichende Eß- und Trinkmenge, geben Sie dem Patienten notfalls das Essen ein und fordern ihn zum Schlucken auf (mitunter kann er sich noch nicht einmal dazu entschließen).
▶ Fordern Sie den Patienten regelmäßig zum Toilettengang auf bzw. bringen Sie ihn hin. Gegebenenfalls sind Abführmaßnahmen notwendig.
▶ Helfen Sie dem Patienten beim Aufstehen (auch wenn er im Bett bleiben möchte), bei der Körperpflege und Kleidung. Morgens ist die depressive Antriebshemmung oft am größten!
▶ Wenn sich der Patient kaum bewegt, muß an die Verhütung von Zusatzschäden wie **Dekubitus** (s. S. 200) und **Thrombose** (s. S. 115) gedacht werden.

> Ein großes Pflegeproblem ist die **Suizidgefahr** (Gefahr der Selbsttötung). Sie besteht grundsätzlich bei depressiven Patienten und ist der Hauptgrund für eine Aufnahme auf eine geschlossene psychiatrische Station.

Viele Patienten deuten ihre Suizidabsicht an, wenn das auch nicht immer einfach erkennbar ist:
- Ich will nichts mehr hören und sehen
- Das hat doch alles keinen Sinn mehr
- Ich bin es doch gar nicht wert, zu leben
- Am besten, ihr wäret mich los
- Ich halte es nicht mehr aus

Aber auch andere Warnsignale können eine akute Suizidgefahr anzeigen:
- Wenn der Patient Gelegenheiten zum Alleinsein sucht
- Wenn der Patient nach größter Verzweiflung plötzlich gefaßter und ruhiger erscheint. Vorsicht: Der gefaßte Entschluß zum Suizid kann eine Besserung vortäuschen!
- Wenn der Patient seine Sachen ordnet oder verschenkt

> Wichtig ist, daß Sie derartige **Signale wahrnehmen** und **ernstnehmen**. Sprechen Sie sofort mit Krankenschwester und/oder dem Arzt darüber. Eine erfahrene Fachperson wird den Patienten selbst direkt auf seine mögliche Suizidabsicht ansprechen, ohne Angst zu haben, damit den Patienten vielleicht erst auf die Idee zu bringen. Für manchen Patienten ist es eine Erleichterung, endlich darüber sprechen zu können. Neben dem Wunsch, sich umzubringen, steht oft die Angst, dies auch tatsächlich zu tun; die erkannte Gefahr bedeutet auch Schutz.

Um den akut suizidgefährdeten Patienten zu schützen, wird er intensiv überwacht. Eine möglichst erfahrene Bezugsperson aus dem Pflegeteam kümmert sich um ihn. Er darf nicht allein ausgehen (geschlossene Station!) oder sich im Bad einschließen, sogar beim Toilettengang wartet die Bezugsperson vor der Tür. Medikamente nimmt er in Gegenwart der Krankenschwester ein, damit er sie nicht sammeln und dann auf einmal nehmen kann. Gegenstände, die zur Selbsttötung geeignet sein können (Schnüre, Gürtel, Rasierklingen, Desinfektionsmittel usw.), werden unter Verschluß genommen, allerdings nur nach gründlicher Besprechung und Abwägung im Team.

Am wichtigsten ist aber die **Herstellung einer Vertrauensbeziehung**, in deren Schutz der Patient allmählich aus seiner inneren Isolation herausfinden kann. Der Patient wird (am besten von seiner Bezugsperson, das können auch Sie sein!) umfassend über Kontrollen und Einschränkungen und deren Gründe informiert, es geht schließlich um ihn und sein Leben. Heimlichtuerei ist fehl am Platz, denn diese Vorgänge entgehen ihm ja ohnehin nicht.

> Die größte **Gefahr eines Suizids** besteht in der beginnenden und der abklingenden Depression sowie bei Wirkungseintritt antriebssteigernder, antidepressiver Medikamente, weil dann – bei unverändert depressiver Stimmung – der Antrieb ausreicht, den Entschluß zu fassen und in die Tat umzusetzen.

Trotz aller Bemühungen ist es nicht immer möglich, einen Suizidversuch oder Suizid zu verhindern.

Zur weiteren Beschäftigung mit diesem Thema vergleichen Sie bitte:
Suizid und Suizidversuch, Sterben und Tod

3 Körperpflege und Kleidung

Körperpflege

Die Körperpflege befaßt sich mit dem **Äußeren des Menschen**, mit Haut, Haar, Finger- und Fußnägeln, Mund und Zähnen. Jede menschliche Gesellschaft hat ihre **Regeln zur Körperpflege** entwickelt, nach denen sich ihre Mitglieder richten müssen, wenn sie nicht unangenehm auffallen wollen. Obwohl der Körperpflege in unserer Gesellschaft eine große Bedeutung beigemessen wird, auf ihren Beitrag zur Gesunderhaltung immer wieder hingewiesen wird, in der Kindererziehung viel Energie darauf verwendet wird und nicht zuletzt sehr viel Geld für Körperpflegeprodukte ausgegeben wird, gibt es bis heute keine Möglichkeit, genau zu sagen, welche Art und welches Ausmaß an Körperpflege unbedingt notwendig ist, um unseren Körper vor Schaden und Krankheiten zu bewahren. Viel genauer können wir sagen, was wir nicht unterlassen dürfen, um unser Prestige, unser Ansehen nicht zu gefährden.

> Wenn eine Mutter über den ungewaschenen Hals ihres Kindes schimpft, sorgt sie sich wahrscheinlich weniger um die Gesundheit des Kindes, als um das Ansehen ihrer Familie. Ein schmutziger Hals macht nicht krank, kann aber zu dem Eindruck führen, die Familie (Mutter) kümmere sich nicht richtig um die Kinder oder lebe in unsauberen Verhältnissen.

Der eigentliche **Zweck der Körperpflege** ist recht eng umrissen:
- **Reinigung der Haut und Hautanhangsgebilde**
  Entfernung unerwünschter Substanzen wie Schmutz, Schweiß, Talg, Verkrustungen und Ausscheidungsreste.
- **Pflege der Haut und Hautanhangsgebilde**
  Ersatz von hautschützenden Stoffen, die bei der Reinigung mit entfernt wurden wie Talg; positive Beeinflussung des Zustandes von Haut, Haar, Nägeln mittels entsprechender Pflegemittel.
- **Herstellung eines vorteilhaften äußeren Eindrucks**
  Frisur, Bart, Make up

In unserem Kulturkreis entsteht der Eindruck eines gepflegten Menschen, wenn
- das Haar sauber, glänzend, nicht fettig oder verfilzt, ohne Schuppen und Parasiten ist,
- die Ohren sauber und ohne sichtbares Ohrenschmalz (Zerumen) sind,
- Mund und Lippen glatt und ohne Beläge sind, die Zähne weiß und belagfrei sind und kein Mundgeruch besteht,
- die Haut sauber, zart, schuppen- und krustenfrei ist, Hautfalten unauffällig sind und vom Körper kein Geruch ausgeht (Parfüm- und Pflegemitteldüfte sind eher erwünscht),
- die Nägel sauber, geschnitten oder gefeilt sind und glatte Ränder haben,
- die Füße ohne dicke Hornhaut sind, gepflegte Nägel haben und möglichst ohne Geruch sind,
- die Kleidung sauber, ohne Defekte, der Mode im weitesten Sinne entsprechend und der Situation angemessen ist.

Um einen solchen Eindruck zu erreichen, werden schon kleine Kinder regelmäßig zur Körperpflege angehalten, so daß sie im Schulalter, spätestens aber als Jugendliche selbständig dafür sorgen. Jugendliche und Erwachsene verbringen hierzulande viel Zeit mit der Körperpflege. Ob es reicht, einmal in der Woche zu baden und ansonsten nur eine „Katzenwäsche" durchzuführen oder ob die tägliche Dusche bzw. das tägliche Waschen von Kopf bis Fuß notwendig sind, hängt von vielen Faktoren ab:
- Außentemperatur
- Staub- und Schmutzentwicklung in Arbeitsräumen
- Körperliche Beanspruchung
- Individueller Gesundheitszustand und Figur
- Persönliche Gewohnheiten und Gewohnheiten der Gesellschaft, in der wir uns befinden

> Wer einen Beruf im Baubereich, in der Landwirtschaft, im Gartenbau, Bergbau, Straßenbau usw. ausübt, braucht die tägliche Reinigung der Haut

eher als ein Verwaltungsangestellter oder eine Sekretärin. Bei starker Schweißbildung wird die tägliche Reinigung zur Geruchsvermeidung notwendig. Menschen mit gesundheitlichen Einschränkungen (z.B. Stoffwechselerkrankungen wie Diabetes mellitus) oder starkem Übergewicht mit tiefen Hautfalten müssen zur Gesunderhaltung der Haut mehr tun als andere Menschen.

Viele von uns glauben, tägliches Duschen, Waschen oder Baden sei der einzig richtige Weg der Körperpflege. Dabei denken wir oft nicht daran, wie bequem es ist, wenn wir nur den Wasserhahn aufdrehen müssen, um heißes Wasser zu haben – selbstverständlich in einem warmen Badezimmer mit ständig frischen Handtüchern, die in Waschmaschine und Wäschetrockner mühelos aufbereitet werden. Wenn wir – wie die meisten Menschen dieser Erde – weder fließendes, heißes Wasser noch geheizte Badezimmer zur Verfügung hätten, wären unsere Ansprüche an die Körperpflege auch nicht so hoch. Unter unseren Lebensbedingungen ist es sehr leicht, die Nase über Menschen zu rümpfen, denen Sauberkeit und Körperpflege aus naheliegenden Gründen nicht so wichtig sein können. Das heißt, daß das jeweilige **Maß an Körperpflege** sehr stark bestimmt wird von der geographischen Lage eines Lebensraumes (Wasser, Klima, Entfernungen), dem Wohlstand der Länder insgesamt und natürlich dem individuellen Lebensstandard eines Menschen bzw. seiner Familie (auch in reichen Ländern hat nicht jeder die Möglichkeit, täglich ausgiebig ein Badezimmer zu benutzen!). Darüber hinaus bestimmen Erziehung, Traditionen und Lebenssituation die Vorstellungen eines Menschen über seine individuell notwendige Körperpflege.

Die **körperliche** und **seelische Verfassung** eines Menschen ist ein weiterer wichtiger Faktor. Mancher alleinlebende alte Mensch kann aus Angst vor Stürzen nicht mehr baden oder duschen, die regelmäßige Ganzkörperreinigung kann zu anstrengend oder bei Bewegungseinschränkungen auch unmöglich sein (dies betrifft insbesondere die Haar- und Fußpflege). Einsamkeit und depressive Stimmung können dazu führen, daß die Körperpflege als Bedürfnis an Bedeutung verliert.

> Körperpflege als Verrichtung des täglichen Lebens hat eine **soziale,** eine **gesundheitliche** und eine **individuelle Bedeutung.**

Soziale Bedeutung

- Sauberkeit und Gepflegtsein wird in unserer Gesellschaft hoch bewertet, Unsauberkeit ist peinlich und bedeutet Verlust an Ansehen und Würde.
- Körpergeruch (oder auch zu starker Parfümgeruch) wird von anderen als unangenehm empfunden, man geht auf Distanz.
- Häufige Kontakte zu vielen Menschen machen die regelmäßige Körperpflege sinnvoll und zu einem ausgeprägten Bedürfnis. Seltene Kontakte oder gar Einsamkeit mindern das Bedürfnis, das soziale Motiv fehlt.
- Körperpflege kann religiösen Geboten folgen (rituelle Bedeutung). Alte Schriften verschiedener Religionen geben zum Teil detaillierte Anweisungen zur körperlichen Reinigung.
- Bestimmte Handlungen sind aus Rücksicht auf andere Menschen erforderlich, wie das Händewaschen nach dem Toilettengang, die Beseitigung von Mundgeruch.

Gesundheitliche Bedeutung

- Verhütung von Krankheiten der Haut wie Wundsein und Entzündungen in den Hautfalten, Hauteiterungen, Pilzinfektionen, Befall mit tierischen Parasiten wie Läusen, Krätzmilben, Flöhen (nicht immer zu verhindern!).
- Allgemein krankheitsvorbeugender Effekt z.B. durch kaltes Duschen (Stärkung der Infektionsabwehr, Training der Blutgefäße, Anregung des Kreislaufs).
- Verhütung von Zahn- und Zahnbettkrankheiten (die durch unsere weiche, zarte, zuckerreiche Kost begünstigt werden).
- Beitrag zum Selbsthilfetraining und zur Rehabilitation bei Behinderung.

> Zu häufiges Waschen schädigt den natürlichen Hautschutz und begünstigt das Entstehen von Ekzemen und Pilzinfektionen. Hautpflegemittel können durch Duft- und Konservierungsstoffe Allergien auslösen. Spezielle Intimpflegemittel für Frauen schädigen den natürlichen Hautschutz im Intimbereich und begünstigen Entzündungen. Abgesehen davon sind sie auch völlig überflüssig.

Individuelle Bedeutung

Körperpflege ist kein grundsätzlich vergleichbares Bedürfnis aller Menschen wie z. B. Essen und Trinken, Ausscheiden oder gar Atmen, sondern abhängig von
- den Gewohnheiten der Familie oder sozialen Gruppe, in der ein Mensch aufgewachsen ist und in der er lebt,
- äußeren Umständen wie Wohnsituation, dem Beruf, dem Lebensstandard,
- Erziehung, seelischer und körperlicher Verfassung.
- Körperpflege im gewohnten Stil kann eine Voraussetzung für Wohlbefinden, Selbstwertgefühl und Kontaktfreude sein.
- Die Beschäftigung mit unserem Körper kann angenehm sein und uns das Gefühl geben, etwas Schönes für uns selbst zu tun.
- Vielbeschäftigten und überlasteten Menschen bietet ausgiebige Körperpflege die Möglichkeit, sich zurückzuziehen und für sich zu sein.
- Viele Menschen genießen es, die Pflege ihres Körpers ab und zu teilweise anderen zu überlassen, z. B. dem Friseur, der Kosmetikerin, der Fußpflegerin.
- Körperpflege kann aber auch Belastung, Mühe und Anstrengung bedeuten, z. B. bei Atemnot, bei Schwäche, bei Bewegungseinschränkungen und vor allem bei Schmerzen und Verstimmung.

Körperpflege hat **besondere Bedeutung** auch für diejenigen, die anderen Menschen dabei helfen:
- Die übliche soziale Distanz wird dabei überschritten, was dem Pflegebedürftigen, aber auch den Pflegenden die Überwindung entsprechender Vorbehalte abverlangt.
- Anblick und Berührung des nackten Körpers eines fremden Menschen, außerhalb von Familie oder einer Liebesbeziehung sind im Pflegeberuf zwar selbstverständlich und alltäglich, stellen aber besonders am Beginn der Pflegetätigkeit erhebliche Ansprüche an die seelische Kraft.

> Während uns nackte jugendliche Körper von Film, Werbung und Strand her vertraut und gewohnt sind, kann der Anblick der Körper alter, behinderter, schwerkranker Menschen, die wir ja sonst selten zu sehen bekommen, zunächst eine Belastung sein. Gefühle von Scham und/oder auch Ekel können sich einstellen. Pflegeprofis sprechen kaum darüber, haben sich daran gewöhnt oder finden es nicht mehr so wichtig. Wer im Pflegeberuf anfängt, kann leicht das Gefühl bekommen, Scham und Ekel dürfte sie/er nicht empfinden, und wenn doch, dann nicht darüber sprechen, weil solche Gefühle vielleicht die Eignung für den Pflegeberuf in Frage stellen könnten. Alle Pflegefachpersonen, die ich danach fragte, bestätigten, diese Gefühle zu kennen. Keine Person sah darin einen Grund, ihren Beruf zu wechseln. Viele hätten es aber als Erleichterung empfunden, wenn gerade zu Beginn ihrer Ausbildung bzw. Pflegetätigkeit darüber gesprochen worden wäre.

- Die Pflege des Körpers eines fremden Menschen, der zufällig und ungeachtet seines derzeitigen Pflegezustandes in Ihre Obhut kommt, ist eine ungleich persönlichere, intimere Handlung als jede medizinische Untersuchung. Gleichzeitig verbinden sich damit sachlich-professionelle Inhalte wie z. B. die Beobachtung der Haut und vorbeugende Pflegemaßnahmen.
- Als Pflegehelferin müssen Sie, wie jede Krankenschwester und Altenpflegerin, damit umgehen lernen, sich einerseits an die Situation zu gewöhnen und sie als alltäglich zu empfinden, andererseits aber die Schamgefühle des Patienten jederzeit zu berücksichtigen und daran zu denken, daß es für die meisten Patienten ungewohnt ist, von einer fremden, vielleicht jungen Person gewaschen und gepflegt zu werden.
- Das Wissen um die verschiedenen Bedeutungen der Körperpflege und die therapeutischen und prophylaktischen Möglichkeiten macht die beruflich geleistete Körperpflege über die persönliche, intime Handlung hinaus zu einer gesundheitlich bedeutsamen Handlung.
- Die Tatsache, daß Körperpflege von fast allen Menschen ab einem gewissen Lebensalter selbständig durchgeführt wird, läßt leicht den Eindruck entstehen, es handele sich dabei um etwas, das nun wirklich jeder kann. Stimmt: Jeder kann es für sich selbst oder höchstens noch für einen anderen Menschen, der ihm nahesteht. In der beruflichen Pflege handelt es sich dabei aber um eine anspruchsvolle Aufgabe. Die Körper vieler fremder Menschen jeglichen Alters, mit verschiedensten Einschränkungen, Gewohnheiten, Bedürfnissen, verschiedenen gesundheitlichen Risiken und medizinischen Vorgaben so zu pflegen, daß nicht nur kein Schaden, sondern ein Nutzen für die Menschen daraus entsteht, bedarf ausgeprägter fachlicher Kompetenz.

- Es ist ein Qualitätsmerkmal der Pflege allgemein, wie diskret und die Intimsphäre des Patienten schützend, Pflegefachpersonen die Hilfe bei der Körperpflege gestalten, trotz alltäglicher Routine und Zeitmangel (Diskretion ist ja auch kein Zeitproblem!).
- Ein gepflegter Körper läßt uns nicht nur wohler fühlen, sondern macht uns auch selbstsicherer und läßt uns weniger Peinlichkeit empfinden, wenn wir uns vor anderen entblößen müssen – was im Falle von Behandlungs- oder Pflegebedürftigkeit ja unumgänglich ist.

> - Jeder von uns wird sich nach Möglichkeit vor einem Arztbesuch noch einmal waschen, vor einem Zahnarztbesuch noch einmal die Zähne putzen. Ein peinlicher Gedanke, wir müßten uns gerade dann vor anderen ausziehen, wenn wir einmal die Körperpflege vernachlässigt haben!

- Ein beschmutzter Körper und schlechter Geruch werden von fast allen Menschen, erst recht von den Betroffenen, als peinlich und entwürdigend empfunden. Viele Menschen können vorübergehend oder dauernd nicht für einen angemessenen Pflegezustand sorgen, sei es aus physischen oder aus psychischen Gründen. So ist es ein wichtiger Beitrag zur Wahrung der Würde des Patienten, wenn wir dafür sorgen, daß er sich nicht in einem entwürdigenden körperlichen Zustand zeigen muß.

Zur Körperpflege gehören folgende Verrichtungen:
- Mundpflege
- Pflege des Haares und gegebenenfalls des Bartes
- Nagelpflege
- Reinigung und Pflege der Haut

Mundpflege

Normalerweise beschränkt sich die Mundpflege auf mehrmals tägliches Zähneputzen (zwar wird allseits empfohlen, die Zähne nach jeder Mahlzeit zu putzen, viele Menschen tun dies aber nur zweimal am Tag oder sogar nur einmal). Viele Menschen benutzen häufig einen Fettstift oder eine Creme zur Lippenpflege. Eine weitere Pflege ist nicht notwendig, da Essen und Trinken und ein normaler Speichelfluß die Mundschleimhaut intakt halten.

Festsitzende Zahnspangen und **festsitzender Zahnersatz** werden ebenfalls mit Bürste und Zahnpasta mehrmals täglich geputzt. Zusätzlich kann die Munddusche Speisereste aus den Zwischenräumen entfernen, was besonders abends wichtig ist. Zur gründlichen Reinigung von Spangen und Brückengliedern gibt es auch besonders kleine, speziell geformte Bürsten.

Herausnehmbarer Zahnersatz (= Zahnprothese) muß meist nach jeder Mahlzeit abgespült werden, um darunter geratene Speisepartikel zu entfernen, die ein lästiges Fremdkörpergefühl oder schmerzhaften Druck verursachen können. Einmal täglich wird die Zahnprothese gründlich gereinigt, entweder mit Zahnbürste und Zahnpasta oder mit speziellen Reinigungstabletten, die in Wasser aufgelöst werden. Viele ältere Menschen tragen die Zahnprothese in der Nacht nicht, sondern legen sie in Wasser oder Reinigungslösung ein.

Die normale Mundpflege dient der Verhütung von **Karies** (= Zahnfäule), **Parodontopathien** (= Erkrankungen des Zahnbettes) und Mundgeruch und sorgt für einen angenehm frischen Geschmack. Kann ein Patient die Mundpflege nicht selbst durchführen, so ist er dabei entsprechend seiner Gewohnheiten und Einschränkungen zu unterstützen.

> Benutzen Sie zur Mundpflege nur gut lauwarme Flüssigkeit, wenn der Patient nicht ausdrücklich etwas anderes wünscht, da bei kariösen Zähnen, Entzündungen am Zahnfleisch und freiliegenden Zahnhälsen kalte und heiße Flüssigkeiten Schmerzen verursachen.

Bei vielen Patienten, besonders wenn sie mit dem Essen und Trinken Probleme haben, ist die Lippenhaut unangenehm trocken und wird leicht spröde und rissig (die Lippenhaut besitzt wenig Talgdrüsen!). Die Pflege der Lippen mit einem fetthaltigen Präparat (Fettstift, Hautcreme, Vaseline, Butter) schließt die Mundpflege ab (es sei denn, der Patient wünscht es nicht). Dabei soll ein hauchdünner Fettfilm auf die Lippen gelegt werden, keinesfalls eine dicke Schicht.

◆ **Der Patient kann die Zähne selbst putzen**
- Bereitstellen von Zahnbürste, Zahnpasta, Becher mit lauwarmem Wasser, Schale und Handtuch (weiteres Material nach Wunsch)
- Unterstützte sitzende Haltung oder auch flache Seitenlage, falls Sitzen nicht möglich
- Bei Patienten mit Bewegungsstörungen z.B. Tremor (= Zittern) die Zahnpastatube öffnen oder die Pasta auf die Zahnbürste geben.

◆ Der Patient kann die Zähne nicht selbst putzen
▸ Material wie oben bereitstellen
▸ Die Zähne vorsichtig und gründlich von rot nach weiß, innen und außen bürsten (das ist wesentlich schwieriger, als die eigenen Zähne zu putzen).
▸ Den Patienten mehrmals den Mund ausspülen lassen, die Lippen abtrocknen und evtl. fetten.

◆ Der Patient hat Schluckstörungen
Es besteht Aspirationsgefahr (Aspiration = Ansaugen von Fremdkörpern oder -stoffen in die Luftröhre, Verschlucken). Die Krankenschwester wird die Mundpflege durchführen bzw. Krankenpflegeschülerin oder Krankenpflegehelferin gründlich anleiten. Das Zähneputzen mit Zahnpasta ist aufgrund der Aspirationsgefahr durch Schaum und beim Ausspülen nicht möglich.
▸ Die Zähne mit der nur feuchten Zahnbürste bürsten, dabei die Lippen von den Zähnen weghalten, die Zahnbürste mehrmals abspülen,
▸ Zahnfleisch und Mundschleimhaut mit angefeuchteten Kompressen, die über den Zeigefinger gelegt und mit Daumen und Mittelfinger derselben Hand gehalten werden, auswischen,
▸ die Kompresse mehrmals erneuern, die Zunge mehrmals abwischen.
▸ Dem lauwarmen Wasser, mit dem die Kompressen angefeuchtet werden, auf Wunsch des Patienten ein Mundwasser zusetzen oder, wenn er mag, auch Kamille- oder Pfefferminztee verwenden.
▸ Genau nachschauen, ob die Mundschleimhaut sauber, feucht und frei von Defekten ist.

◆ Der Patient ist bewußtseinsgestört, verwirrt oder kann aus anderen Gründen nicht mitarbeiten
▸ Den Patienten in angemessener Form informieren
▸ Mundpflege wie oben, zum Auswischen des Mundes Tupfer in eine kleine Klemme einspannen und anfeuchten (der Patient könnte Ihnen, weil er die Situation vielleicht nicht überblicken kann, versehentlich auf den Finger beißen).
▸ Niemals zur Mundpflege eine Pinzette benutzen, da damit der Tupfer nicht sicher gehalten werden kann.

◆ Der Patient öffnet den Mund nicht
▸ Mangelnde Information, Angst, unangenehme Erfahrungen, mangelndes Vertrauen und Regression können die Gründe dafür sein.
▸ Nach angemessener Information können Sie durch zartes Bestreichen der Lippen versuchen, den Patienten zum Öffnen des Mundes zu bewegen. Ein angenehmer Geschmack, z. B. Lieblingsgetränk des Patienten, hilft oft weiter.

▸ Gewinnen Sie lieber das Vertrauen des Patienten, als ihm erneut eine schlechte Erfahrung zu vermitteln. Jeder Zwang ist zu unterlassen. Vielleicht hat ja auch eine Kollegin leichter Kontakt zum Patienten, dann sollte sie die Mundpflege übernehmen.

◆ Der Patient hat eine Zahnprothese
Die Zahnprothese ist – als Ersatz für die eigenen Zähne – wichtig für die Kommunikation (Sprechen), fürs Essen und für das Aussehen. Viele Menschen möchten sich ohne ihre Zahnprothese am liebsten gar nicht sehen lassen und leiden sehr darunter, wenn sie sie entbehren müssen (z. B. im Zusammenhang mit Operationen oder Untersuchungen). Außerdem ist es den meisten Menschen peinlich, wenn sie beim Herausnehmen oder Einsetzen der Prothese Zuschauer haben. Sorgen Sie unauffällig für die entsprechende Diskretion.
▸ Reinigung der Prothese nach Gewohnheit des Patienten, z. B. in einer Reinigungslösung über Nacht oder als Schnellreinigung, danach abspülen und dem Patienten geben. Oder die Prothese mit Bürste und Zahnpasta unter fließendem Wasser reinigen. Dabei ist die Prothese vor Bruch schützen, falls sie doch einmal aus der Hand rutschen sollte: lassen Sie etwas Wasser ins Waschbecken einlaufen oder legen Sie einen Waschlappen oder dergleichen als Polster hinein.
▸ Den Patienten den Mund ausspülen lassen oder, wenn er das nicht kann, mit Kompressen auswischen; erst die untere, dann die obere Prothese einsetzen, den Patienten zum Zusammenbeißen auffordern, vom sicheren Sitz überzeugen, evtl. Haftcreme verwenden.
▸ Nach den Mahlzeiten die Prothese abspülen und dem Patienten zurückgeben.
▸ Aufbewahrung über Nacht, falls der Patient dies so wünscht, in klarem Wasser **verwechslungssicher** in einem Prothesenbecher (in Krankenhaus oder Pflegeheim mit Namen versehen).
▸ Morgens soll der Patient als erstes Gelegenheit zum Mundspülen haben (oder es wird die Mundpflege vorgenommen) und seine frisch abgespülte Zahnprothese bekommen.

Bei der Frage, ob und wann der Patient seine Zahnprothese nicht trägt, richten Sie sich nach seinem Wunsch und der Anweisung der Krankenschwester oder Altenpflegerin. Längeres Aussetzen führt zu Veränderungen der Lippen- und Zungenbewegungen, so daß der Patient dann evtl. neu lernen müßte, mit der Prothese zurechtzukommen. Das kann besonders bei älteren Patienten größere Schwierigkeiten bereiten.

♦ **Übung**
Versuchen Sie zu schlucken, ohne mit der Zunge gegen die Rückseite der Schneidezähne zu drücken.

Außerdem kann sich der Kiefer verformen, so daß die Prothese nicht mehr paßt. Nach längerem Aussetzen sollte der Patient sich **zwischen** den Mahlzeiten wieder an die Prothese gewöhnen. In diesem Fall die Prothese nur **zu** den Mahlzeiten zu geben, ist nicht so günstig, weil die Mundbewegungen beim Essen zusammen mit der nun ungewohnten Prothese den Patienten überfordern und zur Ablehnung führen könnten.

Bei **speziellen Problemen** wenden Sie auf Anweisung der Krankenschwester oder des Arztes bestimmte Mittel zur oder nach der Mundpflege an wie:
▶ **Künstlicher Speichel** (Glandosane)
Bei ausgetrockneter Mundschleimhaut und zur Vorbeugung bei ständiger Mundatmung (zum Einsprühen)
▶ **Myrrhentinktur**
Bei Entzündungen oder Druckstellen des Zahnfleisches (unverdünnt mit einem kleinen Watteträger auftupfen)
▶ **Salbeitee**
Bei Entzündungen der Mundschleimhaut und Mundgeruch (zum Spülen oder Auswischen des Mundes)
▶ **Glyzerin**
Bei borkigen Belägen der Zunge, die damit aufgeweicht werden und nach und nach entfernt werden können. Bei ständiger Mundatmung, um ein Austrocknen der Mundschleimhaut zu verhindern (mit Tupfer auftupfen). Der schlechte Geschmack kann durch einen Tropfen Zitronensaft verbessert werden. Glyzerin soll nicht über einen längeren Zeitraum verwendet werden (nicht länger als zwei Wochen).
▶ **Panthenollösung**
Bei Entzündungen und Geschwüren der Mundschleimhaut (mit Tupfer auftupfen)
▶ **Nystatin** (Moronal oder Ampho-Moronal, verschreibungspflichtig)
Bei Soorpilzinfektion mit der Pipette einträufeln

Bei allen Veränderungen im Bereich des Mundes, die Sie beobachten oder über die der Patient klagt, holen Sie die Krankenschwester zur Beurteilung der Situation. Solche Veränderungen können z. B. sein:
- Lokale (= örtlich begrenzte) oder flächenhafte Rötungen
- Schwellungen des Zahnfleisches
- Geschwürige Defekte der Mundschleimhaut (= Aphthen)
- Blutende Stellen im Mund (auch nach Berührung)
- Schmerzen
- Weiße, haftende Beläge der Mundschleimhaut
- Borkige Beläge der Zunge
- Rhagaden (= Einrisse) und Bläschenbildung im Mund und an den Lippen
- Glatte und gerötete oder stark belegte Zunge
- Unangenehmer Mundgeruch
- Defekte oder lockere Zähne

Erkrankungen im Mundbereich und Pflegehilfe

Gingivitis (Zahnfleischentzündung)

♦ **Symptome**
- Lokale Schwellung und Rötung des Zahnfleisches, das bei Berührung leicht blutet.
- Starke Schmerzhaftigkeit, besonders bei der Berührung mit Heißem, Kaltem und Süßem.

♦ **Pflegehilfe**
- Mundspülungen mit antiseptischen Lösungen (Zahnarztverordnung) und/oder Auftupfen von Myrrhentinktur oder eines anderen verordneten Präparates
- Lauwarme Speisen und Getränke
- Sehr vorsichtige Mundpflege nach jeder Mahlzeit

Stomatitis (Entzündung der Mundschleimhaut)

♦ **Symptome**
- Flächenhafte Rötung der Mundschleimhaut
- Heftige brennende Schmerzen
- Eventuell Ablehnung der Mahlzeiten wegen Schmerzen

♦ **Pflegehilfe**
- Mundspülungen mit lauwarmem Kamille- oder Salbeitee
- Keine Zahnpasta zur Zahnpflege verwenden
- Auftupfen von Pathenollösung oder eines anderen verordneten Präparates
- Zum Essen keine heißen, eher kühle Speisen; nichts scharf Gewürztes oder Saures (Salatsoße!); kein rohes Obst

- Zum Trinken keine Fruchtsäfte, sondern Wasser, Tee, Milch

Mundsoor (Pilzinfektion der Mundhöhle)

Infektionen z. B. mit **Candida albicans** bei Patienten mit geschwächter Infektabwehr wie Schwerkranke, kranke Diabetiker, länger mit Antibiotika behandelte Patienten, Krebskranke, die mit Zytostatika behandelt werden, Aids-Kranke.

◆ **Symptome**
- Festhaftende weiße Beläge im Mund, die sich nicht abwischen lassen, oft auf entzündlich-gerötetem Hof.

◆ **Pflegehilfe**
- Mund- und Prothesenpflege nach Anweisung mehrmals täglich zur Verringerung der Keimzahl (mit Handschuhen)
- Einträufeln des ärztlich verordneten Nystatins
- Jedes Getränk in ein frisches Gefäß geben (zur Vermeidung von Reinfektionen)

Herpes labialis

Lippenbläschen, die bei vielen Patienten im Zusammenhang mit fieberhaften Erkrankungen und bei Abwehrschwäche auftreten (nicht nur an den Lippen, sondern auch in der Mundhöhle und an der Nase).

◆ **Symptome**
- Anfangs Jucken und Spannungsgefühl an den betroffenen Stellen; mit Ausbildung der Bläschen: Brennen und Schmerzhaftigkeit.
- In manchen Fällen massives Auftreten der Bläschen, so daß der Mund nicht mehr richtig geöffnet werden kann.

◆ **Pflegehilfe**
- Auftragen von ärztlich verordneten Präparaten, z. B. Aciclovir nach Anweisung (mit Tupfer, Watteträger oder Fingerling).
- Gegebenenfalls dem Patienten Breikost mit kleinem Löffel anbieten; Trinkhalm.
- Vorsichtige Mundpflege, evtl. mit Kinderzahnpasta (brennt nicht).

Parotitis (Entzündung der Ohrspeicheldrüse)

Eine Parotitis tritt meist einseitig bei Patienten mit Abwehrschwäche und flüssiger Ernährung oder Nahrungskarenz auf. Ohne die Kaubewegungen des Kiefers kommt es leichter zu einer Stauung des Speichels in der Ohrspeicheldrüse.

◆ **Symptome**
- Schwellung im Bereich des Kieferwinkels
- Schmerzen, schmerzhafte Bewegungseinschränkung des Unterkiefers
- Eventuell Fieber

◆ **Prophylaxe**
- Auf Anweisung der Krankenschwester gefährdete Patienten zu Kaubewegungen anregen (Information, evtl. Kaugummi geben)
- Häufige Mundpflege mit geeigneten Mitteln zur Verringerung der Keimzahl im Mund
- Ausstreichen der Ohrspeicheldrüsen (durch Arzt oder Krankenschwester)
- Anregung des Speichelflusses mit Geruchs- oder Geschmacksstoffen

◆ **Achtung!**

Kontraindikationen! Zum Beispiel darf bei einer akuten Pankreatitis (= Entzündung der Bauchspeicheldrüse) der Speichelfluß nicht angeregt werden!

Haarpflege

Das **Aussehen von Haar und Frisur** ist wesentlich am äußerlichen Gesamteindruck beteiligt. Das Gefühl, gepflegtes Haar und eine schuppenfreie Kopfhaut zu haben, ist vielen Menschen wichtig. Besonders Frauen, zunehmend aber auch Männer, fühlen sich wohler mit einer ihrem Geschmack entsprechenden, vorteilhaften Frisur. Regelmäßige Haarpflege dient einem gepflegten Äußeren, verhindert das Verfilzen des Haares und trägt zur Gesunderhaltung der Kopfhaut bei. Üblicherweise wird das Haar morgens gebürstet, gekämmt und frisiert, abends ausgekämmt und gebürstet, zwischendurch nach Bedarf gerichtet. Patienten, die ihr Haar selbst pflegen können, werden nach ihren Wünschen und Gewohnheiten unterstützt. Patienten, die wegen vorübergehender oder dauernder körperlicher Einschränkung an der selbständigen Haarpflege gehindert sind, können ihre Wünsche mitteilen und auch sagen, wie ihre Haarpflege durchgeführt werden soll.

Langes Haar muß bei bettlägerigen Patienten zweimal am Tag durchgekämmt und zusammengebunden oder locker zu Zöpfen geflochten werden, damit es nicht verknotet und verfilzt. Legen Sie das gebundene oder geflochtene Haar nach vorn, damit die Patienten nicht darauf liegen.

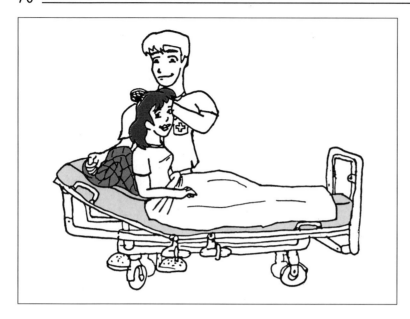

Abb. 3.1 Bürsten des Haares am Hinterkopf

Auch bei **kurzem Haar** muß bei bettlägerigen Patienten besonders auf das Haar am Hinterkopf geachtet werden; hier verfilzt es am schnellsten. Kann der Patient sich nicht aufsetzen, so drehen Sie seinen Kopf erst nach der einen Seite, dann nach der anderen und bürsten das Haar jeweils gründlich durch. Der Hinterkopf wird leicht zugänglich, wenn Sie das Kopfkissen fest unter die Schultern des Patienten stopfen und den Kopf nur leicht mit der freien Hand stützen (Abb. 3.1).

Ausgiebiges **Bürsten und Kämmen des Haares** kann dem Patienten ein angenehmes Körpergefühl und das Spüren von Nähe und Zuwendung vermitteln. Gerade bei niedergeschlagenen oder depressiven Patienten sollten Sie auch diese Möglichkeit nutzen. Aber auch unruhige, verwirrte und angstgeplagte Menschen können so etwas ruhiger werden und sich geborgen fühlen.

Die **Haarwäsche** findet auf Wunsch des Patienten bzw. nach Bedarf statt. **Fettiges Haar** muß natürlich öfter gewaschen werden als trockenes. Patienten, die ihre diesbezüglichen Wünsche nicht äußern können, sollten einmal pro Woche das Haar gewaschen bekommen. Nach Gewohnheit und Möglichkeiten des Patienten wird das Haar im Bad, unter der Dusche oder am Waschbecken gewaschen. Mit Hilfe eines speziellen Beckens können Sie auch bettlägerigen Patienten problemlos das Haar im Bett waschen (Abb. 3.2).

▶ Es ist wichtig, daß der Patient während der Haarwäsche nicht am Körper auskühlt und friert (z. B. in Badewanne oder Dusche).

▶ Die meisten Menschen mögen beim Haarwaschen einen kräftig massierenden Druck der Fingerspitzen auf der Kopfhaut.

▶ Zur Haarwäsche verwenden Sie die Pflegemittel des Patienten. Falls der Patient im Krankenhaus kein Shampoo dabei hat, nehmen Sie das vorhandene der Station; ersatzweise auch etwas Schaumbadezusatz.

▶ Achten Sie darauf, daß kein Schaum in Augen, Nase oder Mund gelangt und alle Schaumreste von Haar und Haut gründlich abgespült werden (Seifenreste verursachen Juckreiz).

▶ Bei bereits verfilztem, stark verknotetem Haar ist eine Pflegespülung sinnvoll, die das anschließende Durchkämmen erleichtert.

▶ Hüllen Sie das gewaschene Haar in ein trockenes, evtl. vorgewärmtes Handtuch ein und lassen Sie den Patienten etwas ausruhen; während dieser Zeit können Sie alles gebrauchte Material säubern, trocknen und wegräumen sowie Kamm und Bürste des Patienten gründlich reinigen.

▶ Das Trocknen des Haares ist bei langem oder sehr kurzem Haar am einfachsten mit dem Fön. Vorsicht: Nicht zu nah an die Kopfhaut kommen, Temperatur immer wieder mit der Hand kontrollieren!

▶ Kurzes und halblanges Haar sollte – der jeweiligen Mode entsprechend – mit Bürste oder Kamm beim Fönen etwas in Form gebracht werden. Lassen Sie sich dabei vom Patienten anleiten.

▶ Ältere Damen haben oft Dauerwellen, bei denen die Frisur erst nach dem Aufrollen auf Locken-

Körperpflege

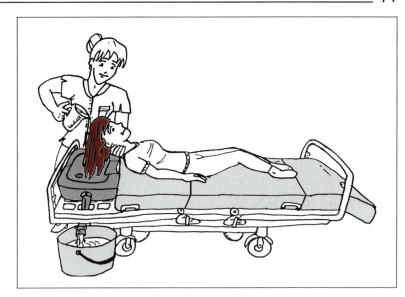

Abb. 3.2 Haarwäsche bei einem bettlägerigen Patienten

wickler gut sitzt. Das Aufrollen dauergewellter Haare läßt sich mit ein wenig Geschick und Geduld lernen. Wenn Sie bei der Betreuung länger pflegebedürftiger älterer Frauen mitarbeiten, sollten Sie sich auf jeden Fall um diese Fertigkeit bemühen.
▸ Schneiden, Färben, frische Dauerwellen einlegen und dergleichen muß von einer Friseurin (oder auch von Angehörigen) übernommen werden. Niemals dürfen einem Patienten ohne seine ausdrückliche Zustimmung die Haare geschnitten werden!

Rasur, Bartpflege

Männer, die sich nicht selbst pflegen können, bekommen je nach Wunsch und Bartwuchs täglich, jeden zweiten Tag oder sogar zweimal am Tag Hilfe bei der Rasur. Mit einem Elektrorasierer ist dies auch für Frauen in der Pflege kein Problem:
▸ Die Haut spannen und den Scherkopf des Gerätes langsam darüberführen.
▸ Nicht zu lange auf einer Hautstelle verweilen (Hautreizung!).
▸ Problemzonen wie z.B. unter Kinn und Kieferwinkel oder um den Mund herum besonders beachten.
▸ Rasierwasser einreiben (Vorsicht, daß nichts davon in die Augen kommt) oder eine pflegende Creme verwenden.
▸ Rasierapparat öffnen und die Bartstoppeln mit dem Pinsel oder Bürstchen entfernen (nie den Apparat ausklopfen), Rasierapparat gebrauchsbereit im Kasten aufbewahren.

▸ Manche Männer bevorzugen die Naßrasur und verwenden dazu meist Rasierschaum und einen Rasierer mit auswechselbarer Klinge. Da nur eine neue, scharfe Klinge gut und hautschonend rasiert, muß sie je nach Qualität und Bartwuchs nach zwei bis fünf Rasuren ausgewechselt werden (Patient fragen!).

▸ Rasierschaum dick auftragen (Vorsicht: Augen, Nasenlöcher, Mund), etwas einwirken lassen.
▸ Den Rasierer **gerade** über die gespannte Haut führen, bei schräger Führung schneiden Sie den Patienten! Schaum und Bartstoppeln mit Wasser abspülen, weiterrasieren.
▸ Nach beendeter Rasur Schaumreste feucht abwischen, die Haut trocknen und nach Gewohnheit des Patienten pflegen.
▸ Bei starken Unebenheiten der Haut sind kleinste Verletzungen manchmal leider nicht zu vermeiden, der Patient und seine Angehörigen wissen das!
▸ Ein kurzer Oberlippenbart kann auf Wunsch des Patienten von Zeit zu Zeit mit einer Haarschneideschere oder einem Bartschneider gestutzt werden.
▸ Ein kurzer Vollbart kann mit dem Bartschneider in Form gebracht werden, ein langer Vollbart sollte, wenn die Angehörigen es nicht übernehmen können, vom Friseur geschnitten werden. Der Vollbart wird täglich gekämmt und wie das Haar von Zeit zu Zeit gewaschen.

> Besonders bei älteren Frauen können vereinzelte längere und kräftige Haare oder auch ein richtiges Bärtchen, besonders am Kinn und auf der Oberlippe (Damenbart) wachsen. Einzelhaare werden einfach mit der Schere abgeschnitten. Der Damenbart wird nach Wunsch der Patientin entweder mit Enthaarungscreme entfernt oder rasiert.

Nagelpflege

Der Pflege der Finger- und Fußnägel kommt in erster Linie eine **ästhetische Bedeutung** zu. Saubere und glatte Nägel gehören zu einem gepflegten Gesamteindruck. Außerdem können zu lange und/oder rissige, gesplitterte Nägel Verletzungen verursachen, besonders bei unruhigen oder verwirrten Patienten. Zu lange Fußnägel können in Schuhen und Hausschuhen zu Schmerzen an den Zehen führen und beschädigen natürlich auch die Strümpfe.

- Zur Nagelpflege ein Handtuch oder etwas Zellstoff, Papiertaschentuch oder Küchenpapier unterlegen.
- Täglich oder nach Bedarf die Nägel vorsichtig mit einer Nagelfeile reinigen.
- Die Nägel nach Wunsch des Patienten oder augenscheinlichem Bedarf mit der Nagelschere oder -zange kürzen: Fingernägel rund, Fußnägel gerade schneiden, die Nagelränder mit der Nagelfeile glätten.
- Bei sehr harten Nägeln oder eingetrockneten Verschmutzungen vorher ein Hand- bzw. Fußbad in lauwarmem Wasser, evtl. mit Seifenzusatz anbieten.
- Nagellackreste entfernen.
- Bei Patienten mit **Diabetes mellitus** oder **arterieller Verschlußkrankheit** darf bei der Nagelpflege nicht die kleinste Verletzung entstehen, da diese sich leicht entzünden und eine schlechte Heilungstendenz haben.
- Bei sehr dicken Nagelplatten oder stark deformierten Nägeln (oft bei älteren Menschen an den Füßen) empfiehlt es sich, mit Einverständnis des Patienten oder seiner Angehörigen, eine Fußpflegerin kommen zu lassen.
- Nach der Nagelpflege die gebrauchten Gegenstände säubern und gebrauchsfertig aufbewahren.
- Bei vorhandenen **Fuß- oder Nagelpilzerkrankungen** während der Fußpflege Handschuhe tragen und das gebrauchte Material desinfizieren, Pilzbehandlung nach Anweisung durchführen.

Reinigung und Pflege der Haut

Für viele Menschen ist die **Ganzkörperreinigung** tägliche Gewohnheit und Bedürfnis, für viele aber auch nicht. Besonders Angehörige der älteren Generation kannten in ihrer Jugendzeit den Luxus geheizter Badezimmer und fließenden, heißen Wassers nicht (ebenso wie viele unserer ausländischen Mitbürger). Alte Menschen waren und sind es deshalb oft gewohnt, einmal in der Woche eine Ganzkörperreinigung vorzunehmen. Zwischendurch genügt ihnen eine Wäsche von Gesicht, Hals und evtl. Oberkörper. Manche Menschen halten die tägliche Ganzkörperreinigung auch für einen allgemeinen Anspruch und trauen sich nicht recht zuzugeben, daß ihre eigene Gewohnheit anders ist.

Im Falle von Pflegebedürftigkeit kommt der Reinigung und Pflege der Haut ganz besondere Bedeutung zu. Krankheit, Behinderung, Immobilität und besonders Bettlägerigkeit können eine intensivere Pflege erfordern. Die gleichen Gründe können zu erheblichen Belastungen wie körperliche Anstrengung, Scham oder verringertem Selbstwertgefühl führen.

> Die Hilfe bei der Körperpflege oder deren Übernahme bedeuten auch Nähe, Zuwendung und das Geschenk von Zeit. Wann hat der Patient Sie sonst einmal so lange für sich allein?

Besonders im Krankenhaus, weniger im Heim oder im häuslichen Bereich, kann es zu erheblichem Zeitdruck, Störungen oder gar Unterbrechungen bei der Körperpflege kommen: Viele Patienten brauchen Hilfe, Mitarbeiter/innen sind krank, die Putzfrau, der Arzt oder die Laborantin kommen ins Zimmer, Sie werden gerufen, um eine andere dringliche Arbeit zu erledigen usw. Dies ist für Sie, besonders aber für den Patienten eine unangenehme Situation, die Sie beide daran hindert, die gemeinsame Handlung und gemeinsam verbrachte Zeit sinnvoll zu nutzen.

Sprechen Sie die zuständige Krankenschwester oder Altenpflegerin darauf an, ob durch organisatorische Umstellung oder andere Maßnahmen solche Situationen vermieden werden können. Zuweilen mag es z. B. günstiger sein, Patienten nur jeden zweiten Tag von Kopf bis Fuß zu waschen (dazwischen die sogenannte Dreipunktwäsche – Gesicht, Hände, Intimbereich), dafür aber mit ausreichend Zeit und ohne Störungen.

Aufbau der Haut

Die Haut (= Kutis) ist mit durchschnittlich 2 qm Oberfläche und im Durchschnitt 5 bis 10 kg Gewicht unser größtes Organ. Die Haut besteht aus drei Schichten: Oberhaut (= Epidermis), Lederhaut (= Korium) und Unterhaut (= Subkutis).

Die **Unterhaut** besteht aus lockerem Bindegewebe, das das Verschieben gegen die darunterliegenden Gewebe (Muskelhüllen, Knochenhaut) ermöglicht. Sie enthält die Schweißdrüsen und – je nach Körperstelle, Geschlecht und Ernährungszustand – mehr oder weniger reichlich eingelagertes Fettgewebe. Dieses **subkutane Fettgewebe** dient als Isolierschicht gegen Wärmeverlust, als Polster und als Energiereserve (nicht verbrauchte Energiestoffe aus der Nahrung werden in Form von Fett in der Unterhaut gespeichert).

Die **Lederhaut** besteht aus **lockerem** und **festem Bindegewebe** und enthält kollagene und elastische Fasern, die die Haut stabil und elastisch machen. In der Lederhaut befinden sich die Talgdrüsen (außer an den Handinnenflächen und Fußsohlen), die Haarwurzeln (Haarfollikel), die Ausführungsgänge der Schweißdrüsen, Nerven und zahllose kleine und kleinste Blutgefäße (Kapillaren).

Die **Oberhaut** besteht aus mehrschichtigem **verhornendem Plattenepithel**. Der Hornstoff **Keratin** bildet einen mechanischen Schutz und wirkt zusammen mit Talg wasserabweisend. Die Oberhaut ist je nach Beanspruchung einer Körperregion durch Reibung oder Druck verschieden dick, so ist sie z. B. an Handflächen und Fußsohlen viel dicker als am Hals. Die Oberhaut enthält keine Blutgefäße, sie wird von denen der Lederhaut ernährt. Die untere Schicht der Oberhaut bildet ständig neue Zellen, die nach oben wandern und verhornen. Mit der Verhornung sterben die Zellen ab und werden von der Oberfläche abgestoßen oder abgerieben. Dieser Vorgang dauert ca. zwei Wochen, das bedeutet, daß sich nach zwei bis vier Wochen die gesamte obere Schicht der Oberhaut erneuert hat. Bei fehlendem Abrieb oder schnellerer und stärkerer Verhornung entstehen Schuppen. In der unteren Schicht der Oberhaut befinden sich pigmentbildende Zellen, die den Farbstoff **Melanin** herstellen. Dieses Melanin gibt Haut und Haar seine Farbe. Bei Bestrahlung mit dem ultravioletten Licht der Sonne (oder Sonnenbank) wird mehr Melanin gebildet, um die tieferen Hautschichten vor der Strahlung zu schützen (= Sonnenbräune). Gibt man der Haut nicht genügend Zeit, schützendes Melanin zu bilden, entsteht eine **Verbrennung** (= Sonnenbrand). Kommt dies häufiger vor, so verliert die geschädigte Haut vorzeitig an **Elastizität** (= Faltenbildung). Außerdem können die Melanozyten entarten, es entsteht das **Melanom** (= Hautkrebs).

Schweißdrüsen befinden sich in der Haut nahezu des gesamten Körpers. Der Schweiß besteht hauptsächlich aus Wasser, Salz, Milchsäure, Ammoniak und Endprodukten des Stoffwechsels. Normalerweise scheiden die Drüsen ca. 500 ml Schweiß pro Tag aus, ohne daß wir es merken. In luftundurchlässiger Kleidung und Schuhen macht sich die verhinderte Verdunstung allerdings durch Wärmestauung und feuchte Haut bemerkbar. Bei Fieber, hoher Außentemperatur und Anstrengung scheiden die Schweißdrüsen erheblich mehr Wasser aus, um durch die Verdunstungskälte den Körper zu kühlen.

Duftdrüsen befinden sich besonders in den Achselhöhlen und im Intimbereich. Sie beginnen erst in der Pubertät mit der Ausscheidung von Stoffen, die einen typischen Körpergeruch bewirken.

Talgdrüsen befinden sich mit unterschiedlicher Dichte am ganzen Körper außer an Handflächen und Fußsohlen. Die Lippenhaut besitzt nur wenige Talgdrüsen. Der Talg besteht aus Fett, Eiweiß und Cholesterin. Er hält Haar und Haut geschmeidig und wirkt zusammen mit dem Schweiß gegen bestimmte Krankheitserreger der Haut. Unter Einfluß von Hormonen und psychischen Belastungen können die Talgdrüsen verstärkt arbeiten. Verstopfte Ausführungsgänge (Mitesser) können sich entzünden, es entstehen Pickel (Akne, besonders in der Pubertät). Im Alter läßt die Tätigkeit der Talgdrüsen nach, so daß die Haut trocken, spröde und leichter verletzlich ist und Juckreiz entstehen kann.

Bakterien und andere Mikroorganismen befinden sich massenhaft auf der Haut jedes Menschen (= physiologische Flora). Krankheitsverursachende (= pathogene) Keime werden vom **physiologischen Säureschutzmantel** der Haut und von verschiedenen nicht krankmachenden (= apathogenen) Keimen in Schach gehalten, so daß die Haut gesund bleibt. Aus verschiedenen Gründen, z.B. auch infolge unsachgemäßer Körperpflege, kann dieser natürliche Schutz verlorengehen.

Funktionen der Haut

Die Haut grenzt uns einerseits gegen die Umwelt ab und verbindet uns andererseits mit ihr.

▶ **Mechanischer Schutz**
Vor dem Eindringen von Fremdkörpern, Wasser oder Mikroorganismen, mittels Bildung einer Hornhaut und Schwielen bei besonderer Bean-

spruchung; mittels Talg Ausbildung einer glatten und geschmeidigen Oberfläche.
- **Wärmeschutz**
  Kontaktzone mit der Außentemperatur; Regulierung der Körpertemperatur durch Erweiterung oder Verengung der Blutgefäße und Schweißaustritt.
- **Strahlenschutz**
  Durch Bildung des braunen Farbstoffes Melanin, der vor dem tieferen Eindringen ultraviolotter Strahlung schützt
- **Schutz vor Krankheitserregern**
  Mit Hilfe des Säureschutzmantels (pH-Wert von ca. 5,5) und durch die Anwesenheit physiologischer (= normaler), nicht krankmachender Mikroorganismen
- **Sinnesfunktion**
  Temperatur-, Schmerzempfindung, Tastsinn
- **Kommunikation**
  Vermittlung angenehmer oder unangenehmer Empfindungen bei Berührung; Ausdruck des seelischen Befindens; Hautsymptome bei Krankheiten; Beeinflussung innerer Organe durch Akupunktur und Akupressur.

Reinigungs- und Pflegemittel

Für die **Reinigung der Haut** gilt das Prinzip Gleiches löst Gleiches, d.h. wäßrige Substanzen werden von Wasser gelöst und abgespült, fettige Substanzen werden von Fett oder Fettprodukten (Öl, Seife, Syndet) gelöst und dann mit Wasser abgespült. Soll also frischer Schweiß, Urin, Stuhl, Blut oder ein Getränkerest von der Haut entfernt werden, so genügt es, mit klarem Wasser abzuwaschen oder abzuspülen. Das Wasser sollte zum Schutz des Talges eher kühl sein (Anhaltspunkt: ca. 10 bis 15 °C unter Körpertemperatur). Bei verschmutzter Haut und unangenehmem Geruch muß die Talgschicht der Haut entfernt werden, da sich Schmutz und Geruchsstoffe mit dem Fett vermischt und verbunden haben. Dazu sind **Seifen** oder **Syndets** (= synthetische Detergenzien) geeignet. Die Waschwirkung besteht darin, daß Seifen und Syndets die Oberflächenspannung von Wasser herabsetzen und so die Benetzbarkeit von Teilchen ermöglichen. Es wird eine Mischung aus Teilchen, Detergens und Wasser hergestellt, die mit Wasser abgespült werden kann.

> In der Werbung für **Syndets** (z.B. Duschgel, Badezusätze, Seifenersatz) wird oft der Eindruck vermittelt, daß ein Waschzusatz mit einem pH-Wert von 5,5 den natürlichen Säureschutzmantel der Haut schützen würde. Dies ist eigentlich nicht möglich, weil die oben genannte Mischung ja in jedem Fall den Schweiß und Talg und damit den Säureschutzmantel der Haut enthält und mit ihr abgespült wird. Das heißt, direkt nach der Reinigung mit einem Syndet ist die Haut genauso ihres Säureschutzes beraubt wie nach der Reinigung mit einer alkalischen Seife, die allerdings zu einer stärkeren Quellung der Oberhaut führt. Die Säure des Syndets kann also die hauteigene Säure weder erhalten noch ersetzen. Dennoch bevorzugen viele Menschen Syndets zur Reinigung, da sie in gewissem Maß rückfettende Eigenschaften haben und außerdem keine haftenden Rückstände im Waschbecken oder der Badewanne hinterlassen, wie das bei Seifen der Fall ist.

Durch **zu häufiges Waschen** mit Wasser und Seife oder Syndet wird die Haut unnötig neutralisiert. Mikroorganismen können im neutralen Milieu besser leben und sich vermehren als im sauren Milieu, so daß paradoxerweise eine besonders saubere Haut krankheitsanfälliger werden kann.

Salben- und Pastenreste lassen sich gut mit Öl entfernen, gegebenenfalls wird mit Wasser und Seife nachgewaschen. Auch Ruß und Harz lassen sich mit Öl oder auch Margarine gut und hautschonend lösen und dann mit Wasser und Seife abwaschen.

Zur **Hautpflege** bietet die kosmetische Industrie eine unüberschaubare Palette von Produkten an, wobei sich die Produkte einer Art außer in Verpackung und Duft nur unwesentlich von denen anderer Hersteller unterscheiden. Im allgemeinen dient die Hautpflege dem Ersatz des abgewaschenen Talges. Dazu ist ein Gemisch aus Fett und Wasser (= Emulsion) geeignet. Je nach Fettgehalt spricht man von einer Öl-in-Wasser-Emulsion (O/W-Emulsion: geringer Fettgehalt) oder einer Wasser-in-Öl-Emulsion (W/O-Emulsion: hoher Fettgehalt). Je nach Konsistenz des Präparates spricht man von **Creme** oder **Lotion**.

> Fett und Wasser bleiben normalerweise nicht dauerhaft vermischt, das Fett setzt sich oben ab, das Wasser unten. Um die Emulsion stabil zu halten, werden ihr bei der Herstellung **Emulgatoren** zugesetzt, über die der Hersteller keine Auskunft zu geben braucht. Damit das Pflegepräparat nicht verdirbt, enthält es meistens **Konservierungsstoffe.** Für einen angenehmen Duft werden **Duftstoffe** und für eine ansprechende Farbe **Farbstoffe** beigemengt. Außerdem können Bestandteile ent-

halten sein, die einen besonderen Zweck erfüllen sollen: zum stärkeren Quellen der Epidermis (Glätten von Fältchen), zum Kühlen nach dem Sonnenbad, zur schnelleren Erneuerung der Hornschicht und vieles mehr. Menschen, die zu Allergien und Hautkrankheiten neigen, sollten Pflegemittel ohne Konservierungs-, Duft- und Farbstoffe verwenden.

O/W-Emulsionen lassen sich leicht verteilen und wirken vorübergehend kühlend. Ihr hoher Wasseranteil läßt die Hornschicht der Oberhaut etwas quellen, die Emulsion zieht schnell ein und hinterläßt keinen spürbaren Fettfilm auf der Haut. Normale Haut wird damit ausreichend gepflegt. Für Gesicht und Hände verwenden viele Menschen gerne eine Creme, für den Körper lieber eine Lotion, die sich leichter auf größeren Flächen verteilen läßt.

W/O-Emulsionen lassen sich nicht so leicht verteilen, einen kühlenden Effekt haben sie wegen des geringen Wasseranteils nicht. Sie ziehen auch nicht so schnell ein bzw. hinterlassen einen zarten Film auf der Haut. Für besonders trockene, d. h. fettarme Haut, besonders auch im Alter, ist dieses Pflegemittel besser geeignet. Auch W/O-Emulsionen gibt es als Creme (Nachtcreme) oder als Lotion.

Creme und Lotion verbleiben auf der Haut. Sie können also, wenn sie einen hautneutralen pH-Wert von ca. 5 haben, zur raschen Wiederherstellung des sauren Hautmilieus nach dem Waschen beitragen. Für Menschen mit anfälliger Haut sind solche Präparate zu empfehlen.

Salben sind reines Fett, ebenso **Öle**. Sie überziehen die Haut mit einem undurchlässigen Fettfilm und verhindern so die normale Schweißverdunstung. Dadurch weicht unter dem Fettfilm die Haut stark auf, sie **mazeriert**. Salben und Öle sind zur normalen Hautpflege also nicht geeignet (sie werden nur zur Behandlung spezieller lokaler Hautprobleme und Hautkrankheiten eingesetzt).

> Die kosmetische Industrie stellt allerdings Öle zur Hautpflege her, die keine mazerierende Eigenschaft haben. Diese speziellen Öle können natürlich zur Hautpflege verwendet werden.

Zum **Hautschutz** können Pasten und Puder verwendet werden. **Pasten** bestehen aus Fett und Puder. Weiche Pasten haben einen höheren Fettanteil bzw. der Fettanteil besteht aus Öl, feste Pasten haben einen höheren Puderanteil. Der Puder unterbricht den Fettfilm und saugt Hautfeuchtigkeit auf, die dann an der Oberfläche verdunsten kann. Anderseits verhindert die Paste, daß Substanzen von außen auf die Haut gelangen. Paste haftet gut auf der Haut und läßt sich durch Wasser allein nicht entfernen. Sie kann zum Schutz kleinerer Hautbezirke vor Stuhl, Urin und Wundsekreten verwendet werden (am bekanntesten ist die Paste in der Babypflege, wo sie den Po des Babys vor dem Wundwerden schützen soll; das kann sie allerdings auch beim Erwachsenen!). Die Paste wird so dick aufgetragen, daß das Hautrelief gerade noch durchschimmert.

> Die meistbenutzten Pasten bei uns dürften die **Zinkpaste** und die als **Schutz- und Wundcremes** bezeichneten Präparate aus Babypflegeserien sein.

Puder verhindert das Reiben von Haut auf Haut und saugt Feuchtigkeit auf. Er ist zur Vorbeugung vor dem Wundwerden in Hautfalten geeignet. Puder wird sparsam in die aufgehaltene Hautfalte gestreut und mit der Hand verstrichen, so daß eine hauchdünne, gleichmäßige Puderschicht entsteht. Feuchtigkeitsgesättigter Puder muß mit einem feuchten Tuch entfernt werden. Nach gründlichem Trocknen der Hautfalte wird erneut Puder appliziert.

> Für die Anwendung in Hautfalten ist normaler **Talkumpuder** oder Babypuder geeignet. Zur Behandlung trockener Hautkrankheiten wird gegebenenfalls Puder mit speziellen Wirkstoffen verwendet; zur Bekämpfung von Juckreiz gibt es speziellen Puder, der die Empfindlichkeit der Hautoberfläche herabsetzt (**Anästhesinpuder**).

Hautwaschalkohol nach Art des Franzbranntwein erfreut sich bei vielen, besonders älteren Patienten großer Beliebtheit. Zur Erfrischung können damit Rücken, Waden und Fersen eingerieben werden, auf Wunsch des Patienten auch schmerzende Gelenke oder verspannte Muskeln. Das Mittel brennt in den Augen und in offenen Hautstellen! Alkohol trocknet die Haut aus, indem er das Fett entfernt, deshalb nach der Einreibung eincremen.

Vorbereitungen zur Körperpflege

Bevor Sie einem Patienten bei der Körperpflege behilflich sind, überzeugen Sie sich, daß Sie und der Patient jetzt die nötige Zeit haben, Bad oder Waschbecken frei sind und alles benötigte Material verfügbar ist. Das Fenster soll geschlossen und der Raum angenehm warm (ca. 22 °C) sein. Informieren Sie sich, **welche und wieviel Hilfe** der Patient braucht und ob **Besonderheiten** zu beachten sind.

Im allgemeinen wird folgendes **Material** benötigt:
- Eine Matte oder ein Handtuch vor Badewanne, Dusche und Waschbecken legen.
- Waschlappen und Handtücher: Je ein Set für die obere und untere Körperhälfte; bei einmaligem Gebrauch genügt ein Set, wenn es nach Benutzung in die Wäsche kommt.
- Plastikhandschuhe
- Seife oder Syndet, Hautpflegemittel
- Material zur Mundpflege (s. S. 66)
- Material zur Haar- und Nagelpflege und Rasur (s. S. 72)
- Spiegel
- Frische Wäsche

Die Reihenfolge der einzelnen Verrichtungen richtet sich nach der Gewohnheit des Patienten. Falls dieser nichts anderes wünscht, könnten Sie zum Beispiel so vorgehen:
▸ Dem Patienten etwas zu trinken anbieten, den Mund ausspülen lassen, gegebenenfalls die Zahnprothese reichen.
▸ Gelegenheit zur Blasenentleerung geben (Körperpflege dauert eine gewisse Zeit, das Geräusch des Wassers regt den Harndrang an)
▸ Verwirrtes, aufgelöstes langes Haar kämmen und neu flechten, damit es nicht dauernd im Weg ist
▸ Mundpflege
▸ Bei Männern: Rasur
▸ Von oben nach unten waschen, abtrocknen, Haut pflegen
▸ Frische Wäsche/Kleidung, gegebenenfalls Bett frisch beziehen
▸ Haar- und Nagelpflege

Durchführung der Körperpflege

▸ Was der Patient selber tun kann, soll er auch tun. So können Sie z. B. alles so anreichen, wie es der Patient braucht, und nur dann helfen, wenn Sie sehen, daß er nicht selbst zurechtkommt.
▸ Der Patient wird nur so weit entblößt, wie es notwendig ist und gleich wieder bekleidet und/oder zugedeckt, soweit es möglich ist.
▸ Die Wassertemperatur richtet sich nach der Gewohnheit des Patienten (z.B. kühl, lauwarm, gut warm, heiß). Der Patient soll mit der Hand prüfen, ob ihm die Temperatur angenehm ist.
▸ Seife oder Syndet dürfen nicht auf der Haut bleiben, da sie zu Reizzuständen und Juckreiz führen können. Immer mit klarem Wasser nachwaschen (auch bei Verwendung von Schaumbad!).

▸ Das Gesicht ohne Seife waschen, falls der Patient es nicht anders wünscht.
▸ Die Gliedmaßen von distal (= körperfern) nach proximal (= körpernah) waschen und abtrocknen, die Finger- und Zehenzwischenräume besonders beachten.
▸ Beim Abtrocknen mit sanftem Druck frottieren; davon überzeugen, daß die Haut wirklich trocken ist, besonders auch in den Hautfalten. Für kälteempfindliche Patienten die Handtücher auf der Heizung vorwärmen.
▸ Zum Eincremen bei kälteempfindlichen Patienten die Lotion erst auf die eigenen Hände geben, so wird sie etwas angewärmt (auch Handflächen und Fußsohlen eincremen).
▸ Zum Pudern der Achselhöhlen den Puder fern vom Gesicht des Patienten auf die eigene Hand streuen und dann in der Achselhöhle verstreichen (der Patient könnte sonst Puderteilchen einatmen oder in die Augen bekommen).
▸ Zur Intimpflege bei Frauen werden die Schamlippen und der Scheidenvorhof bei gespreizten Schamlippen ohne Druck von vorn nach hinten gewaschen. Bei Männern wird die Vorhaut des Penis zurückgestreift, Eichel und Penis gewaschen, getrocknet und die Vorhaut wieder nach vorn über die Eichel gestreift (Vermeiden einer Vorhautschwellung [= Paraphimose]).
▸ Falls der Patient Stuhl in Bett oder Kleidung abgeführt hat, so nehmen Sie in seinem und Ihrem eigenen Interesse zuerst die Säuberung des Unterkörpers vor, bevor Sie sich der üblichen Reihenfolge (s. oben) zuwenden: Plastikhandschuhe anziehen, grobe Verschmutzung mit Zellstoff entfernen, in Steckbecken oder Plastikbeutel werfen, beschmutzte Wäsche wegnehmen oder abdecken, gründlich waschen, Handschuhe ausziehen, trocknen, Haut pflegen.

◆ Duschbad

- Vorbereitung von Raum und Material
- Patient mit Bademantel, Strümpfen und Schuhen ins Bad bringen
- Beim Entkleiden helfen, langes Haar hochstecken
- Der Patient sitzt oder steht in der Dusche: Abbrausen, einseifen, erneut abbrausen, in ein evtl. vorgewärmtes Badetuch einhüllen, gründlich abtrocknen, weitere Pflege vornehmen.

◆ Wannenbad

Das Wannenbad ist eher zur Entspannung als zur Reinigung geeignet.
- Raum und Material vorbereiten

Körperpflege

- Raumtemperatur ca. 22 °C; Badewasser mit evtl. Zusatz (Schaumbad, andere Zusätze wie Kräuter, Öle, Kleie) einlaufen lassen, Temperatur mit dem Badethermometer unter Wasser ablesen (37 °C).
- An der Tür „besetzt" anzeigen, den Patienten bekleidet ins Bad bringen, beim Entkleiden und beim Einsteigen in die Wanne helfen: Der Patient setzt sich auf den Rand, hebt erst das eine, dann das andere Bein ins Wasser und läßt mit Ihrer Hilfe den Körper ins Wasser gleiten. Vorsicht: Rutschgefahr!
- Das Gesicht sollte aus ästhetischen Gründen mit frischem Leitungswasser gewaschen werden.
- Dauer des Bades: 10 bis 20 Minuten.
- Bei Patienten mit Herzkrankheit oder hohem Blutdruck soll das Wasser nicht über Taillenhöhe reichen.
- Beginnt der Patient zu gähnen, wird er blaß und beschleunigt sich sein Puls, so ziehen Sie den Stöpsel heraus, damit das Wasser abläuft, und rufen Sie eine weitere Person, es besteht Kollapsgefahr!
- Patienten, die während des Bades allein bleiben können und möchten, müssen sich auf jeden Fall bemerkbar machen können; bleiben Sie in der Nähe.
- Zum Ende des Bades lassen Sie das Wasser ablaufen, duschen den Patienten ab und helfen ihm aus der Wanne.
- Mit einem über den Rücken und unter die Achseln des Patienten gezogenen Tuch vermeiden Sie das Abrutschen auf seiner feuchten Haut, wenn er zum Aussteigen gehoben werden muß.
- Patient in ein evtl. vorgewärmtes Badetuch einhüllen (Sitzgelegenheit!), weitere Pflege nach Bedarf.

◆ **Waschbecken**
- Vorbereitung von Raum und Material
- Sitzgelegenheit am Waschbecken, mit Handtuch abdecken
- Hilfeleistung je nach Situation des Patienten
- Die Intimpflege bei Frauen ist am Waschbecken schlecht durchführbar, wenn die Patientin es nicht selbst machen kann. Eine Hautbeobachtung im Intimbereich ist bei der am Waschbecken stehenden Frau nicht möglich. Gegebenenfalls ist es sinnvoll, die Intimpflege vorher, solange die Patientin zu Bett ist, vorzunehmen und sie danach erst zum Waschbecken zu bringen.

◆ **Ganzwäsche im Bett**
- Zum benötigten Material kommen hinzu: Eine Waschschüssel, wenn Seife verwendet wird; Wasserwechsel, wenn das Wasser vom Ausspülen des Waschlappens seifig geworden ist; bei Verwendung eines Badezusatzes eine Schüssel mit Wasser und Schaumbad (Dosierung beachten!) und eine weitere Schüssel mit klarem Wasser zum Nachwaschen.
- Den Patienten, wenn möglich, bequem auf den Rücken lagern, das Kopfkissen und die Bettdecke brauchen nicht weggenommen zu werden.
- Die Bettwäsche vor Nässe schützen. Hierzu das Handtuch unter den zu waschenden Körperteil legen.
- Zur schonenden Wäsche (wenn der Patient wenig belastbar ist) empfiehlt sich folgendes Vorgehen: Kopf, Arme, Brust, Bauch, Intimbereich, Füße und Beine waschen; abtrocknen; Haut pflegen (Patient bis auf den aktuell zu pflegenden Körperteil bedeckt lassen bzw. gleich wieder bedecken). Patient auf die Seite drehen; Rücken und Gesäß waschen, gegebenenfalls mit Franzbranntwein einreiben; cremen; gegebenenfalls frische Bettwäsche einspannen; Patient zurückdrehen; Bett fertig beziehen; Patient nach Wunsch oder Anweisung lagern; weitere Pflegemaßnahmen durchführen.

> - Waschungen, die nicht oder nicht nur der Reinigung dienen (beruhigende oder anregende Waschungen), lassen Sie sich von der Krankenschwester ausführlich zeigen. Im allgemeinen wirkt eine Waschung mit wärmerem Wasser, weichem Material und mit Waschbewegungen **mit** der Wuchsrichtung der Körperbehaarung **beruhigend**, mit kühlerem Wasser, rauhem Material und Waschbewegungen **gegen** die Haarwuchsrichtung **anregend**.

- Patienten, die das Bett nicht verlassen dürfen, sich aber selbst waschen können, brauchen dennoch Hilfe beim Rücken, beim Gesäß, evtl. auch bei den Füßen.

◆ **Nachbereitung**
- Benutzte Gegenstände säubern und aufräumen
- Waschlappen mit klarem Wasser ausspülen und Handtücher zum Trocknen aufhängen
- Nachttisch abwischen
- Duschbecken, Badewanne oder Waschbecken mit Scheuersand reinigen und gründlich nachspülen
- Gebrauchte Wäsche und Müll entsorgen
- Im Zimmer bei Bedarf aufräumen, lüften
- Die Pflegemaßnahmen im üblichen Stil dokumentieren, von Ihnen gemachte Beobachtungen an

die Krankenschwester oder die Altenpflegerin weitergeben
- Für Ersatz sorgen, wenn ein Mittel oder Material ausgegangen ist; evtl. feucht gewordene Verbände müssen erneuert werden (einfache Pflasterschnellverbände können Sie selbst erneuern, für andere Verbände müssen Sie die Krankenschwester holen).

Beobachtung der Haut

Die Hilfe bei der Körperpflege stellt die beste Gelegenheit dar, die Haut des ganzen Körpers des Patienten zu beobachten. Sobald Ihnen diese Aufgabe anvertraut wird, sind Sie mitverantwortlich, auf **Hautveränderungen** beim Patienten zu achten. Die normale Haut ist rosig (blaß bis bräunlich, aber gut durchblutet), warm, trocken, von altersentsprechendem Spannungszustand (= Turgor), mit geschlechtstypischer Behaarung und frei von Defekten.

Farbveränderungen der Haut

◆ **Rötung**
Die Rötung der Haut kommt durch **Weitstellung der Hautblutgefäße** und erhöhten Blutdruck zustande. Sie ist normal bei Schwitzen, Anstrengung, Scham, Zorn und infolge von Reibung. Bei manchen Menschen kommt es bei Aufregung zu roten Flecken am Hals und im Gesicht. Krankhaft bedingt ist eine Rötung der Haut bei hohem Blutdruck, bei Fieber und bei oberflächlicher Verbrennung (z. B. Sonnenbrand). Rote Flecken auf der Haut (Ausschlag [= Exanthem]) können durch **allergische Reaktionen** (z. B. Nesselsucht [= Urtikaria]) oder **Infektionskrankheiten** wie Röteln, Masern, Scharlach zustande kommen. Einzelne rote Stellen können durch eine Entzündung verursacht sein oder den ersten Grad einer Druckschädigung der Haut (= Dekubitus, s. S. 200) anzeigen.

◆ **Blässe**
Eine blasse Haut ist bei vielen, besonders blonden oder rothaarigen Menschen aufgrund von **Pigmentarmut** normal. Bei Schreck, Angst (Engstellung der Hautblutgefäße), bei Übermüdung und niedrigem Blutdruck ist die Haut ebenfalls blaß. Krankhaft bedingt ist Blässe bei **Blutarmut** (= Anämie) infolge Blutverlust oder -veränderung, bei frischoperierten oder schwerkranken Patienten, bei Erschöpfung und bei Patienten im Schock. Ein blasses **Mund-Nasen-Dreieck** deutet auf einen besorgniserregenden Zustand hin. Wenn ein Patient, z. B. beim Aufstehen, zusehends blaß wird, bedeutet dies Kollapsgefahr. Die blasse Verfärbung eines einzelnen Körpergebietes (z. B. Finger, Unterschenkel) weist auf eine Unterbrechung der Blutzufuhr hin.

◆ **Ikterus** (Gelbsucht)
Diese Farbveränderung der Haut kommt beim Gesunden nicht vor. Sie ist Folge eines erhöhten Gehaltes des Blutes an **Gallenfarbstoff** (= Bilirubin). Ursachen können sein: Leberentzündung (= Hepatitis), Leberzirrhose, Gallenblasenentzündung, Verschluß des großen Gallengangs durch Gallensteine oder Tumor, vermehrter Zerfall roter Blutkörperchen (= Hämolyse) bei Neugeborenen oder infolge Vergiftung oder Allergie. Der Ikterus ist zuerst an den **Skleren** (dem Weißen im Auge) zu erkennen. Er kann von einem gelblichen Unterton bis zu leuchtendem Gelb und mit grünlicher oder rötlicher Tönung vorkommen. Beim Ikterus infolge Hepatitis oder Gallengangverschluß beobachten Sie gleichzeitig eine bierbraune Verfärbung des Urins und eine Entfärbung des Stuhls (lehmfarben), da das Bilirubin nicht wie sonst mit dem Gallensaft über den Darm ausgeschieden wird.

◆ **Zyanose** (Blausucht)
Eine bläulich verfärbte Haut kommt bei **Sauerstoffmangel** vor. Eine deutlich rotviolette Farbe nennt man auch livide. Ursachen können Herzkrankheiten, Lungenkrankheiten und Schockzustände sein, wenn entweder die Lungen zuwenig Sauerstoff aufnehmen können oder das sauerstoffangereicherte Blut nicht ausreichend im Körper transportiert werden kann. Akute Atemnot, z. B. durch einen Asthmaanfall oder das Einatmen von Fremdkörpern (= Aspiration), verursacht ebenfalls eine Zyanose. Beim Gesunden kommt sie bei Kälte vor. Die Zyanose macht sich im allgemeinen zuerst an den Lippen (blaue Lippen), Ohrläppchen und Nägeln bemerkbar, evtl. noch an der Nasenspitze. Bei schweren, insbesondere chronischen Sauerstoffmangelzuständen ist das ganze Gesicht, Hals und oberer Brustbereich zyanotisch, evtl. auch Finger und Zehen.

Einzelne blauschwarz verfärbte Hautstellen kommen durch **Blutergüsse** (blaue Flecken [= Hämatome]) zustande. Sie können beträchtliche Ausmaße annehmen und sind meist sehr druckschmerzhaft. Sie entstehen bei Verletzungen (Schlag, Stoß, Knochenbruch, Gelenkverletzung) und bei Störungen der Blutgerinnung. Auch **erweiterte Venen** (Krampfadern [= Varizen]) erscheinen unter der Haut bläulich.

◆ Braunfärbung

Normal sind Sommersprossen, Leberflecken und die Sonnenbräune bzw. naturbraune Haut. Eine unangenehm fleckige Braunverfärbung der Haut kann bei bestimmten **Hormonveränderungen** vorkommen, so z.B., wenn auch selten, bei Einnahme von Ovulationshemmern (Antibabypille) und in der Schwangerschaft oder bei einem Mangel an Nebennierenrinden-Hormonen.

◆ Schwarzverfärbung

Abgestorbenes, trockenes totes Gewebe ist schwarz (= Nekrose). **Hautkrebs** (= Melanom) zeigt sich als kleines schwarzes Mal, oft mit einem feinen roten Rand. Jede noch so kleine schwarze Hautstelle, die nicht mit Sicherheit schon immer so war (z.B. Leberfleck), sollte eine hautärztliche Kontrolle veranlassen. An den Zehen, seltener an den Fingern, ist jede noch so kleine Schwarzverfärbung verdächtig auf eine schwere **Versorgungsstörung des Gewebes** (s. auch arterielle Verschlußkrankheit, S. 113).

Hauttemperatur

Die Temperatur der Haut ist **nicht konstant** (= nicht gleichbleibend) wie die innere Körpertemperatur, sondern abhängig von der Außentemperatur und den Vorgängen, die die Körpertemperatur konstant halten. Wer sich erhitzt fühlt, hat auch eine warme Haut, bis sie vom Schweiß gekühlt wird. Frierende Menschen haben normalerweise eine kalte Haut. Die **heiße Haut** eines frierenden Menschen zeigt ansteigendes Fieber an.

Kalte Haut trotz Wärme oder gar Fieber weist auf eine Kreislaufschwäche hin. **Psychische Einflüsse** können die Hauttemperatur drastisch beeinflussen (z.B. kalte Hände bei Angst, Hitzegefühl bei Scham).

Eine **örtliche Überwärmung der Haut** weist auf einen entzündlichen Prozeß hin, besonders zusammen mit einer Rötung wie z.B. beim Sonnenbrand, aber auch bei Abszessen, Gelenkentzündungen oder entzündlichen Hauterkrankungen. Schlecht durchblutete Haut, die zugleich blaß oder zyanotisch erscheint, fühlt sich kalt an.

Hautfeuchtigkeit

Hiermit ist die auf der Haut sichtbare Feuchtigkeit, der **Schweiß**, gemeint. Normalerweise werden täglich ca. 500 ml Schweiß unbemerkt abgesondert (= Perspiratio insensibilis). Wird mehr Schweiß ausgeschieden, als abhängig von Außentemperatur, Luftfeuchtigkeit und Kleidung verdunsten kann, so bleibt der Schweiß als sicht- und fühlbare Feuchtigkeit auf der Haut: bei Hitze und hoher Luftfeuchtigkeit, bei körperlicher Anstrengung und bei hohem und abfallendem Fieber. Der Schweiß ist großperlig und mit Wärmegefühl verbunden.

Frauen im **Klimakterium** (= Wechseljahre) fühlen sich häufig durch Hitzewallungen mit Schweißausbrüchen belästigt. **Kalter Schweiß** hat nichts mit Temperaturausgleich zu tun. Er kommt – als feinperliger Schweiß oder feuchter Film – bei schweren erschöpfenden Krankheiten, im Schock, als Angstschweiß oder bei sonstiger schwerer seelischer Belastung vor. Auch Sterbende können eine kaltfeuchte Haut haben.

Spannungszustand der Haut (Turgor)

Der Turgor der Haut wird vom Wassergehalt des Gewebes bestimmt. Kindliche und jugendliche Haut ist wasserreicher als ältere Haut und deshalb glatter und straffer. Mit zunehmendem Alter verliert das Gewebe an Wasserbindungsvermögen, die Haut bekommt Linien, Falten und Runzeln in unterschiedlichem Ausmaß. Unabhängig von den normalen **Altersveränderungen** kann der Turgor bei einem **Flüssigkeitsmangel** (Exsikkose [= Austrocknung]) erniedrigt sein. Bei der Exsikkose beobachten Sie zusätzlich trockene Schleimhäute, eine verringerte Urinmenge, im schweren Fall Verwirrtheit und Fieber.

Ein weiterer Grund für einen erniedrigten Turgor kann eine schnelle, drastische **Gewichtsabnahme** sein: bei schneller Reduzierung des subkutanen Fettes wird die Haut „zu weit"; es dauert einige Monate, bis sie sich den veränderten Verhältnissen wieder angepaßt hat.

> Bei einem erniedrigten Turgor ist die Haut verschieblicher als normal, abgehobene Falten bleiben etwas sichtbar, statt sich gleich wieder zu glätten. Ein erhöhter Turgor kommt aufgrund von Wassereinlagerungen im Gewebe zustande (= Ödeme).

Leichte Ödeme können – besonders in der heißen Jahreszeit – nach langem Stehen und Sitzen abends in Füßen und Unterschenkeln beobachtet werden (da bei vielen Menschen die Füße über Tag dicker werden, passen morgens gekaufte Schuhe oft am Abend nicht mehr). Krankhaft bedingt treten Ödeme bei Herz- und Nierenkrankheiten, bei Lymphstauungen, Allergien und Eiweißmangel auf.

Bei **Herzkrankheit** (rechtsbetonte Herzinsuffizienz [= Schwäche besonders der rechten Herzhälfte]) bilden sich Ödeme infolge eines Rückstaus des Blutes in den Venen, deren Blut – aus dem Körper zum Herzen gegen die Schwerkraft zurückkommend – von dem schwachen Herzen nicht rasch genug weitergeleitet werden kann. Die Ödeme bilden sich zuerst in den tiefsten Partien (beim mobilen Patienten in Füßen und Beinen, beim liegenden Patienten in der Kreuzgegend [= Anasarka]) tagsüber mit aufsteigender Tendenz; nachts bilden sie sich meist zurück (die Nieren scheiden unter der Nachtruhe das überschüssige Wasser aus, die Patienten müssen nachts zur Toilette [= Nykturie]). Bei bestimmten **Nierenkrankheiten** fallen die Ödeme besonders morgens im Gesicht, um die Augen, auf. Die Gesichtsschwellung geht meist tagsüber etwas zurück. Auch bei **Alkoholmißbrauch** können oft Gesichtsödeme beobachtet werden (besonders Schwellungen um die Augen).

Ödeme infolge Lymphstauung entstehen, unabhängig von der Tageszeit, wenn der Lymphweg, eine Einbahnstraße, unterbrochen ist, z.B. nach Entzündungen von Lymphgefäßen (= Lymphangitis) oder nach operativer Entfernung von Lymphknoten, die als Filter der Lymphe auch Durchflußstationen sind. Sind also Lymphgefäße narbig verschlossen oder fehlen Lymphknoten, so kann die Lymphe des betreffenden Einflußgebietes nicht weiter und staut sich zurück, das umgebende Gewebe schwillt an. Hochlagerung der betroffenen Extremität kann den Lymphabfluß über Ersatzwege fördern und so zum Abschwellen beitragen.

Allergische Ödeme können jederzeit nach Kontakt mit einem allergieauslösenden Stoff auftreten, z.B. Schwellungen der Augenlider bei Heuschnupfen. Gefährlich sind allergische Ödeme im Bereich des Rachens (z.B. nach Wespenstich) und des Kehlkopfes (= Larynxödem), da sie den Atemweg stark einengen bzw. sogar verlegen können (hörbar ziehendes Einatmungsgeräusch [= Stridor]). Sie erfordern sofortige ärztliche Behandlung.

Eiweißmangelödeme sehen wir auf den erschütternden Bildern von Kindern aus Hungergebieten, die völlig abgemagert (= kachektisch) sind und dabei dick angeschwollene Füße und Bäuche, sogenannte Hungerödeme haben. Diese entstehen bei extrem eiweißarmer oder -freier Ernährung. Bei schweren Leberfunktionsstörungen entstehen ebenfalls Eiweißmangelödeme, auch wenn die Nahrung genügend Eiweiß enthält. Die kranke Leber kann das Nahrungseiweiß nicht in körpereigenes Eiweiß umwandeln, so daß trotz normaler Kost ein Eiweißmangel in Blut und Zellen besteht (= Kachexieödeme).

Behaarung

Die normale Behaarung weist die bekannten **geschlechtstypischen Unterschiede** auf. Normalerweise wird bei beiden Geschlechtern die Kopf-, aber auch die Achsel- und Schambehaarung im Alter spärlicher. Bei Männern kann sich unter erblichem und hormonellem Einfluß schon in jüngeren Jahren eine Glatze bilden, was bei gesunden Frauen nicht vorkommt. Angehörige des Islam rasieren sich gewöhnlich das Schamhaar, da dies einer religiösen Hygienevorschrift entspricht. Bei uns rasieren viele Frauen aus modischen Gründen die Achsel- und Beinhaare. Die Lebensdauer des einzelnen Haares ist begrenzt, pro Tag fallen bis zu hundert Haare aus, die von nachwachsenden Haaren ersetzt werden. Das Haar wächst ca. 1 cm pro Monat.

Haarausfall (= Alopezie) kann den ganzen behaarten Kopf oder einzelne Stellen betreffen. Er kommt bei chronischen Krankheiten, als Nebenwirkung einiger Medikamente, bei Bestrahlung, Vergiftungen mit Chemikalien und Hautkrankheiten vor. Psychischer Streß kann zu Schuppenbildung und ebenfalls zu Haarausfall führen. Mitunter wird auch ein Zinkmangel in den Haarwurzeln festgestellt. Zu drastischem, komplettem Haarverlust führt die Behandlung mit den meisten **Zytostatika** (Chemotherapie). Etwa sechs Wochen nach Behandlungsende beginnt das Haar aber wieder zu wachsen.

Bei Frauen kann der **Mangel an weiblichen Geschlechtshormonen** (oder eine Behandlung mit männlichen Hormonen) zu verstärktem Ausfall des Kopfhaares und zu stärkerer Gesichtsbehaarung führen.

Hautdefekte

Hautdefekte können in so zahlreichen Formen vorkommen, daß hier nur einige Beispiele aufgeführt werden sollen.

Wunden infolge Verletzung (= Trauma) sind gekennzeichnet durch die Durchtrennung der Haut, Blutung und Schmerz (Schürf-, Schnitt-, Riß-, Platz-, Stich-, Biß-, Schuß-, Quetschwunden). **Brandwunden** sind meist flächenhaft und je nach Schweregrad blasig bis tiefgehend gewebszerstörend. **Pathologische Wunden** entstehen bei schwerwiegenden Durchblutungsstörungen (z.B. Dekubitus, Ulcus cruris [= „offenes Bein"]).

Hautkrankheiten können sich in vielfältiger Weise zeigen, in nässenden, hochrot entzündeten Stellen ebenso wie in trockenen, schuppigen Arealen, Blasen, Pusteln oder Hautablösung. Wundsein der Haut (= Intertrigo, Wolf) kann in Hautfalten beobachtet werden (Achselhöhlen, bei Frauen unter den Brüsten, Leistenbeuge, Gesäßfalte). Die Haut ist gerötet, brennt und kann nässen.

Hautausschläge (= Exantheme) können punkt- oder fleckförmig und in Form von Quaddeln, örtlich begrenzt oder diffus auftreten und sind in der Regel von Juckreiz begleitet. Häufig handelt es sich um allergische Reaktionen, z.B. auf Antibiotika, bestimmte Nahrungs- oder Hautpflegemittel, Waschmittel und vieles andere (Urtikaria [= Nesselsucht]). Manche Infektionskrankheiten (Kinderkrankheiten wie Windpocken, Masern, Scharlach) werden von Hautausschlägen begleitet. **Kratzspuren** lassen auf Juckreiz schließen (s. unten).

Narben lassen überstandene Verletzungen, Operationen usw. erkennen. Besonders nach Verbrennungen entstehen flächenhafte Narben mit oft sehr unebener Oberfläche, die das ästhetische Empfinden des Patienten erheblich stören können, ebenso wie Narbenbildungen nach schwerer Akne.

Erkrankungen der Haut und Pflegehilfe

Juckreiz (Pruritus)

Juckreiz ist eine allgemein bekannte Empfindung der Haut, die jeden Menschen mehr oder weniger häufig heimsucht und die er durch Kratzen oder Reiben beseitigt. Bei bestehendem Juckreiz nicht zu kratzen, erfordert große Disziplin und Selbstbeherrschung und gelingt sehr oft nicht, obwohl bekannt ist, daß Kratzen das Ganze oft nur noch schlimmer macht (z.B. bei Insektenstichen).

◆ **Ursachen**
- Zu häufig gewaschene, trockene Haut
- Seifenrückstände
- Unverträglichkeit von Textilien (Wolle!), Waschmitteln oder Kosmetika
- Parasitenbefall der Haut, Insektenstiche, Würmer (Juckreiz am Anus)
- Allergien, Hautkrankheiten und Kinderkrankheiten wie Windpocken
- Diabetes mellitus, Lebererkrankungen, Erkrankungen des Nervensystems
- Seelische Einflüsse wie unbewußte psychische Bedürfnisse nach Schutz und Zuwendung, Streß, Angst, Heimweh, Nervosität

Falls die Ursache des Juckreizes bekannt ist, wird diese, wenn möglich, beseitigt. In vielen Fällen ist allerdings die Ursache nicht bekannt oder kann nicht beseitigt werden, so daß das Symptom Juckreiz bekämpft werden muß.

> Unter Juckreiz zu leiden, kann eine ausgesprochene Qual sein, besonders wenn der betroffene Mensch ihn nicht beseitigen kann, z.B. weil eine unerreichbare Stelle juckt (der Rücken, die Haut unter einem Gipsverband), wenn er sich nicht bewegen, also auch nicht kratzen kann, wenn Kratzen verboten ist oder wenn der Juckreiz im Intimbereich oder am After auftritt, wo man sich im Beisein anderer Personen nicht kratzt. Juckreiz, der den ganzen Körper befällt, ist ausgesprochen quälend. Verstärkend wirkt oft Wärme (Bettwärme, zu dicke Kleidung, hohe Außentemperatur, heiße Dusche oder Bad) und Unbeschäftigtsein (Warten, Langeweile). Viele juckreizgeplagte Menschen leiden nachts besonders stark unter diesem Symptom.

◆ **Symptome**
- Kratzspuren
- Blutflecken in Kleidung und Bettwäsche
- Blut unter den Fingernägeln
- Unruhe, Schlafstörungen, Gereiztheit

◆ **Pflegehilfe**
▶ Bedenken Sie, daß ein pflegebedürftiger Mensch bei Juckreiz genauso Hilfe benötigt wie ein Patient mit Schmerzen!
▶ Cremen Sie trockene Haut gut ein. Besprechen Sie mit dem Patienten, ob evtl. zu häufiges Waschen oder zumindest die zu häufige Verwendung von Seife oder Syndet eingeschränkt werden könnte.
▶ Bei ansonsten intakter Haut können Sie dem Patienten z.B. den Rücken mit einer Bürste, einem Luffaschwamm oder einem rauhen Frottiertuch behandeln.
▶ Bei häufigem oder hartnäckigem Juckreiz besprechen Sie mit der Krankenschwester, was dagegen getan werden kann.
▶ Wenn Reiben, Kratzen und Frottieren nicht angezeigt ist, kann ein kühler Umschlag oder eine kühle Waschung helfen.
▶ Zur Linderung des Juckreizes: Fünf Eßlöffel normaler 5%iger Haushaltsessig auf 1 l kühles Wasser (ergibt einen Säuregehalt von knapp 0,5%); mit dieser Mischung die juckenden Hautstellen nicht zu naß abwaschen und das Essigwasser auf der

Haut trocknen lassen. Sogar bei vorhandenen Kratzspuren wird das ganz leichte Brennen des Essigwassers eher als angenehm empfunden (Patient fragen!).
▶ Bei Insektenstichen oder kleineren juckenden Stellen kann ein juckreizlinderndes Gel verwendet werden (z. B. Soventol, Fenistil, Aristamid). Auch Puder wie Anästhesin- oder Ingelanpuder können bei nicht zu trockener Haut gut wirken, ebenso Schüttelmixturen (Mischungen aus Puder und Flüssigkeit, die auf kleine Stellen aufgetupft werden können).
▶ Medikamente zur Behandlung von Hautkrankheiten lindern meist auch den Juckreiz. Dabei ist zu bedenken, daß solche Mittel oft besser wirken, wenn sie von einer anderen Person aufgetragen oder eingerieben werden, auch wenn der Patient dies selbst tun kann!
▶ Zur Vermeidung von Verletzungen und Sekundärinfektionen ist es manchmal notwendig, Patienten, die ihre Situation momentan nicht überblicken können, am Kratzen zu hindern, z. B. durch kleine Pflasterverbände der Fingerkuppen oder auch Handschuhe.
▶ Bei starkem Juckreiz können vom Arzt auch Medikamente zum Einnehmen verordnet werden, deren Nebenwirkung oft Müdigkeit ist. Dies muß bei der Mobilisation usw. berücksichtigt werden.

Pilzinfektionen der Haut (Mykosen)

Mykosen werden durch pathogene (= krankmachende), mikroskopisch kleine Pilze hervorgerufen, mit denen die Haut in Kontakt kommt und die sich unter für sie günstigen Bedingungen ansiedeln und vermehren und so zu einer Hautkrankheit führen können.

◆ **Ursachen**
- Hautdefekte
- Feuchtigkeitsundurchlässige Kleidung wie z. B. Synthetikwäsche, Gummistiefel, Plastikschuhe (= Wärmestau, Feuchtigkeit)
- Benutzung von Saunen, Thermalbädern, Whirl-Pools, also Einrichtungen, die von vielen Menschen aufgesucht werden (Wärme, Feuchtigkeit, hohe Wahrscheinlichkeit, daß jemand Pilze einschleppt)
- Diabetes mellitus (verminderte körpereigene Abwehr)
- Schwangerschaft und Einnahme von Ovulationshemmern (Antibabypille)
- Behandlung mit Antibiotika; diese sind gegen Bakterien, nicht aber gegen Pilze wirksam und stören die normale, vor Infektion schützende Keimbesiedelung.
- Behandlung mit Kortison und Zytostatika (Schädigung der Immunabwehr)
- Schwere Krankheit (allgemeine Abwehrschwäche)

◆ **Symptome**
- Runde oder ovale gerötete Hautstellen verschiedener Größe, die am Rand schuppen
- Juckreiz und/oder Brennen
- Schrunden und Hauteinrisse zwischen Fingern oder Zehen
- Auf Schleimhäuten grauweiße, haftende Beläge
- Im Intimbereich: Rötung und Schwellung der Haut und weißliche Beläge (Männer) bzw. weißlicher, verstärkter Scheidenausfluß (Frauen), Juckreiz und Brennen beim Wasserlassen
- Veränderung der Nägel (fast immer sind mehrere Nägel betroffen), z. B. verdickte, aufgesplitterte Nagelplatte, unregelmäßig, dick verhorntes Nagelbett, weißliche oder dunkle Verfärbung der Nägel

◆ **Behandlung**
▶ Nach ärztlicher Diagnose und Verordnung örtliche Behandlung mit antimykotischen (= gegen Pilze wirksame) Medikamenten, die nach Gebrauchsanweisung angewendet werden.
▶ Cremes und Salben mit einem Handschuh auftragen, Farbstoffe oder andere Flüssigkeiten mit dem Watteträger auftragen: Der Watteträger, der die Haut berührt hat, darf nicht mehr mit der Flasche oder der darin befindlichen Flüssigkeit in Berührung kommen, d. h. für weitere Entnahme muß ein neuer Watteträger genommen werden, oder die Flüssigkeit wird über einer Schale ohne Berührung auf den Watteträger gegossen.
▶ Bei Nagelpilzerkrankung werden manchmal die Nägel chirurgisch entfernt. Die täglichen Fußbäder und Verbandwechsel bis zum Abschluß der Wundheilung sind Aufgabe der Krankenschwester, der Sie evtl. nach ihren Anweisungen helfen können.
▶ Bei manchen Pilzinfektionen bekommen die Patienten auch Medikamente zum Einnehmen verordnet, bei Scheidenpilzinfektionen werden Scheidenzäpfchen (= Ovula) angewendet.

▶ Bei Pilzinfektionen im Genitalbereich muß der/die Sexualpartner/in mitbehandelt werden, auch wenn er/sie keine Beschwerden hat, da es sonst immer wieder zu **Reinfektionen** kommen kann.

◆ **Pflegehilfe**
▸ Verschleppen der Pilze auf andere Körperstellen verhüten (Waschlappen, Handtuch, Waschwasser nach Benutzung an der infizierten Körperstelle nicht weiterverwenden, Waschschüssel desinfizieren).
▸ Täglich frische, kochbare Baumwollwäsche und -socken anziehen. Bei Fußpilz Schuhe und Hausschuhe desinfizieren oder mit antimykotischem Puder einstäuben; der Patient soll Schuhe nicht ohne Baumwollstrümpfe tragen.
▸ Anwendung der antimykotischen Medikamente nach Anweisung des Arztes oder der Krankenschwester.
▸ Genaue Beobachtung der Haut.
▸ Frauen mit Genitalpilzerkrankung nach jeder Blasenentleerung mit lauwarmem Wasser über der Toilette oder dem Steckbecken abspülen, mit nur einmal verwendetem Tuch abtupfen (Urin brennt auf der Haut und reizt zusätzlich).
▸ Nach einer Nagelextraktion (= operative Entfernung von Finger- oder Fußnägeln) größte Vorsicht bei der Berührung von Händen/Füßen des Patienten (sehr schmerzhaft!); weite Socken vorsichtig anziehen; Schutz der Füße vor dem Gewicht der Bettdecke durch einen Bettbogen (oder die Bettdecke über das Fußteil hängen); der Patient soll die betroffenen Gliedmaßen so oft wie möglich hochhalten oder -legen.
▸ Bei der Körperpflege allgemein auf saubere, trockene Hautfalten achten, falls eine Neigung zu Pilzinfektionen besteht.

Wundsein der Haut (Intertrigo)

◆ **Ursachen**

Intertrigo entsteht, wenn feuchte Haut auf Haut reibt (Hautfalten) oder die Haut in feuchtem Milieu hautreizenden Stoffen ausgesetzt ist (z.B. Urin, Wundsekrete, Stuhl).

◆ **Symptome**
● Rötung der Haut in Hautfalten, im Intim- und Gesäßbereich, in der Umgebung von nässenden Wunden oder einem **Anus praeternaturalis** (= künstlicher Darmausgang).
● Brennender Schmerz, besonders bei Berührung
● Gegebenenfalls Nässen

◆ **Pflegehilfe**
▸ Vorbeugende Maßnahmen zur Verhütung des Wundseins in den Hautfalten:
▸ Zur allgemeinen Vorbeugung die Haut sauber und trocken halten, Urin und Stuhl sofort entfernen, dabei nicht auf der Haut reiben, zum Trocknen nur tupfen, evtl. fönen (nur intakte Haut!).
▸ Bei bereits bestehender Rötung pudern (Azulonpuder), Reibung verhindern.
▸ Bei nässendem Intertrigo je nach Anweisung der Krankenschwester oder des Arztes Zinkpaste oder eine austrocknende Flüssigkeit (z.B. Mercuchrom) auftragen. Die Hautfalten dürfen sich bis zum vollständigen Trocknen nicht berühren.
▸ Bei inkontinenten Patienten, die mit Vorlagen oder Inkontinenzhilfen nach Windelart versorgt werden, gegebenenfalls das Versorgungsmaterial wechseln und beobachten, ob bestimmte Nahrungsmittel wie z.B. Zitrusfrüchte die Ausscheidungen besonders hautaggressiv machen.
▸ Beim künstlichen Darmausgang die Krankenschwester oder eine speziell ausgebildete Stomatherapeutin um Rat fragen.

Allergische Reaktionen der Haut

Allergische Reaktionen auf **Metalle**, wie die Nickelallergie, zeigen sich an der Haut sehr oft (Hosenknöpfe oder Gürtelschnallen, auch Ohrstecker oder anderer Modeschmuck). **Nahrungsmittel, Arzneimittel, Reinigungs- und Desinfektionsmittel** und **Kosmetika** können ebenfalls allergische Reaktionen der Haut verursachen

Die allergischen Reaktionen können sich in örtlichen Hautveränderungen (Nickelallergie: Nabelgegend oder Ohr; Desinfektionsmittelallergie: bei Pflegepersonen an den Händen und Unterarmen), aber auch am ganzen Körper, wie z.B. bei einer Arzneimittelallergie, zeigen. Die Veränderungen, die an der Haut beobachtet werden können, sind sehr unterschiedlich. Deshalb ist es wichtig, bei allen nicht erklärbaren Hautveränderungen an eine allergische Reaktion zu denken.

Ist eine Allergie festgestellt oder wird sie vermutet, so muß der Kontakt mit dem **Allergen** (= allergieauslösender Stoff) vermieden werden. Dies ist manchmal schwierig, da bei vielen Stoffen, mit denen wir in Berührung kommen (Nahrungsmittel, Körperpflegemittel, Textilien), nicht alle Inhaltsstoffe bekannt sind.

Allergieauslösende Medikamente wie Antibiotika müssen meist sofort abgesetzt werden, da derartige

Allergien manchmal bedrohliche Formen annehmen können. Deshalb ist es sehr wichtig, daß Sie Hautsymptome wie Ausschlag, Nesselsucht, Bläschenbildung oder Juckreiz sofort weitermelden. Der Patient darf das gleiche Medikament, das einmal eine Allergie bei ihm ausgelöst hat, nicht wieder einnehmen (das gilt natürlich auch für Mittel, die nicht verschreibungspflichtig sind!).

Bei allergischen Reaktionen auf **Hautpflegemittel** oder **Pflegehilfsmittel** wie Krankenunterlagen oder Inkontinenzhilfen wechselt der Patient am besten zu Erzeugnissen eines anderen Herstellers. **Lokale** allergische Hautreaktionen wie Kontaktekzeme oder Blasenbildung werden nach ärztlicher Verordnung behandelt. Bei großflächigen, juckenden Hautausschlägen ist vor allem die Bekämpfung des Juckreizes wichtig (s. S. 81).

Psoriasis und Neurodermitis

Psoriasis (Schuppenflechte) und Neurodermitis kommen mit zunehmender Häufigkeit vor. Sie verlaufen **chronisch rezidivierend** (= schubweise immer wiederkehrend); die Schübe werden durch verschiedene Faktoren, wie seelische Belastungen oder Umwelteinflüsse wie Kälte, trockene Luft oder Chemikalien sowie durch bestimmte Nahrungsmittel oder Textilien ausgelöst.

◆ **Symptome der Psoriasis**
Bei der Psoriasis kommt es bei einer übermäßigen Verhornung zu stark geröteten, mit silbrigen Schuppen bedeckten Stellen auf der Haut, die stark jucken können, aber nicht schmerzen. Auch der behaarte Kopf kann betroffen sein.

◆ **Behandlung der Psoriasis**
Die Behandlung der Psoriasis ist oft langwierig (wie bei vielen Hautkrankheiten) und läßt auch oft den gewünschten Erfolg vermissen. Versucht werden Anwendungen von Teerpräparaten, Salizylsäure zum Entfernen der Schuppung, UV-Bestrahlung, Kortisonsalben. In den letzten Jahren hat sich eine Behandlung mit konzentrierter Salzlösung in Kombination mit UV-Strahlung bewährt (z.B. Kur am Toten Meer).

◆ **Symptome der Neurodermitis**
Bei der Neurodermitis handelt es sich um eine schubweise wiederkehrende Entzündung der Haut mit Rötung, Nässen, Schuppung, Krustenbildung und heftigem, quälendem Juckreiz. Häufig befallene Stellen sind die Gelenkbeugen, das Gesicht, der Hals und die Brust.

◆ **Behandlung der Neurodermitis**
Zur Behandlung der Neurodermitis werden, falls andere Mittel nicht helfen, auch Kortisonpräparate eingesetzt, wobei allerdings wegen erheblicher Nebenwirkungen Vorsicht geboten ist. Bei der Neurodermitis (auch schon im Kindesalter) hat sich bisher eine Umstellung der Ernährung auf Vollwertkost, eine Umstellung der Körperpflegemittel und Kleidung auf Naturprodukte und eine psychologische Begleitung (z.B. Mutter mit Kind) bewährt.

> Bei der **Psoriasis** und der **Neurodermitis** haben die betroffenen Patienten nicht nur Probleme mit dem Juckreiz und anderen Begleiterscheinungen der Hautveränderungen, sondern ganz besonders auch mit ästhetischen Problemen. Die Patienten empfinden ihr Aussehen abstoßend für andere und trauen sich kaum in die Öffentlichkeit. Nicht zuletzt aus diesem Grunde sind Selbsthilfegruppen von Betroffenen und deren Angehörigen eine sinnvolle Ergänzung der Therapie.

◆ **Pflegehilfe**
Es ist vor allem wichtig zu wissen, daß weder Psoriasis noch Neurodermitis ansteckend sind, daß also die Berührung auch der entzündeten Hautstellen völlig ungefährlich ist. Spezielle Pflegemaßnahmen und die Ernährung richten sich nach den Wünschen des Patienten, der sich mit seiner Haut ja meist gut auskennt, oder nach der ärztlichen Verordnung bei einer Neuerkrankung.

Hautparasiten

Zu den bei uns vorkommenden Hautparasiten (Schmarotzer) gehören **Kopf- und Filzläuse, Kleiderläuse, Krätzmilben** und **Flöhe**. Bei hohem Lebensstandard und guten hygienischen Verhältnissen kommen sie seltener, aber dennoch vor. Unter schlechten Wohnverhältnissen (enge Räume mit mehreren Bewohnern, Massenunterkünfte, Lager) und bei mangelhaften sanitären Einrichtungen sind sie entsprechend häufiger, auch bei Menschen, die infolge äußerer, körperlicher oder psychischer Einschränkungen verwahrlost sind. Flöhe kommen bei Tierhaltung (auch Haustieren) immer wieder einmal vor.

◆ **Kopfläuse**
Kopfläuse bevorzugen die Gegend hinter den Ohren, den Schläfen- und Nackenbereich. Sie saugen

Blut und kleben ihre Eier (= Nissen) an die Haare, die sich im Gegensatz zu Kopfschuppen nicht vom Haar abstreifen lassen. Das Blutsaugen verursacht heftigen Juckreiz, die Kratzspuren infizieren sich leicht und führen zu nässenden Ausschlägen. Übertragungsmöglichkeit ist der direkte Kontakt (z.B. auch im Gedränge), aber auch der Tausch von Mützen und Hüten (Kindergarten, Schule). Die Diagnose ist wegen der festhaftenden Nissen einfach.

◆ **Pflegehilfe**
▶ Anwendung des verordneten Mittels zur Abtötung der Läuse (z.B. Jacutin) nach Gebrauchsanweisung (dabei Handschuhe tragen). Vorsicht: Die Mittel dürfen nicht in die Augen kommen. Nach der vorgeschriebenen Einwirkzeit das Haar waschen. Gegebenenfalls die Behandlung mehrfach wiederholen.
▶ Zum Lösen der Nissen eignet sich Essigwasser, das auch den Juckreiz etwas mildert.
▶ Das Kopfkissen wird bis zur abgeschlossenen Behandlung täglich frisch bezogen.

◆ **Filzläuse**
Filzläuse finden sich in der Schambehaarung, bei längerem Befall evtl. auch in der Körperbehaarung und im Bart. Der Juckreiz ist nicht so stark. Die Bißstellen der Läuse sind als kleine blauschwarze Punkte auf der Haut zwischen den Schamhaaren zu erkennen, an einzelnen Haaren kleben Nissen, so daß auch hier die Diagnose einfach ist. Übertragen wird die Filzlaus durch sexuellen Kontakt, Bettwäsche und Kleidung.

◆ **Pflegehilfe**
Meist können die Patienten die Behandlung (s. oben) mit entsprechender Information und Unterstützung selbst vornehmen. Bettwäsche und Unterwäsche werden bis zum Behandlungsabschluß täglich gewechselt, zur Körperpflege empfiehlt sich die tägliche Dusche.

◆ **Kleiderläuse**
Kleiderläuse kommen bei uns selten vor. Sie sind relativ groß (ca. 4 mm lang) und legen ihre Eier in Kleidern, vor allem Nähten und Säumen, ab. Die Bisse führen zu stark juckenden Quaddeln, die Kratzspuren entzünden sich leicht. Kleiderläuse können verschiedene Infektionskrankheiten übertragen (Fleckfieber, Europäisches Rückfallfieber). Die Übertragung erfolgt direkt und durch die Kleidung.

◆ **Pflegehilfe**
Wenn die Bekämpfung von Kleiderläusen ansteht, wenden Sie sich am besten an einen Desinfektor, der Ihnen genaue Instruktionen geben kann, wie Kleider und Bettwäsche zu behandeln sind.

◆ **Krätze (Skabies)**
Krätze wird durch Milben verursacht, die sich in die Hornschicht der Haut einbohren, bis zu 2 cm lange feine Gänge mit einem hellen Punkt am Ende (Milbe!) herstellen und in diese Gänge ihre Eier ablegen. In der Wärme (Bettwärme) verläßt die Milbe ihren Gang (nächtlicher heftiger Juckreiz). Sie befällt bevorzugt die Haut zwischen Fingern und Zehen, in den Gelenkbeugen, um den Nabel und an Druckstellen der Kleidung. Die Krätze nimmt an Häufigkeit zu und ist nicht immer gleich von anderen juckenden Hautkrankheiten zu unterscheiden.

◆ **Pflegehilfe**
Warmes Vollbad, warm abduschen, das verordnete Mittel einreiben (mit Handschuhen), frische Wäsche, drei bis vier Tage hintereinander.

◆ **Flöhe**
Flöhe kommen besonders dort vor, wo Tiere gehalten werden. Tierflöhe halten sich nicht lange beim Menschen auf, können allerdings in Textilien und Teppichböden einige Zeit überdauern. Flohbisse sind an der stark juckenden Quaddel mit einem winzigen zentralen Punkt zu erkennen (ähnlich wie Mückenstiche), bevorzugte Stellen sind die Gürtel- und Strumpfrandregion und andere Stellen unter der Kleidung.

◆ **Pflegehilfe**
Der Juckreiz kann mit einfachen Gelen, wie bei anderen Insektenstichen auch, bekämpft werden, das Waschen von Kleidern und Bettwäsche genügt.

Furunkel

Dabei handelt es sich um die eitrige Entzündung eines Haarbalges mit der dazugehörigen Talgdrüse, die besonders bei Menschen mit geschwächter Abwehr vorkommt (Hinweis auf Diabetes mellitus!). Bevorzugte Stellen sind der Nacken, das Gesäß und das Gesicht. Patienten mit Oberlippen- oder Gesichtsfurunkel werden stationär im Krankenhaus mit strenger Bettruhe betreut und beobachtet, weil es dabei gefürchtete Komplikationen wie z.B. Hirnhautentzündungen geben kann.

◆ **Symptome**

Schmerzhafte Rötung, Verhärtung und Vorwölbung der Haut (zunächst wie ein großer Pickel), eitrige Einschmelzung.

◆ **Behandlung**

- Eventuell Salbenverbände
- Rotlicht
- Nach Einschmelzung Entfernung des Eiterpfropfes, evtl. mit einem kleinen Einschnitt
- Antibiotische Behandlung

◆ **Pflegehilfe**

▸ Auf Anweisung der Krankenschwester helfen Sie bei der Durchführung der ärztlichen Verordnungen mit. Vor und nach allen Verrichtungen ist eine gründliche **Händedesinfektion** erforderlich.
▸ Bei einem Gesäßfurunkel kann ein Luftring zum Sitzen nützlich sein.
▸ Bei Gesichts- und Oberlippenfurunkel haben die Patienten strenge Bettruhe, sie brauchen also die Möglichkeiten zur bequemen Lage, eine Klingel, Urinflasche oder Nachtstuhl am Bett und Möglichkeiten zum Zeitvertreib.
  - Der Oberkörper soll erhöht gelagert sein (Fußstütze!).
  - Die Patienten sollen am besten nicht sprechen (**geschlossene Fragen** stellen).
  - Wegen starker Schmerzhaftigkeit bei Mundbewegungen und Kauverbot bekommen die Patienten Brei- oder flüssige Kost, Getränke am besten im Schnabelbecher.
  - Die Mundpflege kann problematisch sein. Falls der Patient seine Zähne nicht vorsichtig putzen kann, soll er nach jeder Mahlzeit den Mund mit einem Mundwasser vorsichtig ausspülen, dabei die Flüssigkeit im Mund nur mit der Zunge bewegen (nicht mit Wangen und Lippen, wie man das sonst tut).
  - Manche Patienten haben Probleme wegen ihres momentanen Aussehens. Haben Sie dafür Verständnis und finden Sie Möglichkeiten, den Patienten ein wenig darüber hinwegzuhelfen.

> Bei folgenden Symptomen muß sofort ein Arzt gerufen werden: Schwellungen im Gesicht, besonders der Augenlider und/oder der Lippen, Rötungen, Fieber, Kopfschmerzen, Erbrechen.

Abszeß

Dabei handelt es sich um einen eitrigen Entzündungsherd in Organen, Muskeln oder unterhalb der Haut, der infolge von Abwehrvorgängen mit einer Membran gegen seine Umgebung abgeschlossen ist.

◆ **Symptome**

Subkutane (= unter der Haut gelegene) Abszesse weisen folgende Symptome auf:
- Schmerzen
- Schwellung
- Rötung
- Lokale Überwärmung
- Fluktuation (Beweglichkeit beim Betasten)
- Eventuell Fieber

◆ **Behandlung**

▸ Abszeßeröffnung (= Inzision) und Einlegen einer Drainage zur Ableitung des Eiters: die Wunde muß offen bleiben, d.h., sie wird nicht genäht, die Wundheilung findet bei vollständig sauberer Wunde durch Bildung von Narbengewebe vom Wundgrund aus statt (= lange Heilungsdauer, breite Narbe).
▸ Lockerer, saugfähiger Verband

◆ **Pflegehilfe**

▸ Mithilfe bei der Durchführung der ärztlichen Verordnungen, besonders beim täglichen Verbandwechsel: Halten des Patienten; nach Händedesinfektion: Reichen von sterilem und unsterilem Material nach Anweisung des Arztes oder der Krankenschwester. Steriles Material, Instrumente oder Verbandmaterial dürfen nicht berührt werden; die Verpackung öffnen und das Material in der Verpackung so halten, daß Arzt oder Krankenschwester es mit sterilen Handschuhen entnehmen können, ohne die Außenseite der Verpackung oder Hände des Arztes / der Krankenschwester zu berühren (Abb. 3.3 a). Verpackungen dürfen nicht über anderem sterilem Material oder über der Wunde geöffnet werden (Staub!). Eine andere Möglichkeit ist das Greifen von Verbandstoff oder Instrumenten mit einer sterilen Pinzette und Weitergabe an Arzt oder Krankenschwester (Abb. 3.3 b).
▸ Der alte Verband, der in Verbindung mit dem eitrigen Wundsekret als **infektiöses Material** gilt, kommt mit anderem Abfall zusammen in einen Abfalleimer oder -beutel (ein Eimer muß nach Entleerung desinfiziert werden). Die benutzten Instrumente werden gleich in Desinfektionslösung eingelegt und nach der vorgeschriebenen Einwirkzeit mit kaltem Wasser abgespült, getrocknet und zur Sterilisation gegeben.

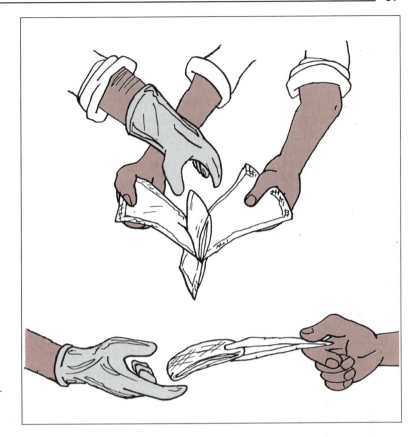

Abb. 3.3
(a) = Entnahme von sterilem Verbandmaterial,
(b) = Weiterreichen des Verbandmaterials mit Hilfe einer sterilen Pinzette.

- Nach der Hilfe beim Verbandwechsel erneut Hände desinfizieren.
- Die Patienten haben nach der Abszeßeröffnung, außer dem vorübergehenden Wundschmerz, glücklicherweise meist kaum noch Schmerzen, auch das Fieber sinkt rasch ab, so daß die Patienten aufstehen und herumgehen können, was zur Vermeidung einer Thrombose und einer Pneumonie auch erwünscht ist.
- Der Verband muß so angelegt sein, daß er bei Bewegung nicht verrutscht.
- Je nach Lokalisation der Wunde sind Lagerungshilfsmittel oder ein Luftring angebracht.
- Bemerken Sie eine Durchfeuchtung des Verbandes mit Wundsekret, so legen Sie einige Mullkompressen darüber und befestigen diese mit etwas Pflaster, wenn Arzt oder Krankenschwester nicht gleich einen neuen Verband anlegen können. Eventuell beschmutzte Bettwäsche oder Kleidung wird gleich gewechselt (Eiter enthält massenhaft Bakterien!), anschließend Händedesinfektion.

Erysipel

Das Erysipel kann durch Kontakt einer – auch sehr kleinen – Wunde mit Bakterien (hämolysierende Streptokokken) entstehen. Oft findet die Infektion in einer älteren oder pathologischen Wunde, z.B. **Ulcus cruris** (= offenes Bein) statt. Eintrittspforte können aber auch kleine, kaum bemerkte Verletzungen sein. Es handelt sich um eine Infektion der Hautlymphbahnen, die ein bis drei Tage nach Eintritt der Bakterien zum Ausbruch kommt. Trotz guter Behandlungsmöglichkeiten neigt das Erysipel zum Rezidiv (= Rückfall).

> Durch Vernarbung der entzündeten Lymphbahnen kommt es zu einer Lymphstauung, die zu massivem Anschwellen einer Extremität führen kann (= Elephantiasis).

◆ **Symptome**
- Flammende, scharf gegen die Umgebung abgegrenzte Rötung, die sich rasch, oft zungenförmig ausbreitet.

- Leicht ödematöse Schwellung des entzündeten Bezirks
- Leicht glänzende Oberfläche
- Der Patient leidet unter Spannungsgefühl, brennendem Schmerz, Schüttelfrost und Fieber.

◆ **Behandlung**

Gabe von Antibiotika, die gegen die spezifischen Erreger wirksam sind.

◆ **Pflegehilfe**

▶ Der Patient hat zwar keine strenge Bettruhe, soll aber die betroffene Extremität auf einer Schiene hochlagern.
▶ Die entzündete Hautstelle kann mit Rivanol- oder Wasser-Alkohol-Umschlägen gekühlt werden. Dazu können Baumwollappen verwendet werden, die aus dünngewaschener, schadhafter Bettwäsche gemacht werden können und die natürlich frisch gewaschen sein müssen. Rivanollösung verfärbt Stoff dauerhaft gelb, deshalb Kleidung und Bettwäsche schützen (Nässeschutz auch bei Wasser-Alkohol). Als Nässeschutz kann Gummi oder Plastikfolie dienen, über die ein Stecklaken oder ähnliches gebreitet wird.

▶ Niemals darf ein Umschlag, der kühlen soll, mit Plastik, Molinea oder dergleichen bedeckt werden! Durch die luftdichte Bedeckung würde die Verdunstung der Flüssigkeit verhindert, der Umschlag erwärmt und so statt der erwünschten Kühlung eine Wärmestauung entstehen.

▶ Die Umschläge werden erneuert, wenn sie durchwärmt sind. Sie dürfen nicht auf der Haut trocknen.
▶ Nach einigen Tagen der Anwendung feuchter Umschläge kann es zu stärkerem Spannungsgefühl der Haut kommen. Dann kann die Haut – nach Rücksprache mit der Krankenschwester – mit einer fetthaltigen Lotion entspannt werden.
▶ Tragen Sie zu allen Verrichtungen wie Erneuern der Umschläge oder Hautpflege Handschuhe.

Verbrennungen

Verbrennungen sind Verletzungen der Haut durch **Hitze**. Auch elektrischer **Strom** oder **Strahlung** können Verbrennungen verursachen. Nach der Tiefe der Schädigung werden drei Grade unterschieden:
- **Grad 1**
  Rötung, Schwellung und Schmerz. Nach ein bis zwei Wochen schuppt die Haut.
- **Grad 2**
  Rötung, Schwellung, Schmerz und Blasenbildung
- **Grad 3**
  Zerstörung der Haut und evtl. Zerstörung von darunterliegendem Gewebe (= Nekrose)

Sind mehr als 15 Prozent der Körperoberfläche verbrannt, kommt es zur **Verbrennungskrankheit,** einer schweren Erkrankung mit der Gefahr des Verbrennungsschocks. Die so betroffenen Patienten werden nach Möglichkeit in einer Spezialklinik für Verbrennungskranke behandelt. Patienten mit leichteren Verbrennungen können aber auch in jedem Krankenhaus und gegebenenfalls ambulant, d.h. zu Hause (oder einer Pflegeeinrichtung) betreut werden.

◆ **Erste Hilfe**

▶ Den Verletzten in seiner Panik am Davonlaufen hindern, evtl. brennende Kleidung oder Haare mit Wasser übergießen (notfalls die Flammen mit einer Decke oder dergleichen ersticken).
▶ Die verbrannte Haut mit fließendem Wasser so lange kühlen, bis Schmerzfreiheit besteht, mindestens aber 15 Minuten lang. Gliedmaßen können auch in einen Eimer mit Wasser getaucht werden.
▶ Notarzt und Rettungsdienst rufen

▶ Bei kleinen Verbrennungen und Verbrühungen, wie sie häufig an Bügeleisen, Backofen oder mit spritzendem heißem Fett entstehen, genügt in der Regel die **Kaltwasserbehandlung**, die beliebig oft wiederholt werden kann, wenn die Verbrennung wieder zu schmerzen beginnt.

◆ **Behandlung**

▶ Brandverletzungen werden im allgemeinen offen, d.h. ohne Verband behandelt.
▶ Neben der Schmerz- und gegebenenfalls Schockbehandlung ist die lokale Wundbehandlung (Desinfektion, Behandlung mit antibiotischer Creme, Nekrosenabtragung usw.) wichtig.
▶ Ebenso wichtig ist die frühzeitige krankengymnastische Behandlung zur Verhütung von Narbenkontrakturen (Verbrennungen in Gelenknähe können zu Bewegungseinschränkungen führen, was besonders an den Händen fatale Folgen für das weitere Leben der Patienten haben könnte).
▶ Größere Brandwunden müssen gegebenenfalls mit einer Hauttransplantation gedeckt werden. Dennoch neigen sie zu ausgeprägter, unregelmäßiger Narbenbildung.

◆ **Pflegehilfe**
▶ Wenn Sie bei der Pflege Brandverletzter helfen, lassen Sie sich von der Krankenschwester genau informieren, was bei der allgemeinen Hilfeleistung zu beachten ist.
▶ Wegen der großen Infektionsgefahr bei offen behandelten Brandwunden ist ein **keimarmes Milieu** besonders wichtig. Sorgfältiger Umgang mit frischer Wäsche gehört genauso dazu wie besondere Schutzkleidung, Händedesinfektion und Feuchtreinigung des Zimmers, damit kein Staub aufgewirbelt wird.
▶ Patienten mit großflächigen Verbrennungen werden in Spezialkliniken behandelt, in denen mit Klimaanlagen in den Krankenzimmern Temperatur und Luftfeuchtigkeit bedarfsgerecht eingestellt, die Patienten in Spezialbetten gelagert und von einem spezialisierten Team behandelt und gepflegt werden.

Wunden

Hier werden **offene Wunden** besprochen, bei denen die Haut durchtrennt ist, eine Blutung auftritt und Schmerzen bestehen. Dies können verletzungsbedingte Gelegenheitswunden oder Operationswunden sein. Die Entstehung der Wunden und ihr Zustand sind von entscheidender Bedeutung für den Verlauf der Wundheilung.

▶ **Primäre Wundheilung**
Die Wunde ist **aseptisch** (= keimfrei), die Wundränder liegen glatt aneinander, die Wunde heilt durch Bildung einer schmalen Gewebsbrücke innerhalb von wenigen Tagen, nach 20 Tagen ist eine volle Festigkeit erreicht. Es bleibt eine dünne, glatte Narbe zurück.

▶ **Sekundäre Wundheilung**
Davon sind **septische** (= nicht keimfreie) oder ältere Wunden betroffen: mit Taschenbildung (= Quetschwunden) oder mit Keimeinschleppung in die Tiefe (= Bißwunden). Primär aseptische Wunden können durch eine Wundinfektion zur septischen Wunde mit sekundärer Wundheilung werden. Die Wunde heilt nach Abklingen der eitrigen Entzündung vom Wundgrund aus. Narbengewebe füllt langsam von unten nach oben den Gewebsdefekt aus. Es bleibt eine breite, unregelmäßige Narbe zurück. Die sekundäre Wundheilung dauert oft wochen- oder monatelang.

Primär heilende Wunden sind chirurgisch versorgte Wunden, wie Operationswunden oder Gelegenheitswunden, die genäht oder geklammert wurden.

Wird eine frische Wunde (Schnitt-, Riß-, Platzwunde) genäht, so müssen zuvor eventuelle Fremdkörper entfernt und die Wundränder glatt ausgeschnitten werden (außer im Gesicht und an den Fingern), damit sie sich bei der Naht glatt aneinanderlegen lassen. Nach der Wundversorgung wird ein trockener, leichter Verband angelegt. Der Patient soll der Wunde Ruhe geben, d. h. den verletzten Körperteil möglichst wenig bewegen, nicht am Verband manipulieren und zur Vermeidung oder Verminderung von Schwellungen, die die Wundheilung stören können, die verletzte Extremität hochlegen oder -halten.

Wichtig bei jeder Verletzung ist die Frage nach der letzten **Impfung gegen Tetanus** (= Wundstarrkrampf). Liegt die letzte Auffrischimpfung länger als fünf Jahre zurück oder kann der Patient dazu keine Angaben machen, wird auf jeden Fall eine Tetanusimmunisierung durchgeführt.

> Alle im Gesundheitswesen arbeitenden Personen sollten auf ihren eigenen Impfschutz gegen Tetanus bedacht sein. Der Wundstarrkrampf ist eine auch heute noch oft tödliche Krankheit, die durch eine einfache Impfung verhütet werden kann.

Tetanusbazillen kommen überall, z. B. in der Erde, in Straßenstaub, an Pflanzenteilen usw. vor. Gerade kleine, unbedeutende Verletzungen bei der Gartenarbeit (Stich eines Rosendorns, Holzsplitter) oder beim Sport, die sich schnell wieder verschließen, sind gefährlich, weil die Tetanusbazillen **Anaerobier** sind (= Keime, die sich unter Luftabschluß vermehren).

◆ **Pflegehilfe**
▶ Oft ist nach einer Wundversorgung die weitere Umgebung der Wunde noch mit getrocknetem Blut und Resten des braunen Hautdesinfektionsmittels beschmutzt. Säubern Sie die Haut vorsichtig und ohne sie zu verziehen mit Wasser und einem sauberen Lappen. Der Verband darf nicht feucht werden, weil sich manche Infektionserreger in feuchtem Material fortbewegen und durch einen feuchten Verband an die Wunde gelangen können.
▶ Bei Wunden am Kopf muß unter Umständen das Haar sehr vorsichtig von Blut gesäubert werden. Fragen Sie den Arzt, wann eine vorsichtige Haarwäsche möglich ist, meist ist das nach wenigen Tagen trotz Fäden oder Klammern erlaubt.
▶ Sobald die zur Wundversorgung vorgenommene örtliche Betäubung nachläßt, werden sich **Wund-**

schmerzen einstellen. Erkundigen Sie sich, welches Schmerzmittel der Patient haben kann, und bringen Sie es ihm gleich, wenn er über Schmerzen klagt (falls eine Injektion angeordnet ist, müssen Sie die Krankenschwester informieren).
▶ Beobachten Sie den Patienten und achten Sie auf sein Allgemeinbefinden, auf den Verband (Nachblutung?), auf das Aussehen der Wundumgebung (Verfärbung? Schwellung?), auf eventuelle weitere Verletzungshinweise wie Schürfungen oder **Hämatome** (= Blutergüsse, blaue Flecken).

▶ Klagt der Patient über Schmerzen an anderer Stelle (Hinweis auf weitere Verletzungen) oder über Klopfschmerz in der Wunde (Hinweis auf eine Wundinfektion), so muß der Arzt benachrichtigt werden.

▶ Je nach verletztem Körperteil braucht der Patient Ihre Hilfe bei der Körperpflege, beim An- und Ausziehen, beim Essen, beim Wasserlassen oder beim Stuhlgang, wenn er sich nicht selbst säubern kann.

Sekundär heilende Wunden sind Wunden, die von vornherein als infiziert angesehen werden (Biß-, tiefe Stich-, Schußwunden und Wunden, die älter als acht Stunden sind) und nicht genäht oder geklammert werden sowie infizierte Operationswunden, eröffnete Abszesse, pathologische Wunden (Druckgeschwür, Ulcus cruris [= offenes Bein]) und Wunden mit erheblichem Gewebeverlust.

▶ Jede sekundär heilende Wunde bedeutet für den Patienten langdauernde Einschränkungen oder gar Krankheit mit vielen Risiken wie z. B. zusätzliche Infektion der Wunde, Keimverschleppung in die Blutbahn oder Thrombose als Folge von Immobilität. Aber auch die Einschränkungen in bezug auf Arbeit, Freizeitgestaltung, Kleidung, Lebensfreude sollten nicht unterschätzt werden. Sie machen den Patienten verständlicherweise oft ungeduldig, mißmutig und unzufrieden mit der Behandlung.

◆ **Behandlung**

Die Wundbehandlung richtet sich nach dem Zustand der Wunde und erfolgt in drei Schritten:
1. Bekämpfung der Infektion, Reinigung und Desinfektion der Wunde
2. Förderung der Granulation (= Bildung von Narbengewebe)
3. Förderung der Epithelisierung (= Überhäutung)

Für jede sekundär heilende Wunde ist ein Behandlungsplan notwendig, aus dem die Art der Wundbehandlung und die verwendeten Medikamente hervorgehen.

◆ **Pflegehilfe**
▶ Helfen Sie dem Patienten – soweit nötig – bei seinen täglichen Verrichtungen und assistieren Sie auf Anweisung von Arzt oder Krankenschwester bei der Wundbehandlung (s. auch Abszeß, S. 86).
▶ Helfen Sie mit darauf zu achten, daß der Patient eine vitamin- und eiweißreiche Kost zu sich nimmt (frisches Obst und Gemüse, Milch und Milchprodukte) und sich – soweit er kann – bewegt (fördert die Durchblutung).
▶ Seien Sie verständnisvoll bei gelegentlicher Ungeduld oder Kritik des Patienten.

Kleidung

Kleidung schützt uns vor **Kälte**, vor **Witterungseinflüssen** wie Regen und Wind, aber auch vor der **Sonnenstrahlung**.
Spezielle **Arbeitskleidung** ist besonders strapazierfähig oder hat besondere Schutzfunktion, wie z. B. Helme und Stahlkappenschuhe auf der Baustelle, Schutzanzüge in der chemischen Industrie oder Strahlenschutz- oder Taucheranzüge. Im Straßenbau wird Kleidung mit Signalfarben getragen, damit die betreffende Person nicht übersehen wird.

In anderen Bereichen schützt **keimfreie Kleidung** die Umgebung vor Krankheitserregern, die jeder Mensch mit sich bringt, z. B. im Operationssaal oder in der pharmazeutischen Industrie. Eine weitere Bedeutung der Kleidung ist die **Zuordnung zu einem bestimmten Beruf** oder einer Stellung, z. B. Uniformen der Polizei oder Armee, einheitliche Kleidung der Mitarbeiter/innen in Geschäften oder in der Gastronomie. Eine besondere Funktion hat auch die **Dienstkleidung** für Mitarbeiter/innen im Pflegedienst: Sie soll einerseits eine Person für Patienten und Besucher als Pflegepersonen erkennbar machen, andererseits einen besonders sauberen, in hygienischer Hinsicht also vertrauenweckenden Eindruck machen, genügend Bewegungsfreiheit für die Arbeit lassen und leicht zu reinigen sein.

> Dem Arbeitgeber ist zu Recht daran gelegen, daß seine Mitarbeiter/innen auch äußerlich die Einrichtung vorteilhaft repräsentieren. Eine nachlässig gekleidete Krankenschwester könnte bei Patienten und Besuchern Zweifel an der Qualität der Pflege aufkommen lassen.

Kleidung erfüllt außerdem den Zweck der **sozialen Zuordnung**: „Kleider machen Leute!" Die Kleidung kann aufgrund von Vorurteilen oder gemachten Erfahrungen das Ansehen eines Menschen in bestimmten Richtungen beeinflussen. In manchen Branchen oder Positionen wird deshalb eine besonders seriöse Kleidung erwartet.

> Im Mittelalter gab es hierzulande eine sehr strenge Kleiderordnung, nicht nur für Angehörige eines bestimmten Standes oder Berufes, sondern auch für Verheiratete und Ledige und auch nach Lebensalter. Verstöße gegen die Kleiderordnung zogen zum Teil drakonische Strafen nach sich. Für Frauen gab es bestimmte Hauben, die nur verheiratete Frauen tragen durften („unter die Haube kommen"). Die Hauben der früheren Schwesterntrachten sollten bezeugen, daß der Status der Schwester dem einer verheirateten Frau entsprach.

Auch heute noch gibt es **religiös bestimmte Kleiderordnungen** besonders für Frauen in islamischen Ländern (Hidschab), denen die Frauen sich unterwerfen müssen, ob sie wollen oder nicht. Jugendliche nutzen unter anderem die Kleidung, um sich gegen Vorstellungen der etablierten Gesellschaft **abzugrenzen**, unterliegen aber auch in besonderem Maß dem Druck, mit ihrer Kleidung den Vorstellungen ihrer Gruppe entsprechen zu müssen.

Nicht zuletzt dient Kleidung dem **Bedürfnis von Menschen, sich zu schmücken,** vorteilhaft auszusehen oder auch besonders aufzufallen. Bestimmte Kleidung wird auch zu verschiedenen Anlässen erwartet. So geht man zu einer Beerdigung anders gekleidet als zu einem Fest, zu einem Picknick anders als zu einem großen Abendessen, zum Sport anders als zur Arbeit.

Im Falle von Pflegebedürftigkeit, wenn der Patient nicht selbst für seine Kleidung Sorge tragen kann, sollen die Kleidungsstücke weit zu öffnen und bequem an- und auszuziehen sein, so daß weder dem Pflegebedürftigen noch seinen Helfer/innen zuviel Mühe dabei entsteht. Manchmal genügen geringfügige Änderungen, ein zusätzlicher Reißverschluß, eine verlängerte Knopfleiste oder dergleichen, um die Bekleidung wesentlich zu vereinfachen und trotzdem einen gut angezogenen Eindruck zu machen.

Bekleidung bei Bettlägerigkeit

Meistens tragen bettlägerige Patienten Nachtbekleidung (Nachthemd, Schlafanzug, Krankenhemd), was z. B. bei einem kürzeren Krankenhausaufenthalt durchaus angemessen ist. Jedenfalls sollten die Patienten sobald als möglich statt des hinten offenen, meist weißen Krankenhemdes ihre eigene **Nachtwäsche** anziehen können. Falls ein hinten offenes Hemd gebraucht wird, können die Angehörigen evtl. die normalen Nachthemden entsprechend ändern. Dazu werden keine besonderen Nähkenntnisse gebraucht.

Bei längerdauernder Bettlägerigkeit können Sie mit Patient und Angehörigen besprechen, ob auch Jogginganzug, Pullover und andere **bequeme Kleidungsstücke** in Frage kommen. Besonders in der kalten Jahreszeit ist die übliche Nachtbekleidung oft zu kühl, wenn die Patienten sich die Decke nicht über die Schultern ziehen können. Vor allem alte Patienten frieren im Krankenhaus oft an Schulter, Nacken und Armen. Ein Bettjäckchen oder eine Strickjacke, gegebenenfalls auch Bettschuhe oder Socken bei kalten Füßen schaffen leicht Abhilfe. Notfalls ist auch ein breiter Wollschal oder ein Fell um die Schultern ausreichend, bis eine Jacke zur Verfügung steht.

Viele Patienten möchten, auch wenn sie im Bett liegen, Schlüpfer oder Unterhose tragen, besonders wenn mit ärztlichen Untersuchungen wie Röntgen oder mit Krankengymnastik zu rechnen ist. Nur wenigen Menschen macht es wirklich nichts aus, gleich ganz nackt zu sein, wenn das Hemd hochgezogen wird. Bieten Sie also eine entsprechende Bekleidung an, wenn nicht wichtige Gründe dagegen sprechen. Bei Frauen mit großen Brüsten ist es ratsam, zum **Vermeiden von Wundwerden der Haut** tagsüber auch im Bett einen Büstenhalter zu tragen. Kann die Frau es nicht selbst tun, achten Sie auf den korrekten Sitz, so daß die Brust nicht durch den Bügel oder den Abschlußrand gedrückt wird.

Bekleidung bei kurzzeitiger Mobilisation

Bei der kurzzeitigen Mobilisation handelt es sich in der Regel um das **Gehen im Zimmer** oder Flur oder um das **Sitzen am Tisch**, z. B. zu den Mahlzeiten oder wenn Besuch kommt. Je nach Außentemperatur ist den Patienten mit genügend warmer bzw. luftiger Kleidung behilflich zu sein. Wenn die Patienten Ihnen ihre Wünsche sagen, richten Sie sich danach. Andernfalls bieten Sie ihnen an, Schlüpfer, Strümpfe, Hausschuhe oder Schuhe und den Bademantel anzuziehen. Strümpfe sind sowohl wegen der Wärme als auch aus hygienischen Gründen wichtig (sie können, anders als die Hausschuhe, gewechselt und gewaschen werden). Bei kühlen Temperaturen brauchen sitzende Patienten oft noch eine Decke, mit der die Beine richtig eingehüllt werden. Ein großes, flaches Kissen im Rücken schützt vor Kälte und Zugluft und polstert die Rückenlehne.

> Frisch operierten Patienten ist es oft peinlich, bei der Frühmobilisation (s. S. 119) nur mit dem hinten offenen Operationshemd im Zimmer auf und ab zu gehen. Eine angenehme Alternative zu den doch meist warmen Bademänteln ist (im Sommer) ein zweites Operationshemd, das über dem ersten mit der offenen Seite nach vorn getragen wird.

◆ **Pflegehilfe beim An- und Ausziehen**

Körperbehinderte, die Erfahrung mit ihrer Einschränkung haben, werden Ihnen sagen, welche Hilfe sie benötigen. Ansonsten erleichtern folgende Hinweise die Hilfe beim An- und Ausziehen:

▸ Legen Sie alle gewünschten/benötigten Kleidungsstücke in Griffnähe zurecht; Kleidungsstücke, die zuerst gebraucht werden, kommen ganz oben in den Stapel.
▸ Öffnen Sie Verschlüsse soweit wie möglich und dehnen Sie Strümpfe und Socken zum leichteren Überstreifen über die Fersen.
▸ Bei Unterhemden, T-Shirts, Pullovern, Nachthemden lassen Sie den Patienten zunächst in die Ärmel schlüpfen oder ziehen Sie zuerst die Ärmel an und ziehen ihm dann erst das Kleidungsstück über den Kopf, beim Ausziehen umgekehrt: erst über den Kopf ziehen, dann aus den Ärmeln schlüpfen.
▸ Ist ein Arm des Patienten verletzt, gelähmt oder sonst geschädigt, so bekleiden Sie diesen zuerst, da der unverletzte Arm ja beweglicher ist und auch unbequeme Bewegungen ausführen kann. Beim Ausziehen wird zuerst der gesunde und dann der kranke Arm entkleidet. Das gleiche gilt natürlich auch für die Beine.
▸ Schlüpfer, Unterhosen, Strumpfhosen und Hosen so weit wie möglich über beide Beine ziehen, dann den Patienten bitten, kurz das Gesäß anzuheben, und die Kleidungsstücke vollständig über Gesäß und Bauch hochziehen.
▸ Zum Anziehen von Socken diese etwas dehnen und beim Überziehen über die Fersen gedehnt halten. Bei Verletzungen der Beine oder Hüften ist es für den Patienten recht schmerzhaft, wenn Sie die Socken mit Kraft über die Fersen zerren.
▸ Zum Anziehen der Schuhe ist es am besten, wenn der Patient im Sitzen oder Stehen sein Körpergewicht einsetzt, um in die Schuhe hineinzukommen. Öffnen Sie die Schuhe vorher, so weit es geht, und verwenden Sie einen Schuhlöffel, der verhindert, daß der Patient die Schuhferse heruntertritt. Schnürsenkel und Schnallen oder Klettverschlüsse müssen – besonders wenn der Patient gehen möchte/soll – so geschlossen werden, daß die Schuhe wirklich gut sitzen.
▸ Leicht rutschende Hausschuhe sollten nicht benutzt werden. Bitten Sie die Angehörigen, ein Paar gut sitzender Schuhe oder Hausschuhe mit rutschfester Sohle mitzubringen. Halbangezogene Schuhe (wenn Ödeme bestehen und die Schuhe deshalb zu eng sind) stellen ein erhebliches Unfallrisiko dar!
▸ Wenn Sie dem Patienten beim Zu-Bett-Gehen geholfen haben, hängen Sie die getragenen Kleidungsstücke auf Bügel, notfalls auch über die Stuhllehne, so daß sie etwas lüften können und nicht zerknittern, oder legen Sie, falls nötig, Kleidungsstücke zur Schmutzwäsche.
▸ Gehen Sie mit der Kleidung des Patienten sorgsam um, daß sie nicht beschädigt wird. Im Heim oder in der häuslichen Pflege kann es auch zu Ihren Aufgaben gehören, eine Naht auszubessern oder einmal einen Knopf anzunähen, gerade wenn keine Angehörigen da sind, die dies übernehmen.

Bekleidung bei Hautkrankheiten

Bei Hautkrankheiten soll durch die Kleidung kein **Wärme- und Feuchtigkeitsstau** entstehen, weil dadurch Entzündung und Juckreiz verstärkt werden. Die Kleidung soll luft- und schweißdurchlässig sein und möglichst aus Naturfasern ohne chemische Behandlung bestehen (Baumwolle, Seide, als Oberbekleidung auch Viskose oder Wolle). Synthetische Fasern sind, besonders bei Unter- und Nachtwäsche und bei Strümpfen, nicht geeignet. Die Kleidungsstücke sollten so geschnitten sein, daß sie auf erkrankten Hautstellen nicht drücken oder scheuern (Achtung: enge Armausschnitte, knappe Bünde von Unterwäsche, Hosen oder Röcken, knappe Miederwaren, enge Ärmel- oder Sockenbündchen).

Manche Hautkrankheiten werden mit **Farbstofftinkturen** behandelt; einige Wirkstoffe, die in den Salben oder Cremes enthalten sind, färben stark (z.B. Schwefel, Teer). Denken Sie daran, daß sich diese Farbflecken oft nicht mehr auswaschen lassen. Um möglichst wenig Wäsche zu ruinieren, sollten wenige, am besten ältere Kleidungsstücke für die Dauer der Behandlung in Gebrauch sein, die öfter gewaschen werden. Wenn **feuchte Umschläge** benutzt werden, sind Matratze, Kissen, Decken und Bettwäsche vor Nässe zu schützen.

Bei **infektiösen Hautkrankheiten** (z.B. Pilzinfektion, eitrige Entzündung, Erysipel) soll die auf der erkrankten Haut getragene Wäsche täglich gewechselt werden. Das Material soll kochbar sein (mit der Kochwäsche werden Krankheitserreger abgetötet, eine vorherige Wäschedesinfektion ist also unnötig). Die Wäsche inklusive Handtücher, Waschlappen, Umschlagtücher und Binden sollte aber, bis sie in die Waschmaschine kommt, von nicht kochbarer anderer Wäsche getrennt gesammelt werden, während natürlich auch andere kochfeste Wäsche mit der infektiösen Wäsche zusammen in einer Maschine gekocht werden kann.

Umgang mit schmutziger Wäsche

Im Krankenhaus oder auf Pflegestationen wird die vom Haus gestellte Wäsche (Bettwäsche, Krankenhemden, Handtücher, Waschlappen, Tücher für Umschläge und dergleichen) direkt im Zimmer in **Wäschesäcke** gegeben, gegebenenfalls nach Art oder Größe sortiert. Grobe Verschmutzung, z.B. durch Stuhl, wird natürlich soweit möglich vorher mit Zellstoff entfernt.

> Achten Sie darauf, daß die gebrauchte Wäsche nicht mit sauberer Wäsche oder mit dem Nachbarbett in Berührung kommt, sondern locker zusammengerafft direkt im Wäschesack landet. Drücken Sie die gebrauchte Wäsche auch nicht an sich und werfen Sie sie nicht auf den Boden (Krankheitserreger aus der Wäsche könnten mit den Schuhen des Personals bzw. mit Staub von Zimmer zu Zimmer transportiert werden).

Zellstoff, Betteinlagen, Windeln, Vorlagen, Gummi- oder Plastikteile dürfen nicht in die Wäschesäcke gelangen. Die Wäsche kommt in der Wäscherei aus hygienischen Gründen mitsamt dem Sack direkt in die Maschine, wird also nicht noch einmal durchgesehen. Deshalb ist es wichtig, daß Sie auf die **Trennung der Wäscheteile** achten, damit keine Maschine ruiniert wird und die frische Wäsche ohne Zellstoffusseln wiederkommt. Die private Kleidung und Wäsche der Patienten wird den Angehörigen in einem Stoff- oder Plastikbeutel zum Waschen mitgegeben. **Feuchte Wäsche** darf nicht zu lange liegenbleiben, da sie sonst Stockflecken bekommt. Im Privathaus, Heim oder in Pflegeeinrichtungen mit Wohncharakter wird die Wäsche in der Regel im Haus versorgt. Die **Privatwäsche des Patienten** ist gegebenenfalls zu kennzeichnen und nach Wäscheart (Koch-, Bunt-, Feinwäsche) zu sortieren. Da hier meist nicht täglich solche Mengen jeder Wäscheart anfallen, daß eine Waschmaschine gefüllt werden kann, müssen feuchte Wäschestücke trocknen. Mit Stuhl, Urin, Blut, Erbrochenem oder Speiseresten beschmutzte Wäschestücke müssen ausgewaschen und getrocknet werden, bevor sie in den Wäschesammler kommen. Für diese Arbeit sollten robuste, mehrfach verwendbare Gummihandschuhe und Plastikschürzen zur Verfügung stehen. Ein einfacher Wäscheständer im Bad genügt zum Trocknenlassen.

> Das häufigere Benutzen der Waschmaschine für nur wenige Wäschestücke ist aus Kosten- und Umweltschutzgründen abzulehnen, auch wenn es bequemer sein mag.

Daß Sie sich bemühen, die Wäsche nach **Pflegeanleitung** und ohne Verfärbungen zu behandeln, dürfte selbstverständlich sein. Bei Neuanschaffungen sollte auf Farbechtheit und unkomplizierte Pflege geachtet werden. Wenn irgend möglich, sollte die gewaschene Wäsche an der Luft trocknen (Energie sparen!). Der **elektrische Wäschetrockner** sollte nur benutzt werden, wenn keine Trockenmöglichkeit (Garten, Speicher, Keller) besteht oder die Wäsche sehr schnell wieder zur Verfügung stehen muß.

4 Aufrechterhaltung der Vitalfunktionen

Herz, Kreislauf, Blut, Atmung

Die Vitalfunktionen sind, wie schon aus ihrer Bezeichnung hervorgeht, für unser unmittelbares **Überleben** notwendig. Schon wenige Minuten ohne Atmung oder Herzschlag bedeuten den Tod, mindestens aber das Risiko **irreversibler** (= nicht rückgängig zu machender) **Schäden** besonders des Gehirns, das ständig Sauerstoff braucht, um intakt zu bleiben (s. auch Bewußtsein, S. 38). Aber auch alle anderen Gewebe des Körpers sind auf die Versorgung mit Sauerstoff angewiesen, wenn sie auch einen Mangel länger verkraften können als das Gehirn. Fehlender Herzschlag, Stillstand der Atmung, Stillstand statt Kreislauf des Blutes sind – wenn wir einmal von den Möglichkeiten der High-Tech-Medizin absehen – gleichbedeutend mit dem Ende unseres körperlichen Lebens.

> Daß das geistig-seelische Leben nicht gleichzeitig mit dem körperlichen Leben zu Ende geht, beweisen die beeindruckenden Berichte von Menschen, die klinisch tot waren und **reanimiert** (= wiederbelebt) wurden.

Das **Herz** pumpt ca. 70mal in der Minute jeweils ca. 70 ml Blut (= Schlagvolumen) in die **Arterien** (= Schlagadern), d. h. es werden pro Minute etwa 5 Liter Blut (= Minutenvolumen) in den Kreislauf gebracht. Sauerstoffarmes Blut wird von der rechten Herzhälfte zu den Lungen gepumpt. In den **Lungen** nimmt das Blut aus der Einatmungsluft frischen Sauerstoff auf und gibt mit der Ausatmungsluft Kohlendioxid ab. Das sauerstoffreiche Blut fließt von den Lungen zur linken Herzhälfte zurück und wird erneut in den Körperkreislauf gepumpt. Dies geschieht unser Leben lang, ständig, Tag und Nacht, ohne unser Zutun. Braucht unser Körper mehr Sauerstoff (bei körperlicher Anstrengung wie Muskelarbeit), so wird unsere Atmung tiefer und schneller, das Herz schlägt schneller, der Blutdruck steigt an, so daß der Mehrbedarf sofort gedeckt wird.

> Auch bei **psychischem Streß** (Angst, Aufregung, Freude) spüren wir unser Herz heftiger und schneller schlagen, obwohl wir uns evtl. gar nicht bewegen. Das ist auf die Wirkung des Nebennierenrindenhormons **Adrenalin** zurückzuführen, das uns im Falle von Gefahr in die Lage versetzt, sofort zu kämpfen oder zu flüchten. Dies war für unsere Vorfahren überlebensnotwendig.

Heute können wir bei Streß meist weder kämpfen noch flüchten, sondern müssen selbstbeherrscht und kontrolliert handeln. So richtet sich die freigewordene Energie möglicherweise gegen uns selbst, da sie sich gegen andere nicht richten darf, und führt evtl. zu Bluthochdruck oder gar zu einem Herzinfarkt. Deshalb ist körperliche Aktivität bei Streß eine gesunde Verhaltensweise (Holzhacken, Treppensteigen, Laufen, Sport).

Wir können unsere Vitalfunktionen mit unserem Willen nicht beeinflussen, sie laufen **autonom** (= selbständig) ab. Die **Atmung** können wir zwar willentlich beeinflussen, z. B. bewußt gleichmäßig atmen oder auch den Atem anhalten, aber wir können die Atmung nicht einfach unterlassen oder weniger atmen, als unser Körper braucht. So brauchen wir uns – im Gegensatz zu unseren anderen Lebensaktivitäten – um unsere Vitalfunktionen im Grunde nicht zu kümmern. Sie werden uns sogar meist erst dann bewußt, wenn sie nicht mehr ungestört ablaufen. Die Vitalfunktionen werden autonom von Zentren im Gehirn gesteuert, die auf entsprechenden Bedarf des Körpers hin die Vorgänge zur Sauerstoffversorgung regeln.

Auch das **vegetative Nervensystem** und damit unsere Gefühle beeinflussen die Vitalfunktionen wesentlich. So kennt jeder Situationen, in denen vor Freude oder auch vor Angst das Herz schneller und heftiger schlägt (Herzklopfen), uns vor Schreck der Atem stockt, wir bei Kummer und Sorgen seufzen oder wir vor Spannung den Atem anhalten. Das Herz ist sogar das Symbol für Gefühle, besonders im

Zusammenhang mit Liebe, wenn es vor Glück höherschlägt, vor Kummer weh tut oder gar zu brechen droht.

Ebenso reagiert der **Kreislauf** auf Gefühle. So steigt bei Ärger der Blutdruck an (manche Menschen haben vielleicht deshalb erhöhte Blutdruckwerte, weil sie sich ständig über irgend etwas ärgern). Andererseits kann der Blutdruck bis zur Ohnmacht sinken, wenn eine Situation seelisch nicht zu verkraften ist. Das können ganz verschiedene Situationen sein, z. B. der Anblick von Blut, Schmerzen, aber auch peinliche oder unangenehme Gelegenheiten.

> Bei vielen Menschen drücken sich bewußte, besonders aber unbewußte **seelische Belastungen** und **Probleme** in Störungen der Vitalfunktionen aus, die zwar meist nicht bedrohlich sind, auf jeden Fall vom Betroffenen aber als bedrohlich empfunden werden (z. B. Herzrasen, Herzrhythmusstörungen, Atemstörungen).

Da wir uns bei Störungen der Vitalfunktionen **vital** (= am Leben) bedroht fühlen, ist unsere intensivste Empfindung in diesem Fall die **Angst**. Angst aber ist Streß, und Streß führt zur vermehrten Freisetzung des Streßhormons Adrenalin, so daß ein **Circulus vitiosus** (= Teufelskreis) beginnt. Natürlich muß in allen Fällen gestörter Vitalfunktionen durch gründliche ärztliche Untersuchung eine organische Ursache gesucht und behandelt werden. In vielen Fällen finden die Ärzte aber keine körperliche Ursache und raten zu Sport (Herz-Kreislauf-Training), zum Erlernen von Entspannungstechniken (autogenes Training, Yoga, Meditation) und besonders zum Erkennen und Bewältigen von Lebensproblemen (z. B. im Beruf, in privaten Beziehungen, Probleme aus der Kindheit).

◆ **Anzeichen gestörter Vitalfunktionen**
- Angst, Unruhe, das Bedürfnis, nicht allein zu bleiben
- Blässe, Zyanose oder diffuse Rötung der Haut
- Körperliche Schwäche, Einschränkungen von Kraft und Ausdauer
- Sitzende Haltung; nicht flach liegen können
- Veränderungen der Atmung bis hin zu Atemnot
- Sichtbar gestaute Venen am Hals
- Pulsveränderungen (s. S. 96)
- Blutdruckveränderungen (s. S. 98)
- Ödeme, besonders an den Füßen und Unterschenkeln
- Schwindel, Kopfdruck, Ohrensausen

Pulskontrolle und Pulsbeobachtung

> Der **Puls** ist die tastbare Blutwelle, die bei der **Systole** (Kontraktion [= Zusammenziehen des Herzmuskels]) durch die elastischen Arterien gepumpt wird.

Besonders gut tastbar ist der Puls dort, wo eine oberflächlich verlaufende Arterie gegen einen Knochen gedrückt werden kann: an der Daumenseite des Handgelenks (Arteria radialis [= Speichenschlagader]), an der Schläfe (Arteria temporalis [= Schläfenschlagader]), an der Vorderseite des Fußgelenks zwischen den Knöcheln (Arteria dorsalis pedis [= Fußrückenschlagader]). Wegen ihrer Größe sind auch die Halsschlagadern gut tastbar.

Die **Pulskontrolle** ist die schnellste, einfachste und trotzdem eine zuverlässige Methode, die augenblickliche Herz-Kreislauf-Situation eines Menschen einzuschätzen. Ein Mensch mit einem „guten Puls" (gut tastbar, regelmäßig, normale oder nur leicht erhöhte Frequenz) ist in diesem Moment von seiner Herz-Kreislauf-Situation her nicht akut bedroht.

Am Puls können Sie die **Frequenz** (Zahl der Schläge pro Minute), den **Rhythmus** (die Regelmäßigkeit der Schlagfolge) und die **Qualität** (Beschaffenheit der Pulsschläge) beobachten.

> Zur **Pulskontrolle** legen Sie die Spitzen Ihres Zeige-, Mittel- und Ringfingers mit mäßigem Druck auf die gewählte Taststelle, meist die **Arteria radialis** (anfangs müssen Sie ein wenig suchen, bis Sie den Puls deutlich spüren), und konzentrieren sich auf Ihre Tastempfindung. Wollen Sie die Frequenz ermitteln, brauchen Sie eine Uhr mit Sekundenzeiger. Warten Sie, bis der Sekundenzeiger an einer markanten Stelle des Zifferblattes steht (3, 6, 9, oder 12) und beginnen Sie dann, die Pulsschläge zu zählen. Normalerweise wird 15 Sekunden lang gezählt und die Zahl mit 4 multipliziert. Sie zählen z. B. 17 Pulsschläge in 15 Sekunden, dann ist die Frequenz 68 Schläge in der Minute. Ist der Puls unregelmäßig oder sehr langsam (weniger als 15 Schläge in 15 Sekunden), dann zählen Sie den Puls eine ganze Minute lang.

Pulsfrequenz

Die normale Pulsfrequenz des Erwachsenen sind 60 bis 80 Schläge pro Minute. Bei Kindern ist die Frequenz höher (Neugeborene ca. 140, Kleinkinder 100 bis 120 Schläge pro Minute). Aber auch bei Erwachsenen gibt es unterschiedliche Normalwerte für den einzelnen Menschen.

Ein deutlich beschleunigter Puls wird als **Tachykardie** bezeichnet. Eine Tachykardie bei Anstrengung, Aufregung, nach dem Genuß von koffeinhaltigen Getränken und Alkohol ist normal. Auch bei Fieber steigt die Pulsfrequenz normalerweise um ca. 10 Schläge pro Grad Temperaturerhöhung.

Wenn Sie eine Tachykardie feststellen (z. B. 100 oder mehr Pulsschläge), so besteht für Sie kein Handlungsbedarf, wenn der Patient gerade die Treppe heraufgestiegen ist, sich über einen bevorstehenden Besuch aufregt oder gerade drei Tassen Kaffee getrunken hat und sich im übrigen gut fühlt. Befindet sich der Patient aber in körperlicher Ruhe, ist er blaß und fühlt sich auch nicht gut, so müssen Sie beim Feststellen der Tachykardie die Krankenschwester oder den Arzt benachrichtigen.

◆ **Krankhafte Ursachen für eine Tachykardie**
- Störungen der Atmung
- Anämie (= Blutarmut, stärkerer Blutverlust)
- Sehr niedriger Blutdruck
- Herzschwäche
- Drohender Kollaps oder Schock
- Überfunktion der Schilddrüse
- Delirium tremens (s. S. 44)

Auch anregende Drogen verursachen eine Pulsbeschleunigung. Anfallsweises **Herzjagen** (= paroxysmale Tachykardie) in Ruhe kommt besonders bei unbewußten seelischen Konflikten vor und ist meist von ausgeprägter Angst begleitet.

Ein deutlich verlangsamter Puls wird als **Bradykardie** bezeichnet. Eine geringgradige Bradykardie (wenig unter 60 Schlägen pro Minute) kommt bei manchen Menschen im Schlaf vor. Auch trainierte Sportler haben infolge ihres Trainingsstandes ein größeres Schlagvolumen und deshalb in Ruhe eine niedrigere Frequenz. Bei freiwilligem (z. B. Fasten) oder unfreiwilligem Hungern ist die Pulsfrequenz infolge geringer Stoffwechselaktivität ebenfalls verlangsamt.

◆ **Krankhafte Ursachen für eine Bradykardie**
- Schädigungen des Herzmuskels mit Beeinträchtigung des herzeigenen Nervensystems
- Isolierte Störungen dieses Nervensystems

- Störungen im Mineralstoffhaushalt (Hypokalzämie [= zu wenig Kalzium] oder Hyperkaliämie [= zuviel Kalium])
- Nebenwirkungen von Medikamenten zur Behandlung der Herzinsuffizienz (= Herzschwäche) oder Tachykardien

Bei Verdacht auf ein **Schädel-Hirn-Trauma** bedeutet eine Bradykardie eine ernste Komplikation (Hirnblutung, Hirnödem). Eine Bradykardie zeigt also in der Regel eine bedenkliche Situation an. Rufen Sie sofort mit genauer Angabe der Pulsfrequenz den Arzt!

Pulsrhythmus

Normalerweise schlägt das Herz regelmäßig, es ändert zwar je nach körperlicher oder seelischer Beanspruchung sein Tempo, die Schlagfolge selbst aber ist gleichmäßig. Gelegentliche Unregelmäßigkeiten sind bei Kindern und Jugendlichen meist harmlos und treten besonders in Form von Pulsbeschleunigung während der Einatmung und Pulsverlangsamung während der Ausatmung auf.

Extrasystolen sind Herzschläge, die in der sonst regelmäßigen Abfolge vorzeitig eintreten und von einer längeren Pause gefolgt sind. Dies wird oft vom Patienten als schwer zu beschreibendes Druckgefühl im oberen Brustbereich wahrgenommen. Extrasystolen kommen bei Herzerkrankungen (Herzinsuffizienz, Herz- und Herzklappenfehler, als Begleitsymptom bei Herzinfarkt) vor, relativ häufig aber auch bei herzgesunden Menschen, besonders bei Angstzuständen und psychischen Problemen.

Extrasystolen machen, wenn sie häufiger vorkommen, dem betroffenen Menschen erhebliche Angst. **Bigeminie** (= Zwillingspuls) ist eine typische Rhythmusstörung infolge Überdosierung von Herzmedikamenten. Jedem Pulsschlag folgt eine Extrasystole. Der Arzt muß sofort benachrichtigt werden, um die entsprechende Korrektur der Herzmedikamente vorzunehmen. Eine **absolute Arrhythmie** (= völlig unregelmäßige Schlagfolge) bedarf ebenfalls der umgehenden ärztlichen Untersuchung, da sie immer Symptom einer Herzerkrankung ist.

Pulsqualität

Das Erfassen von **Füllung** und **Spannung des Pulses** erfordert einige Übung und Erfahrung. Die Pulsqualität spielt insbesondere im Zusammenhang mit Frequenz und Rhythmus eine Rolle und ist schwer zu beschreiben.

> Ein **kleiner, weicher** und **leicht unterdrückbarer** Puls kommt bei niedrigem Blutdruck vor. Ist er auch hochfrequent, wird er als **fadenförmig** bezeichnet und weist auf einen Kollaps- oder Schockzustand hin. Bei hohem Blutdruck, bei Arteriosklerose und bei erhöhtem Hirndruck (s. Schädel-Hirn-Trauma, S. 38, Druckpuls, S. 96) fühlt sich der Puls oft besonders **hart** an.

Blutdruckmessung

Die unblutige Messung des arteriellen Blutdrucks (von außen, ohne Eröffnung einer Arterie) ist eine der häufigsten medizinischen Untersuchungen. Obwohl sie eigentlich zu den Aufgaben des Arztes oder der Krankenschwester gehört, sollten auch Sie als Pflegehelferin routinemäßige Blutdruckkontrollen vornehmen können. Voraussetzung hierfür ist, daß Sie in die Bedienung der dafür notwendigen Blutdruckmeßgeräte von einer ermächtigten Person eingewiesen, in der Praxis gründlich angeleitet und Ihre Meßergebnisse von einer erfahrenen Fachperson überprüft worden sind.

Der Blutdruck gibt Auskunft über die **Kraft des Herzens**, die **kreisende Blutmenge** und den **Zustand der Blutgefäße**. Das Meßergebnis läßt aber nur ungefähre Rückschlüsse zu, da der Blutdruck von der **Konstitution** (= den angeborenen Eigenschaften des Körpers) und der **psychischen Situation** des Menschen stark beeinflußt wird. Der Blutdruck wird in mmHg (= Millimeter auf der Quecksilbersäule) nach Riva-Rocci angegeben. Die Abkürzung RR steht auf Fieberkurven und Überwachungsbögen für Blutdruck und ist allgemein gebräuchlich.

> Als grober Anhaltspunkt für einen **normalen Blutdruck** gelten die Werte 120/80 mm Hg beim Erwachsenen. Werte von 100/70 mm Hg oder 130/90 mm Hg gelten ebenfalls noch als normal. Als Faustregel gilt Lebensalter +100 für den ersten, den **systolischen Wert**, allerdings sollte dieser 140 nicht überschreiten. Wichtiger ist der zweite, der **diastolische Wert**, der ab 95 auf jeden Fall zu hoch ist.

Zur **Blutdruckmessung** brauchen Sie ein Meßgerät (es gibt viele verschiedene Produkte) und – falls Sie über kein Gerät mit akustischer oder digitaler Anzeige verfügen – ein Stethoskop. Sowohl Ruhe im Raum als auch einige Übung sind notwendig, um mit dem Stethoskop die Geräusche zu hören, die die Blutdruckwerte anzeigen.

▸ Zunächst informieren Sie sich, ob am rechten oder linken Arm, im Liegen, Sitzen oder im Stehen gemessen wird und ob ein Ausgangswert (bisheriger Blutdruckwert des Patienten) bekannt ist.
▸ Bitten Sie den Patienten, den Arm ganz freizumachen (oder tun Sie es).
▸ Legen Sie die Manschette des Blutdruckmeßgerätes glatt um den Oberarm, so daß die Ellenbeuge frei ist, überzeugen Sie sich, daß die Manschette luftleer und das Ventil geschlossen ist.
▸ Tasten Sie in der Ellenbeuge die Arteria brachialis (= Oberarmarterie), damit Sie das Stethoskop richtig aufsetzen können.
▸ Plazieren Sie das Stethoskop auf der ermittelten Stelle.
▸ Pumpen Sie die Manschette über den bereits bekannten Blutdruckwert des Patienten hinaus auf. Falls kein Ausgangswert bekannt sein sollte, tasten Sie gleichzeitig den Radialispuls. Ist dieser nicht mehr tastbar, pumpen Sie noch ca. 30 mm Hg weiter auf. Öffnen Sie nun langsam das Ventil, so daß langsam Luft aus der Manschette ausströmen kann, und beobachten Sie das Manometer: Sie hören bald ein pulssynchrones Geräusch. Merken Sie sich den Zeigerstand auf dem Manometer, es ist der systolische Blutdruckwert.
▸ Nach kurzer Zeit hören die pulssynchronen Geräusche auf oder werden eindeutig leiser. Merken Sie sich auch jetzt den Zeigerstand, es ist der diastolische Blutdruckwert. Lassen Sie die Luft vollständig aus der Manschette ausströmen.
▸ Sie haben nun zwei Werte ermittelt. Notieren Sie beide, geben Sie sie an Arzt oder Krankenschwester weiter und legen Sie Blutdruckapparat und Stethoskop gebrauchsfertig an ihren Platz zurück.

> Bei **Patienten mit besonderen Kreislaufrisiken** wird die Krankenschwester die Blutdruckmessung selbst vornehmen. Werden Sie ausnahmsweise damit beauftragt, lassen Sie sich genau sagen, worauf Sie zu achten haben.

Ein **vorübergehend erhöhter Blutdruck** bei Anstrengung und Aufregung ist normal. Auch ein **vorübergehendes Absinken des Blutdrucks** nach raschem Aufrichten aus der Hocke oder beim morgendlichen Aufstehen kommt häufig vor und ist harmlos. Es macht sich bei manchen Menschen durch Schwindel und flaues Gefühl stärker bemerkbar als bei anderen Menschen (= orthostatische Hypotonie).

Die **Hypertonie** (= hoher Blutdruck) ist einer der Hauptrisikofaktoren für Herz- und Kreislaufkrankheiten wie Herzinfarkt und Schlaganfall. Sie macht kaum Symptome und wird deshalb eher zufällig bei einer Routinekontrolle festgestellt. In den meisten Fällen ist eine Ursache nicht zu ermitteln (= essentielle Hypertonie), dennoch muß die Hypertonie behandelt und der Blutdruck auf einen Normwert gebracht werden, um Folgeschäden zu vermeiden. In anderen Fällen kann eine Nierenkrankheit, eine Hormonstörung, eine Hirnschädigung oder eine Gefäßkrankheit die Ursache der Hypertonie sein. In der Schwangerschaft wird regelmäßig der Blutdruck kontrolliert, eine Hypertonie kann Komplikationen anzeigen.

Die **Hypotonie** (= niedriger Blutdruck) ist ein sehr häufiger Befund und beim sonst Gesunden harmlos, wenn auch mitunter lästig. Bewegung statt Hinlegen und körperliches Training statt Schonung helfen meist besser als Medikamente. Im Krankheitsfall kann eine Hypotonie unter anderem bei Herzschwäche, Blutverlusten, unter Medikamenteneinfluß vorkommen

> Absinkender Blutdruck bei gleichzeitig ansteigender Pulsfrequenz ist ein Hinweis auf **Kollaps** oder drohenden **Schock** (Schockindex: systolischer Blutdruck unter 100, Puls über 100).

Beobachtung der Atmung

Ein Atemzug hat drei Phasen:
1. Einatmung (= Inspiration)
2. Ausatmung (= Exspiration)
3. Atempause (= Apnoe)

> Alle drei Phasen eines Atemzuges sind begrenzt willkürlich beeinflußbar. So können wir z.B. bewußt gleichmäßig atmen, besonders langsam ausatmen, die Luft anhalten, bestimmte Atemübungen durchführen und Atemtechniken erlernen (Entspannungsübungen, Geburtserleichterung).

Bei der **Einatmung** vergrößert sich der Brustkorb (= Thorax), die Lungen werden ausgedehnt und saugen Luft durch die oberen Luftwege ein. Bei der **Ausatmung** verkleinert sich der Brustkorb, die elastischen Lungen ziehen sich zusammen und stoßen so die Luft aus. Das Blut, das in feinsten Kapillaren um die **Lungenbläschen** (= Alveolen) fließt, übernimmt aus der Einatmungsluft Sauerstoff und gibt an die Ausatmungsluft Kohlendioxid ab.

> Für die unwillkürliche Steuerung der Atmung ist das **Atemzentrum** im verlängerten Mark (= Medulla oblongata, Teil des Zentralnervensystems zwischen Gehirn und Rückenmark) zuständig. Es reagiert auf den Kohlensäuregehalt des Blutes. Steigt der Kohlensäuregehalt des Blutes an, gibt das Atemzentrum den Befehl zum Atmen (unbewußt). Das bedeutet praktisch, daß bei tiefen Atemzügen, bei denen viel Sauerstoff aufgenommen und viel Kohlendioxid abgegeben wird, die Befehle vom Atemzentrum weniger häufig kommen als bei oberflächlichen.

Im Normalfall ist also die **Atemfrequenz** abhängig von der Tiefe der Atemzüge. Bei größerem Sauerstoffverbrauch und damit auch größerem Anfall von Kohlensäure als Abfall, z.B. bei körperlicher Anstrengung, aber auch bei Fieber, Überfunktion der Schilddrüse oder psychischem Streß, nimmt sowohl die Tiefe als auch die Frequenz der Atemzüge zu. Wenn die Atemzüge flach sind, z.B. weil die Brustkorbbewegung weh tut (bei Rippenbrüchen, Operationswunden im Oberbauch, Rippenfellentzündung), dann müssen sie schneller erfolgen, damit der Sauerstoffbedarf trotzdem gedeckt und das Kohlendioxid abgeatmet wird. Trotzdem ersetzt die schnellere Flachatmung nicht die langsamere, tiefere Atmung. So bleibt alte Luft in den Alveolen und wird nicht vollständig ausgetauscht, die Lunge entfaltet sich bei flacher Atmung nicht richtig (schlechte Lungenbelüftung), Absonderungen der Schleimhäute werden nicht abgehustet.

> Die **normale Atmung** ist mühelos, geräuschlos, durch Mund oder Nase möglich und mehr oder weniger regelmäßig.

Zur weiteren Beschäftigung mit diesem Thema vergleichen Sie bitte:
Physiologie, Steuerung der Atmung, Blutgase

Atemfrequenz und Atemtiefe

Atemfrequenz und Atemtiefe sind, wie bereits ausgeführt, voneinander abhängig. Der Erwachsene atmet 16 bis 20mal in der Minute, Kinder und Jugendliche häufiger. Bei Anstrengung steigen Frequenz und Tiefe an.

> Wenn Sie die Atemzüge zählen sollen, so lassen Sie dies den Patienten nicht merken, weil er sie sonst unwillkürlich verändert. Im allgemeinen ist

die alleinige Kenntnis der Atemfrequenz nicht so wichtig. Entscheidend ist, ob der Patient Symptome wie Luftnot oder Sauerstoffmangel zeigt.

Eine **flache Atmung** kann Verschiedenes bedeuten:
- Schmerzen bei der Atmung
- Große Schwäche
- Atemstörung
- Nebenwirkung von Medikamenten

Mit einer flachen Atmung ist das Risiko einer ungenügenden Lungenbelüftung und Sekretansammlung verbunden. Beides erschwert den Gasaustausch und begünstigt das Entstehen einer **Pneumonie** (= Lungenentzündung).

Eine besondere Situation kann sich bei manchen Menschen bei psychischem Streß ergeben: sie atmen schneller und tiefer als normal, obwohl der Körper keinen erhöhten Sauerstoffbedarf hat (= **Hyperventilation**). Dadurch sinkt der Kohlensäuregehalt des Blutes zu stark ab, das Verhältnis der Blutgase wird gestört (= Alkalose). Die Situation kann recht dramatisch aussehen. Der Patient ist sichtlich erregt, atmet heftig und hat dabei das Gefühl, nicht anders zu können. Schließlich verspürt er Kribbeln in Händen und Füßen, die Muskeln können verkrampfen (tetanische Krämpfe, diese haben nichts mit Tetanus [= Wundstarrkrampf] zu tun!), der Patient hat Angst, was wiederum die Atmung beschleunigt.

Die wichtigste Maßnahme bei einer **Hyperventilation** ist die Beruhigung des Patienten; solange der Puls gut ist, besteht keine akute Gefahr. Trotzdem muß ein Arzt gerufen werden, da es sich ja auch um einen bedrohlichen Zustand handeln könnte. Als Erste-Hilfe-Maßnahme kann dem Patienten eine Plastiktüte vor Mund und Nase gehalten werden. so daß er kohlendioxidreichere Luft einatmet.

Atemrhythmus

Beim wachen, bewußtseinsklaren Menschen ist der Atemrhythmus situations- und aktivitätsabhängig (z.B. Sprechen, Singen, Essen, Haltungsänderungen usw.), so daß ein kontinuierlicher Rhythmus nicht zu beobachten ist.

Bei Patienten mit schweren Stoffwechselstörungen und schweren Störungen der körpereigenen Entgiftungsfunktionen (Coma diabeticum, Leberversagen, Nierenversagen) kann eine besonders tiefe, beschleunigte Atmung (**Kußmaul-Atmung**) beobachtet werden (Abb. 4.1).

Bei schweren Schädigungen des Gehirns, besonders mit Bewußtlosigkeit, und als schlechtes Zeichen für die Situation des Patienten kann ein Atemrhythmus mit langen Atempausen auftreten: die Atmung setzt mit flachen, tiefer werdenden Atemzügen ein, wird wieder flacher und setzt erneut für eine längere Pause aus (**Cheyne-Stokes-Atmung** [Abb. 4.1]).

Bei Sterbenden können lange Atempausen von kurzen Atemzügen unterbrochen werden, von denen nur die Einatmung beobachtbar ist (**Schnappatmung**).

Atemgeräusche

Atemgeräusche können aus verschiedenen Gründen auftreten. Meistens begleiten sie eine chronische Atemstörung oder Atemnot.

Pfeifende und brummende Geräusche kommen bei der **spastischen Bronchitis** vor. Verstärkt hörbar, besonders bei der Ausatmung, sind diese Geräusche

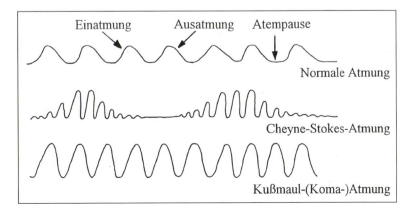

Abb. 4.1 Normale Atmung, Cheyne-Stokes-Atmung und Kußmaul-Atmung. (Näheres s. Text)

bei einem **Asthma bronchiale.** Dabei besteht auch erhebliche Atemnot. Ein ziehendes Geräusch (= Stridor) bei der Einatmung entsteht bei Einengung oder **Verlegung der Atemwege** durch Schwellung, Blutung oder Fremdkörperaspiration (Aspiration = Einsaugen eines Fremdkörpers mit der Atemluft). Brodelnde oder rasselnde Atemgeräusche sind bei starker Verschleimung wie bei einer schweren **Pneumonie** oder beim **Lungenödem** (= Flüssigkeitsansammlung in den Alveolen, z. B. bei Herzversagen) zu hören.

> Neu aufgetretene Atemgeräusche erfordern auf jeden Fall eine ärztliche Abklärung. Bei Atemnot und schlechtem Gesamtzustand des Patienten besteht ein akuter Notfall!

> Brodelnde Atemgeräusche bei Patienten mit bekannten Atemwegserkrankungen weisen darauf hin, daß beim Abhusten geholfen oder Schleim abgesaugt werden muß. Benachrichtigen Sie die Krankenschwester oder den Arzt!

Atemnot (Dyspnoe)

◆ **Ursachen**
- Akute und chronische Herz- und Lungenkrankheiten
- Verlegung der Atemwege
- Verletzungen des Brustkorbs
- Allergische Reaktionen (Glottisödem, Asthma bronchiale)

◆ **Probleme des Patienten**
▶ Der Patient hat Mühe beim Atmen und das Gefühl, nicht genug Luft zu bekommen.
▶ Oft ist die Haut des Patienten rot- oder blaß-zyanotisch, der Puls ist beschleunigt.

> **Atemnot** ist – wie Schmerz – eine absolute Indikation zur sofortigen Hilfe!

Bei der Atemnot werden drei Schweregrade unterschieden:
1. Belastungsdyspnoe
2. Ruhedyspnoe
3. Orthopnoe

Belastungsdyspnoe

◆ **Probleme des Patienten**
▶ Bei Belastungen von unterschiedlichen Art wie Treppensteigen, Pressen beim Stuhlgang oder Waschen bekommt der Patient Atemnot.
▶ Der Patient ist in seiner Bewegungsfreiheit und der selbständigen Sorge für seine Bedürfnisse soweit eingeschränkt, daß er bei anstrengenden Tätigkeiten Pausen machen muß, also mehr Zeit und/oder Hilfe braucht.

◆ **Pflegehilfe**
▶ Achten Sie auf die Grenze der Belastbarkeit und ersparen Sie dem Patienten, ständig daran erinnern zu müssen. Bei Patienten, die Sie noch nicht kennen, müssen Sie natürlich fragen.
▶ Sobald der Patient Atemnot bekommt, muß er seine Aktivität unterbrechen.
▶ Schätzen Sie Belastungen ab: Zum Beispiel können Sie, wenn der Patient ins Bad gehen möchte, den Rollstuhl ja für alle Fälle mitnehmen.
▶ Geben Sie dem Patienten genügend Zeit für Pausen (Arbeitsplanung).

Ruhedyspnoe

◆ **Probleme des Patienten**
▶ Der Patient bekommt bereits in Ruhe, ohne Belastung, nicht genug Luft und atmet mühsam, meist durch den Mund.
▶ Der Patient kann evtl. keine ganzen Sätze sprechen, ohne eine Pause machen zu müssen.
▶ Beim Essen kann das Kauen bei geschlossenem Mund zuviel Mühe machen.
▶ Der Patient kann wahrscheinlich nicht flach liegen.
▶ Der Patient braucht bei alltäglichen Verrichtungen viel Unterstützung.

◆ **Pflegehilfe**
▶ Aktivierende Pflege ist beim Patienten mit Ruhedyspnoe nicht angezeigt
▶ Bei der sprachlichen Verständigung stellen Sie, wenn es schnell gehen muß, **geschlossene Fragen.** Ein Patient, der schwer Luft bekommt, hat meist kein Interesse daran, viel zu erzählen.
▶ Wegen der Mundatmung ist eine geeignete **Mundpflege** nötig, um die Schleimhaut feucht zu halten.
▶ Fragen Sie den Patienten, ob Sie ihm die **Mahlzeiten** zubereiten sollen (Fleisch kleinschneiden, Brot streichen) oder ob er vielleicht doch lieber weiche Kost möchte. Bei krümeliger Kost kann der Patient sich leicht verschlucken (Mundatmung).
▶ Sorgen Sie für eine bequeme **Oberkörperhochlagerung** (Herzbettlagerung) und viel frische Luft. Seitliche Unterstützung der Arme ist z. B. mit zusammengerollten Decken möglich. Manche

Patienten ruhen auch gern aus, indem sie sich nach vorn auf den abgepolsterten Nachttisch lehnen.
- Männern geben sie die **Urinflasche**, Frauen das **Steckbecken** ans Bett, evtl. auch den Nachtstuhl. Lassen Sie von Arzt oder Krankenschwester eine geeignete Abführhilfe empfehlen, damit der Patient beim Stuhlgang nicht pressen muß.
- Falls **Sauerstoff** gegeben wird, überprüfen Sie gelegentlich am Gerät, ob die angeordnete Dosis noch richtig eingestellt ist, und fragen Sie den Patienten, ob er damit auskommt (falls nicht, sagen Sie der Krankenschwester Bescheid).

Orthopnoe

Dabei handelt es sich um den **schwersten Grad der Atemnot**, meist akut, z.B. bei einem Anfall von Asthma bronchiale, einer Lungenembolie, einem akuten Herzversagen, also einem **Notfall.**

◆ Probleme des Patienten
- Der Patient kann nur mit aufgerichtetem Oberkörper etwas Luft bekommen,
- seine Atemhilfsmuskeln sind angespannt,
- die Haut des Patienten ist livide oder blaß-zyanotisch;
- der Patient hat Todesangst.

◆ Pflegehilfe
- Bei akuter, schwerer Atemnot rufen Sie sofort Arzt und Krankenschwester.
- Setzen Sie den Patienten auf bzw. unterstützen Sie seinen Rücken (Kopfteil hochstellen, Kissen oder Keile verwenden), öffnen Sie beengende Kleidung (Kragen, Gürtel, Korsett, BH) und das Fenster.
- Versuchen Sie, selbst ruhig zu wirken, sprechen Sie dem Patienten beruhigend zu. Tasten Sie seinen Puls, auch das kann eine beruhigende Geste und zugleich ein wichtiger Befund für den Arzt sein.
- Bitten Sie den Patienten, ruhiges Atmen zu versuchen, soweit er kann.
- Sobald Arzt und/oder Krankenschwester da sind, treten Sie in den Hintergrund und halten sich bereit, auf Anforderung Dinge zu holen, zu telefonieren usw.

- Fordern Sie den Patienten **nicht** zum Tiefdurchatmen auf! Wenn er das könnte, hätte er keine Atemnot.

- Pflegemaßnahmen wie Betten, Körperpflege usw. stehen hintenan, bis es dem Patienten wieder besser geht. Aber auch dann ist genau zu überlegen, was dem Patienten zugemutet werden kann und wie die Arbeit am besten organisiert wird, damit es möglichst wenig anstrengend für ihn wird. Richten Sie sich dabei nach den Anweisungen der Krankenschwester, aber auch nach Ihren eigenen Beobachtungen.

Erkrankungen des Herzens und Pflegehilfe

Herzkrankheiten können **akut** oder **chronisch** sein.

Akute Herzkrankheiten sind Notfallsituationen, die einer sofortigen intensiven medizinischen Behandlung bedürfen!

Akutes Herzversagen

Sowohl die linke als auch die rechte Herzhälfte können von einem akuten Herzversagen betroffen sein.

◆ Symptome des Linksherzversagens (akutes Lungenödem)
- Laute, rasselnde Atemgeräusche
- Schwere Atemnot
- Unruhe, Todesangst
- Abhusten von blutig-schaumigem Sputum

◆ Symptome des Rechtsherzversagens (Lungenembolie)
- Schwere Atemnot mit Zyanose
- Unruhe, Todesangst
- Oft heftiger Schmerz im Brustbereich, Hustenreiz
- Sichtbar gestaute Halsvenen

◆ Pflegehilfe

- Wenn Sie einen Patienten mit den oben genannten Symptomen antreffen, rufen Sie sofort den diensthabenden Arzt (im Krankenhaus) oder den Rettungsdienst (im Heim, zu Hause).
- Verhalten Sie sich so, wie bei der Orthopnoe geschildert. Das Wichtigste, das Sie für den Patienten bis zum Eintreffen des Arztes tun können, ist ihn zu beruhigen.

Chronische Herzinsuffizienz

Das Herz ist zu schwach, um die Blutversorgung des Körpers sicherzustellen.

Bei der **kompensierten Herzinsuffizienz** (Insuffizienz = Schwäche, kompensiert = ausgeglichen [verminderte Leistung wird mit gesteigerter Tätigkeit ausgeglichen]) reicht die Herztätigkeit noch aus, wenn keine besonderen körperlichen oder seelischen Belastungen eintreten. Unter Belastung kommt es zu Atemnot, Dyspnoe und Lippenzyanose.

Bei der **dekompensierten Herzinsuffizienz** (dekompensiert = nicht mehr ausgeglichen) treten die Symptome bereits in Ruhe auf.

Linksbetonte Herzinsuffizienz

Bei der linksbetonten Herzinsuffizienz handelt es sich um eine **Schwäche des linken Herzens.** Da die Pumpleistung in den Körperkreislauf unzureichend ist, kommt es zu Rückstauungen von Blut in den Lungenkreislauf. Tritt diese Situation akut ein, so entsteht ein Lungenödem (= akutes Linksherzversagen [s. S. 101]). Im weniger schweren oder im chronischen Fall hat der Patient Beschwerden, die er im wesentlichen selbst berichtet.

◆ **Ursachen**
- Hypertonie
- Herzfehler
- Zustand nach Herzinfarkt

◆ **Symptome**
- Nächtlicher, trockener Hustenreiz, evtl. mit Atemnot
- Unruhe, Schlaflosigkeit
- Bronchitische Beschwerden infolge Stauung
- Eventuell Zyanose

◆ **Pflegehilfe**
▶ Wenn Ihnen der Patient derartige Beschwerden schildert, informieren Sie Arzt oder Krankenschwester (im Krankenhaus) bzw. veranlassen Sie einen kurzfristigen Termin beim Arzt des Patienten (Heim, zu Hause).
▶ Bis zu genaueren ärztlichen Anweisungen sollte der Patient mit **erhöhtem Oberkörper** liegen, wenig trinken (bei der Gefahr eines Lungenödems ist die Einschränkung der Flüssigkeitszufuhr angezeigt) und blähende Speisen vermeiden (geblähte Darmschlingen können die Beschwerden subjektiv verstärken).

▶ Wahrscheinlich wird der Patient auf eine **medikamentöse Therapie** eingestellt. Bekommt der Patient auch **Diuretika** (= harntreibende Medikamente), so muß die Urinflasche oder das Steckbecken in der Nähe sein (wenn der Patient nicht jederzeit problemlos zur Toilette gehen kann); die Urinmenge, die der Patient in 24 Stunden ausscheidet, muß notiert werden.

Rechtsbetonte Herzinsuffizienz

Bei der rechtsbetonten Herzinsuffizienz handelt es sich um eine **chronische Überlastung des rechten Herzens.** Wegen der Lungenerkrankung muß das Herz gegen einen erhöhten Druck im Lungenkreislauf anpumpen, was irgendwann zu einer Insuffizienz führt (chronisches Cor pulmonale). Dann kommt es zu Rückstauungen in den Körperkreislauf, weil das rechte Herz das Blut nicht ausreichend in den Lungenkreislauf weiterbefördert.

◆ **Ursachen**
- Chronische Lungenkrankheiten wie
  Staublunge,
  Asthma bronchiale,
  chronische Bronchitis,
  Herzfehler,
  koronare Herzkrankheit (KHK).

◆ **Symptome**
- Belastungsdyspnoe
- Lippenzyanose, Tachykardie
- Tagsüber anschwellende Knöchel- und Unterschenkelödeme
- Stauung der Hals- und Armvenen
- Nykturie (= nächtliches Wasserlassen): Durch die in der Nachtruhe verminderte Belastung und die dadurch erleichterte Herzarbeit werden die Ödeme ausgeschieden.

Bei Dekompensation können Stauungen in fast allen Organen und Körperhöhlen entstehen und entsprechende Beschwerden machen: Leber, Magen, Milz, Nieren, Bauchhöhle (**Aszites** = Bauchwassersucht), Pleuraspalt (**Pleuraerguß** = Wasseransammlung zwischen Lungen- und Rippenfell).

◆ **Behandlung**
- Digitalis (herzkraftstärkende Medikamente),
- Diuretika (ödemausschwemmende, harntreibende Medikamente),
- Antiarrhythmika (Medikamente gegen Tachykardie und Rhythmusstörungen);

- bei KHK auch gefäßerweiternde Medikamente (Achtung: blutdrucksenkend!).

◆ **Pflegehilfe**
▶ Bringen Sie den Patienten in eine **entlastende Lage**: Oberkörper erhöht, Unterschenkel tief (Herzbettlagerung). Die Ödeme sollen möglichst auf die Beine beschränkt bleiben, deshalb die Beine beim Patienten mit Herzinsuffizienz trotz Schwellung nicht hochlagern.
▶ Die Fersen sollen hohlgelagert sein, es besteht ein hohes **Dekubitusrisiko** (der Patient bewegt sich nicht viel, das Gewebe ist durch Sauerstoffmangel und Ödeme vorgeschädigt).
▶ Helfen Sie dem Patienten bei allen täglichen Verrichtungen unter Berücksichtigung seiner **Belastungsfähigkeit.** Sobald Atemnot und Zyanose auftreten und/oder der Puls sich beschleunigt, soll der Patient nicht mehr belastet werden.
▶ Teilen Sie die gemeinsame Arbeit so ein, daß es für den Patienten nicht zuviel und nicht zu lange wird.
▶ Flachlagerung (z. B. zum Bettbeziehen) wird vom Patienten mit dekompensierter Herzinsuffizienz nicht vertragen, auch wenn sie nur kurz dauert. Betten und Wäschewechsel ist auch bei hochgestelltem Kopfteil und beim sitzenden Patienten möglich (s. Betten und Lagern, S. 239).
▶ Die **Nahrung** soll weich sein, damit der Patient nicht soviel kauen muß, solange die Atemnot besteht; keine blähenden Nahrungsmittel wie Hülsenfrüchte, Kohl, Zwiebeln oder Pilze.
▶ Oft bekommen die Patienten eine kochsalzarme Diät verordnet. Dabei wird den Speisen kein Salz zugesetzt, salzreiche Nahrungsmittel wie Schinken, Pökelwaren, Brühwürfel, Maggi werden weggelassen.

▶ Eine **kochsalzarme Diät** schmeckt den meisten Patienten nicht besonders gut. Vielleicht kann mit anderen Gewürzen und Küchenkräutern die Kost etwas schmackhafter gemacht werden, allerdings nicht mit Streuwürze (sehr salzig!).

▶ Bei der Krankenbeobachtung achten sie auf
  - Äußerungen des Patienten zu seinem Befinden (besser? unverändert? schlechter?),
  - Atmung (Dyspnoe, Atemgeräusche),
  - Hautfarbe (Zyanose, Blässe),
  - Puls (Frequenz – nachlassende Tachykardie? Rhythmus – Bigeminie bei Digitalisüberdosierung?),
  - Blutdruck,
  - Turgor (Ödeme),
  - tägliche Urinmenge,
  - Stuhlgang.
  - Weitere Beobachtungen nach Pflegeplan.

Koronare Herzkrankheit

Die koronare Herzkrankheit ist eine typische **Zivilisationskrankheit** und eine der häufigsten Todesursachen in den Industrienationen. Eine oder mehrere **Koronararterien** (Herzkranzgefäße [= Arterien, die den Herzmuskel mit sauerstoffreichem Blut versorgen]) sind an einer oder mehreren Stellen durch **sklerotische Plaques** (Verkalkung) verengt. Der Teil des Herzmuskels, der von dieser oder diesen Arterien versorgt wird, bekommt deshalb nicht immer genügend Sauerstoff, besonders dann nicht, wenn das Herz mehr arbeiten muß (bei Anstrengung und bei Aufregung). Die Unterversorgung mit Sauerstoff macht sich mit Schmerzen (Angina-pectoris-Anfälle) und mit Rhythmusstörungen bemerkbar.

◆ **Risikofaktoren für die Arteriosklerose**
- Hypertonie
- Bewegungsmangel: Autofahren, Büroarbeit, Fernsehen
- Übergewicht
- Hohe Blutfettwerte (die Bedeutung erhöhter Cholesterinwerte wird durch neuere Forschung aber immer mehr in Frage gestellt)
- Rauchen
- Diabetes mellitus

Speziell für die **kardialen** (= herzbezogenen) Folgen der Arteriosklerose kommt häufiger und andauernder **Streß** als bedeutender Risikofaktor dazu.

Angina pectoris

◆ **Symptome**
- Schmerzen unterschiedlicher Schwere hinter dem Brustbein, typischerweise in die linke Seite ausstrahlend, besonders in den Arm und Rücken
- Enge- und Beklemmungsgefühle, Schweißausbrüche
- Eventuell Übelkeit, Erbrechen
- Angst

◆ **Behandlung**
▶ Gabe von **gefäßerweiternden Medikamenten** (sofort wirksam: Nitrolingual als Kapsel oder Spray).

- Ausschalten der **Risikofaktoren**: Blutdrucksenkung, Gewichtsabnahme, Raucherentwöhnung, gute Einstellung eines Diabetes, leichtes Bewegungstraining, Erlernen von Entspannungstechniken zur Streßbekämpfung.
- Dauermedikation mit verschieden wirkenden Medikamenten (Betarezeptorenblocker, Kalziumantagonisten).
- Verhütung einer Koronarthrombose, z.B. mit Acetylsalicylsäure (ASS, Aspirin, Colfarit).

Mögliche Folgen der koronaren Herzkrankheit sind Herzinsuffizienz und Herzinfarkt.

◆ **Pflegehilfe**
- Der Patient mit KHK ist in seinen Lebensaktivitäten im allgemeinen nicht so weit eingeschränkt, daß er pflegerische Hilfe braucht. Seine Belastungsgrenze kennt und spürt er selbst am besten.

- Treffen Sie den Patienten während eines **Angina-pectoris-Anfalls** an und hat er Nitrolingual-Kapseln oder Nitro-Spray dabei, so helfen Sie ihm bei der Einnahme. Bessert sich seine Situation nicht sehr rasch, könnte es sich um einen **Herzinfarkt** handeln. Rufen Sie sofort Arzt bzw. Rettungsdienst!

◆ **Übung**
Wenn der Patient Probleme damit hat, seine **Risikofaktoren** zu beseitigen, so denken Sie zum besseren Verständnis bitte an Ihre eigenen Schwierigkeiten. Wie schwer fällt es Ihnen, abzunehmen und Ihr Gewicht zu halten (obwohl Sie es wollen und für nötig halten), mit dem Rauchen aufzuhören (obwohl Sie die Gefahren kennen), abends Sport zu treiben, statt vor dem Fernseher einzunicken? Veränderungen der Lebensweise zu verordnen ist leicht. Solche Veränderungen aber vorzunehmen und durchzuhalten ist eine ganz andere Sache.

Tatsächlich ist der KHK-Patient ernsthaft krank und gefährdet; die Verantwortung für seine Lebensweise trägt er aber selbst.

Herzinfarkt

Dem Herzinfarkt liegt der vollständige Verschluß einer Koronararterie zugrunde. Die Ursache ist meistens eine **Thrombose** (= Bildung eines Blutgerinnsels) im Bereich eines arteriosklerotisch veränderten und sowieso schon eingeengten Herzkranzgefäßes. Der Teil des Herzmuskels, der von dieser Arterie mit Blut versorgt wurde, bekommt kein Blut und damit keinen Sauerstoff mehr und geht zugrunde (= Nekrose). Je nach Größe der verschlossenen Koronararterie und damit des nekrotischen Bezirks ist die Aussicht für den Patienten: ein sehr großer Infarkt und/oder der Riß der Herzwand (= Ruptur) ist tödlich, bei einem weniger großen Infarkt bestehen gute Überlebenschancen.

Komplikationen sind **Schock** (Kreislaufversagen) und schwere **Rhythmusstörungen** (Kammerflimmern). Die narbige Abheilung des Infarktbezirks dauert etwa sechs Wochen. Oft bleibt eine Herzinsuffizienz zurück. Risikofaktoren wie bei Arteriosklerose bzw. koronarer Herzkrankheit.

◆ **Symptome**
Wie bei einem schweren Angina-pectoris-Anfall, gegebenenfalls
- Steigerung bis zum Vernichtungsgefühl,
- **Schockzeichen:** blaß-zyanotische Haut, Kaltschweißigkeit, fadenförmiger Puls, sinkender Blutdruck,
- manchmal auch weniger dramatische Symptome; gelegentlich sogar ohne Schmerz.

◆ **Behandlung**
- Bekämpfung der Schmerzen und der Angst mit stark wirksamen Schmerz- und Beruhigungsmitteln
- Eventuell Gabe von Sauerstoff
- Gabe von Medikamenten gegen Rhythmusstörungen
- Gabe von blutgerinnungshemmenden Medikamenten zur Verhütung weiterer Blutgerinnsel
- Gegebenenfalls Gabe von Medikamenten, die den Thrombus auflösen (lytische Therapie)
- Dauerüberwachung erforderlich (meist auf einer Intensivpflegestation)

Nach der Entlassung aus dem Krankenhaus ist eine **Rehabilitationskur** wichtig, in der der Patient ein gezieltes körperliches Aufbautraining beginnt und Hilfen zur Ernährungsumstellung und Raucherentwöhnung bekommt. In Einzel- und Gruppengesprächen mit ähnlich Betroffenen kann er an der seelischen Bewältigung seiner Lebensbedrohung arbeiten.

◆ **Pflegehilfe**
▶ Im Einzelfall helfen Sie der Krankenschwester bei der Pflege nach deren genauen Anweisungen.
▶ Was für den Patienten die beste Art der Streßvermeidung ist, werden Arzt und Krankenschwester anhand der medizinischen Befunde und der Pflegeanamnese, wenn möglich, zusammen mit dem Patienten, klären. Nicht alle Patienten finden bei völliger Untätigkeit die nötige Ruhe, obwohl in den ersten Tagen auch die kleinste körperliche Anstrengung unterbleiben sollte.

Funktionelle Störungen des Herzens

Bei funktionellen Störungen des Herzens ist eine krankhafte Organveränderung am Herzen nicht nachweisbar. Das Herz ist – organisch gesehen – gesund, obwohl die betroffenen Patienten Herzbeschwerden haben.

◆ **Funktionelle Stenokardien**
Manchmal kommen Angina-pectoris-ähnliche Zustände in **psychisch belastenden, konflikthaften Situationen** und großer innerer Anspannung vor. Manchen Betroffenen ist der Zusammenhang zwischen ihrer psychischen Verfassung und ihren Herzschmerzen durchaus klar, anderen nicht.

◆ **Paroxysmale Tachykardien**
Auch hierbei sind – meist unbewußte – **psychische Einflüsse** die Auslöser. Die Patienten spüren, gerade in Ruhe, beim Liegen, wie ihr Herz anfängt, heftig zu klopfen und zu rasen. Verständlicherweise reagieren sie darauf mit Angst und mit Furcht vor einem neuen Anfall, der dann meist auch kommt.

> Viele Betroffene sind nach der gründlichen ärztlichen Untersuchung mit der Auskunft „Am Herzen ist nichts, das ist psychisch" nicht zufrieden. Sie fürchten, der Arzt gehe davon aus, daß ihre Beschwerden nicht tatsächlich vorhanden, sondern eingebildet seien. Das ist so aber nicht richtig. **Psychisch verursachte Beschwerden** können genauso schmerzhaft sein wie körperlich verursachte Beschwerden (oder sogar schlimmer). Der auf die Behandlung des Körpers spezialisierte Arzt kann jedoch nicht viel tun (und schon gar nicht schnell), wenn sich die belastete Seele mit Herzbeschwerden meldet.

◆ **Beruhigungsmittel**
Beruhigungsmittel können in bei psychisch verursachten Beschwerden manchmal hilfreich sein, sind aber keinesfalls eine Dauerlösung (so wie Schmerzmittel keine Dauerlösung bei Nierensteinen oder Knochenbrüchen sind). Sinnvoll ist eine psychotherapeutische Behandlung, das Erlernen von Entspannungstechniken und sanftes körperliches Training mit einer Sportart, die dem Patienten Spaß macht (evtl. anfangs unter ärztlicher Aufsicht, um die Angst zu mindern).

Zur weiteren Beschäftigung mit diesem Thema vergleichen Sie bitte:
Pulsbeobachtung

Erkrankungen der Atemorgane und Pflegehilfe

Erkältungskrankheiten

Erkältungskrankheiten treten oft **epidemisch** auf (= viele Menschen erkranken zur gleichen Zeit), was für eine hohe **Infektiosität** (= Ansteckungsfähigkeit) spricht. Andererseits scheinen wir in Zeiten erhöhter seelischer Belastung besonders empfänglich für Erkältungskrankheiten zu sein, so daß eine seelische Beteiligung nicht ganz von der Hand zu weisen ist.

> Erkältungskrankheiten kennen Sie vermutlich aus eigener Erfahrung. Für viele Menschen ist das größte Problem dabei, daß das eigene Krankheitsgefühl (= subjektives Krankheitsgefühl) in keinem Verhältnis zur tatsächlichen Schwere der Krankheit (= objektive Schwere der Krankheit) steht. Viele Menschen fühlen sich bei einem Schnupfen kränker als bei einem Magengeschwür oder einer Hypertonie, die ja meist gar kein Krankheitsgefühl verursacht.

Zu den Erkältungskrankheiten zählen:
- Schnupfen (= Rhinitis),
- Entzündungen der Nasennebenhöhlen (= Sinusitis),
- eine akute Bronchitis, der oft eine Tracheitis (= Entzündung der Luftröhre) vorausgeht.

◆ **Symptome**
- Bei Schnupfen: Juckreiz und Brennen in Nase und Rachen, Niesreiz, die Nase läuft oder ist verstopft (geschwollene Schleimhaut).
- Bei Sinusitis: Zusätzlich Kopfschmerzen, evtl. ein dumpfes Gefühl auf den Ohren.
- Bei Tracheitis: Heißes, brennendes, rauhes Gefühl im Hals und hinter dem Brustbein beim Atmen, schmerzhaftes Husten.

- Bei Bronchitis: Zunächst trockener, gegebenenfalls schmerzhafter, später ergiebiger Husten. Die Schmerzen hören dann im allgemeinen auf.

> Besonders bei Kindern und Jugendlichen gehen Erkältungskrankheiten oft mit Fieber einher.

◆ **Behandlung**
▸ Eine ärztliche Behandlung ist bei harmlosen Erkältungskrankheiten meist nicht nötig.
▸ Bei verstopfter Nase sind abschwellende Nasentropfen sinnvoll (auch zur Vorbeugung von Miterkrankung von Nasennebenhöhlen und Mittelohr), Achtung: kein Dauergebrauch!
▸ Bei Fieber ist Bettruhe notwendig, ohne Fieber am besten frische Luft, aber genügend körperliche Ruhe.
▸ Gegen Kopfdruck und hohes Fieber kann der Patient eines der üblichen Medikamente wie Acetylsalicylsäure (ASS, Aspirin) oder Paracetamol (Ben-u-ron) nehmen.

> Da Erkältungskrankheiten in der Regel **Virusinfektionen** sind, können lediglich die Symptome bekämpft werden (symptomatische Behandlung). Die Einnahme von **Antibiotika** ist meistens nicht angezeigt, Ausnahme: zuasätzliche bakterielle Infektion oder Gefahr einer Lungenentzündung.

◆ **Pflegehilfe**
▸ Auch Patienten, die aus einem ganz anderen Grund pflegebedürftig sind, können sich natürlich eine Erkältung zuziehen. Sorgen Sie zusätzlich zu den anderen Hilfeleistungen für eine **Linderung der Erkältungssymptome** (bei Fieber s. S. 125).
▸ Helfen Sie dem Patienten gegebenenfalls bei der Verwendung **abschwellender Nasentropfen**.

> ▸ Bei zusätzlicher **Sinusitis** und **Tracheitis** wirkt ein **Dampfbad** besonders angenehm:
> - In einem Topf Wasser zum Kochen bringen.
> - Den Topf vor den Patienten auf einer hitzefesten Unterlage auf den Tisch stellen.
> - Dem Patienten, der sich über den Topf beugt, ein größeres Handtuch über den Kopf legen, damit der Dampf nicht zu stark entweicht.
> - Der Patient soll langsam abwechselnd durch Mund und Nase atmen; wenn die Nase zu laufen beginnt, einfach laufenlassen (erwünschter Effekt).
> - Dem Wasser kann eine Handvoll Kamille oder ein Eßlöffel Karlsbader Salz zugesetzt werden.
> - Wiederholung nach Wunsch des Patienten.
> - Gefahr der Verbrühung (!) besonders bei Patienten mit Störungen der Willkürbewegungen.
> - Das Dampfbad lindert besonders gut die Beschwerden bei trockenem Reizhusten.

▸ Viele Patienten empfinden schon eine gewisse Erleichterung, wenn ein Topf mit dampfendem Wasser oder Kamillentee neben ihrem Bett steht.
▸ Vom Arzt evtl. verordnete **hustenreizstillende Medikamente** sollen in der Regel nur zur Nacht eingesetzt werden und auch nur, solange der Husten wirklich trocken ist. Sobald der Schleim sich zu lösen beginnt (Gefühl von Verschleimung, ergiebiger Husten), darf der Hustenreiz nicht mehr unterdrückt werden, da sonst Sekret in den Bronchien verbleibt und die Entstehung einer Pneumonie begünstigt.
▸ Manche Patienten empfinden auch eine Einreibung mit **Erkältungssalben** (Einreibemittel mit ätherischen Ölen) als angenehm. Der Duft nach Menthol oder Eukalyptus kann vorübergehend zu einer intensiveren Atmung führen, was ja erwünscht ist.
▸ Bei **Tracheobronchitis** kann auch Wärme beschwerdenlindernd wirken, z.B. Einreiben mit warmem Öl, T-Shirt und Jacke oder Pullover darüber anziehen, warme Wickel oder Kataplasmen (s. S. 127).
▸ Patienten mit Erkältungskrankheiten haben oft keinen rechten Appetit, was auch ganz natürlich und unbedenklich ist. Nur die **Trinkmenge** muß hoch genug sein.
▸ **Frisches Obst**, Frucht- und Gemüsesäfte liefern reichlich Vitamin C, was zur Unterstützung der körpereigenen Abwehr beiträgt.
▸ Viele Menschen benutzen **Hausmittel** gegen Erkältungen, gegen deren Anwendung meist nichts spricht.

Pneumonie (Lungenentzündung)

Bei der Pneumonie handelt es sich – im Gegensatz zur Bronchitis – um eine **Entzündung des Lungengewebes,** meist durch Krankheitserreger wie Bakterien, Viren, seltener Pilze verursacht. Die Pneumonie kann zwar die vorher gesunde Lunge betreffen, häufiger ist sie jedoch bei schon vorerkrankter Lunge. Sie ist besonders bei immobilen Patienten im hohen Lebensalter und bei Schwerkranken eine lebensbedrohliche Zusatzerkrankung, von allen **nosokomialen** (= im Krankenhaus erworbenen) Infektionen die häufigste Todesursache. Auch das Leben von Aids-Kranken, langzeitintubierten und tracheotomierten Patienten ist von einer Pneumonie bedroht.

◆ Symptome
- Schweres Krankheitsgefühl
- Schüttelfrost und hohes Fieber
- Kurzatmigkeit
- Starker Husten, gegebenenfalls mit Auswurf
- Brodelndes Atemgeräusch, Dyspnoe
- Atem- und hustenabhängige Schmerzen in Brust und Rücken

◆ Behandlung
- Bettruhe
- Antibiotika
- Schleimlösende und evtl. herzunterstützende Medikamente

◆ Pflegehilfe
Der Pneumoniepatient, besonders im Alter und bei weiteren Erkrankungen, ist schwer krank. Die Pflege liegt deshalb im Aufgabenbereich der Krankenschwester, die Ihnen genaue Anweisungen geben wird. Wenn möglich, werden die Maßnahmen der **Prophylaxe** (s. unten) durch- bzw. fortgeführt.

Pneumonieprophylaxe

Die gezielt vorbeugende Pflege bedarf einer Risikoermittlung und einer individuellen Pflegeplanung, die konsequent durchgeführt wird. Es ist Aufgabe der Krankenschwester, dem Patienten die einzelnen Maßnahmen zu erläutern, damit er mitarbeiten und sich vor Schaden schützen kann.

◆ Begünstigende Faktoren für eine Pneumonie
- Schwäche der körpereigenen Abwehr
- Bewegungseinschränkung
- Vorgeschädigte Atemwege
- Schmerzhafte Atembewegungen
- Austrocknung der Atemwege
- Borken und Beläge im Mund
- Hohes Alter
- Schluckstörungen

◆ Besonders pneumoniegefährdete Patienten
▸ Patienten mit Abwehrschwäche (z.B. Aids, Behandlung mit Zytostatika oder Cortison, Infektionskrankheiten, Kachexie, Mehrfacherkrankungen, Schwäche und schlechter Allgemeinzustand)
▸ Frischoperierte Patienten
▸ Patienten mit Schmerzen beim Atmen (Wunde im Brust- oder Oberbauchbereich, Rippenbruch, Rippenfellentzündung)
▸ Patienten mit vorgeschädigten Atemwegen (Raucher, Asthma bronchiale, Lungenkrankheiten, Stauungsbronchitis bei Herzinsuffizienz)
▸ Patienten mit Eingriffen in den natürlichen Atemweg (Intubation, Tracheotomie)
▸ Immobile Patienten (Lähmung, Bewußtseinsstörung, schwere Depression, Bettlägerigkeit)
▸ Pflegebedürftige Patienten in vernachlässigtem Zustand (schlechter Pflege- und Ernährungszustand, seelische Vernachlässigung, Vereinsamung)
▸ Patienten mit Schluckstörungen (Bewußtseinsstörung, Halbseitenlähmung) wegen der Gefahr der Aspiration

◆ Ziele der Pneumonieprophylaxe
- Gut belüftete Lungen
- Freie Atemwege ohne Sekretansammlung
- Saubere, feuchte Schleimhäute
- Guter Allgemeinzustand

◆ Pflegehilfe
▸ Sorgen Sie für gute, **frische Luft** im Krankenzimmer, lüften Sie regelmäßig ohne Durchzug (d.h. Tür schließen vor dem Öffnen des Fensters). Daß im Krankenzimmer nicht geraucht wird, sollte selbstverständlich sein.
▸ Sorgen Sie für eine **Lagerung**, in der der Patient frei atmen kann. Niemand kann mit eingesunkenem Oberkörper, nach hinten gebeugtem Kopf oder einer durch Bettdecke oder Kleidung eingeengten Brust frei durchatmen (Abb 4.2 a u. b, Abb. 4.3).
▸ Wenn der Patient kann und ärztlicherseits darf, soll er aufsitzen, aufstehen, außer Bett sitzen, ein paar Schritte gehen. Dabei helfen Sie ihm, indem Sie ihn aufrichten, stützen und begleiten, vor allem aber, indem Sie ihn **motivieren**, ihm die Anstrengung der Mobilisation schmackhaft machen. Dazu gehört auch das anerkennende Lob für seine Bemühung.
▸ Fest bettlägerige Patienten **regelmäßig umlagern**, damit ein Seitenwechsel der belasteten und damit weniger belüfteten Lunge erfolgt. Der in Seitenlage obere Arm soll nicht nach vorn zu liegen kommen, er würde den Thorax sonst einengen.
▸ Fordern Sie den Patienten bei jeder Gelegenheit auf, mehrmals langsam und tief durchzuatmen (Ausnahme: bestehende Atemnot!). Atmen Sie ihm vor, die Atmung ist stark beeinflußbar. Bei

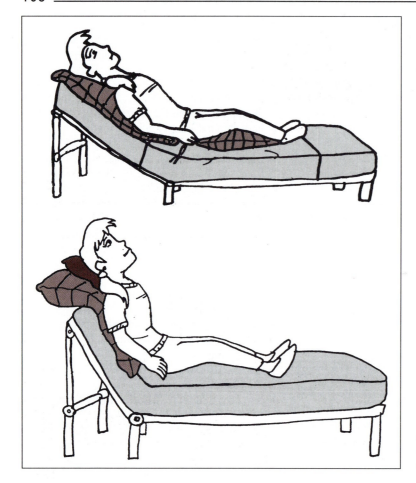

Abb. 4.2a u. b Ungünstige Lagerung, die die Atmung einschränkt

Wunden im Oberbauch soll der Patient mit der flachen Hand Gegendruck ausüben; bei Rippenbruch soll sich der Patient auf die verletzte Seite legen.
▶ Um besonders die **Ausatmung** zu verbessern, können alle möglichen Hilfsmittel eingesetzt werden: Luftballons oder Ähnliches zum Aufblasen, Windräder, Seifenblasen, Mobiles (besonders bei Kindern), Wasserflasche und Strohhalm, mit dem das Wasser aus der Flasche gepustet wird. Ihrer Phantasie sind kaum Grenzen gesetzt, die Auswahl muß nur zum Patienten passen (keine Windrädchen für einen würdigen alten Herrn!). Dabei entstehender Hustenreiz ist ein erwünschter Effekt, dies sollte der Patient wissen.
▶ Viele Patienten atmen einige Male tiefer bei einem **Kältereiz** auf dem Rücken. Eine **Einreibung** mit alkoholhaltiger Flüssigkeit nach Art des Franzbranntweins kommt dafür in Frage (Rückfettung der Haut nicht vergessen). Auch der Duft ätherischer Öle kann die Atmung anregen.

▶ Zum Anfeuchten der Atemluft und zur Atemanregung kann **Wasserdampf** genutzt werden (Dampfbad, Bronchitiskessel).
- Der Bronchitiskessel wird bis zur Markierung mit destilliertem Wasser gefüllt, vorgeheizt und bei gleichmäßiger Dampfentwicklung zum Patienten gebracht, dessen Haar und Kleidung oder Bettzeug mit Handtüchern vor Nässe geschützt werden.
- Das Dampfrohr hat ca. 1 m Abstand zum Gesicht des Patienten. Achten Sie darauf, daß der Dampf das Gesicht des Patienten erreicht und daß nicht durch einzelne Tropfen kochenden Wassers aus dem Dampfrohr Verbrühungen entstehen (Hand des Patienten!).
- Nach ca. 20 Minuten den Kessel abstellen, das Gesicht des Patienten trocknen und gegebenenfalls eincremen.

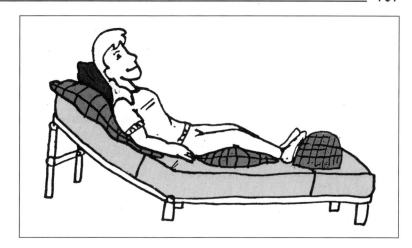

Abb. 4.3 Günstige Lagerung für eine freie Atmung

- Regen Sie den Patienten zum **Abhusten** an. Dazu soll er durch die Nase nicht ganz tief einatmen, in kurzen Hustenstößen das Sputum hervorbringen und in Zellstoff ausspucken. Halten Sie einen Abfallbeutel oder -eimer bereit. Zum Abhusten sollte der Patient möglicht aufrecht sitzen, im Bett mit Unterstützung im Kreuz (Abb. 4.4), auf dem Stuhl z. B. im Kutschersitz (Abb. 4.5).
- Wenn der Patient nicht abhusten kann, muß das Sekret abgesaugt werden. Holen Sie dazu die Krankenschwester.
- Kümmern Sie sich um intensive **Mundpflege.** Ein frischer Geschmack im Mund fördert die Atmung, im sauberen Mund sind weniger Möglichkeiten für die Vermehrung pathogener Keime, die mit der Atmung in die Lunge geraten können, der Appetit wird verbessert, und der Patient fühlt sich gepflegt.
- **Vitamin-** und **eiweißreiche Kost** kann den Allgemeinzustand des Patienten mittelfristig deutlich verbessern; nett angerichtete kleine Zwischenmahlzeiten bedeuten außerdem zusätzliche Zuwendung. Quark oder Joghurt mit frischem Obst, frisch gepreßte Säfte, ein geriebener Apfel, aber auch eine Bouillon mit Ei oder eine pikante Cremesuppe tun besonders geschwächten oder gar kachektischen Patienten gut (evtl. Angehörige ansprechen).
- Spezielle Maßnahmen zur **Pneumonieprophylaxe** wie Atemübungen, Vibrationsmassagen zur Lösung festsitzenden Schleims oder Wickel führt die Krankenschwester oder Krankengymnastin durch, gegebenenfalls können Sie dabei mithelfen.

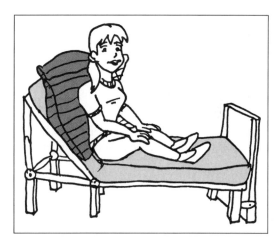

Abb. 4.4 Sitzhaltung zum Abhusten im Bett

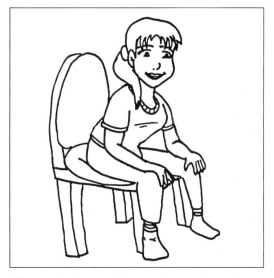

Abb. 4.5 Sitzhaltung zum Abhusten auf einem Stuhl (Kutschersitz)

Asthma bronchiale

Asthma ist durch **Anfälle von Atemstörungen** bis **Atemnot** gekennzeichnet. Schwellung und krampfartige Verengung der Bronchien erschweren vor allem das Ausatmen der in den Lungen befindlichen Luft, wodurch natürlich auch zuwenig frische Luft eingeatmet werden kann.

> Asthmaanfälle sind **allergische** oder **psychosomatische Reaktionen.** Das Leiden der Patienten ist bei beiden Formen gleich.

◆ Häufige Allergene (= allergieauslösende Stoffe)
- Blütenpollen
- Hausstaub
- Tierhaare
- Bettfedern
- Kosmetika
- Medikamente
- Rauch
- Chemikaliendämpfe
- Bestimmte Nahrungsmittel etc.

Häufig leiden Asthmatiker zusätzlich unter anderen allergischen Symptomen wie Heuschnupfen und Ekzemen.

◆ Symptome
- Plötzlich einsetzende, sich bis zur Orthopnoe steigernde Atemnot
- Pfeifende, brummende, giemende Atemgeräusche
- Zyanose
- Angst
- Erstickungsgefühl

Am Ende des Anfalls hustet der Patient mühevoll zähes, glasiges Sputum aus.

◆ Behandlung
- Medikamente zur Erweiterung der Bronchien wie Berotec, Sultanol, Bricanyl entweder als Spray zum Inhalieren oder mittels Injektion (adrenalinähnliche Wirkung, deshalb Tachykardie und Unruhezittern als Nebenwirkung)
- Euphyllin
- Cortison zum Abschwellen der Bronchialschleimhaut
- Bei stärkerer Zyanose: Sauerstoffgabe
- Allergietestung, Allergenvermeidung (falls möglich)
- Bei psychosomatisch bedingtem Asthma in der akuten Situation gleiche medikamentöse Behandlung wie oben
- Empfehlung einer psychotherapeutischen Behandlung

◆ Pflegehilfe
Wenn Sie einen Patienten im Asthmaanfall antreffen, rufen Sie sofort den Arzt. (weitere Hilfeleistungen, s. Orthopnoe, S. 101).

Chronisch obstruktive Lungenerkrankung (COL)

Unter diesem Sammelbegriff finden sich **chronische Lungenkrankheiten**, die mit einer dauerhaften Veränderung des Lungengewebes einhergehen, so daß die Lunge an Elastizität und Luftaufnahmefähigkeit (Atemzugvolumen) verliert: chronisches Asthma bronchiale, chronische Bronchitis (auch Raucherhusten), Lungenblähung (= Emphysem), Staublunge. Das langsame, vollständige Ausatmen ist dem Patienten nicht mehr möglich, weil die Lunge dazu nicht mehr elastisch genug ist. So kann auch bei der Einatmung nur eine kleine Luftmenge aufgenommen werden. Trotz Erweiterung des Thorax wird so nur eine kleine Luftmenge bewegt. Anfangs reicht der Sauerstoff nur bei Belastungen nicht mehr aus, später besteht ein dauernder Sauerstoffmangel.

> Durch die Veränderung des Lungengewebes gehen zahllose kleinste Blutgefäße (= Kapillaren), die im Gewebe verlaufen, zugrunde, so daß das rechte Herz das Blut gegen einen höheren Druck in den verbleibenden Blutgefäßen pumpen muß. Diese Herzbelastung führt früher oder später zur **Rechtsherzinsuffizienz** (chronisches Cor pulmonale).

◆ Symptome
- Hauptsächlich Dyspnoe (anfangs Belastungs-, später Ruhedyspnoe)
- Zyanose
- Husten
- Auswurf
- Oft deutliche Atemgeräusche und mühevolle Atmung

◆ Pflegehilfe

▸ Im Vordergrund der Einschränkungen steht die Dyspnoe (zur Hilfeleistung s. Ruhedyspnoe, S. 100).
▸ Das Abhusten von Sputum ist für den Patienten oft eine Anstrengung; die Hilfe dabei für Sie vielleicht nicht gerade angenehm. Versuchen Sie, das den Patienten nicht merken zu lassen.
▸ Zähes Sputum bekommen manche Patienten nicht aus dem Mund heraus. Entfernen Sie es mit Handschuh und angefeuchteten Mullkompressen. Sie können auch saubere, kleingeschnittene Lappen, z.B. von alter Bettwäsche nehmen, die dann weggeworfen werden können.
▸ Nach dem Abhusten soll eine gründliche Mundpflege erfolgen.

> ▸ Wenn Ihnen am **Sputum** etwas Besonderes auffällt, z.B. Blutspuren, bräunliche oder gelbgrünliche Farbe oder übler Geruch (normales Sputum ist eher grau-glasig und riecht nicht), so zeigen Sie es der Krankenschwester oder dem Arzt.

Lungentuberkulose (Tbc)

Diese gefürchtete Volksseuche vergangener Jahrzehnte, die mit langem Siechtum und frühem Tod einherging – die Diagnose „lungenkrank" war früher so gefürchtet wie heute die Diagnose Krebs –, ist erst seit etwa 1950 wirksam zu bekämpfen. Seit dieser Zeit stehen **Tuberkulostatika** (= Medikamente zur Bekämpfung der Tuberkelbakterien) zur Verfügung. Mit höherem Lebensstandard und besserer Ernährung sind die Menschen gegen diese Infektionskrankheit besser gewappnet. Menschen, die unter schlechten sozialen Bedingungen leben (Armut, Mangelernährung, schlechte hygienische Verhältnisse), erkranken und sterben wesentlich häufiger an Tuberkulose.

Wenn auch die Tuberkulose heute bei uns ihren tödlichen Schrecken dank der Behandlung mit speziell wirksamen Medikamenten und allgemeinem Wohlstand verloren hat, so ist sie dennoch eine ernste Erkrankung. So besteht nach wie vor für die Tbc nach dem Bundesseuchengesetz Meldepflicht an das Gesundheitsamt, und ein Test auf eine durchgemachte oder bestehende Tbc (**Tine-Test**) gehört zur gründlichen Routineuntersuchung (z.B. Einstellungsuntersuchung bei Antritt einer neuen Arbeitsstelle).

> Die Tuberkulose wird von den **Tuberkelbakterien** (säurefeste Stäbchen) hervorgerufen. Viele Menschen machen im Kindesalter eine unbemerkte Infektion durch und sind dann gegen eine weitere Infektion bis zu einem gewissen Grad geschützt. Ob aus der Erstinfektion gleich oder Jahre später eine Tbc-Erkrankung wird, hängt in erster Linie von der Abwehrkraft des Menschen ab, in zweiter von der pathogenen Kraft der Erreger.

Außer bei bereits bestehenden abwehrschwächenden Krankheiten wie z.B. Aids findet sich eine schlechte Abwehrlage auch bei Menschen, die mangelernährt sind (Armut!) und in beengten Verhältnissen und unter schlechten hygienischen Bedingungen leben müssen. Kinder und alte Menschen sind besonders gefährdet. Die Zahl der gemeldeten Erkrankungsfälle nimmt in den letzten Jahren wieder zu.

> Die Tuberkuloseinfektion erfolgt über **Tröpfcheninfektion** (durch Atemwegssekrete) von Mensch zu Mensch, fraglich ist die Ansteckung durch bakterienhaltigen Staub. Rindertuberkulose kann durch Milch und Milchprodukte auf den Menschen übertragen werden (bei uns durch Ausrottung der Rindertuberkulose praktisch ohne Bedeutung). Die Ansteckungsgefahr ist für den gesunden, gut ernährten Menschen vergleichsweise gering.

◆ Symptome

Die Symptome reichen von den unauffälligen Symptomen einer Erkältungskrankheit bis hin zu einem akuten, schweren Krankheitsbild (heute selten)!

Verdächtig sind:
- Allgemeine Abgeschlagenheit
- Leistungsminderung
- Häufige Infekte bei Nachtschweiß und subfebrilen Temperaturen

◆ Behandlung

- Langdauernde Behandlung mit Tuberkulostatika, die leider zum Teil erhebliche Nebenwirkungen haben und deshalb abgewechselt werden
- Körperliche Ruhe (Liegekuren)
- Eiweiß- und vitaminreiche Kost
- Gegebenenfalls Milieuwechsel (andere Wohn- und Luftverhältnisse, Lungenheilstätten)

- Angenehme Beschäftigung
- Eventuell auch operative Behandlung

◆ **Pflegehilfe**

Die Pflege des tuberkulosekranken Patienten richtet sich nach seiner Gesamtsituation und nach evtl. vorhandenen, weiteren Einschränkungen.

> Ob Sie sich selbst vor einer Ansteckung schützen müssen, hängt davon ab, ob die **Tbc geschlossen** oder **offen** ist. Bei der geschlossenen Tbc brauchen Sie sich um einen Infektionsschutz für sich selbst über den üblichen Rahmen hinaus nicht zu kümmern, weil keine Erreger ausgeschieden werden. Bei der offenen Lungentuberkulose können Tuberkelbakterien über die Atemwege (bei Darm- oder Nierentuberkulose über Stuhl und Urin) ausgeschieden werden.

▶ Die Tröpfcheninfektion vermeiden Sie sicher mit einem **Mund-Nasen-Schutz**. Ansonsten wird der Patient gebeten, Sie nicht anzuhauchen und beim Husten, Niesen und Räuspern ein Zellstofftuch vorzuhalten, das dann in einem geschlossenen Behälter abgeworfen wird (die früher üblichen Sputumbecher sind höchstens noch als Einmalmaterial in Gebrauch).

▶ Da die Tuberkelbakterien säurefest sind, werden sie im Gegensatz zu anderen Krankheitserregern von der Magensäure nicht abgetötet (aus verschlucktem Sputum). Das bedeutet, daß der Patient sich so noch eine Darminfektion zuziehen kann. Er soll das Sputum also möglichst nicht verschlucken. Eine Infektionsgefahr durch Stuhl brauchen Sie bei normalem Hygienestandard (Handschuhe beim Umgang mit Ausscheidungen, Hände waschen und desinfizieren) nicht zu befürchten.

▶ Die Reinigung im Zimmer von offen tuberkulösen Patienten sollte nur feucht erfolgen, um das Aufwirbeln von evtl. keimhaltigem Staub zu vermeiden.

> Wenn ein Fall von **offener Tuberkulose** in Klinik oder Heim auftritt, ist der Arbeitgeber zu vorsorglichen Untersuchungen des Personals verpflichtet.

Gefäßkrankheiten und Pflegehilfe

Die **Arterien** (= Schlagadern) transportieren das sauerstoffreiche Blut zu den Organen und Geweben unseres Körpers. Vom Zentrum (Herz) zur Peripherie hin werden die Arterien immer dünner, bis sie als **Kapillaren** feiner als das dünnste Haar sind. Alle Gewebe des Körpers sind auf ständige Versorgung mit Sauerstoff angewiesen, wenn sie auch unterschiedliche lange ohne diesen auskommen (besonders empfindlich reagieren Gehirn und Herzmuskel auf Sauerstoffmangel, da diese Organe ständig arbeiten müssen und dabei viel Sauerstoff verbrauchen). Für die normale Beschaffenheit und Funktion der Organe und Gewebe unseres Körpers sind freie, durchgängige Arterien eine wichtige Voraussetzung.

Arteriosklerose

Diese **Wandveränderung der Arterien** betrifft mit zunehmendem Alter mehr oder weniger jeden Menschen beim normalen Alterungsprozeß. In Wohlstandsländern ist die Arteriosklerose mit über 50 % der Fälle die häufigste Todesursache.

> Die Arteriosklerose entsteht, wenn sich auf der geschädigten Arterieninnenhaut (z.B. durch zu hohen Blutdruck) Blutfette absetzen, später auch Kalksalze (Plaque). Die Folgen sind Verhärtung der Arterienwände und Einengung des Lumens (= der lichten Weite) der Arterien. Dies hat Folgen: das Herz muß das Blut gegen höheren Widerstand pumpen (Herzüberlastung), die unelastischen Arterien können die Pulswellen nicht mehr abfangen und bei plötzlich erhöhtem Druck platzen (z.B. Hirnblutung), an den rauhen Plaques bleiben Blutplättchen hängen, was zur **arteriellen Thrombose** führt. Bei vollständigem Verschluß einer Arterie entsteht ein **Infarkt**. Das von dieser Arterie versorgte Gewebe bekommt kein Blut mehr und stirbt ab (s. auch Herzinfarkt, S. 104, Schlaganfall, S. 226).

Von der Arteriosklerose sind die Blutgefäße eines Menschen unterschiedlich betroffen, entsprechend unterschiedlich sind auch die Folgen: Herzinfarkt, Schlaganfall, Seh- und Hörstörungen, Störungen der Gehirnleistung wie senile Demenz, Schädigung der Gliedmaßen wie Nekrosen der Zehen (seltener der Finger) und Raucherbein.

◆ **Risikofaktoren**
- Hypertonie (hoher Blutdruck)
- Rauchen (Nikotin verengt die Arterien)
- Erhöhte Blutfett- und Cholesterinwerte im Blut, fettreiche Ernährung (besonders tierische Fette)
- Diabetes mellitus
- Übergewicht, Bewegungsmangel (wenig Gefäßtraining)

◆ **Prophylaxe**
- Ausschaltung der Risikofaktoren
- Behandlung der Hypertonie (Medikamente, körperliches Training, Entspannungstechniken)
- Rauchen aufgeben oder wenigstens reduzieren
- Gewicht normalisieren
- Intensiver Freizeitsport bei Sitz- und Stehberufen
- Ernährung mit wenig Fleisch, Wurst, tierischen Fetten, statt dessen mehr pflanzliche Kost
- In der Naturheilkunde wird roher Knoblauch empfohlen
- Die Prophylaxe der Arteriosklerose ist besonders wichtig in jungen Jahren!

Diabetiker sollen auf eine gute Einstellung ihrer Blutzuckerwerte und Einhaltung der Diät, Normalgewicht und viel Bewegung achten. Sie sollten auf keinen Fall rauchen.

Arterielle Verschlußkrankheit (AVK)

Bei der AVK werden die Symptome vorrangig durch die **Einengung der kleinsten Arterien in der Peripherie** bestimmt. Am häufigsten sind die Füße und Unterschenkel betroffen, aber auch die Finger und natürlich auch die inneren Organe und das Gehirn (s. Arteriosklerose, S. 103).

Die Krankheit verläuft in vier Stadien:
▶ **Stadium 1**
▶ Der Patient hat noch keine Beschwerden, die AVK wird – wenn überhaupt – zufällig festgestellt: Risikofaktoren liegen vor, der Arzt kann die Fußpulse nicht tasten und stellt mit einer Ultraschalluntersuchung die Einengung einer oder mehrerer Arterien fest.
▶ **Stadium 2**
Der Patient bekommt Schmerzen in den Beinen beim Gehen (die Muskeln brauchen mehr Sauerstoff, der durch die eingeengten Arterien nicht herangeschafft werden kann). Der Patient bleibt stehen, bis die Schmerzen abklingen, geht weiter, bis erneut Schmerz auftritt usw. („Schaufensterkrankheit"). Die Gehstrecke wird der Zeit immer kürzer. Da der Patient bei einsetzendem Schmerz zu hinken beginnt, wird dieses Stadium auch **Claudicatio intermittens** (intermittierendes [= unterbrochenes] Hinken) genannt.
▶ **Stadium 3**
Der Sauerstoffmangel des Gewebes macht sich als **Ruheschmerz** bemerkbar, besonders nachts im Liegen. Der Patient läßt oft die Beine aus dem Bett hängen, um sich Erleichterung zu schaffen. Die Haut der betroffenen Körperteile ist blaß-zyanotisch bis weiß und kalt.
▶ **Stadium 4**
Absterben von Gewebe (= Nekrose)

◆ **Behandlung**
Eine Behandlung der AVK ist derzeit nicht möglich, wenn auch einzelne Engstellen größerer Gefäße von der Plaque befreit oder mit einer Bypass-Operation überbrückt werden können (z.B. an der Halsschlagader zur Verhütung eines Schlaganfalls oder an größeren Beinarterien). Die Unzahl kleinster peripherer Arterien kann nicht behandelt werden. Bei nach oben fortschreitender Nekrose bleibt nur die Amputation.

◆ **Pflegehilfe**
▶ Der Patient ist durch Bewegungs- und Ruheschmerz und durch die Auswirkungen der AVK an inneren Organen (Herz, Gehirn, Nieren) stark eingeschränkt. Durch gute Beobachtung erfassen Sie rasch, was er selber tun kann und wo er Ihre Hilfe braucht.
▶ Achten Sie auf lückenlose **Dekubitusprophylaxe** auch beim sitzenden Patienten (Gesäß, Ellbogen, Füße): Schaumstoffpolster, Kissen und Hohllagerung gefährdeter Stellen, Lage- bzw. Haltungswechsel in kürzeren Abständen (s. S. 201). Das durch chronischen Sauerstoffmangel vorgeschädigte Gewebe entwickelt bei Druckeinwirkung schnell einen Dekubitus.
▶ Die Füße und Unterschenkel des Patienten sollen tief gelagert werden, um die Durchblutung mit der Schwerkraft etwas zu unterstützen (Fußteil des Bettes tiefstellen, Fernsehsessel statt Bett zu Hause). Der Patient wird dies, wenn er kann, auch selber tun.
▶ Die betroffenen Gliedmaßen werden mit dicken, weichen, lockeren Wollsocken und -handschuhen oder mit „Wattestiefeln" (Abb. 4.6) warmgehalten, beim Sitzen im Lehnstuhl werden die Beine zusätzlich in eine warme Decke gehüllt.
▶ Bei der Körperpflege achten Sie auf gut körperwarmes Wasser. Nach dem Waschen eines Körper-

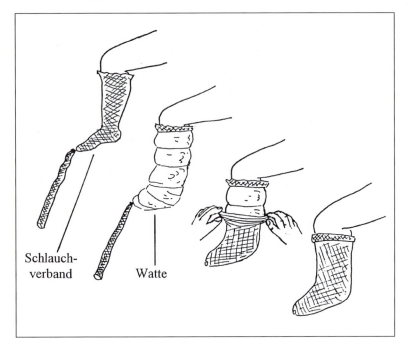

Abb. 4.6 Warmhalten des Beines bei arterieller Verschlußkrankheit („Wattestiefel")

teils gleich gut abtrocknen, um Verdunstungskälte zu vermeiden. Bei der Fußpflege trocknen Sie die Zehenzwischenräume gründlich, beim Nägelschneiden vermeiden Sie jede kleinste Verletzung, denn diese könnte zu einer Infektion und nicht mehr heilenden Wunde führen. Ist die Nagelpflege schwierig, so überlassen Sie sie der Krankenschwester. Professionelle Fußpflege ist sinnvoll, kann aber nur mit Einverständnis des Patienten hinzugezogen werden, da er die Kosten dafür tragen muß.

▶ Beim **AVK-Patienten** dürfen keine Wärme- oder Kältespender (s. S. 127) angewendet werden. Die starren, eingeengten Arterien können die örtliche Temperaturen nicht mehr durch Weitstellung ausgleichen (= Verbrennung), bei Kälteanwendung können sie sich noch mehr verengen. Auch durchblutungsfördernde (= gefäßerweiternde) Salben, die eine örtliche Wärmewirkung entfalten sollen, sind nicht angezeigt, weil sich die Blutgefäße nicht erweitern können. Dagegen wird der Patient es als wohltuend empfinden, wenn in der kalten Jahreszeit Handtücher und frische Wäsche vorgewärmt sind und das Bett oder der Ruhesessel mit einer Heizdecke (Stufe I) vorgewärmt ist. Die Heizdecke muß allerdings unbedingt weggenommen werden, bevor der Patient sich ins Bett oder in den Sessel begibt.

▶ Schuhe und Hausschuhe dürfen nicht eng sein und innen keine harten Nähte haben (Dekubitusgefahr, s. oben).
▶ Beobachten Sie die Haut des Patienten gut auf Veränderungen. Jede noch so kleine Läsion oder schwarze Stelle teilen Sie gleich der Krankenschwester mit.

Akuter Arterienverschluß

Dabei handelt es sich um ein seltenes Ereignis, bei dem für den Patienten alles davon abhängt, wie schnell die Situation erkannt und behandelt wird. Ein im linken Herzen (z. B. bei einem Klappenfehler) oder einem **Aneurysma** (= Aussackung einer Arterienwand) entwickelter **Thrombus** wird mit dem Blut transportiert und bleibt in einer Arterie stecken, die seiner Größe entspricht. Das von der Arterie versorgte Gebiet bekommt keinen Sauerstoff mehr. Geschieht dies bei einer Arterie im Bauchraum (z. B. Milz-, Gekrösearterie), so entsteht für den Patienten eine bedrohliche Situation (**akutes Abdomen**), die durch eine schnellstmögliche Operation behoben werden muß.

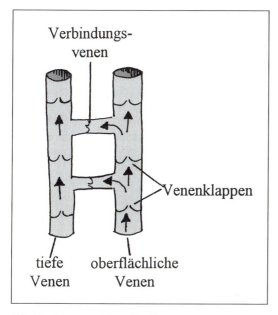

Abb. 4.7 Herzwärts gerichtete Venenklappen

Ist eine Beinarterie betroffen, kommt es zu folgenden Symptomen:
- Weißwerden des Beines
- Kalte Haut und Kältegefühl
- Plötzlicher heftiger, zunehmender Schmerz
- Bewegungsunfähigkeit des betroffenen Beines

Falls Sie einen Patienten mit den oben genannten Symptomen antreffen, so rufen Sie sofort den zuständigen Arzt, lagern bis zu seinem Eintreffen die Beine tief und schützen das betroffene Bein vor Druck, z. B. mit einer dicken Wattepackung.

Varizen

Die **Venen** (= Blutadern) transportieren sauerstoffarmes Blut aus dem Körper zurück zum Herzen. Dafür steht nicht, wie bei den Arterien, die Pumpleistung des Herzens und die Pulswelle zur Verfügung, die in den Arterien für genügend Druck sorgen. Venen haben eine dünne Muskelschicht in ihrer mit Bindegewebsfasern ausgestatteten Wand. In den **Beinvenen**, von denen hier vor allem die Rede ist, muß das Blut **hochfließen.** Herzwärts gerichtete Venenklappen sorgen wie Ventile dafür, daß das Blut nur in eine Richtung, nämlich zum Herzen hin, fließt (Abb. 4.7).

Die Muskeln der Beine drücken mit ihren Bewegungen die Venen aus („Muskelpumpe", Abb. 4.8).

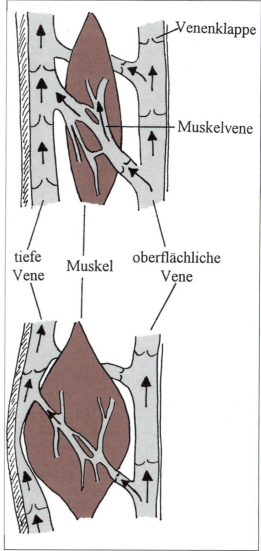

Abb. 4.8 „Muskelpumpe": der angespannte Muskel drückt die Venen aus.

Hilfe zum Blutstrom gegen die Schwerkraft geben die Atmung und die Arbeit des rechten Herzens, das mit der Füllung des Vorhofes Blut aus der großen Hohlvene ansaugt.

Alle Einflüsse, die den Blutfluß in Richtung Herz behindern, führen zu **Stauungen des Blutes in den Venen** (z. B. einschnürende Ränder von Strümpfen, sehr enge Miederwaren oder Hosen, langes Sitzen oder Stehen, aber auch starkes Übergewicht und fortgeschrittene Schwangerschaft). Diese Stauungen bewirken eine pralle Füllung und mit der Zeit die Erweiterung der Venenwände, so daß die Klappen nicht mehr dicht schließen können. Begünstigend ist dabei eine erblich bedingte Bindegewebsschwäche. Erweiterte und ausgesackte Venen werden **Varizen** oder **Varikosis** (= Krampfadern) genannt. Sie sind äußerlich als verdickte, bläulich erscheinende Venenstränge unter der Haut erkennbar.

◆ **Varizenprophylaxe**
▶ Bewegen Sie sich möglichst viel (Radfahren statt Autofahren, Gehen, Gymnastik).
▶ Wenn Sie viel sitzen müssen, achten Sie auf die richtige Sitzhöhe. Die Füße sollen flach auf dem Boden stehen, an der Rückseite der Oberschenkel soll kein Druck durch den Stuhlsitz entstehen. Bewegen Sie im Sitzen immer wieder die Füße. Schlagen Sie die Beine nicht übereinander.
▶ Legen Sie öfter die Beine hoch, z.B. gegen die Wand, wenn Sie lesen oder fernsehen (Abb. 4.9). Liegen Sie dabei aber nicht mit aufrechtem Oberkörper und abgeknicktem Becken (Abb. 4.10).
▶ Verzichten Sie auf einschnürende Miederwaren, zu enge Hosen und enge Strumpfränder (Kniestrümpfe!).
▶ Wenn Sie viel stehen müssen, gehen Sie immer wieder auf der Stelle („Muskelpumpe"!).

▶ Versuchen Sie gegebenenfalls, Ihr Gewicht zu normalisieren.
▶ Wenn schon Varizen bestehen, tragen Sie keine hohen Stiefel, die die Unterschenkel überwärmen, und probieren Sie leichte Stützstrumpfhosen aus. Es gibt ganz unauffällige, transparente Modelle.
▶ Kühles Abduschen der Beine (von unten nach oben) hilft, die Venenwände zu straffen. Auch beim Abtrocknen und Eincremen von unten nach oben frottieren und streichen.
▶ Zum Schuhkauf sollten Sie, besonders im Sommer, am Nachmittag gehen, weil die Füße im Laufe des Tages meist etwas anschwellen und morgens gekaufte Schuhe am Abend dann zu eng sind.

Thrombose

Das in unbeschädigten Blutgefäßen strömende Blut gerinnt normalerweise nicht. Um die Blutgerinnung in Gang zu setzen, sind Faktoren notwendig, die bei Verletzungen freigesetzt werden, denn die Blutgerinnung verhindert langes Bluten bei Verletzungen und verschließt mittels einem Blutpfropf bzw. mittels Schorf eine Wunde.

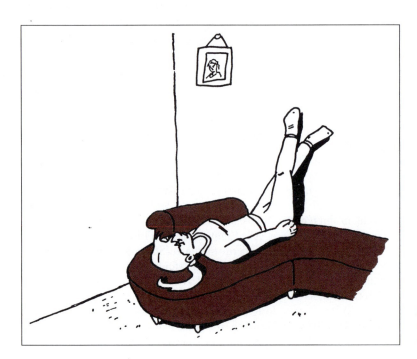

Abb. 4.9 Richtige Hochlagerung der Beine zur Vorbeugung von Krampfadern (Varizen)

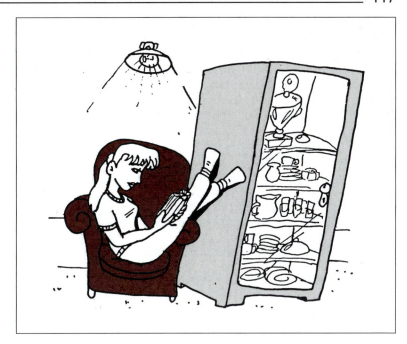

Abb. 4.10 Falsche Hochlagerung der Beine

Wenn Venenwände verletzt oder entzündlich verändert sind, der Blutstrom verlangsamt oder ins Stocken geraten ist und dazu vielleicht auch noch die Blutgerinnung erhöht ist, kann sich innerhalb einer Vene ein **Thrombus** (= Blutgerinnsel) bilden. Der teilweise oder vollständige Verschluß einer Vene durch einen Thrombus wird **Thrombose** genannt.

◆ **Ursachen** (Virchow-Trias)
- Veränderungen der Venenwand (Varizen, Verletzungen, Entzündungen von Venen)
- Verlangsamung der Blutströmung (Venenstauung, Bettlägerigkeit, langes Sitzen)
- Erhöhte Gerinnungsneigung des Blutes (Veränderung der Blutzusammensetzung, Aktivierung des Gerinnungssystems bei Unfallverletzung oder Operation, Eindickung des Blutes bei Exsikkose)

Es werden zwei Formen von Thrombosen unterschieden: die **Thrombophlebitis** und die **Phlebothrombose**.

Thrombophlebitis

Dabei handelt es sich um die **Entzündung einer oberflächlichen Vene**; an der entzündlich veränderten Venenwand bildet sich ein Thrombus. Im Krankenhaus bekommen leider Patienten öfter eine Thrombophlebitis, wenn sie zur Infusionsbehandlung eine Kanüle in einer Armvene liegen haben. Die Reizung der Venenwand durch den Fremdkörper und/oder Infektion können zu Entzündung und Thrombenbildung führen. Glücklicherweise ist die Thrombophlebitis relativ ungefährlich, wenn auch unangenehm. Bei den oberflächlichen Venen gibt es genügend Ausweichmöglichkeiten für das Blut, so daß der Blutrückfluß zum Herzen nicht gestört ist.

◆ **Symptome**
- Rötung und Überwärmung der Haut über der entzündeten Vene (bei Venenzugängen oberhalb der Einstichstelle)
- Tastbar verhärteter Venenstrang
- Brennender lokaler Schmerz

◆ **Behandlung**
▶ Bei der Thrombophlebitis von Beinvenen: gerinnungshemmende Medikamente und Kompressionsverband
▶ Kühlende Gele und kalte Umschläge zur Linderung des Entzündungsschmerzes
▶ Gegebenenfalls Entfernung des Venenzugangs
▶ Eine alte, wiederentdeckte Behandlungsmethode ist das Ansetzen von Blutegeln, die in ihrem Speichel das gerinnungshemmende **Hirudin** haben und den Thrombus aussaugen können.

◆ **Pflegehilfe**

▸ Wenn Sie **Symptome der Thrombophlebitis** beobachten bzw. der Patient über Beschwerden klagt, holen Sie die Krankenschwester, damit sie die Situation beurteilt, gegebenenfalls den Venenzugang entfernt und den Arzt informiert.

▸ Die betroffenen Extremität soll zur Entlastung erhöht gelagert werden (im Krankenhaus auf einer Braun-Schiene, zu Hause auf festen Kissen).
▸ Tragen Sie kühlende Gele (z. B. Hirudoid, Thrombophob) ohne Druck großzügig (messerrückendick) auf die betroffene Stelle auf.
▸ Kalte Umschläge lindern zusätzlich durch Wärmeentzug den Entzündungsschmerz. Sie können dazu einfach kaltes Wasser oder ein Wasser-Alkohol-Gemisch zu gleichen Teilen (intensivere Verdunstungskälte) nehmen. Bei Durchwärmung erneuern Sie den Umschlag.

Phlebothrombose

Dabei handelt es sich um eine **tiefe Beinvenenthrombose**, in einer der für den Blutrückfluß zum Herzen unerläßlichen tiefliegenden Vene hat sich ein Thrombus gebildet. Dies ist für den Patienten eine problematische und sogar gefährliche Situation.

Je nachdem, wieweit der Thrombus die Vene einengt oder gar verschließt, kommt es zu schwerwiegenden Blutrückflußstörungen mit Stauung, Wandaussackung und Klappenschädigung. Die Vene ist auf Dauer geschädigt. Im ungünstigsten Fall löst sich der Thrombus von der Venenwand und wird mit dem Blutstrom durch das Herz bis in die Lungengefäße geschwemmt, wo es in einem seiner Größe entsprechenden Gefäß steckenbleibt (Lungenembolie, s. S. 101).

◆ **Symptome**
- Gefühl des müden Beines, Schweregefühl
- Fußsohlen- und/oder Wadenschmerz
- Schwellung **eines** Beines
- Eventuell zyanotische Verfärbung der Haut

◆ **Behandlung**
▸ Gabe von **Antikoagulanzien** (= gerinnungshemmende Mittel), um eine Vergrößerung des Thrombus bzw. eine weitere Thrombenbildung zu verhindern.

▸ Anlegen eines straffen Kompressionsverbands um das betreffende Bein, um den Thrombus zu fixieren und den Blutrückfluß zu unterstützen.
▸ Hochlagerung des Beines und strenge Bettruhe oder Mobilisation des Patienten mit der Anweisung, viel herumzugehen,
▸ eventuell laserchirurgische Behandlung.

◆ **Pflegehilfe**
▸ Je nach Behandlungsmethode. Wurde strenge Bettruhe verordnet, so braucht der Patient Hilfe bei seinen täglichen Verrichtungen, eine bequeme Lagerung und Zeitvertreib.
▸ Der Patient sollte beim Stuhlgang nicht pressen. Beim Pressen stockt vorübergehend der Blutrückfluß in den Venen. Der anschließende Schub könnte den Thrombus losreißen. Tatsächlich erleiden nicht wenige Patienten auf der Toilette oder gleich danach eine Embolie. Deshalb bekommt der Patient eine geeignete Abführhilfe.

Postthrombotisches Syndrom

Dabei handelt es sich um den Zustand nach einer Phlebothrombose mit irreversibler Schädigung der tiefen Beinvene. Der dauerhaft gestörte Blutrückfluß zum Herzen verursacht
- Schwellungen,
- eine braunfleckige Verfärbung der Haut besonders im Knöchel- und Unterschenkelbereich,
- Hautekzeme und in schweren Fällen
- das **Ulcus cruris** (= offenes Bein), ein chronisches Geschwür am Unterschenkel mit schlechter Heilungstendenz.

◆ **Pflegehilfe**
▸ Wenn der Patient es nicht selbst kann, legen Sie ihm den straffen Kompressionsverband an (die Technik müssen Sie unter Anleitung üben). Eine leicht bläuliche Verfärbung der Zehen direkt nach dem Anlegen ist normal, vorausgesetzt, sie geht zurück, wenn sich der Patient bewegt oder herumläuft.
▸ Bei bestehendem Ulcus cruris legt die Krankenschwester täglich (bei speziellem Verbandmaterial wie Hydrokolloidverbänden [z. B. Varihesive] nach bestimmten Beobachtungskriterien) einen frischen Verband an oder weist Sie in die Durchführung ein. Der Kompressionsverband wird über den Wundverband angelegt.
▸ Der Patient soll möglichst viel gehen und im Sitzen das betroffene Bein hochlegen.

Thromboseprophylaxe

Vorbeugende Maßnahmen zur Verhütung einer Thrombose sind wichtige pflegerische Aufgaben. Die Krankenschwester schätzt das Risiko des Patienten ein und plant unter Einbeziehung der ärztlichen Anordnungen die Prophylaxe. Die Durchführung der Prophylaxe können Sie zum großen Teil mit übernehmen.

◆ **Besonders thrombosegefährdete Patienten**
- Frischoperierte und unfallverletzte Patienten (Verletzung, erhöhte Gerinnungsaktivität des Blutes, Immobilität)
- Immobile, bettlägerige oder ganztägig sitzende Patienten
- Patienten mit vorgeschädigten Venen (Varizen) bei eingeschränkter Mobilität
- Patienten mit Exsikkose (der Wassermangel macht das Blut dicker, visköser)
- Schwangere und Wöchnerinnen (besonders nach Kaiserschnitt)
- Frauen, die rauchen und die Antibabypille nehmen

◆ **Ziele der Prophylaxe**
- Beschleunigung des Blutrückflusses in den Beinvenen durch Frühmobilisation, Kompressionsstrümpfe, „Muskelpumpe", Beinhochlagerung.
- Herabsetzen der Gerinnungsneigung des Blutes: bei Flüssigkeitsmangel erhöhte Trinkmenge zuführen; Verabreichung von verordneten gerinnungshemmenden Medikamenten.

◆ **Pflegehilfe**
▸ Wichtig ist eine gute Information des Patienten, da seine eigene Mitarbeit die effektivste Prophylaxe ist. Allerdings darf dem Patienten mit der Information keine Angst gemacht werden („Wenn Sie die Beine nicht bewegen, bekommen Sie eine Embolie!").

▸ **Frischoperierte Patienten** werden in der Regel **frühmobilisiert**, d. h. sie müssen ab dem Abend des Op.-Tages oder ab dem darauffolgenden Tag kurz aufstehen (mit Hilfe und unter Anleitung der Krankenschwester und unter ständiger Kreislaufkontrolle). Während der Patient am Arm der Krankenschwester ein paar Schritte auf und ab geht, können Sie rasch das Bett richten. Die Frühmobilisation ist meist anstrengend und auch schmerzhaft für den Patienten, so daß er froh sein wird, wieder im frisch gemachten Bett liegen zu können.

▸ Auch sonst immobile Patienten werden, sobald es ihr Gesundheitszustand zuläßt, mobilisiert (die Erstmobilisation ist Aufgabe der Krankenschwester).

▸ Kompressionsstrümpfe (Antithrombosestrümpfe) müssen nach einem vom Hersteller vorgegebenen Schema genau angepaßt werden. Die Strümpfe üben einen von unten nach oben nachlassenden Druck aus und müssen glatt und faltenfrei bis zum Beinansatz sitzen. Einschnürungen würden eine Thrombose eher begünstigen! Das Anziehen der Strümpfe bereitet besonders beim Überwinden der Fersen oft einige Mühe. Die Strümpfe dürfen nur dem dabei **liegenden Patienten** angezogen werden, nachdem seine Beine zuvor ca. 20 Minuten lang erhöht gelagert waren (dann sind die Venen nur schwach gefüllt). Patienten, die sich am Waschbecken waschen können, sollen die Strümpfe im Bett ausziehen, Füße und Beine waschen und eincremen, die Strümpfe wieder anziehen und dann erst ans Waschbecken gehen. Natürlich kann die Reihenfolge auch umgekehrt sein, nur ist es unzulässig, dem sitzenden Patienten die Strümpfe wieder anzuziehen.

▸ **Kompressionsstrümpfe** sind besonders im Sommer unangenehm warm. Wenn das Bett gegen Nässe geschützt wird, können Sie ruhig die angezogenen Strümpfe mit Wasser durchfeuchten, wenn der Patient einverstanden ist. Die Verdunstungskälte führt zu einer angenehmen Kühlung.

▸ Bei Beschwerdefreiheit genügt es, jeden zweiten Tag die Strümpfe auszuziehen, die Hautpflege durchzuführen und frische Strümpfe anzuziehen. Hat der Patient allerdings Beschwerden (Brennen an den Fersen, Druckschmerzen), so müssen Sie sofort nachsehen. Bei vorhandenen Druckstellen ziehen Sie ihm die Strümpfe nicht wieder an, sondern warten die Entscheidung von Krankenschwester oder Arzt ab.

▸ Wichtig ist, daß der Patient möglichst oft die Füße und Beine bewegt („**Muskelpumpe**"!). Dazu muß der Patient schmerzfrei liegen können. Wenn die Bewegung bei Frischoperierten zu verstärktem Wundschmerz führt, wird der Patient sie vermeiden. Erinnern Sie ihn bei jeder Gelegenheit daran, die Füße zu beugen und zu strecken und mit ihnen zu kreisen, damit die Wadenmuskeln betätigt werden. Der Patient soll, wenn möglich, auch immer wieder etwas herumgehen und vor allem nicht länger sitzen.

- Beim Waschen, Abtrocknen und Eincremen der Beine streichen Sie mit langen Zügen und mäßigem Druck die Beine von unten nach oben aus.
- Eine besonders intensive Beschleunigung des Blutrückflusses wird durch erhöhte Lagerung der Beine erreicht.
- Die vom Arzt verordneten **Antikoagulanzien** werden dem Patienten zu den vorgegebenen Zeiten subkutan injiziert (z. B. Heparin) oder in Tablettenform gegeben (Acetylsalicylsäure).

Blutkrankheiten und Pflegehilfe

Das Blut, das in unserem Gefäßsystem kreist, besteht zu 55 % aus Wasser und zu 45 % aus festen Bestandteilen. Es hat hauptsächlich **Transportfunktionen**:
- Sauerstoff,
- Nährstoffe,
- Mineralstoffe,
- Hormone,
- Abwehrstoffe,
- Abfallprodukte sowie
- Medikamente und Gifte werden weitergeleitet bzw. ausgeschieden.

Es gibt zahlreiche Blutuntersuchungen, die nicht Veränderungen des Blutes selbst betreffen, sondern Stoffe, die mit dem Blut transportiert werden. Blutuntersuchungen gehören zu den häufigsten diagnostischen Verfahren.

Den Hauptanteil an den festen Blutbestandteilen bilden die **Blutkörperchen**:
- **Erythrozyten** (rote Blutkörperchen)
  Vier bis fünf Millionen pro mm^3 im normalen Blut; Erythrozyten werden im roten Knochenmark (Brustbein, Beckenknochen) gebildet. Der rote Farbstoff, das **Hämoglobin** (Eiweiß und Eisen) transportiert den Sauerstoff zu allen Zellen im Körper.
- **Leukozyten** (weiße Blutkörperchen)
  6000 bis 8000 pro mm^3 Blut beim Gesunden; Leukozyten werden ebenfalls im Knochenmark gebildet (Granulozyten, Monozyten), aber auch im lymphatischen System (Lymphozyten). Sie sind für Abwehrvorgänge zuständig.
- **Thrombozyten** (Blutplättchen)
  100 000 bis 200 000 pro mm^3 Blut beim Gesunden; Thrombozyten werden ebenfalls im Knochenmark gebildet. Sie sind – zusammen mit 13 anderen Faktoren – für die Blutgerinnung zuständig, die die Blutstillung bewirkt und die Wundheilung einleitet.

Außer den Blutkörperchen und zahlreichen Transportstoffen befinden sich **Eiweißstoffe** im Blut:
- **Albumine**
  Neben bestimmten Mineralstoffen zuständig für den Wasserhaushalt
- **Globuline**
  Zuständig für Abwehrfunktionen und
- **Fibrinogen**
  An der Blutgerinnung beteiligt

Für die normalen Fließeigenschaften des Blutes ist das Verhältnis zwischen flüssigen und festen Blutbestandteilen wichtig (Hämatokritwert 45 %, s. Thromboseprophylaxe, S. 119). Steigt der **Hämatokritwert** deutlich über 45 % an, so wird das Blut dicker, zäher, und das Thromboserisiko nimmt zu (bei Exsikkose). Ein niedriger Hämatokritwert (deutlich unter 45 %) zeigt verdünntes Blut an, eine Verminderung der Blutzellen, besonders der Erythrozyten, z. B. bei einem größeren Blutverlust (der Volumenmangel wird durch Wasser aus dem Gewebe oder durch Infusionen rasch ausgeglichen, nicht aber der Mangel an Erythrozyten).

Blutkrankheiten können den betroffenen Patienten völlig unterschiedlich beeinträchtigen. In vielen Fällen führt er sein normales Leben weiter und wird ambulant behandelt, ohne pflegebedürftig zu sein. Andererseits können Blutkrankheiten aber auch lebensbedrohlich sein, so daß der Patient im Krankenhaus intensiv behandelt werden muß. Im Krankenhaus arbeiten Sie mit diesen Patienten zusammen mit der Krankenschwester und auf deren Anweisung.

Anämie

Der Begriff Anämie (Blutarmut) bezieht sich nicht auf die Blutmenge insgesamt, sondern ausschließlich auf die **Menge und Beschaffenheit der Erythrozyten.** Deren Zahl, Form, Größe und/oder Gehalt an Hämoglobin kann verändert sein. Die im Labor feststellbaren Veränderungen lassen Rückschlüsse auf die Ursachen der Anämie zu.

♦ Ursachen
- Akute und chronische Blutungen
- Eisen- und/oder Vitaminmangel (Vitamin B_{12}, Folsäure) in der Ernährung oder bei Störungen der Nahrungsverwertung
- Erbliche Anomalien der Erythrozyten
- Vorzeitiger Zerfall der Erythrozyten durch allergische oder toxische Einflüsse (Hämolyse)
- Chronische Niereninsuffizienz (s. S. 172)
- Knochenmarkserkrankung mit gestörter Blutbildung

♦ Symptome
- Blässe von Haut und Schleimhäuten
- Müdigkeit, Mattigkeit, verminderte Leistungsfähigkeit
- Tachykardie
- In schweren Fällen beschleunigte Atmung und Lufthunger
- Gegebenenfalls Veränderungen der Haut und des Haars (Trockenheit, Sprödigkeit, Risse)

♦ Pflegehilfe
▶ Bei **akuter Blutungsanämie** besteht **Schockgefahr**, die Blutung wird gegebenenfalls operativ gestillt.
▶ Bei der Pflege helfen Sie auf Anweisung der Krankenschwester mit. Geben Sie gleich weiter, wenn Ihnen bei Beobachtung und Kontrollen etwas auffällt (Hautfarbe, Gesichtsausdruck und Haltung, Bewußtseinslage, Puls- und Blutdruckveränderungen, durchgebluteter Verband).
▶ Bei **chronischer Blutungsanämie** ist der Patient in seiner Selbständigkeit nicht eingeschränkt (gegebenenfalls aber aus anderen Gründen). Sein Hauptproblem könnte sein, daß er, bis die Ursache des chronischen Blutverlustetes gefunden ist, einige Untersuchungen über sich ergehen lassen muß, die unangenehm sein können und meist Vorbereitungen wie Abführmaßnahmen, bestimmte Diäten, Nüchternbleiben erfordern (Magen-, Darmspiegelung z. B.). Für geschwächte, ältere Patienten kann dies eine ziemliche Strapaze sein, so daß sie aus diesem Grund vielleicht etwas mehr Hilfe als sonst brauchen.
▶ Bei **Mangelanämien** bekommt der Patient Eisen- und evtl. Folsäurepräparate verordnet, zusätzlich wird empfohlen, eisenhaltige Nahrungsmittel zu sich zu nehmen (unter Eisengabe verfärbt sich der Stuhl schwarz).
▶ **Trockene**, **spröde Haut** und **Haare** können mit geeigneten kosmetischen Produkten (fetthaltige Cremes, Haarspülung) positiv beeinflußt werden,

bis mit erfolgreicher Behandlung deren Zustand sich normalisiert.
▶ **Begleitanämien** kommen bei vielen Krankheiten vor. Unabhängig von den Pflegeproblemen, die durch die Grundkrankheit entstehen, nehmen Sie Rücksicht auf die rasche Ermüdbarkeit und häufige Lustlosigkeit des Patienten.

Leukämie (Blutkrebs)

Bei dieser – unbehandelt tödlich verlaufenden – Krankheit wuchert das Gewebe im Knochenmark und/oder im lymphatischen System, das die Leukozyten bildet. Als Folge davon sind die Leukozyten unreif oder verändert und können ihre Aufgaben als Abwehrzellen nicht mehr erfüllen. Infektionen alltäglicher Art können lebensbedrohliche Formen annehmen. Die **Wucherung des leukozytenbildenden Gewebes** verdrängt das erythro- und thrombozytenbildende Gewebe, so daß es zusätzlich zur Anämie und zu Blutgerinnungsstörungen kommt. Leukämien können ganz akut, aber auch chronisch über Monate und Jahre verlaufen.

> Bei der **myeloischen Leukämie** sind die Granulozyten, bei der **lymphatischen Leukämie** die Lymphozyten und das lymphatische System betroffen.

> Die **Ursachen der Leukämie** sind derzeit noch unbekannt (bis auf die Folgen radioaktiver Strahlung). Sie kann in jedem Lebensalter auftreten. Kinder und Jugendliche sind meist von einer akuten Form betroffen.

♦ Symptome
- Fieber (Schübe hohen Fiebers oder auch subfebrile Temperaturen, d. h. Temparaturen unter 38 °C)
- Lymphknotenschwellungen, besonders am Hals, im Nacken, in den Achselhöhlen und in den Leisten
- Müdigkeit und Schwäche, Krankheitsgefühl
- Blässe und Anämiesymptome
- Manchmal Auftreten zahlreicher größerer Hämatome ohne entsprechende Verletzungen
- Milzvergrößerung

♦ Behandlung
- Zytostatika (Medikamente, die Vermehrung und Wachstum von Zellen stoppen, besonders wirksam bei den sich schnell teilenden Krebszellen, aber auch gesunde Zellen werden angegriffen).

- Übertragung von Blut oder – häufiger – einzelnen Blutbestandteilen wie Erythrozyten- oder Thrombozytenkonzentrate.
- Antibiotika zur Abschirmung gegen lebensbedrohende Infektionen.

> Die zytostatische Behandlung (= **Chemotherapie**) eröffnet heute gute Überlebens- und Heilungschancen. Allerdings ist sie von starken Nebenwirkungen begleitet, die dem Patienten und seinen Angehörigen viel Überlebenswillen und Durchhaltevermögen abverlangen. Nebenwirkungen der Chemotherapie sind z.B. heftige Übelkeit und Erbrechen, kompletter Haarausfall, Blutungen und schmerzhafte Geschwüre an Schleimhäuten, je nach Medikament Schädigung innerer Organe wie Lunge, Herz, Nieren, Leber, Müdigkeit und Schwäche. Der Patient, dem es nach einigen zytostatischen Behandlungen deutlich besser gehen kann, muß sich dennoch weiteren Behandlungszyklen unterziehen, die ihm (vorübergehend) erneut eine Verschlechterung seines Befindens bringen.

◆ **Pflegehilfe**
▶ Die Betreuung des Patienten und seiner Angehörigen in akuten Krankheitsphasen und während der Chemotherapie ist Aufgabe der Krankenschwester.
▶ Die Krankenschwester wird Ihnen gegebenenfalls Anweisungen zur Mund- und Körperpflege geben und Ihnen Kriterien zur Beobachtung des Patienten mitteilen.

> ▶ Alle an der Pflege von Leukämiepatienten beteiligten Personen müssen darauf achten, das **Infektionsrisiko für den Patienten** soweit als möglich zu begrenzen. Dazu gehört die allgemeine Sauberkeit im Krankenzimmer, die tägliche Wischdesinfektion und die Desinfektion aller Gegenstände, die andere Patienten vorher benutzt haben oder die länger unbenutzt waren (z.B. Nachtstuhl, Bettgitter als Haltehilfe, Lagerungshilfsmittel). Bei extremem Nachlassen der körpereigenen Abwehr (z.B. Leukozytendepression unter Chemotherapie) kommt der Patient in die **Umkehrisolation**, d.h. er wird zum Schutz vor Umweltkeimen abgesondert und liegt in einem Einzelzimmer.

Die folgenden **Anhaltspunkte zur Verminderung des Infektionsrisikos** gelten für alle extrem infektionsgefährdeten Patienten, z.B. auch für Aids-Kranke.

▶ Zu Pflegehandlungen beim Patienten selbst tragen Sie einen Schutzkittel über Ihrer Dienstkleidung (mit dieser gehen Sie auch zu anderen Patienten, so daß sie Krankheitserreger transportieren könnte, die zwar nicht Ihnen, aber dem abwehrgeschwächten Patienten schaden können). Der Kittel kann – mit der Außenseite nach außen **im** Zimmer und mit der Außenseite nach innen **vor** dem Zimmer – aufgehängt und mehrmals benutzt werden.
▶ Bettwäsche, Handtücher und Krankenhemden müssen – mit frisch desinfizierten Händen – direkt aus dem Wäschecontainer ins Krankenzimmer gebracht werden (keine Zwischenlagerung auf Wagen oder Regalen), oder sie werden in Folie verpackt von der Wäscherei geliefert und dann erst unmittelbar vor Gebrauch ausgepackt.
▶ Da nicht der Patient ein hygienisches Risiko für Sie oder andere darstellt, sondern Sie und andere für ihn, ist die **Händedesinfektion** vor der Berührung des Patienten besonders wichtig. Bei Erkältung (Schnupfen) tragen Sie einen Mund-Nasen-Schutz oder übernehmen andere Aufgaben auf der Station, bis Ihre Erkältung abgeklungen ist.
▶ Der Patient soll nur frisch gekochte Speisen zu sich nehmen und Obst, das frisch geschält wurde.
▶ Sorgen Sie dafür, daß keine Essensreste im Krankenzimmer verbleiben, und übernehmen Sie die Blumenpflege. Blumen sollen nicht auf dem Nachttisch, sondern auf der Fensterbank oder dem Tisch stehen. Wenn Blumen auch in der Umkehrisolation hygienisch riskant sind, so können sie doch den Patienten erfreuen und rechtfertigen aus diesem Grund den kleinen Aufwand.
▶ Die Angehörigen des Patienten, die ja nicht in anderen Krankenzimmern ein- und ausgehen wie Sie, bedeuten ein wesentlich geringeres Infektionsrisiko (wenn überhaupt). Nur wenn die Abwehrmöglichkeiten des Patienten praktisch nicht mehr vorhanden sind, müssen auch sie Schutzkleidung tragen.
▶ Sorgen Sie – wie alle im Pflegeteam – für eine Atmosphäre, in der der Patient und seine Angehörigen sich gut aufgehoben fühlen können. Eine Tasse Kaffee, ein bequemer Sessel, ein Extrakissen und die Benutzung des Bades für Angehörige, die über Nacht bleiben wollen, läßt sich auch im Krankenhaus immer organisieren.

> Tragen Sie beim Umgang mit Ausscheidungen Einmalhandschuhe, da Reste von **Zytostatika** darin enthalten sein können (Selbstschutz).

Störungen der Blutgerinnung

Diese Störungen können als eigenständige Krankheiten oder als Folgen anderer Erkrankungen auftreten. Zu den eigenständigen Krankheiten gehört die erbliche **Hämophilie** (= Bluterkrankheit), die sich durch bedrohliche Blutungen schon bei Bagatellverletzungen zeigt und durch häufigere Einblutungen in Gelenke zu erheblichen Bewegungseinschränkungen führen kann. Die Behandlungsmöglichkeiten sind, aufgrund des Ersatzes der fehlenden Gerinnungsfaktoren aus Spenderblut, gut (z.B. bei Verletzungen, Operationen, Zahnextraktionen).

> Auf Spenderblut angewiesen zu sein, bedeutet immer ein gewisses Risiko. Dies hat sich leider in jüngster Zeit für Hämophiliepatienten bestätigt, die mit Präparaten aus HIV-infiziertem Blut behandelt wurden. Das Risiko, infiziertes Blut zu erhalten, ist zusätzlich erhöht, wenn Blut und Blutbestandteile geschäftlichen Gewinn bringen sollen und aus Gründen der Kostenersparnis Sicherheitsuntersuchungen nicht korrekt durchgeführt werden.

Blutgerinnungsstörungen infolge anderer Erkrankungen treten auf bei
- Leberkrankheiten (gestörte Vitamin-K-Aufnahme, gestörte Herstellung von körpereigenen Eiweißstoffen und Prothrombin),
- Leukämie,
- Knochenmarkschädigung z.B. durch radioaktive Strahlung, Benzol, Zytostatika,
- allergischen Reaktionen auf verschiedene Medikamente und
- als gewollte Behandlungsfolge bei Gabe von **Antikoagulanzien**.

Bei gefäßbedingter Blutungsneigung besteht eine abnorme Durchlässigkeit der Kapillaren, so daß das Blut in das umgebende Gewebe austreten kann.

♦ **Symptome**
- Petechien (punktförmige Hautblutungen)
- Hämatome (auch bei geringfügigen Anlässen)
- Schleimhautblutungen
- Nasenbluten
- Gegebenenfalls Teerstuhl (s.S. 160), Hämaturie (s.S. 155).

♦ **Behandlung**
Je nach Ursache

♦ **Pflegehilfe**

> ▶ Wichtig ist die **Beobachtung der Haut** und der **Ausscheidungen** auf Anzeichen einer besonderen Blutungsneigung. Geben Sie entsprechende Beobachtungen gleich weiter.

▶ **Verletzungen** müssen vermieden werden. Der Patient soll nicht barfuß gehen. Schützen Sie den Körper des Patienten beim Vorbeigehen an hervorstehenden Ecken, wenn Sie ihm bei der Mobilisation helfen müssen (Tisch- und Kommodenecken, hervorstehende Schlüssel in Schränken usw.).

▶ Zum **Zähneputzen** soll der Patient eine besonders weiche Zahnbürste benutzen, beim Naseputzen nur leicht schneuzen.

▶ Bei **Blutungen der Mundschleimhaut** wird der Patient zusätzlich durch einen unangenehmen Geschmack und Geruch belästigt. Häufige sanfte Mundspülungen, z.B. mit Salbeitee, helfen sehr gut dagegen.

▶ Bei der **Körperpflege** vermeiden Sie jeden stärkeren Druck, heben Sie Gliedmaßen des Patienten nur mit flachen Händen an (s. Bewegung, S. 192) und gehen mit der Haut über Hämatomen ganz zart um. Denken Sie daran, wie weh ein blauer Fleck bei Druck tun kann! Druck und Reibung sind deshalb **nicht** angezeigt!

▶ Wenn Sie, z.B. in der häuslichen Pflege, den Patienten bei einem Arzt- oder Zahnarztbesuch begleiten, achten Sie darauf, daß der Arzt von der Blutgerinnungsstörung (oder der Antikoagulanzientherapie) Kenntnis erhält.

Zur weiteren Beschäftigung mit diesem Thema vergleichen Sie bitte:
Anatomie/Physiologie, Herz-Kreislauf, Blutgefäße, Blut

Temperatur

Regulierung der Körpertemperatur

Der menschliche Körper hat eine **konstante** (= gleichbleibende) **Temperatur** im Bereich von 36 bis 37 °C. Am Nachmittag ist die Temperatur im Normalbereich am höchsten. Am niedrigsten ist sie nach einigen Stunden Schlaf, also normalerweise am frühen Morgen vor Beginn der täglichen Aktivitäten. Der **Hypothalamus**, ein Teil des Zwischenhirns, programmiert diesen Wert und steuert die Vorgänge, die ihn trotz unterschiedlicher Außentemperatur, Ruhe und Bewegung erhalten. Zur Konstanterhaltung der Temperatur kann unser Körper Wärme erzeugen, erhalten und Wärme abgeben.

Wärmeerzeugung erfolgt durch einen gesteigerten Stoffwechsel, bei dem über erhöhten Nährstoff- und Sauerstoffverbrauch Energie erzeugt wird. Am schnellsten wird der Stoffwechsel durch Muskelaktivität gesteigert. Wir merken es daran, daß uns bei Bewegung warm wird, auch bei Kälte, und daß wir bei Aufenthalt und Bewegung in der Kälte mehr Hunger bekommen als bei Hitze. Frieren können wir leicht durch körperliche Bewegung beenden.

Beim **Frieren** erhöhen unsere Muskeln ihre Grundspannung, wir fühlen uns steif vor Kälte. Mit kalten Händen können wir nicht geschickt hantieren (schreiben, nähen). Unwillkürliche Muskelbewegungen lassen uns zittern und mit den Zähnen klappern. Das Blut befindet sich mehr im Innern des Körpers, um dort die Wärme zu erhalten, während die Hautblutgefäße enggestellt sind. Die Haut ist dann schlecht durchblutet, kalt und von blaß-bläulicher Farbe. Kommen wir dann wieder ins Warme oder bewegen wir uns kräftig, so werden die Hautblutgefäße wieder weitgestellt und die Durchblutung verbessert sich, was deutlich an der Rötung und Erwärmung der Haut erkennbar ist.

> Wenn wir frieren, so bekommen wir eine „**Gänsehaut**" durch das Zusammenziehen der winzigen Hautmuskeln um die Haarbälge (bei Tieren sträuben sich Fell oder Gefieder, um ein wärmendes Luftpolster herzustellen). In der Pflege ist die Gänsehaut eine wichtige Beobachtung bei Patienten, die sich nicht äußern können. Zum mindesten zeigt sie die Wahrnehmungs- und Reaktionsfähigkeit des Patienten für Kälteempfindung an und ermöglicht uns, dem Frieren abzuhelfen.

Bei **Hitze** oder wenn viel Energie freigesetzt wird (also bei anstrengender Arbeit oder Sport), schützt sich unser Körper vor Überhitzung. Die Hautblutgefäße werden weitgestellt (Rötung), die Schweißdrüsen sondern große Mengen Schweiß ab, der die Haut durch Verdunstung kühlt. Dadurch wird auch das Blut abgekühlt. Bei großer Hitze werden wir körperlich träge (Verminderung der Wärmeproduktion), haben wenig Hunger, dafür umso mehr Durst, weil wir durch die Schweißbildung viel Wasser verlieren.

Extremen Temperaturunterschieden beugen wir vor allem durch angemessene Kleidung vor, die unseren Körper vor Wärmeverlusten schützt bzw. die Kühlung durch Schweißverdunstung zuläßt. Mit wasser- und luftundurchlässiger Kleidung wird die Haut rasch unangenehm feucht, die ausbleibende Verdunstung verhindert die Kühlung, so daß ein **Wärmestau** mit Überwärmung des Körpers die Folge ist.

Temperaturkontrolle

Die Kontrolle der Körpertemperatur (nicht gleich mit der Hauttemperatur!) ist im Krankenhaus eine Routinemaßnahme und wird sonst bei Verdacht auf Fieber durchgeführt. Dazu stehen verschiedene Thermometer zur Verfügung:

- Zu Hause und in Heimen gibt es oft **Glasthermometer** mit einer Quecksilbersäule. Es handelt sich um Maximalthermometer, d. h. die Quecksilbersäule bleibt bei dem gemessenen Wert stehen.
- In Krankenhäusern werden meistens **Kunststoffthermometer** mit digitaler Temperaturanzeige verwendet. Das Thermometer gibt ein akustisches Signal (Piepton), wenn der Meßvorgang beendet ist.
- Die Körpertemperatur kann in der Achselhöhle (= **axillar**), im Mund (**oral** [**sublingual** = unter der Zunge]) und im After (= **rektal**) gemessen werden. Der Patient kann die Messung oft selbst durchführen. Vor der Messung überzeugen Sie sich, daß bei Maximalthermometern die Quecksilbersäule unter 36 °C steht, bei Digitalthermometern die Anzeige auf 0 °C.

Axillare Messung

- Trocknen Sie die Achselhöhle des Patienten und legen Sie die Thermometerspitze so ein, daß sie in der Mitte der Achselhöhle liegt und kein Stoff dazwischen ist.
- Der Patient hält mit der anderen Hand den Ellbogen der Seite fest, in der das Thermometer liegt.

Temperatur

- Die Dauer der Messung beträgt 10 Minuten (beim Digitalthermometer bis zum akustischen Signal).
- Der gemessene Wert liegt etwa 0,5 °C unter der tatsächlichen Körpertemperatur.
- Schweiß, Stoff, Verrutschen oder zu frühes Herausnehmen des Thermometers können das Ergebnis verfälschen.

> Die axillare Messung ist zwar für den Patienten die angenehmste, aber ungenau.

Rektale Messung

- Das Thermometer wird aus hygienischen Gründen gegebenenfalls mit einer Plastikhülle versehen und die Spitze in den After eingeführt. Der Patient liegt dazu am besten auf der Seite. Bei Kleinkindern halten Sie mit der einen Hand die Beinchen hoch und mit der anderen das Thermometer.
- Bei Kindern, unruhigen, verwirrten und bewußtlosen Patienten müssen Sie dabeibleiben und das Thermometer festhalten (Verletzungsgefahr!).
- Die Meßdauer beträgt drei Minuten bzw. bis zum Piepton.

> Die rektale Messung ist die genaueste, aber für den Patienten nicht so angenehm, wenn er sie nicht selbst durchführen kann.

Orale (sublinguale) Messung

- Die Thermometerspitze liegt im Mund unter der Zunge, der Patient schließt die Lippen um das Thermometer.
- Die orale Meßmethode ist nur bei kooperationsfähigen Patienten möglich.
- Die Meßdauer beträgt fünf Minuten, der ermittelte Wert liegt um 0,2 °C unter der Rektaltemperatur.

> Nach der Messung notieren Sie den ermittelten Wert, bei Erhöhung über den Normalwert informieren sie Krankenschwester oder Arzt. Weitere Kontrollen führen Sie nach Bedarf bzw. Anweisung durch.

◆ Umgang mit gebrauchten Thermometern

Wurde zum Messen eine Plastikhülle verwendet (nur sinnvoll, wenn rektal gemessen wird und der Patient nicht sein eigenes Thermometer benutzt), so wird diese so abgezogen, daß die Außenseite nach innen kommt, und weggeworfen. Ansonsten werden die Thermometer in eine **Desinfektionslösung** eingelegt, nach der vorgeschriebenen Einwirkzeit mit kaltem Wasser abgespült, getrocknet und heruntergeschüttelt, Digitalthermometer auf 0 °C gestellt. Einzelne Thermometer können auch einfach mit einem Desinfektionsmittel abgewischt werden. Fieberthermometer sind relativ teuer, gehen Sie also sorgsam damit um, damit kein Verlust entsteht. Fällt doch einmal ein Quecksilberthermometer zu Boden und zerbricht, so fangen Sie das Quecksilber in ein verschließbares Gefäß ein (z. B. Tablettenröhrchen) und geben es in der Apotheke ab.

> Bei axillarer Messung ist keine Desinfektion nötig, sondern nur ein kaltes Abspülen.

> Zu Hause gibt es meist kein bestimmtes Gefäß zum Ablegen. Denken Sie daran, das Thermometer so abzulegen, daß es wiedergefunden wird und nicht herunterfallen kann. Ist eine Hülle vorhanden, so wird es darin abgelegt.

Fieber

Fieber ist ein Symptom, das die meisten auch harmlosen Infektionskrankheiten begleitet (als sinnvolle Selbsthilfe des Körpers), aber auch bei anderen krankhaften Zuständen auftreten kann. Das Temperaturzentrum gibt einen höheren Wert vor, die Vorgänge zur Wärmeproduktion kommen in Gang, bis die programmierte Temperatur erreicht ist.

◆ Ursachen

- Infektionen durch Bakterien, Viren und Protozoen
- Toxine: Giftstoffe, z. B. aus zerstörtem körpereigenem Gewebe wie bei Krebs, ausgedehnten Nekrosen
- Drucksteigerung im Gehirn mit Schädigung des Temperaturzentrums (zentrales Fieber)
- Exsikkose (Durstfieber)
- Resorptionsfieber bei großen Blutergüssen und nach Operationen

Fieberanstieg

◆ Symptome

- Frieren trotz normaler Außentemperatur und normaler Bekleidung, dabei heiße Haut
- Krankheitsgefühl
- Eventuell Kopf- und Gliederschmerzen, Mattigkeit, glänzende Augen
- Bei raschem, hohem Fieberanstieg: Schüttelfrost

◆ Pflegehilfe
- Packen sie den Patienten warm ein, am besten im Bett
- Geben Sie ihm Wärmflaschen (gegebenenfalls mehrere) oder ein Heizkissen und ein heißes Getränk
- Solange der Patient friert, steigt das Fieber noch an, es hat also wenig Sinn, die Temperatur zu messen, zumal dem Patienten dann sogar das kleine, aber kalte Thermometer weitere Frostschauer bereitet.

Fieberhöhe

◆ Symptome
- Aufhören des Frostgefühls, Hitzegefühl
- Mattigkeit, Krankheitsgefühl
- Glänzende Augen, heiße, gerötete Haut
- Trockener Mund

◆ Pflegehilfe
Der Patient will die warmen **Decken** und **Wärmflaschen** nicht mehr haben. Nehmen Sie beides weg und decken Sie den Patienten nur leicht zu (Bettlaken, -bezug).
- Messen Sie die **Temperatur.** Bei sehr hohem Fieber (39,5 bis 40°) sind fiebersenkende Maßnahmen angezeigt, bei älteren Patienten auch früher. Geben Sie dem Patienten nach Wunsch oder Anweisung ein fiebersenkendes Mittel oder machen Sie Wadenwickel (s. S. 127).
- Ein **feuchtkühler Waschlappen** auf der Stirn wird meist als sehr angenehm empfunden.
- Der fiebernde Patient braucht **viel Flüssigkeit.** Geben sie ihm kühle Getränke nach Wunsch. Beobachten Sie auch die Urinausscheidung: eine kleine Menge Urin von dunklerer Farbe (konzentrierter Urin) weist auf einen Wassermangel hin.
- Bei **hohem Fieber** hat der Patient meist wenig Appetit. Kleine, leichte, frische Mahlzeiten werden aber dennoch meist angenommen (Fruchtjoghurt, Kompott, Pudding und dergleichen).
- Bei sehr hohem Fieber kann es zu **Verwirrtheitszuständen** kommen. Dann darf der Patient nicht alleingelassen werden.
- Sorgen Sie dafür, daß immer jemand in der Nähe sein kann, lassen Sie den Patienten aber sonst in **Ruhe**.

Fieberabfall

Infolge fiebersenkender Maßnahmen oder von selbst (meist nachts) sinkt das Fieber ab.

◆ Symptome
- Schweißausbrüche
- Kühlere Haut
- Nachlassendes Krankheitsgefühl

◆ Pflegehilfe
- Helfen Sie dem Patienten, sich lauwarm abzuwaschen, geben Sie ihm frische Wäsche und beziehen Sie gegebenenfalls das naßgeschwitzte Bett frisch.
- Kontrollieren Sie die Temperatur.
- Bei schnellem Fieberabfall ist eine Puls- und Blutdruckkontrolle angezeigt.

◆ Fiebersenkende Maßnahmen
- Bereits die ungehinderte Wärmeabstrahlung bringt Erleichterung: leichte Bettbekleidung und eine dünne Decke. Abwaschen der Gliedmaßen mit kühlem Wasser ohne Abtrocknen kühlt kurzfristig ein wenig ab und wird meist als angenehm empfunden.
- Fiebersenkende Wirkstoffe sind z.B. Acetylsalicylsäure (Aspirin, ASS) und Paracetamol (Ben-u-ron). Die meisten Medikamente gegen Grippe enthalten einen oder beide Wirkstoffe. Sie wirken fiebersenkend und schmerzstillend und sind rezeptfrei; fast alle Patienten haben Erfahrung damit, zumindest als Schmerzmittel. Zu Hause ist eines der Mittel als Tablette oder Zäpfchen oft vorrätig.

Eine halbe bis eine Stunde nach der Einnahme des Medikamentes kommt es meist zum Schwitzen mit Schweißausbruch. Dieser zeigt die Fiebersenkung an.

> **Fiebersenkende Medikamente** bekämpfen nicht die Krankheit selbst, sondern lindern nur die Symptome der Krankheit. Gegen Virusinfektionen, die von Fieber begleitet sind, gibt es derzeit überhaupt kein ursächlich wirksames Mittel, außer vermutlich dem Fieber selbst. Die Naturheilkunde wendet künstlich erzeugte Temperaturerhöhung (z.B. Überwärmungsbäder, Schwitzpackungen) als Behandlungsmethode an.

- **Antibiotika** (Penicillin und vergleichbare Mittel) sind bei bakteriellen Infektionen wirksam. Durch ihre ursächliche Wirkung (Abtötung der Bakterien oder Vermehrungsstop) führen sie natürlich auch meist nach ein bis drei Tagen zu Fieberfreiheit. Wichtig ist, daß die Antibiotika trotzdem in der verordneten Dosis und über die verordnete Zeit hinweg eingenommen werden, auch wenn längst Beschwerdefreiheit besteht. Noch vorhan-

dene Bakterien werden sonst gegen das Medikament widerstandsfähig (= resistent), so daß dieses künftig wirkungslos bleibt. Achten Sie mit darauf, daß der Patient die Verordnung einhält und nicht Reste für einen künftigen Krankheitsfall aufhebt (besonders in der häuslichen Pflege wichtig).
▸ Antibiotika können **Diarrhö** (s. S. 156) verursachen und zu **Allergien** führen, die sich insbesondere durch Hautausschläge bemerkbar machen. Im Falle einer allergischen Reaktion muß der Arzt informiert und die Einnahme des Medikaments bis zu seiner Entscheidung eingestellt werden.

▸ **Wadenwickel** sind ein altbewährtes Mittel zur schonenden Fiebersenkung. Wadenwickel dürfen nur an warmen Beinen und bei warmen Füßen angewendet werden (evtl. Socken anziehen!). Zur Herstellung eines Wadenwickels brauchen Sie einen Nässeschutz fürs Bett und zwei Tücher im Handtuchformat.
- Durchfeuchten Sie die einmal zusammengelegten Wickeltücher mit kaltem Leitungswasser (kein Eiswasser! Durch die starke Verengung der Blutgefäße würde der Wärmeentzug eher behindert!).
- Legen Sie die Unterschenkel des Patienten auf je ein Tuch und schlagen Sie das freie Tuchende darüber. Die Tücher sollen glatt und faltenfrei, aber lose anliegen, die Knie bleiben frei.
- Das Wasser kann aus dem Tuch nur dann verdunsten und damit kühlen, wenn ungehindert Luft zutreten kann. Deshalb bleiben die Tücher am Unterschenkel des Patienten unbedeckt.
- Erneuern Sie die Wickel nach 15 bis 20 Minuten, insgesamt drei- bis viermal, und erkundigen Sie sich nach dem Befinden des Patienten.
- Warten Sie anschließend eine halbe Stunde und messen Sie dann die Temperatur. Ist das Fieber nicht um mindestens 1 °C gesunken, wiederholen Sie den ganzen Vorgang.
- Mit Wadenwickeln sinkt das Fieber langsam und deshalb ohne heftigen Schweißausbruch. Wichtig ist, daß der Patient die ganze Prozedur nicht als unangenehm empfindet.
▸ Das **Abkühlungsbad** ist eine sehr effektive Methode der Fiebersenkung besonders bei **Kleinkindern.** Sie brauchen dazu außer einem Fieberthermometer noch ein Badethermometer.
- Messen Sie die Temperatur des Kindes.
- Richten Sie ein Bad mit einer Wassertemperatur 1 °C unter der Körpertemperatur des Kindes.
- Wenn das Kind im Wasser ist, geben Sie sehr langsam und ohne den Körper des Kindes damit direkt zu berühren, kaltes Wasser ins Bad, bis eine Wassertemperatur von 37 °C erreicht ist.

Wärme- und Kälteanwendung

Mit der lokalen (örtlich begrenzten) Anwendung von Wärme und Kälte werden an Ort und Stelle die natürlichen Vorgänge zum Temperaturausgleich hervorgerufen. Die hauptsächlich erwünschten Wirkungen kommen durch eine veränderte örtliche Durchblutung zustande.

Wärmeanwendung

◆ **Wirkung von Wärme**
- Weitstellung der Blutgefäße, dadurch verbesserte Durchblutung mit vermehrter Nährstoff- und Sauerstoffversorgung des Gewebes.
- Die Versorgung mit körpereigenen Abwehrstoffen wird verbessert.
- Verstärkter Abtransport von Schlacken
- Entspannung der Muskulatur

◆ **Indikationen zur Wärmeanwendung**
- Frieren des Patienten, kalte Füße
- Chronische Entzündungen
- Bakterielle Infektionen wie Otitis media, Sinusitis, Angina (s. S. 25)
- Reifung von Furunkeln und Abszessen
- Muskelverspannungen
- Krampfschmerzen wie z. B. Darmkoliken, Menstruationsschmerzen
- Arthrosen und chronische Gelenkschmerzen
- Rücken-, Nacken- und Schulterschmerzen

▸ Bei **Rötung**, **Schwellung** und **Überwärmung** der betreffenden Körperstelle darf keine Wärme angewendet werden (außer zur Reifung von Abszessen und Furunkeln). Falls der Arzt in solchen Fällen Wärme angeordnet hat, nehmen Sie zuerst noch einmal Rücksprache mit ihm.
▸ Bei **arteriellen Durchblutungsstörungen** und **Sensibilitätsstörungen** dürfen ebenfalls keine Wärmespender angewendet werden (Verbrennungsgefahr!).

> Bei Patienten, die sich nicht äußern können, dürfen Wärmespender nur unter Thermometerkontrolle nach genauer Anweisung angewendet werden.

◆ **Wärmespender**
- Wärmflasche
- Heizkissen
- Rotlicht
- Wickel, Umschläge und Breiumschläge (Kataplasmen)

◆ **Wärmflasche**
> Füllen sie die Gummiwärmflasche zur Hälfte mit heißem (nicht kochendem) Wasser und entfernen Sie die Luft, da diese die Wärmewirkung behindern würde. Klappen Sie dazu die Wärmflasche liegend um oder drücken Sie sie aufrecht gehalten zusammen, bis Wasser im Einfüllstutzen erscheint, und schrauben Sie sie fest zu. Achten Sie darauf, daß die Gummidichtung vorhanden ist.
> Zur Verwendung am Körper des Patienten wird die Wärmflasche in einen Bezug gegeben oder in ein dünnes Tuch gehüllt.

Wärmflaschen bleiben ca. ein bis zwei Stunden lang wärmer als der Körper. Sie eignen sich zum Auf- oder Anlegen (Bauch, Füße) und zum Warmhalten von warmen Wickeln und Umschlägen.

◆ **Heizkissen**
> Vor Inbetriebnahme prüfen Sie das Heizkissen auf intakte Umhüllung und Stromkabel.
> Verwenden Sie Heizkissen am Körper nur auf der niedrigsten Heizstufe und in einem waschbaren Bezug und nicht zum Warmhalten feuchter Wickel.

Heizkissen und große Heizdecken eignen sich besonders zum Vorwärmen von Bett oder Sessel für frierende, fiebernde oder ausgekühlte Patienten, z.B. auch nach längerdauernder Untersuchung oder Operation. Mit Heizkissen können Sie auch gut Schultern und Rücken bei sitzenden Patienten wärmen, z.B. bei Nacken- und Schulterschmerzen oder bei Pneumonie.

◆ **Rotlicht**
> Die Rotlichtlampe muß sicher aufgestellt sein, so daß sie nicht kippt und niemand durch das Stromkabel behindert wird. Der Abstand zu dem bestrahlten Körperteil beträgt je nach Stärke der Glühbirne 30 bis 50 cm, bei kürzerem Abstand wird die Hitze zu groß.
> Bei Bestrahlung des Kopfes decken Sie die Augen des Patienten mit Wattebäuschen oder Mullkompressen ab und nehmen Schmuck wie Kettchen und Ohrringe und Haarklemmen und -spangen ab. Metall würde sich stark erhitzen, Kunststoff könnte sich verformen oder schmelzen.
> Die Dauer der Bestrahlung beträgt ca. 20 Minuten, zwei- bis dreimal täglich.

Rotlicht eignet sich bei Otitis media, Sinusitis, zur Reifung von Abszessen und Furunkeln und zur Verbesserung der Durchblutung bei schlecht heilenden Wunden (z.B. Dekubitus, sekundäre Wundheilung, **nicht** bei Ulcus cruris).

◆ **Wickel und Umschläge**
> Wickel werden mit heißem Wasser, evtl. mit Kräuterzusätzen wie Kamille, Heublumen gemacht. Sie brauchen dazu das eigentliche Wickeltuch (ein Stück Baumwollstoff oder ein dünnes Handtuch) und ein Frottee-, Molton- oder Wolltuch, beide der Größe des Körperteils angemessen, an dem der Wickel angelegt werden soll.
> Richten Sie nach der Information des Patienten beide Tücher vor, so daß der Wickel rasch angelegt werden kann und nicht vorzeitig abkühlt.
> Tauchen Sie das Wickeltuch in heißes Wasser, wringen Sie es rasch aus, entfalten Sie es erst beim Patienten und legen Sie es rasch, glatt und faltenfrei an.
> Geben Sie das trockene Wärmetuch darüber und stecken Sie es gegebenenfalls mit einer Sicherheitsnadel zusammen (halten Sie dabei immer Ihren eigenen Finger zwischen die Haut des Patienten und die Nadel).
> Der Wickel oder Umschlag bleibt ein bis zwei Stunden liegen, er kann mit einer Wärmflasche zusätzlich warmgehalten werden.

Warme Wickel und **Umschläge** erzeugen neben dem Wärmegefühl eine verstärkte Durchblutung. Sie eignen sich bei Halsentzündung, Nierenbeckenentzündung, als Brustwickel bei Bronchitis und Pneumonie und bei krampfartigen Bauchschmerzen (**nicht** bei akuten, heftigen, ungeklärten Bauchschmerzen [= akutes Abdomen!]).

◆ **Breiumschlag** (Kataplasma)
> Dazu können fertige Pasten (z.B. Enelbin) oder fertige Kompressen (Heilerde, Moor, Fango,

mehrfach verwendbar) genommen werden. Ein preiswertes, gut wirkendes Kataplasma kann mit gekochten Kartoffeln hergestellt werden (s. unten).
▶ Bei Fertigpaste erhitzen Sie die Tube im Wasserbad. In der Zwischenzeit legen Sie ein Frottee- oder Moltontuch und darauf ein Stück dünnen Baumwollstoff, doppelt so groß wie das fertige Kataplasma, und einen Spatel zurecht.
▶ Walken Sie die erhitzte Tube kurz durch und streichen Sie die Paste mit dem Spatel ca. messerrückendick auf Hälfte des dünnen Tuches aus. Legen Sie die andere Hälfte darüber und klappen Sie das Ganze mitsamt dem Wärmetuch zusammen. Bringen Sie das Kataplasma so zum Patienten. Vor dem Anlegen prüfen Sie rasch die Temperatur an der Innenseite Ihres eigenen Unterarms, damit Sie den Patienten nicht verbrennen.
▶ Fertigkompressen können sehr einfach erhitzt werden, indem Sie sie auf den Deckel eines Topfes mit kochendem Wasser legen.
▶ Für ein **Kartoffelkataplasma** kochen Sie drei bis vier Kartoffeln weich und zerdrücken Sie diese zwischen zwei Lagen eines dünnen Tuches. Weitere Verwendung wie bei der Fertigpaste.
▶ Fixieren Sie das angelegte Kataplasma gegebenenfalls locker mit einer elastischen Binde, damit es beim Bewegen nicht verrutscht.

> **Kataplasmen** sind geeignet, wenn eine längere, intensivere Wärmewirkung erreicht werden soll. Sie werden meist für eine bis zwei Stunden angelegt, können aber auch über Nacht liegenbleiben.

Kälteanwendung

◆ **Wirkung von Kälte**
- Engstellung von Blutgefäßen, dadurch verringerte Durchblutung
- Verringerung von Blutungen und Schwellungen
- Linderung von Schmerz und Juckreiz
- Verminderung von akuten Entzündungsreaktionen (besonders auch der Haut)

◆ **Indikationen zur Kälteanwendung**
- Blutungen, Hämatombildung bei Prellungen und Gelenkverletzungen, innere Blutungen
- Schwellungen, z.B. nach Zahn- und Kieferoperation
- Thrombophlebitis
- Entzündliche und nässende Hautkrankheiten
- Verbrennungen/Verbrühungen, Sonnenbrand
- Starke Reaktion nach Insektenstichen

> ▶ Kälte darf bei Patienten, die frieren, arterielle Durchblutungsstörungen oder Sensibilitätsstörungen haben, nicht angewendet werden.
> ▶ Kurze Kältereize bewirken eine Verengung der Blutgefäße mit nachfolgender Erweiterung, sie wirken also durchblutungssteigernd und sind nicht geeignet, wenn die Kältewirkung erwünscht ist. Die Kältewirkung entsteht durch andauernde Einwirkung von Kältespendern. Diese müssen also mit beginnender Erwärmung erneuert werden, da sie sonst gegenteilig wirken können.

◆ **Kältespender**
- Feuchtkühle Umschläge
- Eispackungen
- Gelpackungen

◆ **Feuchtkühler Umschlag**
▶ Die Kühlung entsteht hauptsächlich durch Verdunstungskälte, ist sanft und kann deshalb ohne Frostgefühl des Patienten längere Zeit angewendet werden.
▶ Sie brauchen ein Umschlagtuch entsprechend der Größe der zu kühlenden Körperstelle (manchmal reicht einfach ein Waschlappen), gegebenenfalls einen Nässeschutz fürs Bett und normal kaltes Leitungswasser. Durch raschere Verdunstung wirkt ein Alkohol-Wasser-Gemisch besonders intensiv kühlend (nur bei intakter Haut!). Bei Insektenstichen, aber auch Gelenkschwellungen ist essigsaure Tonerde ein altbewährtes Hausmittel.
▶ Ein feuchtkühler Umschlag darf nicht bedeckt werden. Ist das Zudecken als Sichtschutz nötig, so verwenden Sie einen Bettbogen. Bei Erwärmung oder beginnendem Trocknen wird der Umschlag erneuert. Der Patient kann auch einfach kaltes Wasser aus einem geeigneten Gefäß daraufgeben oder das Umschlagtuch, wenn es für sein Empfinden nicht mehr kühl genug ist, umdrehen.

> **Feuchtkühle Umschläge** sind besonders geeignet bei Hautentzündungen, nässenden Hauterkrankungen, Thrombophlebitis, Verbrennungen ersten und zweiten Grades, Insektenstichen und als Wadenwickel bei Fieber.

◆ **Eispackung**
▶ Dazu brauchen Sie Eiswürfel, eine Eisblase aus Gummi oder (zu Hause) einen Gefrierbeutel und ein dünnes Baumwolltuch zum Einschlagen. Für den Hals gibt es Eiskrawatten, die aber mit einem

längeren Gefrierbeutel auch leicht hergestellt werden können.
- Zerkleinern Sie die Eiswürfel, indem Sie auf einem Handtuch mit einer Sicherheitsnadel in deren Mitte einstechen oder sie zwischen zwei Stofflagen mit einem Hammer zerschlagen.
- Füllen Sie die Eisstückchen in Eisblase oder Plastikbeutel, drücken Sie die Luft heraus und verschließen Sie den Eisbeutel wasserdicht.
- Legen Sie den eingeschlagenen Eisbeutel auf den zu kühlenden Körperteil.
- Wenn das Eis geschmolzen ist, muß der Eisbeutel erneuert werden.
- Bei einer Eispackung kann der Patient ruhig zugedeckt werden, da sie ja nicht über Verdunstungskälte wirkt.

> **Eispackungen** sind besonders geeignet zur Verminderung von Blutungen und Schwellungen (Prellung, Gelenkverletzung, Mandel-, Kieferoperation, innere Blutungen).

◆ **Gelpackung**
- Die fertige Gelpackung wird zwei bis drei Stunden ins Gefrierfach gelegt und dann wie eine Eispackung angewendet.
- Denken Sie daran, gleich eine zweite Packung ins Gefrierfach zu legen, damit diese zur Verfügung steht, wenn die erste Packung nicht mehr kalt genug ist.

5 Nahrungsaufnahme und Ausscheidungen

Nahrungsaufnahme

Die Nahrungs- und Flüssigkeitsaufnahme gehört zu den **Grundbedürfnissen** des Menschen. Wir können ohne Nahrung nicht leben, müssen Wasser, Nährstoffe (Eiweiß, Kohlenhydrate und Fett) und Ergänzungsstoffe (Vitamine, Mineralien, Spurenelemente) zu uns nehmen, in möglichst ausreichender Menge und in zuträglicher Zusammensetzung. Außerdem gehören zu einer schmackhaften Ernährung Gewürze und Aromastoffe. Im Wohlstand lebende Menschen können sich auch Genußmittel wie Kaffee, Süßigkeiten, Knabbereien leisten.

Die Nahrung dient:
▶ dem Aufbau, dem Ersatz und der Wiederherstellung (z. B. Wundheilung) der Körpersubstanz,
▶ der Gewinnung von Energie für die Erhaltung der Körpertemperatur, der Arbeit von Muskeln und Organen sowie dem Zustandekommen und Erhalten der Funktionen von Körper und Geist mit Immunabwehr, Regulationsvorgängen, Transportfunktionen und dem Zusammenwirken aller dieser Vorgänge.

Während **Eiweiß** (= Protein) hauptsächlich zum Aufbau der Körpersubstanz, für die Immunfunktionen und für den Wasserhaushalt gebraucht wird, dienen **Kohlenhydrate** und **Fett** vor allem der Energiegewinnung.

Die **Ergänzungsstoffe** haben unzählige Aufgaben. Hier einige Beispiele:
- Eisen ist das Sauerstofftransportmittel im Blut.
- Jod ist Bestandteil der Schilddrüsenhormone (Stoffwechselfunktion).
- Natrium und Kalium halten den Wasserhaushalt konstant.
- Kalium und Kalzium dienen der Funktionseinheit Nerven – Muskeln.
- Kalzium dient zusammen mit Vitamin D dem Knochenaufbau.
- B-Vitamine werden für das Nervensystem und die Haut benötigt.
- Vitamin K ist ein wichtiger Faktor der Blutgerinnung.

Die Nahrung enthält natürlich noch zahlreiche weitere unentbehrliche Bestandteile (leider aber auch in zunehmendem Maß Schadstoffe, deren Auswirkungen wir derzeit wohl noch nicht einschätzen können!). Natürlich brauchen wir nicht täglich ganz bestimmte Mengen all dieser Stoffe, um unseren Körper zu erhalten, und wir brauchen aus unserer Ernährung auch keine tabellengesteuerte Rechenaufgabe zu machen. Es schadet dem gesunden Menschen nichts, an einem Tag mehr und an einem anderen Tag wenig oder sogar gar nichts zu essen. Die meisten Stoffe können in Form von **Reserven** gespeichert werden, und unser Körper verfügt über viele Möglichkeiten, mit Mangel und Überschuß über einige Zeit hinweg fertigzuwerden.

> Eine ganz **normale, gemischte Kost** erfüllt die Körperbedürfnisse voll und ganz.

Mehr als die Hälfte der Nahrung sollte aus **Kohlenhydratspendern** bestehen: Brot, Kartoffeln, Reis, Nudeln, Getreide, Hülsenfrüchte und Obst. Zucker und Süßigkeiten gehören zwar zu den Kohlenhydratspendern, sind aber für die Ernährung entbehrlich (wenn auch für viele Menschen nicht für den Genuß). Etwa ein Viertel der Nahrung sollte aus **Proteinspendern** bestehen: Milch und Milchprodukte wie Quark, Joghurt und Käse sowie Eier, Fisch, Fleisch und Hülsenfrüchte. Den Rest der Nahrung stellen die **Fettspender**: Öl, Margarine, Butter, Bratfett, Sahne, Schmalz, Nüsse, Fett in Wurst, Fleisch, Fisch, Süßigkeiten, Mayonnaise, Brotaufstriche und Knabberwaren. Die Hauptlieferanten für **Vitamine** und **Mineralstoffe** sind Gemüse, Vollkorn und Obst, die außerdem reich an Ballaststoffen (= unverdaulichen Faserstoffen) sind. Die **Ballaststoffe** sind wichtig zum Weitertransport der Nahrungsreste im Darm, für eine normale Darmtätigkeit und eine ungestörte Stuhlausscheidung (s. S. 155). Außerdem enthalten auch Milch, Eier und Fleisch zahlreiche Ergänzungsstoffe. Mit der **Milch** nehmen wir nicht nur hochwertiges Protein, sondern auch Vitamin A und vor allem große Mengen Kalzium zu uns.

> Wer täglich Milch und Milchprodukte zu sich nimmt, kann auf kalziumangereicherte Fruchtsäfte und zusätzliche Kalziumtabletten getrost verzichten!

Eier enthalten außer wertvollem Protein fast alle Ergänzungsstoffe. Auch **Fleisch** kann ein wertvolles Nahrungsmittel sein, denn es liefert neben Eiweiß und Fett besonders Eisen. Allerdings ist sowohl bei Eiern als auch bei Fleisch weniger oft mehr. Die großen Mengen an kostengünstigem Fleisch und Eiern, die aus der Massentierhaltung stammen, sind sowohl gesundheitlich als auch ethisch sehr bedenklich (BSE, Salmonellen, Medikamentenrückstände, Giftstoffe aus Massenfuttermitteln; Tierquälerei bei der Aufzucht der Tiere, beim Transport lebender Schlachttiere und in Schlachthöfen).

Wurst und Wurstwaren (z. B. Fleischsalat) sind vom ernährungswissenschaftlichen Standpunkt her überflüssig. Sie bestehen überwiegend aus anderweitig nicht verkäuflichen Teilen der Schlachttiere, Fett, Wasser und Gewürzen. Wem sie schmecken, der mag sie in Maßen essen, ohne einen gesundheitlichen Nutzen davon zu erwarten (Ausnahme: Blutwurst, enthält Eisen!). Gute Wurst ist eigentlich ein Genußmittel. Für Wurst von minderer Qualität sollte man noch nicht einmal wenig Geld ausgeben!

> Die meisten Menschen auf der Erde haben Probleme damit, sich ausreichend mit Nahrung zu versorgen, viele nehmen zu wenig Nahrung zu sich! Hierzulande ist das größte gesundheitliche Ernährungsproblem, daß wir zuviel Auswahl an Nahrungsmitteln haben, daß wir uns täglich entscheiden dürfen bzw. müssen, was wir essen wollen und wieviel. Und so entscheiden wir meist nicht nach Bedarf, sondern nach Mode, Werbung, seelischer Verfassung, Geldbeutel und vor allem nach dem Appetit.

Wenn wir uns fragen, wovon es abhängt, **was** wir essen, so ergibt sich eine lange Liste:

▶ **Jahreszeit**
 Saisonabhängige Speisen, typische Sommer- oder Wintergerichte
▶ **Geographische Lage**
 Fisch an der Meeresküste, Wild und Haustierfleisch im Binnenland, Kokosnüsse in den Tropen
▶ **Traditionen und familiäre Gewohnheiten**
 Weihnachtsgans, Silvesterkarpfen, Kuchen zum Nachmittagskaffee, Lieblingsgerichte aus der Kindheit
▶ **Regionale Traditionen**
 Französische, italienische, hessische, schwäbische Küche usw.
▶ **Arbeit**
 Schwerarbeit, Schreibtischarbeit, Schichtdienst, Kantinenessen
▶ **Wirtschaftliche Verhältnisse**
 Teure oder billige Nahrungsmittel
▶ **Bildungsstand**
 Hoher Informationsstand führt zum Bevorzugen oder Vermeiden bestimmter Nahrungsmittel.
▶ **Lebenssituation**
 Familien (geplante Mahlzeiten), Alleinstehende (spontanes Essen, mehr Fertiggerichte), Jugendliche (Fast food)
▶ **Religion und Weltanschauung**
 Verbot verschiedener Nahrungsmittel z. B. für Juden und Muslime, Vegetarier; kulturelle Unterschiede auch bei der Zubereitung von Nahrungsmitteln
▶ **Werbung**
 für unnötige oder sogar bedenkliche Lebensmittel, denn notwendige Lebensmittel brauchen keine Werbung! Scheininformationen und psychisch-wirksame Beeinflussung wie „wichtig für die Entwicklung", „gut fürs Herz" „Mutterliebe" „immer gut drauf" „mit XX schaffen Sie alles" machen auch sinnlose Lebensmittel zu vielgekauften Artikeln.
▶ **Persönlicher Geschmack und Appetit**

Unseren Lebens- und Ernährungsgewohnheiten entspricht es, die Tagesmenge an Nahrung auf **mehrere Mahlzeiten** zu verteilen, meist drei Hauptmahlzeiten (Frühstück, Mittag- und Abendessen) und ein bis zwei Zwischenmahlzeiten (zweites Frühstück, Vesper oder Kaffeezeit). Bei anstrengender körperlicher Arbeit, Kälte und bei Stoffwechselkrankheiten wie Diabetes mellitus ist das auch notwendig. Ansonsten sind bei gesunden Menschen regelmäßige Mahlzeiten zu festen Zeiten eigentlich nicht unbedingt nötig. „Essen nach der Uhr" funktioniert sowieso nur unter komfortablen Bedingungen: genügend Nahrungsmittel, Vorratshaltung, jederzeit verfügbare Zubereitungsmöglichkeit, Personen, die die Zubereitung zu bestimmten Zeiten übernehmen können usw.

> **Regelmäßige Mahlzeiten** haben trotzdem eine wichtige Bedeutung: Sie bringen Zeiten der Ruhe in einen hektischen Tag, sind Anlaß für Arbeitspausen, Treffen und Gespräche mit Familie und Freunden und strukturieren den Tag. Manchmal sind regelmäßige Mahlzeiten auch eine willkommene Unterbrechung der Langeweile. Die Empfehlung, ein ausgiebiges Frühstück zu genießen, hat auch für Menschen ihren Sinn, die gleich am Morgen einfach nichts essen können oder wollen: auch sie sollten den Tag mit einer Zeit der Ruhe beginnen! Nicht zuletzt entsprechen regelmäßige Essenszeiten gerade für ältere Menschen oft einer lebenslangen Gewohnheit und sind aus diesem Grund ein wichtiger Gesichtspunkt bei der Gestaltung des Tagesablaufs.

Der **Bedarf** zur Nahrungsaufnahme wird uns durch das Hungergefühl vermittelt. Echter Hunger ist bei uns seltener. Viel öfter verführt uns der Appetit zum Essen, angeregt durch Vorstellungen von bestimmten Speisen, deren Duft oder Anblick, die die Tätigkeit der Speicheldrüsen und die Bewegungen der Verdauungsorgane (= Peristaltik) anregen. Aufgrund des enormen Überangebotes an industriell vorgefertigten Nahrungsmitteln (Fertigprodukte) wird es immer schwieriger, sich für eine wirklich zuträgliche Ernährung zu entscheiden („Wer die Wahl hat, hat die Qual?"). Andererseits nehmen Gesundheitsstörungen und Krankheiten, die auf die Ernährung zurückzuführen sind, ständig zu. Gerade bei Fertigprodukten sind die Inhaltsstoffe kaum zu überblicken, die Qualität der Zutaten bleibt unbekannt.
Konservierungs-, Farb- und Aromastoffe und **Chemikalien** der Verpackungen können gesundheitsstörend sein und darüber hinaus Kombinationen bilden, deren Auswirkungen heute noch ungeklärt sind. Eine schadstofffreie Ernährung ist heute wahrscheinlich nicht mehr möglich. Es gibt aber einige Möglichkeiten, die Schadstoffmenge, die wir mitessen, zu begrenzen:
- Kochen Sie möglichst oft selber.
- Verwenden Sie frische Nahrungsmittel und Zutaten (Obst, Gemüse, Salat aus naturnahem Anbau der Region).
- Verwenden Sie einheimische Produkte entsprechend der Jahreszeit (Alternative: Tiefkühlgemüse und -früchte).
- Kaufen Sie Fleisch und Eier von guter Qualität aus artgerechter Tierhaltung (der etwas höhere Preis kann durch ohnehin gesündere kleinere Mengen ausgeglichen werden).
- Kaufen Sie möglichst wenig plastikverpackte Nahrungsmittel; Weichplastikverpackungen zu Hause gleich entfernen (Weichmacher im Plastik können möglicherweise in die Nahrungsmittel übergehen, sie können krebserregend sein).
- Manche Geschäfte geben Ihnen Wurst, Käse und dergleichen auch in mitgebrachte Kühlschrankdosen, fragen Sie einfach danach!

Über die Beseitigung des rein körperlichen Hungers hinaus hat Essen noch vielschichtige, ganz **persönliche**, oft **unbewußte Bedeutungen** und ist (wo man es sich leisten kann) eng mit Gefühlen verbunden.

Wo die Menschen sich sorgen und plagen müssen, um genug Essen zum Überleben zu beschaffen, haben die Gefühle in diesem Zusammenhang vermutlich kaum eine Bedeutung. So gibt es bei diesen Menschen keine Machtkämpfe zwischen Kindern und Eltern um Lieblingsspeisen, Süßigkeiten oder nur halb leergegessene Teller, die sich bis ins Erwachsenenalter hinein auswirken können. Magersucht (= **Anorexia nervosa**) und Eß-Brech-Sucht (= **Bulimie**) kommen praktisch nicht vor, ebensowenig Essen aus Langeweile oder als Ersatzbefriedigung, die zwar „Ersatz, aber immerhin auch Befriedigung ist". (6)

> Daß Gefühle im Zusammenhang mit Essen eine große Rolle spielen, ist schon an folgenden Redensarten zu erkennen: „Etwas liegt mir schwer im Magen", „es kommt mir hoch dabei", „bis zum Erbrechen", „da vergeht mir der Appetit", „da bleibt mir der Bissen im Halse stecken", „vor Aufregung kriege ich nichts runter."

Auch eine **Regression** (s. S. 50) zeigt sich oft beim Eßverhalten: aggressive Gefühle, die ein Kind der Mutter gegenüber durch Nahrungsverweigerung zum Ausdruck brachte, können sich Jahrzehnte später der Mutterfigur Pflegehelferin oder Krankenschwester gegenüber wiederholen.

Nicht nur das Essen selbst, sondern auch die Form, wie wir es zu uns nehmen, hat ihre Bedeutung. Die **Gestaltung der Mahlzeit** ist Bestandteil der Kultur und drückt eigenen Lebensstil aus. Vielen Menschen schmeckt auch ein einfaches Gericht besser, wenn die Umgebung hübsch und der Tisch nett gedeckt ist. Bei allen wichtigen Gelegenheiten des Lebens gehört eine besondere Mahlzeit dazu, bei Hochzeiten ebenso wie bei Begräbnissen, bei Staatsbesuchen und Geburtstagsfeiern.

Die **gemeinsame Mahlzeit** ist ein wichtiger Bestandteil des Familienlebens, der Freundschaft und der Gastfreundschaft. Natürlich können wir unseren Hunger auch an der Imbißbude oder durch Essen aus der Dose stillen, aber eine Mahlzeit am Tisch, zu besonderen Gelegenheiten mit schönem Geschirr, Kerzen- und Blumenschmuck befriedigt mehr als den körperlichen Hunger.

Einschränkungen der selbständigen Ernährung ergeben sich zwangsläufig beim Aufenthalt im Krankenhaus oder im Heim, wo Gemeinschaftsverpflegung üblich ist. Für viele Menschen ist das aber eher eine Erleichterung als eine Einschränkung, da sie so die tägliche Mühe des Einkaufens und der Nahrungszubereitung nicht auf sich nehmen müssen. Nett eingerichtete Speiseräume, appetitliches Geschirr und eine angenehme Atmosphäre tragen neben der schmackhaften und abwechslungsreichen Kost zu einer guten Ernährung bei. In manchen Heimen oder therapeutischen Wohngruppen gehören Einkaufen, Kochen und Gestalten von Mahlzeiten unter Anleitung und Hilfe zum pflegerischen Auftrag.

> Im Krankenhaus müssen Patienten oft **Ernährungseinschränkungen aus medizinischen Gründen** hinnehmen, z.B. **Nahrungskarenz** (nichts essen) vor und nach Untersuchungen und Operationen, bestimmte eingeschränkte Kostformen und **Diäten**. Außerdem gibt es in vielen Krankenhäusern keine Speiseräume, so daß das Krankenzimmer, das bereits Schlaf-, Behandlungs-, Aufenthalts- und Sanitärraum gleichzeitig ist, auch noch als Eßzimmer dient. Viele Patienten können auch das Bett nicht verlassen, so daß sie dort ihre Mahlzeiten einnehmen müssen.

Zur weiteren Beschäftigung mit diesem Thema vergleichen Sie bitte:
Anatomie/Physiologie, Organe des Verdauungstraktes, Verdauungsvorgang, Ernährungslehre

Vorbereitung der Mahlzeiten

- Der Speiseraum, das Krankenzimmer sollen sauber, aufgeräumt, gelüftet und zum Sitzen angenehm temperiert sein.
- Sorgen Sie dafür, daß Tische, Nachttische und Abstellflächen **sauber** sind.
- Wenn die **Mahlzeiten am Tisch** in Schüsseln und Platten serviert werden, wird vorher der Tisch gedeckt, entweder von den Patienten (Heimbewohnern) selbst oder von Ihnen. Saubere Tischdecken oder Sets, Servietten und einwandfrei gespültes Geschirr und Bestecke sollten selbstverständlich sein.
- Beim **Tablettsystem** bekommen die Patienten ihre Mahlzeit fertig angerichtet in Warmhaltegeschirr auf einem Tablett. Damit entfällt leider die Möglichkeit, die Mahlzeit auf die Patienten abzustimmen, die Atmosphäre ist auch recht unpersönlich. Gerade in Einrichtungen, in denen Patienten längere Zeit zubringen, wäre eine familiäre Gestaltung der Mahlzeiten sinnvoll oder sogar therapeutisch notwendig (z.B. psychiatrische Stationen).
- Patienten, die nicht allein zu Tisch gehen können, werden rechtzeitig erinnert, geführt (verwirrte Patienten immer den gleichen Weg, zum gleichen Platz) oder gefahren. Sie bekommen Gelegenheit, sich die Hände zu waschen.
- Vor dem Servieren der Mahlzeiten waschen Sie natürlich auch Ihre Hände. Achten Sie darauf, daß Ihre Haare ordentlich sitzen und Ihre Kleidung sauber ist. Eine Servierschürze ist empfehlenswert, denn für manche Patienten ist die Vorstellung wenig appetitlich, daß Sie in derselben Kleidung das Essen bringen, in der Sie vorher viele andere Pflegearbeiten verrichtet haben.

Servieren

- Wenn die **Mahlzeiten in Schüsseln** und **auf Platten** angerichtet sind, achten Sie auf die angemessenen Mengen für jeden Tisch und auf geeignetes Vorlegebesteck.
- Helfen Sie denjenigen Patienten, die nicht allein mit dem Auflegen der Speisen zurechtkommen.
- Wenn die Mahlzeiten auf Tellern angerichtet zum Patienten gebracht werden, benutzen Sie ein Tablett. Achten Sie auf saubere Tellerränder und berühren Sie beim Servieren die Speisen nicht mit Ihren Fingern. Heiße Teller fassen Sie am besten mit einer Serviette oder einem frischen Geschirrtuch an.
- Alle Patienten, die es wünschen, sollen Gelegenheit zu einem Tischgebet haben. In manchen Einrichtungen ist auch ein gemeinsames Gebet üblich. Auch wenn Sie selbst nicht beten, respektieren Sie doch die Gefühle anderer durch ein angemessenes Verhalten.
- Achten Sie darauf, ob alle Patienten mit dem Essen zurechtkommen, helfen Sie gegebenenfalls beim Brot streichen, Ei schälen, Fleisch schneiden. Für manche Patienten ist ein Teller mit höherem Rand oder eine besondere Besteckform mit dickeren Griffen besser.
- Warme Mahlzeiten müssen rasch aufgetragen werden, damit die Speisen nicht kalt sind, wenn die

Nahrungsaufnahme 135

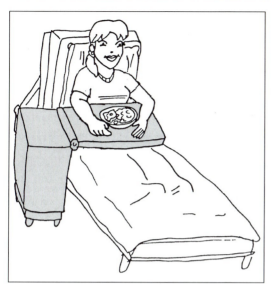

Abb. 5.1 Aufgeklappter Nachttisch zur Einnahme einer Mahlzeit

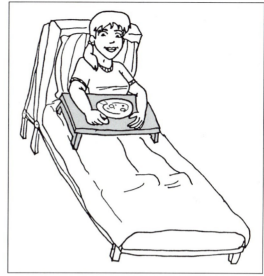

Abb. 5.2 Kleiner Bett-Tisch

Patienten anfangen zu essen. Deshalb ist es wichtig, vorher zu organisieren, wer beim Servieren hilft und wer welchen Teil des Service übernimmt. Bei guter Arbeitseinteilung kann die Mahlzeit ohne Hektik und trotzdem rasch serviert werden.

- Beim **Tablettsystem** ist darauf zu achten, daß das Tablett nicht mit verschütteter Suppe, Sauce oder Kaffee verschmiert ist und daß das Besteck für den Patienten erreichbar ist (oft rutscht es unter den Rand der Warmhalteteller und wird vom Patienten nicht gefunden).
- Viele Patienten haben Schwierigkeiten mit dem Eingießen der Getränke aus den Kännchen. Auch das Öffnen von Portionspackungen (Käse, Wurst, Marmelade, Margarine, Kondensmilch) ist für viele Patienten ein Problem. Wenn Sie das beobachten, bieten Sie freundlich Ihre Hilfe an. Portionspackungen sind besonders für Patienten mit Seh- und Bewegungsstörungen ungeeignet. Solche Packungen sind auch aus ökologischen Gründen (Müllmenge) abzulehnen. Glücklicherweise wird in letzter Zeit in vielen Einrichtungen von den Portionspackungen zumindest teilweise wieder abgesehen.
- **Medikamente** müssen meist nach den Mahlzeiten, seltener vorher, eingenommen werden. Sorgen Sie dafür, daß sie nicht vergessen werden und daß genug zum Nachtrinken da ist.
- Patienten, die nur eine Hand benutzen können (z. B. bei Halbseitenlähmung nach Schlaganfall), brauchen Hilfe beim Anrichten der Mahlzeiten. Es gibt sehr brauchbare Hilfen für Einhänder. Eine einfache und nützliche Hilfe ist eine rutschfeste Unterlage unter Teller oder Brettchen. Notfalls genügt schon das Unterlegen eines einfachen Einmachgummis, um das Wegrutschen zu vermeiden.
- Patienten, die das Bett nicht verlassen können oder dürfen, müssen zum Essen bequem und möglichst sitzend gelagert werden. Der Patient darf nicht auf Falten, Wülsten, Krümeln oder in verschmutzter Bettwäsche liegen. Der Nachttisch wird in die richtige Höhe gebracht und vor den Patienten geschoben (Abb. 5.1) oder vor ihm ins Bett gestellt (Abb. 5.2).
- Auch der bettlägerige Patient bekommt Gelegenheit zum Händewaschen und – wenn er möchte – zum Tischgebet. Bieten Sie ihm eine große Serviette oder ein Geschirrtuch als Wäscheschutz an, denn beim Essen im Bett passiert leicht einmal ein Mißgeschick.
- Beim Abräumen des Geschirrs nach beendeter Mahlzeit achten Sie darauf, was und wieviel die Patienten gegessen haben, und geben Ihre Beobachtungen an Krankenschwester oder Altenpflegerin weiter.

Hilfeleistung beim Essen

Einem anderen, erwachsenen Menschen beim Essen zu helfen ist eine sehr persönliche, intime Handlung, vergleichbar mit der Hilfe bei der Körperpflege. Für den Patienten bedeutet Hilfsbedürftigkeit beim Essen Abhängigkeit, manchmal Peinlichkeit, die Preisgabe eines Teils seines Erwachsenseins.

Aber auch für uns kann die Hilfeleistung für einen anderen Menschen beim Essen zumindest zeitweise problematisch sein:
- wenn wir selbst Probleme mit dem Essen haben (wenn wir z. B. abnehmen wollen und einem appetitlosen Patienten helfen sollen, mehr zu essen),
- wenn wir selbst Hunger haben und der Patient sehr langsam ißt,
- wenn bei uns zu Hause nicht viel Aufwand ums Essen gemacht wurde und wir jetzt alles mögliche tun sollen, damit ein Patient etwas zu sich nimmt,
- wenn wir selbst sehr auf unsere schlanke Linie achten und ein ohnehin schon übergewichtiger Patient noch einmal Essen nachhaben möchte.

Derartige Probleme lassen sich kaum vermeiden, aber wir können leichter damit umgehen, wenn wir uns ihrer bewußt sind.

◆ **Pflegehilfe**
- Zur Hilfeleistung beim Essen setzen Sie sich auf einen Stuhl neben den Patienten oder neben sein Bett. Bleiben Sie nicht stehen. Der Patient bekommt sonst das Essen von oben, und Sie selbst vermitteln durch das Stehen und Verlagerung des Gewichts von einem Bein auf das andere das Gefühl von wenig Zeit und vielleicht sogar Ungeduld.
- Setzen Sie sich während der Hilfeleistung beim Essen nicht auf die Bettkante! Die Veränderung der Lage durch Ihr Gewicht könnte dem Patienten unangenehm sein, manchmal können auch hygienische Gründe dagegen sprechen. Wichtiger scheint allerdings, das Bett als den unmittelbaren persönlichen Bereich des Patienten, der ihm noch geblieben ist, zu respektieren.

- Die Hilfe beim Essen, besonders das Füttern, ist eine sehr persönliche Hilfeleistung, die sonst nur zwischen Mutter und Kind üblich ist. Gerade bei alten und verwirrten Patienten kann diese Hilfeleistung die **Regression** (s. S. 50) fördern. Eine gewisse äußere Distanz hilft, die Mutter-und-Kind-Situation zu vermeiden. Auch Patienten, die nicht verwirrt sind und z. B. wegen Handverletzungen das Essen eingegeben bekommen, wissen es wahrscheinlich zu schätzen, wenn Sie ihnen dabei nicht zu nahe kommen.

◆ **Übung**
Probieren Sie im Rollenspiel aus, wie Sie sich fühlen, wenn Sie sich füttern lassen und Ihr Helfer dabei auf Ihrem Bett oder daneben sitzt.

- Geben Sie die Mahlzeit vor den Augen des Patienten auf und fragen Sie ihn, wie er es essen möchte (viele Menschen mögen Kartoffeln, Gemüse und Soße zu einem Brei verrührt am liebsten).
- Reichen Sie die Mahlzeit in kleinen Bissen mit Gabel oder Löffel, lassen Sie genug Zeit zum Kauen und zum Schlucken und bieten Sie besonders bei trockener Kost jedesmal einen Schluck zum Trinken an.
- Lassen Sie den Patienten bei heißen Speisen vorher die Temperatur prüfen, indem Sie den Bissen vorsichtig an seine Lippen halten. Nehmen Sie das Essen vom Tellerrand weg, dort kühlt es schneller ab als in der Mitte. Im Zweifel lassen Sie das Essen lieber kühler werden, statt dem Patienten den Mund zu verbrühen.
- Wenn der Patient Gabel oder Löffel halten kann, so können Sie ihm helfen, diese gefüllt zum Mund zu führen, indem Sie den Arm unterstützen oder die Hand führen. So unterstützen und fördern Sie eine vorhandene Fähigkeit.
- Patienten mit der **Alzheimer-Krankheit** müssen evtl. von Ihnen gesagt bekommen, was sie tun sollen, z. B. einen Bissen auf die Gabel nehmen, in den Mund nehmen, kauen, schlucken und wieder von vorn. Alzheimer-Patienten können zwar essen, wissen aber nicht mehr, wie es geht.
- Da im Alter die Speichelbildung nachläßt, können alte Patienten Schwierigkeiten beim Essen von Brot, Brötchen und trockenem Kuchen haben. Fragen Sie, ob der Patient seine Brötchen etc. in Kaffee, Kakao oder Milch eingetaucht haben möchte. Dazu nehmen Sie kleine Stücke bestrichenes Brot oder Brötchen mit einer Kuchengabel, tauchen Sie kurz in das Getränk und reichen es so dem Patienten. Wenn der Patient es möchte, können Sie auch das Brot oder Brötchen in einem Suppenteller mit dem Getränk übergießen und den so entstandenen Brei mit dem Löffel anbieten.
- Nach dem Essen wischen Sie dem Patienten, wenn er es nicht selber kann, den Mund ab, führen eine Mundpflege durch, reinigen gegebenenfalls die Zahnprothese und lagern den Patienten wieder nach Wunsch oder Anweisung.

◆ **Pflegehilfe beim Patienten zu Hause**
Patienten, die zu Hause betreut werden, sind in bezug auf die Ernährung oft durch ihre Angehörigen

versorgt. Wenn sie allein leben, brauchen sie aber oft andere Formen von Hilfe als im Heim oder Krankenhaus. Das größte Problem kann das **Einkaufen** und **Kochen** sein. Je nach Organisationsform der pflegerischen Hilfe kann es zu Ihren Aufgaben gehören, den Einkauf zu übernehmen, sich um eine kleine Vorratshaltung und die Zubereitung von Mahlzeiten zu kümmern. Meist wird es darum gehen, für Frühstück und Abendessen einzukaufen und diese Mahlzeiten auch eßfertig anzurichten, während die warme Mittagsmahlzeit oft tiefgekühlt und fertig zubereitet als Wochenvorrat ins Haus geliefert, im Gefriergerät eingelagert und dann im Mikrowellengerät oder im Wasserbad erhitzt wird. In vielen Gemeinden gibt es auch die Organisation „Essen auf Rädern", die verzehrfertige Mahlzeiten ins Haus bringt, oder Metzgereien, die günstige Tagesmenüs zum Abholen anbieten.

Für **gehfähige Patienten** kann auch der Besuch eines Lokals mit Mittagstisch in Frage kommen. Das hat auch den Vorteil, daß die Patienten einmal am Tag aus ihrer Wohnung herauskommen, sich bewegen und in Gesellschaft essen können.

Beim Einkauf richten Sie sich natürlich nach den Wünschen des Patienten und nach den zur Verfügung stehenden Geldmitteln. Kaufen Sie nur soviel ein, wie der Patient in wenigen Tagen auch verzehrt, damit keine Nahrungsmittel verderben. Mit Nahrungsmitteln, die nur gekühlt haltbar sind, dürfen Sie nach dem Einkauf keine Umwege mehr machen!

Schimmelnde Nahrungsmittel müssen vollständig weggeworfen werden (besonders bei Brot reicht es nicht aus, die schimmelnden Stellen einfach wegzuschneiden!). Nahrungsmittel, deren Verfallsdatum in Kürze erreicht wird, werden zuerst verbraucht.

Sehen Sie von Zeit zu Zeit – natürlich mit Einverständnis des Patienten – den **Kühlschrank** durch, waschen ihn bei Bedarf aus (gut nachtrocknen!), und räumen Sie dann die zu kühlenden Lebensmittel wieder ein. Regelmäßiges Abtauen der Eisschicht ist bei Kühlschränken mit Gefrierfach wichtig. Schauen Sie auch sonst in der Wohnung nach etwa vergessenen Resten von Obst, Brot, Gebäck usw. Spülen Sie **benutztes Geschirr** sofort. In der häuslichen Pflegehilfe ist es auch wichtig, regelmäßig den Mülleimer zu leeren und zu reinigen.

Auch oder gerade wenn der Patient seine Mahlzeiten allein einnimmt, sollte ein hübsch gedeckter Tisch in sauberer, aufgeräumter Umgebung und im gelüfteten Raum selbstverständlich sein.

Medikamente, die der Patient einnehmen muß, werden gleich dazugestellt, damit sie nicht vergessen werden. Für manche Patienten muß auch die Einzel- oder Tagesdosis gerichtet werden.

Auch bei der Betreuung zu Hause ist es notwendig, daß Sie die **Nahrungsaufnahme** des Patienten **beobachten,** was und wieviel der Patient zu sich nimmt, ob er vielleicht weitergehende Betreuung oder Hilfsmittel braucht.

Eßstörungen

Appetitlosigkeit

Vorübergehende Appetitlosigkeit bei normalgewichtigen Patienten stellt meist kein großes Problem dar, sondern kann eine normale Reaktion des Körpers auf anderweitige Belastungen sein (z. B. bei einer Infektionskrankheit). Auch seelische Einflüsse führen oft zu Appetitlosigkeit, die vorübergehend durchaus hingenommen werden kann (wenn es sich nicht gerade um eine Depression handelt). Anders ist es bei **abgemagerten** oder gar **kachektischen Patienten** oder wenn eine gesteigerte Nahrungsaufnahme zur Verbesserung der Gesamtsituation des Patienten notwendig ist. Dann können Sie sich einiges einfallen lassen, um den Patienten zum Essen zu motivieren. Manchmal mögen **bettlägerige Patienten** nicht essen, weil ihnen der Stuhlgang peinlich ist; sie glauben, ohne Essen keinen Stuhlgang zu haben (und somit Ihnen die Mühe damit zu ersparen). Dann informieren Sie den Patienten, daß er auch Stuhlgang haben wird und haben **muß**, wenn er nichts zu sich nimmt, weil der Stuhl nur zu einem Teil aus Nahrungsresten besteht und der Darm ja arbeitet.

◆ **Pflegehilfe**
▶ Geben Sie appetitlosen Patienten, die schon beim Anblick einer normalen Portion mutlos werden, eine **kleine Portion** auf einem großen Teller.
▶ Richten Sie die Mahlzeit hübsch an. Farbig garniert wirkt auch eine schlichte Mahlzeit appetitlicher.
▶ Lassen Sie dem Patienten Zeit beim Essen.
▶ Reichern Sie die kleinen Portionen kalorisch an, z. B. Pudding oder Quark mit Sahne, Brei mit Butter und Traubenzucker (schmeckt nicht so süß

wie normaler Zucker), Bouillon mit Ei. Vergewissern Sie sich aber vorher, ob Diätvorschriften zu beachten sind.
- Manchmal kann auch ein kleiner alkoholhaltiger Aperitif eine halbe Stunde vor dem Essen die Stimmung und damit den Appetit verbessern. Einige sogenannte Stärkungsmittel enthalten Alkohol und wirken hauptsächlich dadurch appetitanregend.
- Bieten Sie dem Patienten zwischendurch kleine Extras an, z. B. geriebenen Apfel mit etwas Traubenzucker, ein Plätzchen, ein paar Beeren mit Sahne, etwas Eiscreme, ein Stückchen Kuchen.
- Fragen Sie den Patienten, was er früher gern gegessen hat. Vielleicht würde er gern ein Rührei probieren oder eine Familienspezialität, die die Angehörigen mitbringen können.
- Getränke wie Milchmixgetränke, Kaffee mit Sahne und Zucker, Kakao, auch Limonaden mit hohem Zuckergehalt ersetzen eine kleine Mahlzeit ganz oder teilweise.

◆ **Übung**
Bleiben Sie sich des Problems bewußt, daß Sie dem appetitlosen, abgemagerten Patienten all das nahebringen sollen, was evtl. Sie selbst sich mit viel Mühe verwehren (oder verwehren sollten). Dann ist die Gefahr kleiner, daß Sie dem Patienten, ohne es zu wollen, böse sind für seine Appetitlosigkeit, sein Untergewicht und seine Ablehnung all dessen, was Sie selber gern unbeschwert genießen würden.

Übergewicht (Adipositas)

Übergewicht (Fettsucht, Adipositas) führt in Wohlstandsländern sehr oft zu **Krankheiten des Herz-Kreislauf-Systems** und des **Bewegungsapparates.** Stoffwechselstörungen wie Diabetes mellitus bei älteren Menschen und Gicht stehen damit in Zusammenhang. Deshalb kommen bei verhältnismäßig vielen Patienten entsprechende Pflegeprobleme und Adipositas zusammen. Daß Übergewicht die Fähigkeiten des Patienten zur Mitarbeit oft reduziert, der Pflegeaufwand (und der Kraftaufwand) größer ist und mehr Maßnahmen zur Verhütung von Zusatzschäden notwendig sind, liegt auf der Hand. Die Vermeidung oder Korrektur von Übergewicht ist zusammen mit der Bekämpfung der Nikotin- und Alkoholsucht eines der Hauptanliegen präventiver (= vorbeugender) Gesundheitspolitik.

Übergewicht beruht auf der Tatsache, daß unser Körper fähig ist, in „fetten Zeiten" Vorräte für „magere Zeiten" anzulegen: Der Körper bekommt mehr Nahrung, als er verbraucht, und legt die Überschüsse in Form von Depotfett unter der Haut als Reserve an. Je länger und je mehr Nahrung zugeführt als verbraucht wird, desto dicker wird die Fettschicht unter der Haut. Eine dicke Fettschicht verhindert Wärmeverluste, so daß dicke Menschen zudem weniger Energie zur Erhaltung der Körpertemperatur verbrauchen und um so mehr Depotfett anlegen.

Manche Medikamente wie **Hormonpräparate** (Antibabypille), einige **Psychopharmaka** zur Behandlung psychiatrischer Krankheiten oder **Cortison** haben eine Steigerung des Appetits als nachteilige Nebenwirkung, so daß die Patienten in kurzer Zeit erheblich zunehmen. Dies ist manchmal leider unvermeidlich. Manche Patienten können mit entsprechender Aufklärung und Hilfe und viel Disziplin die Gewichtszunahme vermeiden. Nur selten entsteht Übergewicht durch eine **Hormonstörung** wie eine Unterfunktion der Schilddrüse. Diese ist im übrigen gut zu behandeln, führt also nicht auf Dauer und schicksalhaft zur Adipositas.

Starkes Übergewicht führt zu erheblichem Leidensdruck, der aber oft von der Umwelt nicht akzeptiert wird, denn: müßte man nicht nur einfach weniger essen, um glücklicher zu sein? Aber wer gewohnt ist, sich unbewußt mit Essen über alles Mögliche hinwegzutrösten, wird dies auch beim Dicksein tun – Essen aus Kummer über das eigene Übergewicht!

Süchtige haben überhaupt bemerkenswert wenig Verständnis füreinander: Die schlanke Raucherin kann nicht verstehen, warum jemand nicht einfach weniger essen kann; der übergewichtige Nichtraucher versteht nicht, warum jemand dauernd qualmen muß; beide verstehen nicht, warum ein Dritter nicht einfach das Trinken sein lassen kann.

Übergewicht läßt sich **nicht kurzfristig** ändern. Um abzunehmen, muß man mehr Kalorien verbrauchen, als man zu sich nimmt, z. B. durch eine kalorienreduzierte Kost **und** viel Bewegung.

Im Falle von Pflegebedürftigkeit ist es meist nicht möglich, mittels Bewegung den Verbrauch zu steigern – im Gegenteil: die Patienten sind in ihrer

Bewegung zusätzlich eingeschränkt. Es bleibt also nur die **Verringerung der Nahrungskalorien.** Allerdings ist es nicht sinnvoll, übergewichtigen Patienten für die Zeit ihrer Pflegebedürftigkeit einfach eine Diät zu verordnen, vielleicht sogar noch ohne Absprache. Immobile Patienten nehmen bei strenger Diät etwa 1 Kilogramm pro Woche ab (davon nur ca. 500 g Fett); es dauert also recht lange, bis eine spürbare Gewichtsverringerung eingetreten ist. Außerdem: Wenn der Patient nicht wirklich sein Gewicht verringern und eine Diät einhalten **möchte,** nützt auch keine Verordnung, weil er dann nebenher ißt oder sich, sobald er kann, wieder „richtig satt essen" wird (so wie ein Raucher, der nach einigen Tagen, an denen er nicht rauchen konnte, gleich wieder „eine rauchen geht", wenn er nicht wirklich aufhören möchte). Wenn der Patient allerdings eine Diät wünscht, dann ist es wichtig, daß die Kost auch wirklich schmeckt, daß der Patient nicht ständig Hungergefühle hat und daß vor allem sein individueller Appetit nicht zu kurz kommt, z. B. gelegentlich auch etwas Süßes oder Fettes zu essen. Seine **Freude am Essen** sollte nicht verloren gehen. Oft scheitert der Erfolg einer Reduktionsdiät an den ungewohnten Zubereitungsarten. Die gewohnte Kost in kleinerer Menge und mit weniger Fett zubereitet bringt oft mehr Erfolg als Wunderdiäten.

> Die Patienten kommen oft gut mit kleinen Portionen zurecht, wenn sie ca. 20 Minuten vor der Mahlzeit einen kleinen Salat, einen Magerjoghurt oder ein Knäckebrot essen oder direkt vor dem Essen ein Glas Mineralwasser trinken.

Besonders bei alten Patienten ist das gewohnte gute Essen manchmal die größte oder sogar einzige Freude. Es ist dann mit dem Patienten zusammen (und auch unabhängig von einem bestimmten Patienten grundsätzlich) zu überlegen, ob die **Lebensqualität** des Patienten mit einer Gewichtsverringerung tatsächlich deutlich verbessert werden kann (dasselbe gilt natürlich auch für Alkohol und Rauchen). Ist das nicht der Fall, so macht es keinen Sinn, dem Patienten seine Freude am Essen (Trinken, Rauchen) zu nehmen.

◆ **Pflegehilfe**
▶ Bei einer Reduktionsdiät sollten die kleineren Portionen auf kleinen Tellern angerichtet werden, sie wirken dann größer, als sie sind.
▶ Kleine Leckereien („Sünden") sollten eingeplant werden.
▶ Der Patient soll langsam essen und gut kauen; bei langsamem Essen wird nach wesentlich kleineren Mengen ein Sättigungsgefühl erreicht als bei schnellem Essen.
▶ Bei sechs kleinen Mahlzeiten pro Tag entsteht kein Hungergefühl, und die Zeit bis zum nächsten Happen vergeht schneller.
▶ Wichtig ist auch – wenn möglich – eine interessante Beschäftigung, die dem Patienten Freude bereitet und ihn von seinen ständigen Gedanken ans Essen ablenkt.
▶ Schön wäre es, wenn eine Vertrauensperson am Abend mit dem Patienten noch einmal kurz bespricht, wie es ihm heute mit der Diät ergangen ist, und ihn – falls er das Durchhalten nicht geschafft hat – zu einem neuen Versuch am nächsten Tag ermutigt.

Nahrungskarenz und Nüchternbleiben

> **Karenz** bedeutet Entbehrung, Verzicht. Das heißt, daß ein Patient für eine bestimmte Zeit aufs Essen verzichten muß, weil Magen und Darm leer sein müssen (z. B. im Zusammenhang mit Operationen), weil die Verdauungsdrüsen nicht angeregt werden sollen (z. B. bei akuter Pankreatitis) oder weil der Magen-Darm-Trakt nicht funktioniert (z. B. bei Ileus).

◆ **Pflegehilfe**
▶ Bei Nahrungs- **und** Flüssigkeitskarenz darf der Patient weder essen noch trinken.
▶ Wurde Nahrungskarenz angeordnet, so vergewissern Sie sich, ob der Patient auch nicht trinken darf oder welche Getränke erlaubt sind.
▶ Wenn der Patient nicht trinken darf, so nehmen Sie sicherheitshalber alles Flüssige aus seiner Reichweite weg. Selbstverständlich wurde er von Arzt oder Krankenschwester ausführlich informiert, aber je nach Situation könnte er es vergessen haben oder auch seine Situation nicht überblicken (Verwirrtheit, Gedächtnis-, Bewußtseinsstörungen) und daher trotzdem zu Getränken greifen.
▶ Gegen Durst und Flüssigkeitsmangel bekommt der Patient Infusionen. Gegen das trockene Gefühl im Mund und zur Vorbeugung von Schäden der Mundschleimhaut sorgen Sie für regelmäßige Mund- und Lippenpflege.

> **Nüchternbleiben** bedeutet, daß der Patient nicht frühstücken darf, weil der Magen zu bestimmten Untersuchungen leer sein muß, Magen und Darm ruhiggestellt werden müssen und die Verdauungsdrüsen nicht soviel Säfte abgeben sollen. Bei bestimmten Laboruntersuchungen auf nahrungsabhängige Stoffe im Blut (z. B. Blutzucker, Blutfettwerte, Stoffe aus dem Eiweißstoffwechsel) würde das Ergebnis durch die vorherige Mahlzeit verfälscht.

◆ **Pflegehilfe**
▸ Als Erinnerungshilfe für den Patienten und die Mitarbeiter/innen hat es sich bewährt, ein Schild „Bitte nicht frühstücken" auf dem Nachttisch oder am Tischplatz des Patienten aufzustellen.
▸ Erkundigen Sie sich genau bei Arzt oder Krankenschwester, ob der Patient trinken darf. Ist eine Laboruntersuchung der Grund für das Nüchternbleiben, so spricht meist nichts dagegen, daß der Patient Wasser, ungesüßten Tee oder schwarzen Kaffee zu sich nimmt.
▸ Nach der Untersuchung kann der Patient, wenn nichts anderes angeordnet ist, sein Frühstück wie gewohnt einnehmen.

Flüssigkeitszufuhr

Wasser ist der Nahrungsbestandteil, auf den am wenigsten verzichtet werden kann. Alle physiologischen Vorgänge sind auf genügend Wasser angewiesen, mehr als 60% unseres Körpers bestehen daraus. Täglich verlieren wir über die Nieren (Urin), den Darm (Stuhl), die Haut (Schweiß, Perspiratio insensibilis) und die Lunge zwei bis drei Liter Wasser, je nach Außentemperatur, Körpertemperatur und körperlicher Belastung. Diese Wassermenge muß wieder zugeführt werden.

> Der **tägliche Flüssigkeitsbedarf** wird zum größten Teil durch Getränke gedeckt. Zwar enthalten auch die Nahrungsmittel zum Teil größere Mengen Wasser: Suppen, Obst, Kompott und Frischgemüse sogar zum überwiegenden Teil; dennoch müssen ca. zwei Liter Getränke zusätzlich die täglich notwendige Menge Wasser liefern. Bei Hitze, Fieber, starkem Schwitzen oder Durchfall muß die Trinkmenge entsprechend höher sein.

Normalerweise sorgt das **Durstgefühl** dafür, daß wir genügend trinken. Trotzdem trinken viele Menschen zu wenig, was sich z. B. in Blasenentzündungen (= Zystitis) oder Obstipationsbeschwerden, Mundtrockenheit und schlechterer Temperaturregulation zeigen kann. Besonders alte Menschen empfinden oft nicht soviel Durst und trinken zu wenig. Manchmal trinken alte Patienten auch zuwenig, um nicht so oft auf die Toilette zu müssen, oder bei Inkontinenz, um sich häufigeres Frischmachen zu ersparen. Bettlägerige Patienten, besonders Frauen, wollen mitunter nicht so oft um Steckbecken oder Nachtstuhl bitten müssen

Zu geringe Flüssigkeitszufuhr kann für alle, besonders aber für alte Menschen, schwerwiegende Folgen haben, die unter dem Begriff **Exsikkose** (= Austrocknung) zusammengefaßt sind:
• Blasenentzündung, Obstipation
• Energieverlust
• Fieber
• Verwirrtheitszustände, Verstimmung
• Kopfschmerzen
• Erhöhung des Hämatokrits (das Blut wird dicker, fließt langsamer und neigt zur Thrombenbildung)

Die **beginnende Exsikkose** ist erkennbar an
• einer trockenen Zunge und Mundschleimhaut,
• dem schlechter werdenden Turgor (s. S. 79),
• einer verringerten Urinmenge, einer dunkleren Urinfarbe und einem strengeren Geruch nach Ammoniak.

Mitunter müssen Patienten mit **unklaren Verwirrtheits- und Fieberzuständen** ins Krankenhaus gebracht werden, wo sie mit Infusionen und reichlichen Trinkmengen in wenigen Tagen körperlich wiederhergestellt sind. Allerdings müssen die Patienten dann den Ortswechsel, die ganze Aufregung und Angst verkraften, was wiederum zu Verwirrtheit führen kann.

> Die Sorge für eine **ausreichende Trinkmenge** ist in der häuslichen Pflege wie auch im Heim oder Krankenhaus eine wichtige pflegerische Aufgabe.

Nur bei wenigen Patienten ist die **Trinkmenge** vorübergehend **eingeschränkt:** bei schwerer Herzinsuffizienz, Lungenödem, Nierenversagen oder bei Patienten, die gar nichts zu sich nehmen dürfen. Mitunter muß der Patient, um Komplikationen zu vermeiden oder bestehende Flüssigkeitsdefizite auszugleichen, eine bestimmte Menge Flüssigkeit am Tag, z. B. zwei Liter trinken. Wer sonst eher wenig trinkt, hat damit eine schwierige Aufgabe. Wichtig ist, daß Arzt oder Krankenschwester den Patienten genau informiert haben. Aber auch Sie sollten dem Patienten erklären können, warum er so viel trinken soll. Holen Sie also die entsprechenden Informationen bei der Krankenschwester ein.

◆ **Pflegehilfe**
▶ Fragen Sie den Patienten, welche Getränke er bevorzugt, z.B. welche Teesorte, Mineralwasser, verdünnte Fruchtsäfte, auch Limonade (bedenklich wegen des hohen Zuckergehalts) oder Diätlimonade. Fleisch- oder Gemüsebrühe wird als Abwechslung geschätzt. Auch alkoholfreies oder – wenn ärztlicherseits nichts dagegen spricht – alkoholhaltiges Bier kann besonders am Abend getrunken werden, wenn der Patient es mag und es gewohnt ist. Wein ist wegen seines relativ hohen Alkoholgehaltes zur Flüssigkeitszufuhr weniger geeignet, hochprozentige Spirituosen natürlich gar nicht.
▶ Bieten Sie dem Patienten bei jeder Gelegenheit ein Getränk an.

> ▶ Bedenken Sie, daß Getränke, die schon stundenlang in Glas oder Becher stehen, Ihnen wahrscheinlich auch nicht mehr schmecken würden. Schenken Sie lieber weniger auf einmal, dafür aber öfter frisch ein.

▶ Wenn eine bestimmte Trinkmenge wichtig ist oder die **Flüssigkeitsbilanz** (= Gegenüberstellung von Flüssigkeitszufuhr und -verlusten) ermittelt werden soll, notieren Sie jedesmal die Getränkemenge, die der Patient tatsächlich zu sich genommen hat. Oft ist in diesen Fällen ein Merkzettel am Nachttisch oder Tisch befestigt, auf dem die Trinkmenge notiert wird (Trinkplan).
▶ Wenn Patienten wegen einer **Inkontinenz** oder zu häufigem Wasserlassen in Sorge sind, so erklären Sie ihnen, daß im Gegenteil die Probleme größer werden, wenn die Trinkmenge nicht ausreicht. Der stark konzentrierte Urin reizt die Blase und führt zu häufigem Harndrang und Brennen bei der Blasenentleerung. Außerdem können leicht Harnwegsentzündungen entstehen, wenn die ableitenden Harnwege nicht richtig gespült werden.
▶ Schwachen und bewegungseingeschränkten Patienten helfen Sie beim Trinken, indem Sie sie aufrichten und stützen und Glas oder Tasse in die Hand geben. Manchen Patienten ist eine Schnabeltasse oder ein Schnabelbecher lieber, weil damit weniger verschüttet wird und kleinere Schlucke getrunken werden können.

▶ Patienten, die nicht aufsitzen können oder dürfen, kann ein biegsamer Trinkhalm angeboten werden, mit dem sie auch im Liegen gut zurechtkommen. Auch dünne Suppen (natürlich ohne Einlage) können getrunken werden, wenn das Essen mit dem Löffel zu umständlich oder zu anstrengend ist.
▶ Wenn ein Patient nicht genügend trinken kann, z.B. wegen Schluckproblemen, Übelkeit oder Erbrechen, so geben Sie Ihre Beobachtung umgehend weiter. Möglicherweise müssen dann vorübergehend Infusionen gegeben werden.

Gewichtskontrolle

Die Kontrolle des Körpergewichts kann aus verschiedenen Gründen wichtig sein, z.B. um die Ausschwemmung von Ödemen festzustellen, die Gewichtszunahme oder -abnahme bei bestimmten Kostformen festzuhalten, bei Schwangeren, zur Dosierung von Medikamenten und Narkosemitteln.

> Das **Körpergewicht** eines Menschen ändert sich geringfügig im Laufe des Tages: so ist abends das Gewicht meist ca. 1 Kilogramm höher als morgens. Natürlich spielt auch die Kleidung eine Rolle.

Um das ermittelte Gewicht mit einem früheren Wert vergleichen zu können, muß das Gewicht unter gleichen Bedingungen festgestellt worden sein. Als Grundregeln gelten:
- Morgens nach dem ersten Wasserlassen, aber vor dem Frühstück wiegen
- Unbekleidet oder immer in derselben Kleidung (z.B. Bademantel, Hausschuhe) wiegen
- Immer dieselbe Waage benutzen

Patienten, die sich selbst wiegen, sollten entsprechend informiert werden.

> Manchmal scheuen sich Patienten, ihr richtiges Gewicht zu sagen, oder sie schummeln ein bißchen (z.B. geben magersüchtige Patienten ein höheres Gewicht an, adipöse Patienten unterschlagen gerne ein paar Kilo Gewicht). Wenn Sie beauftragt werden, das korrekte Gewicht zu ermitteln, vermeiden Sie jede Beschämung des Patienten, „erwischt" worden zu sein.

Patienten, die zum Wiegen nicht stehen können, werden im Krankenhaus mit einer Sitzwaage gewogen. Die Grundregeln sind dieselben. Der Sitz der

Waage wird mit einem Handtuch oder Stecklaken abgedeckt (für jeden Patienten ein eigenes Handtuch), dessen Gewicht vom ermittelten Gesamtgewicht abgezogen wird.

Magensonden

Bei einer Magensonde handelt es sich um einen dünnen Schlauch, der durch die Nase und die Speiseröhre bis in den Magen (oder auch ins Duodenum) reicht. Die Sonde dient zur **Ableitung von Magen- und Duodenalsaft** oder zur **Ernährung des Patienten**. Ableitungssonden sind meist etwas dicker als Ernährungssonden.

> Das Legen der **Magensonde** ist Aufgabe des Arztes oder der Krankenschwester. Nach Überprüfung der Sondenlage wird diese an Nase und/oder Wange des Patienten mit Pflaster sicher fixiert, gegebenenfalls muß die Haut vorher mit Wundbenzin, Äther oder Wasser und Seife entfettet werden, damit das Pflaster gut klebt.

Ableitungssonde

Die Ableitungssonde wird nach Magen- und Darmoperationen, bei **Ileus** (= Darmlähmung) und **akuter Pankreatitis** (= Bauchspeicheldrüsenentzündung) gelegt, um den Magen-Darm-Trakt von Magen- und Duodenalsaft zu entlasten. Die Sekrete werden in einem Ableitungsbeutel aufgefangen.

◆ **Pflegehilfe**
▶ Um Ableitungssonden kümmert sich die Krankenschwester. Trotzdem müssen Sie darauf achten, daß die **Sonde richtig fixiert** ist, sie darf nicht gegen den Nasenflügel drücken und nicht vor einem Auge des Patienten liegen, das Pflaster darf nicht unansehnlich oder halb abgelöst sein. An der Sonde darf kein Zug entstehen.
▶ Der Ableitungsbeutel muß immer **unter** Patientenniveau sein. Er wird am besten am Bettrahmen aufgehängt. Muß er, z. B. beim Betten oder Umlagern, über den Patienten zur anderen Seite gereicht werden, so wird der Schlauch mit den Fingern oder einer Klemme abgeklemmt, damit kein Sekret zurückfließt.
▶ Achten Sie auf das **Befinden des Patienten** und auf **Menge** und **Aussehen** des abgeleiteten **Sekrets**. Bei Besonderheiten informieren Sie umgehend die Krankenschwester.

Ernährungssonde

Die Ernährungssonde wird gelegt, wenn der Patient vorübergehend nicht essen und trinken **kann** (Bewußtseinsstörung, Schluckstörung) oder nicht essen und trinken **darf** (Verletzung/Operation im Kiefer-, Mund-, Rachen-, Ösophagusbereich). Je nach Indikation liegt das Sondenende im Magen oder im Duodenum, was für die Gabe der Nahrung von Bedeutung ist.

◆ **Pflegehilfe**
▶ Liegt die Sonde im **Magen**, so sollte der Patient die Gesamtnahrungsmenge in mehreren Portionen (vier bis sechs) zu den üblichen Essenszeiten bekommen. Bei einem Volumen einer Mahlzeit von ca. 300 bis 400 ml wird eine physiologische Magenfüllung erreicht.
▶ Liegt die Sonde im **Duodenum** (selten), so kann die Nahrung über ein Tropfsystem kontinuierlich (= fortlaufend) gegeben werden.

> ▶ Die **Sondennahrung** ist meist eine industriell hergestellte Fertignahrung mit genau berechnetem Gehalt an Nähr- und Ergänzungsstoffen, mit oder ohne Ballaststoffe, in jeder beliebigen Diätversion erhältlich. Die tägliche Gesamtmenge richtet sich nach dem Bedarf des Patienten, im Falle einer Diät nach der ärztlichen Anordnung. Die Verteilung der Tagesmenge auf Einzelmahlzeiten sollte so erfolgen, daß mit kleineren, dafür häufigeren Mahlzeiten begonnen wird, bis nach einigen Tagen vier bis sechs Mahlzeiten von je 300 bis 400 ml erreicht sind.

▶ Vor der Mahlzeit helfen Sie dem Patienten, wenn möglich, in sitzende Haltung. Im Sitzen kann der Patient durch die normale Lage des Magens leichter ein normales Sättigungsgefühl wahrnehmen.
▶ Geben Sie dem Patienten Gelegenheit zur Mundpflege. Diese regt die Tätigkeit der Speicheldrüsen an, die ja bei Sondenernährung kaum einen Anreiz bekommen.
▶ Prüfen Sie die Sondenlage durch **Aspirieren** (= Ansaugen) von Magensaft mit einer Spritze vor jeder Mahlzeit.
▶ Geben Sie die angewärmte Sondenkost langsam mit einer **Janetspritze** (50- bis 100-ml-Spritze mit zur Sonde passendem Ansatzstück) oder auch durch ein **Tropfsystem** bei rascher Tropfenfolge, so daß die Mahlzeit etwa 10 bis 30 Minuten dauert.

- Nach der Nahrung geben Sie noch etwas Tee oder Wasser durch die Sonde, um Reste daraus zu entfernen, die die Sonde verstopfen oder durch die die Sonde über Nacht sauer werden könnte. Danach verschließen Sie die Sonde.
- Fragen Sie den Patienten, wie er sich fühlt und ob er satt ist. Eine wöchentliche **Gewichtskontrolle** kann angebracht sein.
- Bei Patienten, die sich nicht äußern können, ist es wichtig, auf die **Urinausscheidung** und auf eventuelle Anzeichen einer **Exsikkose** zu achten.
- Viele Patienten reagieren auf Sondenkost mit einer **Diarrhö**. Wenn diese nach zwei bis drei Tagen nicht aufhört, ist entweder eine andere Nahrungszusammensetzung oder das Produkt eines anderen Herstellers erforderlich (Arztverordnung einholen).
- Die Nasenpflege und neue Fixierung der Sonde (z. B. um einen Dekubitus in der Nase zu verhüten) überlassen Sie der Krankenschwester.

Perkutane endoskopische Gastrostomie (PEG)

Für Patienten, die über längere Zeit über eine Sonde ernährt werden müssen, ist sie die geeignete Lösung. Dabei wird unter Sichtkontrolle durch ein **Gastroskop** (Magenschlauch mit Optik zur Betrachtung des Mageninneren) eine dünne Sonde durch die Bauchdecke des Patienten in Magen oder Duodenum plaziert und mit einer Halteplatte fixiert. Durch diese Sonde wird flüssige Nahrung (wie bei der Magensonde) gegeben.

Vorteile der PEG
- Der Patient wird durch die in der Nase liegende Magensonde nicht mehr belästigt.
- Die Risiken der Magensonde wie Dekubitus oder Lageveränderungen bestehen nicht.
- Schluckversuche und Schlucktraining können ungestört unternommen werden.

Nachteil der PEG
- Verletzung der Bauchwand mit (geringer) Gefahr der Wundinfektion.

◆ **Pflegehilfe**
- In der ersten Woche nach Anlegen der PEG wird die Wunde mit einem **sterilen Verband** versorgt (Krankenschwester). Danach ist die PEG weiterhin mit einem sauberen, trockenen Verband zu schützen, der bei Bedarf (Verschmutzung, Feuchtigkeit) zu erneuern ist. Die Gefahr der Wundinfektion besteht nach dieser Zeit nicht mehr. Der Patient kann dann auch duschen, wenn keine anderen Gründe dagegen sprechen.
- Die Gabe der Nahrung erfolgt, wie bei der Magensonde auch, je nach Sondenlage in Form von Mahlzeiten oder kontinuierlich. Die Kontrolle der Sondenlage entfällt, ansonsten gelten alle oben genannten Anhaltspunkte.

Ausscheidungen

Reste der Ernährung, **Abbauprodukte des Stoffwechsels**, also Stoffe, die zwangsläufig dadurch entstehen, daß wir leben, müssen wir in Form von Urin, Stuhl, Darmgasen und Schweiß ausscheiden. Eine weitere normale Ausscheidung ist die Menstruationsblutung der Frau (s. Sexualität, S. 252). Ausscheidungen, die nur unter besonderen, meist krankhaften Bedingungen auftreten, sind Sputum und Erbrochenes.

In den meisten Kulturen sind Ausscheidungen dem Intimbereich zugeordnet und entsprechend mit Tabus belegt. Man spricht – wenn überhaupt – nur in einer ganz dezenten Art und Weise darüber und verhält sich entsprechend diskret: man sucht das „stille Örtchen" auf, „geht austreten", „hat ein dringendes Bedürfnis"; die Ausscheidungen selbst bekommen andere nicht zu sehen. Fast hat man den Eindruck, sich der Tatsache schämen zu müssen, daß man nun einmal Blase und Darm entleeren muß.

Solange wir bei den Ausscheidungsvorgängen selbständig sind, mag es noch angehen, aber dabei Hilfe zu brauchen, ist für viele (auch Pflegefachpersonen) eine äußerst unangenehme Vorstellung. Wir alle haben schon als Kinder gelernt, daß Ausscheidungen schmutzig und eklig sind und stinken. Wir lernen, unsere Ausscheidungsorgane zu beherrschen bis zur rechten Zeit und zum rechten Ort, und wir erwarten von anderen, daß sie das genauso halten. Wer in Gegenwart anderer Menschen Winde abgehen läßt, fällt ebenso unangenehm auf wie derjenige, der in die Hose gemacht hat. Diese Vorgänge mit dem Willen zu beherrschen, d.h. sie zuzulassen oder auch aufzuschieben, haben wir im Kleinkindalter mehr oder weniger mühsam gelernt. Dazu war die Entwicklung unserer Intelligenz ebenso notwendig wie das Bewußtsein für die Empfindung von Harn- und Stuhldrang und die entsprechenden Erwartungen unserer Eltern.

> In der **Entwicklungspsychologie** spielt das Thema Sauberkeitserziehung des Kindes eine große Rolle. Dabei geht es z.B. um das Lustgefühl, das mit den Ausscheidungsvorgängen verbunden sein kann, um den Vorgang der Ausscheidung als „das Hergeben von etwas Eigenem" und um die Bildung von Scham- und Ekelgefühlen. Daß die Art und Weise, wie unsere Eltern uns zur Sauberkeit erzogen haben, auch im späteren Leben und nicht nur im Zusammenhang mit Ausscheidungen eine Rolle spielt, ist kaum von der Hand zu weisen.

Bei der **Darmentleerung** werden keine großen Unterschiede zwischen den Geschlechtern gemacht. Männer und Frauen versuchen, dazu allein und unbeobachtet zu sein.

Bei der **Entleerung der Blase** ist das anders. Während Männer an allen möglichen öffentlichen Stellen urinieren, gehen Frauen oft längere Wege, um eine Stelle zu finden, wo sie niemand sehen kann (bei jeder Großveranstaltung im Freien zu beobachten). Männern wird auch eine direktere Sprache eher nachgesehen als Frauen, von denen eine diskretere Ausdrucksweise erwartet wird (was sich heute allerdings etwas zu lockern beginnt). Viele Menschen, besonders Frauen, haben Schwierigkeiten mit den Ausscheidungen (besonders mit der Darmentleerung), wenn sie fremde Toiletten benutzen müssen, sich nicht sicher unbeobachtet fühlen oder die Toilette nicht sauber ist. Für manche Menschen ist es bereits ein Problem, wenn andere die unvermeidlichen Geräusche hören können. Entsprechend häufig kommen Ausscheidungsstörungen auf Reisen oder in Gemeinschaftsunterkünften, im Heim oder im Krankenhaus vor, ohne daß es dafür krankheitsbedingte Ursachen gibt.

> Das Verhältnis, das Menschen zu ihren Ausscheidungen und zu den Ausscheidungsvorgängen haben, ist durchaus unterschiedlich. Während manche Menschen ganz unbefangen, vielleicht sogar **zu** unbefangen damit umgehen, genieren sich andere über die Maßen. Für die Pflegearbeit ist es ratsam, von einem höheren Empfindlichkeitsgrad auszugehen. Für den unbefangenen Patienten entstehen keine Probleme, wenn Sie diskret und zurückhaltend mit Ausscheidungen und den entsprechenden Erörterungen umgehen. Für empfindlichere Patienten kann es dagegen große Schwierigkeiten mit sich bringen, wenn die für sie notwendige Diskretion nicht aufgebracht wird. Nicht die wenigen Patienten, die keine Probleme mit dem Schamgefühl haben, sollten Ihr Verhalten bestimmen, sondern die vielen Patienten, die Probleme damit haben!

Sie werden feststellen (oder bereits festgestellt haben), daß nach kurzer Zeit in der Pflegetätigkeit das Thema Ausscheidungen sehr offen besprochen wird, es ist oft Gegenstand der Schilderung unangenehmer Pflegesituationen, von Witzen und Anekdoten, die man sich eben so erzählt, sogar am Frühstückstisch. Allerdings geht es dabei immer um andere! Alle Kollegen und Kolleginnen, die ich dazu befragte, fanden die Vorstellung besonders unangenehm, bei Ausscheidungsvorgängen auf Hilfe angewiesen zu sein.

> Gerade bei der **Hilfeleistung bei Ausscheidungen** stellen sich oft Ekelgefühle ein. Die Tatsache, daß der Umgang mit Ausscheidungen zur Pflegearbeit selbstverständlich dazugehört, bedeutet noch lange nicht, daß Sie sich dabei nicht mehr oder weniger ekeln. Ich halte es für wichtig anzumerken, daß Sie sich auch ekeln **dürfen.** Denn Sie tun Ihre Arbeit ja trotzdem und sind bemüht, dem Patienten die Demütigung, Ihnen Ekel zu verursachen, zu ersparen (die Pflegefachpersonen, mit denen ich darüber sprach, versuchen immer, die Patienten den Ekel nicht merken zu lassen und ihnen so zusätzliche Peinlichkeit zu ersparen). Kein Patient wird annehmen, daß Ihnen der Umgang mit seinen Ausscheidungen besonders angenehm ist, aber er wird doch hoffen, daß es Ihnen als Pflegeprofi tatsächlich nicht so viel ausmacht. In der Tat stellt sich ja mit der Zeit auch ein gewisser Gewöhnungseffekt ein.

Zur weiteren Beschäftigung mit diesem Thema vergleichen Sie bitte:
Anatomie/Physiologie, Ausscheidungsorgane, Nieren und ableitende Harnwege, Ausscheidungsvorgänge

◆ **Pflegehilfe**
▶ Patienten, die nicht allein zur Toilette gehen können, werden begleitet, geführt oder mit dem Roll-

stuhl gefahren. In vielen Einrichtungen ist es möglich, mit dem Toilettenstuhl (Nachtstuhl ohne Eimer) über die Toilette zu fahren, so daß der Patient diese benutzen kann: eine für Patient und Pflegeperson sehr angenehme Lösung. Bei Männern ist es wichtig, darauf zu achten, daß das Skrotum (= Hodensack) nicht zwischen Toiletten- und Nachtstuhlsitz eingeklemmt wird.

▶ Viele Patienten brauchen auf der Toilette Hilfe beim Entkleiden, beim Säubern und beim Ankleiden.
▶ Beim Sitzen auf Toilette oder Nachtstuhl ist darauf zu achten, daß keine Teile von Kleidungsstücken in Becken oder Eimer hängen.
▶ Normalerweise werden Intim- und Analbereich mit Toilettenpapier gesäubert, bei Frauen grundsätzlich von vorne nach hinten, um die Verschleppung von Darmbakterien in Scheide und Harnröhre zu vermeiden. Wenn Sie das Säubern übernehmen, können Sie auch geschnittenen Zellstoff nehmen, der Urin- und Stuhlreste gut aufnimmt und Ihre Hand besser von den Ausscheidungen freihält als Toilettenpapier.

> ▶ Einmalhandtücher, Slipeinlagen, Binden gehören nicht ins WC, auch größere Mengen von Toilettenpapier führen leicht zum Verstopfen des Abflusses.

▶ Wenn der Patient Stuhlgang hatte, werfen Sie vor dem Spülen einen kurzen Blick darauf. Nach Abführmaßnahmen ist es wichtig festzustellen, ob ausreichend Stuhl ausgeschieden wurde. Bei Ausscheidungsstörungen oder Krankheiten im Verdauungstrakt ist die genauere Beobachtung des Stuhls notwendig (s. S. 160). Das ist nur bei Flachspülbecken möglich. Falls im Krankenhaus, Heim oder Privathaus der Stuhl beobachtet oder eine Probe entnommen werden soll, muß der Patient den Nachtstuhl oder das Steckbecken benutzen, wenn nur Toiletten mit Tiefspülbecken vorhanden sind.
▶ Nach dem Spülen schauen Sie nach, ob das Toilettenbecken sauber ist oder die WC-Bürste gebraucht wird. Auch eventuelle Flecken auf dem Sitz müssen natürlich gleich abgewischt werden. Bei Flecken oder Verschmutzung des Sitzes ist eine Desinfektion angebracht.
▶ Haben Sie oder der Patient das letzte Papier, Zellstoffstück oder Handtuch verbraucht, so sorgen Sie umgehend für Ersatz, nachdem Sie den Patienten zurückgebracht haben (der nächste Patient, der das WC aufsucht, kommt sonst in Schwierigkeiten!).

Urinflaschen

Urinflaschen bestehen aus **Glas** oder **Kunststoff** und werden von Männern, die nicht oder nur mit Mühe aufstehen können, für die Blasenentleerung benutzt (Urinflaschen für Frauen gibt es zwar auch, sie haben sich aber in der Praxis nicht bewährt). Manche Patienten nennen die Urinflasche Wasserflasche, Ente oder auch nur Flasche.

▶ Die leere, saubere Urinflasche kann in einer Halterung am Bett stehen, so daß der Patient sie bei Bedarf nehmen kann. Hat die Flasche einen Deckel, so können Sie sie zum Entleeren mitnehmen, wenn Sie ohnehin im Zimmer sind. Urinflaschen ohne Deckel werden wegen der **Geruchsbildung** und aus ästhetischen Gründen gleich geleert, der Patient wird gebeten, nach Benutzung zu klingeln. Eine bereits halbgefüllte Urinflasche kann, wenn der Patient sie erneut benutzen muß, leicht ins Bett verschüttet werden.
▶ Kann der Patient die Urinflasche nicht selbst nehmen, so helfen Sie dabei. Decken Sie ihn nur soweit als nötig auf. Der Patient hält die Beine leicht gespreizt, dje Flasche kommt dazwischen zu liegen.
▶ Fassen Sie mit einem Teil des Nachthemdes oder Schlafanzuges den Penis und führen ihn in die Flaschenöffnung ein (das Anfassen des Penis mit der bloßen Hand sollten Sie aus Gründen der nötigen Distanz vermeiden). Achten Sie darauf, daß die Flasche **nicht** in Richtung Patient geneigt ist, weil sonst der Urin ins Bett läuft. Decken Sie den Patienten wieder zu und lassen Sie ihn allein. Nach erfolgter Blasenentleerung leeren Sie die Flasche gleich und bringen sie ausgespült zurück (in Krankenhaus und Heim kommt sie in den Spülautomaten).
▶ Alte Patienten haben aufgrund einer **Prostatavergrößerung** oft Probleme mit dem Wasserlassen und brauchen länger dazu. Dann kann die Urinflasche auch einfach eine Zeitlang angelegt bleiben, wenn der Patient ruhig liegt. Bei Glasflaschen kann der Rand auf das Skrotum drücken. Dann polstern Sie entweder mit etwas Watte oder Zellstoff oder probieren aus, ob die Flasche nicht auch in Seitenlage angelegt werden kann.
▶ Für fieberkranke und andere kälteempfindliche Patienten sind Kunststoffflaschen den kalten Glasflaschen vorzuziehen. Durch ihr geringeres

Gewicht kippen sie aber leichter, sind also nicht so sicher im Gebrauch.

Steckbecken

Manche Patienten nennen das Steckbecken auch Bettpfanne oder -schüssel. Es wird zur **Darmentleerung für bettlägerige Patienten** beiderlei Geschlechts und für Frauen auch zur Blasenentleerung benutzt. Das Steckbecken besteht aus Edelstahl oder Kunststoff, seltener aus Email. Zu jedem Steckbecken gehört ein Deckel.

◆ **Pflegehilfe**
- Ein frisches Steckbecken darf **vor** der Benutzung nie auf dem Fußboden stehen, weil sonst der keimhaltige Staub des Bodens mit dem Steckbecken ins Bett und in den Intimbereich des Patienten gebracht wird (er liegt ja nachher genau auf der Stelle, auf der vorher das Steckbecken war).
- Patienten, die das Gesäß anheben können, halten sich am Haltegriff fest, ziehen die Beine an und heben sich leicht an. Das geht allerdings nur gut, wenn sie die Füße gegen eine Fußstütze stemmen können oder Sie die Füße fest auf die Matratze drücken. Andere Patienten müssen – am besten von zwei Personen – im Rücken leicht angehoben werden. Manchmal ist es auch günstig, den Patienten auf die Seite zu drehen, das Steckbecken von hinten an das Gesäß zu legen und den Patienten beim Zurückdrehen daraufzulegen.
- Das Steckbecken sitzt richtig, wenn der Patient das „richtige Gefühl" hat (fragen Sie danach) und/oder wenn Sie von oben zwischen seinen Beinen hindurch in das Becken hineinschauen können. Der Griff gehört an die Seite, notfalls zwischen die Beine. Niemals darf der Patient den Griff im Rücken haben! Den Deckel klemmen Sie zwischen Matratze und Bettrahmen oder legen ihn am Fußende des Bettes ab.
- Bei **Männern** wird gleichzeitig die Urinflasche angelegt, denn durch das Pressen beim Stuhlgang ist ein Urinabgang wahrscheinlich.
- Stellen Sie das Kopfende des Bettes etwas höher und unterstützen Sie gegebenenfalls die Knie des Patienten, damit er nicht in unbequemer überstreckter Haltung liegt.
- **Frauen** werden nach der Blasenentleerung mit Zellstoff im Intim- und Gesäßbereich abgetrocknet, noch besser ist ein kurzes Abspülen mit Wasser auf dem Steckbecken und anschließendes Abtrocknen. Bei Hautschäden, Entzündungen, Pilzinfektionen im Intimbereich ist das Abspülen notwendig, weil der Urin die Haut zusätzlich reizt und brennt. Zum Abspülen kann ein gewöhnlicher Haushaltsbecher aus Plastik und etwas warmes Wasser verwendet werden.
- Nach dem Stuhlgang wird der Patient gesäubert, abgewaschen und wieder nach Wunsch oder Anweisung gelagert. Das Steckbecken wird sofort nach dem Abwerfen von benutztem Papier oder Zellstoff mit dem Deckel versehen und am Fußende des Bettes abgestellt (niemals auf dem Nachttisch!). Denken Sie daran, das Fenster zu öffnen.
- Transportieren Sie ein Steckbecken mit Inhalt nur mit Deckel mit Rücksicht auf das Schamgefühl des Patienten, auf andere Patienten und natürlich auch auf sich selbst.
- Abgemagerte Patienten haben durch den Druck des harten Steckbeckenrandes auf ihre hervorstehenden Beckenknochen oft erhebliche Schmerzen im Rücken, bei längeren „Sitzungen", falls der Patient sie überhaupt aushält, können Druckstellen entstehen. Ein auf den Steckbeckenrand passender Halbring aus 2 bis 3 cm dickem Schaumstoff (Abb. 5.3), den Sie leicht selbst zuschneiden können, oder notfalls ein Wattepolster kann dem Patienten leicht Schmerzen und Komplikationen ersparen.

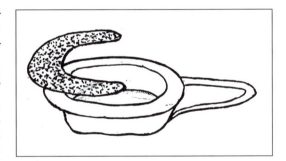

Abb. 5.3 Schaumstoffhalbring zur Polsterung eines Steckbeckens

- Bei Frauen mit Übergewicht und Neigung zum Schwitzen klebt nach der Blasenentleerung die feuchte Haut mitunter am Steckbeckenrand. Wenn sich die Patientin nicht sehr gut anheben kann, werden Sie vermutlich versuchen, das Steckbecken mit Kraft unter ihr hervorzuziehen. Dann kann es passieren, daß sich die Haut mit einem Ruck vom Steckbeckenrand löst und der Urin ins Bett schwappt. Das können Sie leicht vermeiden, indem Sie den Rand vorher leicht einpudern. Die Haut klebt dann nicht daran, und Sie können das Becken problemlos wegziehen.

Ausscheidungen

- Für frierende, kälteempfindliche Patienten können Sie das kalte Edelstahlbecken mit heißem Wasser etwas anwärmen.
- Nach der Benutzung (und einem kurzen Blick auf den Inhalt) wird das Steckbecken mit Inhalt in den Spülautomaten gegeben, bei Besonderheiten zeigen Sie es vorher der Krankenschwester. Edelstahlbecken müssen nach dem Spülen abgetrocknet werden, weil sie sonst durch Kalkflecken schnell unansehnlich werden. Steckbecken müssen – wie alle Sanitärgegenstände – von Zeit zu Zeit gründlich gereinigt bzw. gescheuert werden, damit sie einen optisch und hygienisch einwandfreien Eindruck auf die Patienten machen. (Sie selbst würden ein Steckbecken mit Kalkflecken und -rändern auch nicht gern benutzen.)

Nachtstühle

Nachtstühle sind für Patienten, die zwar nicht die Toilette aufsuchen, aber das Bett kurzzeitig verlassen können, das geeignete Hilfsmittel.

◆ Pflegehilfe

- Der Nachtstuhl muß – ebenso wie die Toilette – jederzeit einwandfrei sauber sein. Er muß funktionierende Feststellbremsen, Armlehnen und Fußstützen haben, damit auch kleinere Patienten die Füße aufstellen können. Patienten, die ihre Situation nicht überblicken können, sollten statt der Fußstützen ein Fußbänkchen bekommen, damit sie sich nicht auf die Fußstützen stellen und sich selbst mitsamt dem Nachtstuhl zum Kippen bringen.
- Transportieren Sie den Nachtstuhl nur mit der Sitzabdeckung.

> - Stellen Sie immer die **Bremsen des Nachtstuhls** fest, bevor der Patient sich darauf setzt (der Nachtstuhl könnte sonst wegrollen und der Patient könnte sich dabei böse Sturzverletzungen zuziehen). Nicht festgestellte Bremsen bei Roll- und Nachtstühlen stellen eine grobe Fahrlässigkeit in der Pflege dar!

- Die weitere Hilfeleistung entspricht der auf der Toilette. Der Patient ist so weit wie möglich bedeckt, zumindest im Mehrbettzimmer (z. B. Bademantel verkehrt herum anziehen, Decke über den Schoß legen) und vor dem Auskühlen geschützt. Der Patient trägt seine Hausschuhe.
- Lassen Sie den Patienten möglichst allein, auch die Mitpatienten sollten, wenn sie aufstehen können, das Zimmer verlassen. Sorgen Sie aber dafür, daß der Patient sich auf jeden Fall bemerkbar machen kann (Klingel oder Glocke in die Hand geben). Bei verwirrten oder sehr unruhigen Patienten bleiben Sie im Raum dabei.
- Nach Beendigung des Ausscheidungsvorgangs und Versorgung des Patienten bringen Sie den Nachtstuhl bedeckt hinaus und geben den Eimer in den Spülautomaten (wie immer nach einem kurzen Blick auf den Inhalt). Der Sitz wird, wenn mehrere Patienten denselben Nachtstuhl benutzen, mit einer Desinfektionslösung abgewischt.

> - In der häuslichen Pflege, wo sehr oft Nachtstühle benutzt werden, stehen keine Spülautomaten zur Verfügung. Der Nachtstuhleimer muß – ebenso wie Urinflasche und Steckbecken – in die Toilette entleert werden. Das Anhaften von Stuhl im Eimer und die entsprechend aufwendige Reinigung können Sie vermeiden, indem Sie vorher etwas Wasser hineingeben. Am besten richten Sie den Nachtstuhl gleich wieder gebrauchsfertig her, einschließlich frischem Wasser im Eimer.

- Von Zeit zu Zeit müssen auch das Gestell des Nachtstuhls gesäubert und die Rollen geputzt und gegebenenfalls geölt werden.

Miktion

Als Miktion wird der **Vorgang der Blasenentleerung** bezeichnet. Die auslösende Empfindung ist der Harndrang, der bei einer gewissen Füllung der Blase (ca. 200 bis 400 ml) einsetzt. Bei konzentrierter Tätigkeit oder im Schlaf wird der Harndrang erst bei einer stärkeren Blasenfüllung empfunden, während bei Aufregung, Angst, Lampenfieber usw. schon bei kleinen Urinmengen Harndrang entsteht. Die meisten von uns haben schon die Erfahrung gemacht, in solchen Situationen dauernd „zu müssen."

> Die Miktion ist das Ergebnis eines komplizierten Zusammenspiels zwischen **zentralem** und **vegetativem Nervensystem**, der unwillkürlichen Muskulatur der Blase und des inneren Schließmuskels sowie der willkürlichen Muskulatur des Bauches (Bauchpresse) und des äußeren Schließmuskels (s. Anatomie/Physiologie, ableitende Harnwege). Ihre willkürliche Beherrschung setzt eine gewisse Intelligenzentwicklung voraus. Das Klein-

kind lernt dies erst im Alter zwischen zwei und vier Jahren. Bei schwerer geistiger Behinderung kann die Steuerung der Miktion mitunter nicht gelernt werden, bei schwerer Demenz geht die Fähigkeit verloren. Schwere Bewußtseinsstörungen schließen die Kontrolle der Blasenfunktion ebenfalls aus, nicht aber der Schlaf, aus dem wir bei starkem Harndrang erwachen (Ausnahmen sind möglich).

Sowohl **organische Veränderungen** als auch **geistig-seelische Einflüsse** können die normale Miktion stören und den betroffenen Menschen erhebliche Probleme bereiten.

Miktionsstörungen und Pflegehilfe

Harnverhalten

Dabei kann die Blase trotz Harndrang und zum Teil praller Füllung nicht entleert werden.

◆ **Ursachen**
▸ Psychische Hemmungen (Mehrbettzimmer!)
▸ Mechanische Hindernisse im Blasenausgang oder in der Harnröhre (Schwellungen, Tumoren, Blasensteine, bei älteren Männern vergrößerte Prostata, narbige Einengung der Harnröhre nach Entzündungen bei Männern)
▸ Erkrankungen und Verletzungen des Rückenmarks (z.B. frische Querschnittlähmung)
▸ Bei schwer depressiven Patienten kann trotz voller Blase der Antrieb fehlen, zur Toilette zu gehen
▸ Unerwünschte Nebenwirkung mancher Medikamente (z.B. bei **Neuroleptika** zur Behandlung psychiatrischer Krankheiten).

Mitunter empfinden Patienten trotz prallgefüllter Blase keinen Harndrang, z.B. bei Sensibilitätsstörungen infolge von Nervenverletzung, kurz nach Operationen in Teilnarkose (Peridural- oder Spinalanästhesie), gelegentlich auch nach Vollnarkose.

◆ **Pflegehilfe**
▸ Wenn nach Einschätzung der Patientensituation Hemmungen zu vermuten sind (meistens bei Frauen), so sorgen Sie dafür, daß die Patientin auf dem Steckbecken, dem Nachtstuhl oder Toilette allein sein kann, und kümmern Sie sich um eine bequeme Haltung oder Lagerung.
▸ Lassen Sie deutlich hörbar Wasser laufen.
▸ Sagen Sie der Patientin, daß sie es nicht mit Gewalt und Pressen versuchen, sondern sich möglichst entspannt einfach Zeit lassen soll.
▸ Falls das nichts nützt, informieren Sie Krankenschwester oder Arzt. Vermutlich wird dann ein Medikament injiziert, das die Blasenmuskulatur anregt, oder die Blase mittels Katheter entleert.
▸ Wenn Sie einen Patienten mit Harnverhalten und prallvoller Blase im Rollstuhl oder mit dem Bett transportieren müssen (z.B. zu einer Untersuchung oder in eine andere Abteilung), so vermeiden Sie jeden Druck auf den Bauch und jede Erschütterung. Beides könnte dem Patienten nahezu unerträgliche Schmerzen machen.

Dysurie

Bei der Dysurie handelt es sich um eine **schmerzhafte Miktion**, besonders am Ende der Blasenentleerung tritt ein heftiger, stechender Schmerz im Blasen- und Harnröhrenbereich auf.

◆ **Ursachen**
• Zystitis (= Blasenentzündung)
• Urethritis (= Harnröhrenentzündung)
• Auch eine zu geringe Trinkmenge kann eine – wenn auch weniger heftige – Dysurie verursachen, wenn der konzentrierte Urin die Schleimhäute reizt.

Der heftige Schmerz bei einer **Zystitis** macht Angst vor der nächsten Miktion. Da bei einer Entzündung der Harndrang schon bei kleinsten Urinmengen in der Blase auftritt, müssen die Patienten in kurzen Zeitabständen kleinste Mengen, manchmal nur einige Tropfen, ausscheiden, so daß sie ständig von Schmerz und Harndrang geplagt sind.

Von der **Zystitis** und der **Urethritis** sind Frauen wesentlich häufiger betroffen als Männer.

◆ **Pflegehilfe**
▸ Am sinnvollsten ist zunächst, die Patientin zu einer **großen Trinkmenge** von ca. drei Litern pro Tag zu bewegen. Aus Angst vor noch mehr Schmerzen wird sie das vielleicht nicht wollen. Informieren Sie die Patientin, daß ein verdünnter Urin die Blasenschleimhaut weniger reizt und durch die größere Menge auch die Blase besser durchgespült und Bakterien hinausgespült werden. Fruchtsäfte sind nicht zu empfehlen, sonst aber alle Getränke, die die Patientin mag.
▸ Nach Rücksprache mit der Krankenschwester können Sie einen Blasentee (Bärentraubenblät-

tertee, Zinnkrauttee) zubereiten und der Patientin morgens und mittags je zwei Tassen davon geben. Der Tee kann auf Wunsch gesüßt werden, er schmeckt nicht besonders gut.
- Wenn die Patientin es nicht selbst kann, sorgen Sie für warme Unterbekleidung aus Naturfasern und auch für warme Füße. Eine leichtgefüllte Wärmflasche auf den Unterbauch lindert die Beschwerden zusätzlich.
- Bei besonders heftigen Schmerzen können Sie der Patientin vorschlagen, sich in die mit gut warmem Wasser halbgefüllte Badewanne oder Sitzbadewanne zu setzen und den Urin einfach laufenzulassen (für die Dauer des Bades sehr erleichternd, wenn die Patientin ihre Hemmungen dabei überwinden kann).
- Lassen die Beschwerden nach ein bis zwei Tagen nicht deutlich nach, treten Rückenschmerzen oder Fieber auf, so muß wegen der **Gefahr einer aufsteigenden Infektion** (Nierenbecken- oder Nierenentzündung) der Arzt gerufen werden.

Pollakisurie

Bei einer Pollakisurie handelt es sich um **häufigen Harndrang** mit Entleerung kleiner Mengen Urin (bei schmerzhafter Miktion s. oben). Eine Pollakisurie tritt auch oft bei Frauen am Anfang oder gegen Ende einer Schwangerschaft auf.

◆ **Pflegehilfe**
- Einer selbständigen Patientin können sie vorsichtshalber leicht handhabbare Kleidung und das Einlegen einer Binde in den Schlüpfer empfehlen.
- Die bewegungseingeschränkte Patientin braucht den Nachtstuhl oder das Steckbecken ständig zur Verfügung.

Harnträufeln

Davon sind hauptsächlich ältere Männer betroffen, wenn die **vergrößerte Prostata** die normale Miktion behindert und bei voller Blase der Urin tröpfchenweise herausgedrückt wird (Überlaufblase). Die Patienten entleeren nicht von Zeit zu Zeit eine größere Menge Urin wie bei der Inkontinenz, sondern haben mehr oder weniger ständig feuchte Wäsche oder ein feuchtes Bett und nicht das Gefühl einer leeren Blase. Selbständige Männer wenden sich mit diesem Problem gewöhnlich an ihren Hausarzt und versorgen sich seinen Empfehlungen entsprechend selbst.

◆ **Pflegehilfe**
- Wenn Sie bei einem pflegebedürftigen Patienten den ständigen Urinabgang bemerken, legen Sie ihm gegebenenfalls eine Urinflasche an und eine saugfähige Unterlage ins Bett oder versorgen ihn mit einer Einlage in die Unterhose.
- Einnässen ist allen Patienten, die es wahrnehmen, sehr peinlich. Beruhigen Sie das Schamgefühl mit dem Hinweis, zu wissen, daß der Patient nichts dafür kann. Informieren Sie Krankenschwester oder Arzt, damit die Ursache abgeklärt wird. Harnträufeln spricht eher für eine Überlaufblase als für eine Inkontinenz.

Harninkontinenz

Unter Harninkontinenz wird der **unwillkürliche Urinabgang**, das Unvermögen des Patienten, die Blase kontrolliert zu entleeren, verstanden. Bei einer bestimmten, von Patient zu Patient unterschiedlichen Füllungsmenge entleert sich die Blase spontan, ohne daß der Patient dies steuern könnte. Manchmal bemerkt er es gar nicht, spürt weder Harndrang noch Entleerung, sondern höchstens hinterher die Nässe. Die Inkontinenz des Säuglings und des Kleinkindes, das die Kontrolle der Blase noch nicht gelernt hat, und die des geistig schwerstbehinderten Menschen, der sie nicht erlernen kann, ist normal. Bei Verletzungen und Entzündungen des Rückenmarks kommt es nach anfänglichem Harnverhalten oft zu einer Inkontinenz. Schwere Bewußtseinsstörungen (Bewußtlosigkeit, Delir), das apallische Syndrom, die fortgeschrittene Alzheimer-Krankheit und die senile Demenz verursachen regelmäßig eine Inkontinenz.

> Weitaus häufiger werden Sie mit Patienten arbeiten, bei denen eine **Inkontinenz** zwar besteht, aber keine genaue Ursache festgestellt werden kann. Meist handelt es sich um alte Patienten, bei denen gelegentlich oder auch regelmäßig Kleidung oder Bett naß sind. Vorübergehende oder dauernde Verwirrtheit, Wechsel der vertrauten Umgebung, vermehrte Urinbildung bei Infusionsbehandlung oder herzstärkenden (auch ödemausschwemmenden) Medikamenten, Gedächtnisprobleme, körperliche Schwäche – viele Umstände können dazu führen, daß alte Menschen anscheinend oder tatsächlich inkontinent sind.

◆ Probleme des Patienten

▶ Für nahezu alle Menschen, die ihre Situation wahrnehmen können (und sei es auch nur zeitweise oder teilweise), ist die Inkontinenz eine **schwerwiegende Einschränkung.** Das Wasser (oder auch den Stuhl) nicht mehr halten zu können, ist ein herber Schnitt ins Selbstwertgefühl, äußerst peinlich und ein großer Schritt in Richtung Selbstaufgabe, wenn die angemessene pflegerische Hilfe ausbleibt.

> ▶ Oft werden Sie bei den Patienten ein Verhalten beobachten, als nähmen sie ihre Inkontinenz gar nicht wahr (vielleicht beobachten Sie gleichzeitig Symptome der Regression). Andere Patienten versuchen mit Erklärungen wie starkem Schwitzen oder verschüttetem Tee ihre Inkontinenz zu verbergen. Wieder andere Patienten werden unwirsch, wollen ihr Bett nicht machen oder sich nicht waschen lassen oder morgens nicht aufstehen – in der Hoffnung, das nasse Bett würde dann nicht bemerkt. Alle diese Verhaltensweisen zeigen uns die tiefe Scham des Patienten. Manche Patienten haben auch schlechte Erfahrungen gemacht und fürchten sich nun vor der Offenbarung eines weiteren Mißgeschicks.

Bevor von einer echten Inkontinenz ausgegangen wird, sollten einige Fragen gestellt werden.

◆ Wenn der Patient aufstehen kann

- Ist der Patient neu im Haus?
- Kann er allein aufstehen und zur Toilette gehen?
- Wie weit ist der Weg zur Toilette? Kennt der Patient ihn sicher?
- Ist die Toilettentür eindeutig erkennbar und leicht zu öffnen, findet der Patient den Lichtschalter? (Alte Menschen finden sich in dunklen Räumen schlecht zurecht, fürchten auch zu stürzen!)
- Ist die Kleidung des Patienten leicht handhabbar?
- Kann der Patient die Spülung der Toilette bedienen? (Die Systeme werden ja immer komplizierter, mancher Patient zögert den Toilettengang zu lange hinaus in der Sorge, wieder nicht zurechtzukommen.)
- Wenn der Patient Hilfe braucht: wie schnell ist diese zur Stelle?

◆ Wenn der Patient bettlägerig ist

- Ist der Patient voll orientiert oder nach einem Umgebungswechsel vorübergehend verwirrt?
- Kann er sich bemerkbar machen? Findet er die Klingel, kann er sie bedienen?
- Wie lange dauert es, bis jemand nach dem Klingeln kommt? Sind Urinflasche, Steckbecken, Nachtstuhl sofort da, oder müssen sie erst noch geholt werden?
- Kann der Patient sich verständlich machen? Wird bei scheinbar unbegründetem Klingeln (weil der Patient nicht sagen kann, warum er geklingelt hat) daran gedacht, daß er die Toilette besuchen muß?
- Hat der Patient schlechte Erfahrungen gemacht wie Ärger wegen eines Fehlalarms oder wegen häufigen Klingelns?
- Ist das Benutzen des Steckbeckens schmerzhaft?
- Bekommt der Patient Beruhigungs- oder starke Schmerzmittel?

> Wahrscheinlich ist Ihnen beim Lesen der Fragen schon aufgefallen, daß viele Dinge den Patienten in Schwierigkeiten bringen können, ohne daß tatsächlich eine Inkontinenz vorliegt. Viele alte Menschen spüren den Harndrang, dann muß es aber meist auch schnell gehen!

◆ Pflegehilfe

▶ Bei einer **offensichtlichen Inkontinenz** (s. Ursachen, S. 149) geht es um die korrekte Anwendung einer geeigneten Versorgung des Patienten. Geeignet bedeutet, daß die Versorgung hautverträglich ist, die Bewegungsmöglichkeiten des Patienten möglichst nicht einschränkt, daß sie einfach zu handhaben und kostengünstig ist. Von einfachen Einlagen bis zu aufwendigen Windelhosen gibt es viele Varianten. Krankenschwester oder Altenpflegerin werden dem Patienten und/oder seinen Angehörigen eine geeignete Versorgung vorschlagen oder mit dem Hausarzt über eine Verordnung sprechen.

▶ Über Handhabung und Wechsel müssen Sie sich genau informieren. Schauen Sie sich auch die Produktinformation des Herstellers an.

▶ Beim Wechseln genügt es nicht, einfach eine neue Einlage oder Windelhose anzulegen. Die Haut im Intimbereich sollte mit klarem Wasser abgewaschen und ohne Reibung gründlich getrocknet werden. Beobachten Sie die Haut genau auf Veränderungen: bei Rötungen decken Sie diese Stellen mit Zinkpaste ab. Wundsein der Haut und allergische Reaktionen erfordern den Rat der Krankenschwester und in der Regel den Wechsel des Produktes bzw. der Herstellerfirma.

- Beim Anlegen von Windelhosen und dergleichen achten Sie darauf, daß keine Hautfalten eingeklemmt werden und die Hose in den Leistenbeugen nicht einschneidet. Viele Hosen sind im Schritt zu breit und an den Beinausschnitten zu knapp, besonders für kräftige Patienten!
- Bei Patienten mit einer **weniger offensichtlichen Inkontinenz** gehen Sie die vorangestellten Fragen noch einmal durch und überlegen, welche der angesprochenen Umstände (wahrscheinlich fallen Ihnen weitere ein!) zutreffen könnten und was Sie tun könnten, um diesen abzuhelfen.
- Bitten Sie kommunikationsfähige Patienten, sich gleich zu melden, wenn sie Harndrang oder das „Gefühl als ob" verspüren, auch wenn einmal ein Fehlalarm dabei sein könnte.
- Oft sind Patienten nach einigen Tagen nicht mehr inkontinent, wenn sie regelmäßig, z.B. alle zwei Stunden, zur Toilette geführt oder aufs Steckbecken gesetzt werden.
- Viele Menschen müssen nachts oder morgens nach dem Erwachen und ca. eine halbe Stunde nach den Mahlzeiten die Blase entleeren. Führen Sie den Patienten zu diesen Zeiten zur Toilette oder bieten Sie das Steckbecken an. Auch wenn der Patient im Moment keinen Harndrang verspürt, wird er es doch versuchen. Außerdem trägt eine solche oder ähnliche Gepflogenheit zur Gewohnheitsbildung des Patienten bei. (Nebeneffekt: Sie werden weniger oft bei anderen Arbeiten unterbrochen, wenn die Patienten wissen, daß Sie sowieso mit dem Steckbecken kommen!)

> - Wenn Kleidung oder Bett naß sind, wechseln Sie ohne viel Aufhebens die Wäsche. Nimmt der Patient seine Einschränkung wahr, dann wird er über Ihr diskretes Verhalten sehr erleichtert sein. Nimmt er sie nicht wahr oder hat er keinen Einfluß darauf, nützt es auch nichts, wenn Sie Unwillen spüren lassen. Gehen Sie davon aus, daß kein einziger Patient mit Absicht ins Bett oder in die Hosen macht. Schimpfen oder sonst ärgerliche Äußerungen ändern nichts an dem Problem, sondern beschämen nur den Patienten unnötig und machen ihn ängstlich. Das Schlechteste, was Ihnen in der Pflege passieren kann, ist ein Patient, der sich nicht mehr traut, sich an Sie zu wenden!

> Machmal ist es aus pflegerischer Indikation notwendig, einen **Blasenverweilkatheter** (= Dauerkatheter, s. unten) zu legen, z.B. wenn ein inkontinenter Patient eine Hauterkrankung im Intimbereich hat, eine stark übergewichtige Patientin gar nicht mithelfen kann oder das häufige Wechseln der Versorgung der Patientin nicht zugemutet werden kann. Für Männer kommt in diesen Fällen ein Kondom-Urinal in Frage (Abb. 5.4).

Belastungs- oder Streßinkontinenz

Diese Form der Miktionsstörung betrifft hauptsächlich **Frauen im mittleren** und **höheren Lebensalter**, sie wird auch **Blasenschwäche** genannt. Beim Husten, Niesen, Lachen, Treppensteigen, Anheben von Lasten, Abgehenlassen von Winden kommt es zum unwillkürlichen Abgang kleiner Urinmengen. Die Ursache ist meist eine Schwäche der Beckenbodenmuskulatur, oft verbunden mit einer Senkung von Gebärmutter und Scheide. Eine sehr wirksame Hilfe, wenn auch mit etwas Mühe verbunden, ist eine spezielle Beckenbodengymnastik, die jede Krankengymnastin der Frau rasch nahebringen kann. Eine effektive und jederzeit anwendbare Übung ist das Anspannen der Beckenbodenmuskeln wie beim Anhalten des Wasserlassens. Einer operativen Behandlung (in der Regel verbunden mit der Entfernung der Gebärmutter) sollte die Frau erst zustimmen, wenn die Gymnastik keinen Erfolg hat oder die Operation aus anderen Gründen notwendig ist.

Blasenverweilkatheter (Dauerkatheter)

Dabei wird ein Blasenkatheter durch die Harnröhre bis in die Blase vorgeschoben. Ein mit 8 bis 10 ml physiologischer Kochsalzlösung aufgefüllter (geblockter) Ballon verhindert das Herausrutschen des Katheters (Abb. 5.5).

> Ein **Dauerkatheter** wird – grundsätzlich auf ärztliche Anordnung – meist von der Krankenschwester gelegt.

◆ **Indikationen**
- Verlegung oder Einengung der Harnröhre (s. Harnverhalten, S. 148, Harnträufeln, S. 149)
- Operationen im Blasen- und Harnröhrenbereich oder im Bereich des kleinen Beckens (Dauerkatheter für wenige Tage)

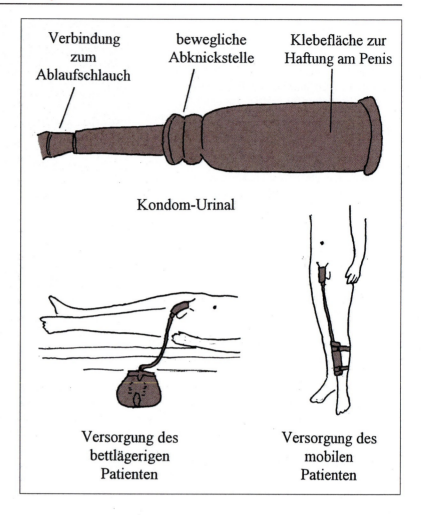

Abb. 5.4 Kondom-Urinal

- Messung der stündlichen Urinmenge zur Kontrolle der Nierenfunktion bei schockgefährdeten Patienten
- Verletzungen und Operationen im Wirbelsäulen- und Hüftbereich bei Frauen
- Schwerwiegende pflegerische Probleme bei bestehender Inkontinenz

◆ **Probleme des Patienten**

▶ Hauptgefahr des Dauerkatheters ist eine **Infektion**. Der liegende Katheter stellt einen Weg für Krankheitserreger in die Blase dar, sowohl innerhalb des Katheters als auch zwischen Katheter und Harnröhrenwand. Im Krankenhaus bekommen die meisten Patienten mit Dauerkatheter eine Harnwegsinfektion (zu Hause weniger). Deshalb ist genau zu überlegen, ob der Katheter wirklich angezeigt ist. Er soll so schnell wie möglich wieder entfernt werden bzw. so kurz wie möglich liegenbleiben.

▶ Ein weiteres Risiko ist die **Blasenentleerungsstörung**, die durch den Dauerkatheter entstehen kann, besonders nach längerer Zeit mit Dauerableitung (d. h. die Blase füllt sich nicht, sondern der Urin läuft ständig ab). Vor allem alte Patienten verlieren dadurch mitunter das Gefühl für Blasenfüllung und Harndrang.

▶ **Verwirrte Patienten** sind sich oft nicht im klaren über den Katheter, nehmen den Fremdkörper wahr und ziehen oder manipulieren daran, weil sie nicht wissen, was sie stört. Das versehentliche Ziehen eines geblockten Dauerkatheters (d. h. bei gefülltem Ballon) kann erhebliche Verletzungen verursachen.

◆ **Pflegehilfe**

▶ Patienten mit Dauerkatheter sollten viel trinken, um eine gute Spülung der Blase von innen zu erreichen.

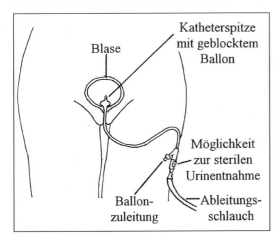

Abb. 5.5 Dauerkatheter mit geblocktem Ballon

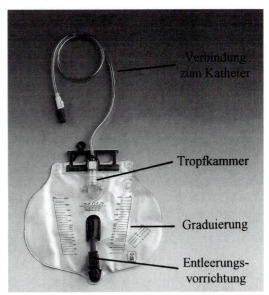

Abb. 5.6 Urinauffangbeutel (Mono-Flo)
Foto: KENDALL Medizinische Erzeugnisse

- Äußerliche Sauberkeit hilft, einen Harnwegsinfekt zu vermeiden. Dazu gehört täglich mindestens einmal eine gründliche Intimpflege, gründliches Abwaschen nach dem Stuhlgang (immer in Richtung von vorn nach hinten), Entfernen von Sekretablagerungen und Krusten am Katheter mit Wasser und Seife, wobei jeder Zug am Katheter vermieden werden muß.
- Bei Männern muß überprüft werden, ob die Vorhaut vollständig über die Eichel nach vorn geschoben ist, weil bei liegendem Katheter besonders schnell eine **Paraphimose** (= Vorhautschwellung) entsteht.
- Bett- und Leibwäsche müssen trocken und sauber sein.

> - Der Katheter ist in einem geschlossenen System mit dem **Urinauffangbeutel** verbunden, d. h. beide müssen ständig verbunden bleiben, ein Abtrennen des Ablaufsystems vom Katheter ist nicht zulässig! Am Urinauffangbeutel ist eine Vorrichtung zum Leeren vorhanden (Abb. 5.6).

- Urinauffangbeutel mit Rücklaufventil können kurzzeitig über Patientenniveau, d. h. höher als die Blasenregion des Patienten, gehalten werden. Besitzt der Beutel kein solches Ventil, muß er ständig tiefer als die Blasenregion des Patienten gehalten werden, damit kein Urin aus dem Beutel in die Blase zurückläuft. Muß der Beutel über den Patienten hinweg auf die andere Bettseite gereicht werden, so ist der Verbindungsschlauch abzuklemmen.
- Alle Urinauffangbeutel sind transparent und haben eine Graduierung, so daß Sie Farbe und Beimengungen erkennen und die Menge ablesen können. Vor dem Entleeren des Urins notieren Sie die Menge und gegebenenfalls Farbe und Besonderheiten (s. Urinbeobachtung, S. 154).
- Bei Patienten, die sich bewegen können oder die unruhig sind, entsteht oft Unbehagen oder gar Schmerz durch Zug am Katheter, wenn dieser zwischen die Oberschenkel oder nach hinten unter das Gesäß gerät. Dann ist es sinnvoll, den Katheter mit genügend Spielraum mit hautfreundlichem Pflaster an der Vorderseite des Oberschenkels zu fixieren.
- Bei bettlägerigen und überwiegend sitzenden Patienten ist darauf zu achten, daß der Schlauch des Ablaufsystems **über** dem Oberschenkel des Patienten liegt. Das Verbindungsstück und der Schlauch können **unter** dem Schenkel durch dessen Gewicht Druckstellen verursachen. Wenn nicht die stündliche Urinmenge festgestellt werden muß, kann der Katheter nach Absprache mit Krankenschwester oder Arzt abgeklemmt werden, so daß der Urin nicht ständig abläuft, sondern die Blase sich füllen kann. Wenn der Patient Harndrang spürt, wird die Klemme gelöst, der Urin fließt ab, danach wird erneut abgeklemmt. Kann der Patient sich nicht mitteilen oder spürt er keinen Harndrang, wird die Klemme drei- bis vier-

stündlich bzw. entsprechend der Flüssigkeitszufuhr und nach Beobachtung der jeweils abfließenden Urinmenge (es sollten mindestens 250 ml sein) geöffnet. Damit kann dem Schrumpfen der Harnblase, der Insuffizienz (= Schwäche) der Blasenmuskulatur und dem Verlust der Blasenempfindung vorgebeugt werden.

▶ Patienten mit Dauerkatheter können – wenn nicht andere Gründe dagegen sprechen – aufstehen, im Sessel sitzen, duschen oder ein Sitzbad nehmen. Beim Anziehen und Sitzen ist besonders darauf zu achten, daß der Katheter nach **vorn** gelegt ist. Der Ableitungsschlauch wird an der praktischsten Stelle der Kleidung nach außen geführt (je nach Kleidung und Haltung des Patienten).

▶ Wenn bei **liegendem Dauerkatheter** nach Öffnen der Schlauchklemme bzw. bei Dauerableitung länger als zwei Stunden kein Urin abläuft, verständigen Sie Krankenschwester oder Arzt. Der Katheter könnte verstopft sein, er wird dann unter sterilen Bedingungen durchgespült oder gewechselt. Der Grund für die ausbleibende Urinausscheidung könnte auch ein **Versagen der Nierenfunktion** (= Anurie, siehe unten) sein.

Suprapubische Blasendrainage

Dabei wird ein sehr dünner Katheter durch die Bauchdecke oberhalb des Schambeins in die Blase plaziert und der Urin so abgeleitet. Die Gefahr von Harnwegsinfektionen ist dabei deutlich geringer. Der sterile Verband der Einstichstelle darf nicht naß werden, der Verbandwechsel ist Sache der Krankenschwester. Der Umgang mit dem Ableitungssystem ist genauso wie beim Dauerkatheter.

Beobachtung des Urins

Aus medizinischer und pflegerischer Sicht ist der Urin nicht einfach nur eine Ausscheidung, die mehr oder weniger Umstände macht. Er ist das Ergebnis der Nierenfunktion und gibt wichtige Hinweise auf den Zustand der ableitenden Harnwege.

Im allgemeinen wird die Krankenschwester Sie darauf hinweisen, wenn besondere Gründe zur Urinbeobachtung vorliegen, und Ihnen sagen, worauf Sie besonders achten sollen. Dennoch ist es wichtig, daß Sie auch von sich aus registrieren und weitergeben, wenn Ihnen etwas im Zusammenhang mit Miktion und Urin des Patienten auffällt.

Am Urin können **Menge, Farbe, Klarheit** und **Geruch** beobachtet werden. Der normale Urin ist je nach Menge heller oder dunkler bernsteingelb, klar und riecht leicht nach Ammoniak. Die Menge ist abhängig von der Flüssigkeitszufuhr und anderweitigen Flüssigkeitsverlusten, z. B. Schweiß.

Urinmenge

Die normale Urinmenge beträgt ca. 700 bis 1000 ml weniger als die gesamte Flüssigkeitszufuhr (Getränke, Wassergehalt der Nahrungsmittel, evtl. Infusionen). Die Differenz entsteht durch die ständige geringe Schweißverdunstung auf der Haut und die Atmung. Ob ein Patient normal viel, zuviel oder zuwenig Urin ausscheidet, kann also nur in Kenntnis der Menge der zugeführten Flüssigkeit genau festgestellt werden. Meistens genügt aber die Beobachtung.

Normale Flüssigkeitszufuhr und durchschnittliche Temperatur vorausgesetzt, scheidet der Mensch täglich ca. 1000 bis 1500 ml Urin aus, verteilt auf vier bis acht Miktionen. Die normale Mindestmenge (d. h. auch bei starkem Schwitzen, Durchfall, Erbrechen oder minimaler Flüssigkeitszufuhr) beträgt ca. 500 ml. Bei einer kleineren Menge besteht die Gefahr, daß die Nieren nicht genügend Flüssigkeit haben, um die harnpflichtigen Stoffe auszuscheiden.

> **Harnpflichtige Stoffe** sind Abbauprodukte aus dem Eiweißstoffwechsel, die bei einem Anstieg im Körper giftig wirken.

Bei geringer Menge ist der Urin dunkel, **konzentriert,** d. h. er enthält die harnpflichtigen Stoffe in wenig Flüssigkeit in hoher Konzentration, wenn die Nieren gesund sind. Bei größeren Urinmengen wird die Farbe immer heller.

◆ **Oligurie**
Die 24-Stunden-Urinmenge liegt unter 500 ml. Die Ursache kann eine schwere Exsikkose oder eine Funktionsstörung der Niere sein.

◆ **Anurie**
Es wird in 24 Stunden weniger als 100 ml oder gar kein Urin gebildet (Nierenversagen). Bei Anurie muß abgeklärt werden, ob nicht ein Harnverhalten vorliegt. Auf jeden Fall muß umgehend der Arzt benachrichtigt werden.

◆ **Polyurie**
Dabei wird im Verhältnis zur Flüssigkeitszufuhr zuviel Urin ausgeschieden, z. B. bei unbehandeltem Diabetes mellitus, bei Ausschwemmung von Ödemen, vorübergehend bei Kaffee- und Alkoholgenuß.

Urinfarbe

Die normale bernsteingelbe Farbe des Urins ist, je nach Menge, heller oder dunkler.

Eine **kleine Menge dunklen Urins** kann ein Hinweis sein, daß der Patient zuwenig trinkt!

Eine **große Menge hellen Urins** weist auf reichliche Flüssigkeitszufuhr, auf Ödemausschwemmung oder auf einen Diabetes mellitus hin.

Eine **kleine Menge hellen Urins** bedarf der eingehenden Abklärung. Möglicherweise liegt eine Nierenfunktionsstörung vor.

Eine **bierbraune Färbung** des Urins kommt bei Hepatitis (Leberentzündung, Gelbsucht) und bei Verschluß des Gallengangs vor, gleichzeitig beobachten Sie einen **Ikterus** (= Gelbfärbung der Haut) und eine lehmartig helle Entfärbung des Stuhls.

Rötlich gefärbt („Fleischwasserfarbe") ist der Urin bei größeren Blutbeimengungen. Blutiger Urin ist immer krankhaft, eine eingehende ärztliche Untersuchung ist notwendig. Auch ein normal aussehender Urin kann kleinste Mengen Blut enthalten, die nur bei einer Laboruntersuchung festgestellt werden können.

> Bestimmte Medikamente können den Urin verfärben. Häufig ist eine intensive gelborange Färbung bei einigen Medikamenten gegen Harnwegsinfektion.

Klarheit des Urins

Normaler Urin ist zwar heller oder dunkler, aber immer klar. Er kann sich nach längerem Stehenlassen trüben.

Urin, der gleich nach der Ausscheidung trüb ist, läßt auf krankhafte **Eiweißausscheidung** oder auf eitrige Beimengungen schließen. Auch bei **Diabetikern** kann der Urin bei sehr hohen Blutzuckerwerten trübe sein, gleichzeitig ist er bei großer Menge sehr hell. Flockige oder wolkige Beimengungen lassen, wie eine Trübung, eine **eitrige Entzündung** der Harnwege vermuten. Wir beobachten sie leider häufig bei Katheterträgern im Krankenhaus.

Geruch des Urins

Der normale leichte Ammoniakgeruch des Urins kann nach bestimmten Speisen (z. B. Spargel) typisch verändert sein.

Stark konzentrierter Urin riecht natürlich strenger als verdünnter, ebenso trocknende urinfeuchte Wäsche (strenger Uringeruch z. B. der Bettwäsche läßt vermuten, daß der Patient schon einige Zeit darin liegt!). **Eitriger Urin** kann ausgesprochen übel riechen. Der Urin von Diabetikern kann einen Azetongeruch (wie von Fallobst) aufweisen.

Defäkation

Mit Defäkation wird die **Entleerung des Enddarms** von Stuhl bezeichnet (Faezes, Fäkalien [= Stuhl]).

Der Darm gliedert sich in zwei Abschnitte mit unterschiedlicher Funktion (vgl. Anatomie/Physiologie):

Im **Dünndarm** findet unter Einfluß der Verdauungsfermente (Enzyme) der Bauchspeicheldrüse die **Verdauung** der Nahrung statt, hauptsächlich im Duodenum (= Zwölffingerdarm). Im gesamten Dünndarm werden die gespaltenen Nährstoffe und die Ergänzungsstoffe **resorbiert** (= in die Blutbahn bzw. in die Lymphbahn aufgenommen). Die unwillkürliche Darmmuskulatur transportiert den Inhalt mit der **Peristaltik** (wellenförmige Bewegungen in nur eine Richtung) weiter. Dieser ist im Dünndarm dünnflüssig und sehr reichlich: zu dem mit Speichel, Wasser und Magensaft vermischten Speisebrei kommen täglich ca. 1 bis 1 ½ l Pankreassaft (Verdauungsflüssigkeit der Bauchspeicheldrüse) und ca. ½ l Gallensaft dazu.

Im **Dickdarm** findet hauptsächlich die Rückresorption von Wasser statt, so daß der Stuhl eingedickt und mengenmäßig deutlich verringert wird. Darmbakterien (Colibakterien) sorgen durch Fäulnis und Gärung für eine Restausnutzung der Nahrungsreste. Auch im Dickdarm wird der so entstandene Stuhl durch peristaltische Bewegungen der unwillkürlichen Muskulatur in Richtung Ausgang weitertransportiert. Die Darmperistaltik wird durch eine größere Füllungsmenge stärker angeregt als durch kleine Mengen, d. h. der Stuhl verweilt – abhängig von seiner Menge – unterschiedlich lange im Darm. Je länger er verweilt, desto mehr Wasser wird ihm entzogen: er wird sehr fest, bisweilen hart. Größere Mengen Stuhl werden rascher tranportiert und verlieren weniger Wasser, sind also weicher. Die Menge Stuhl, die im Dickdarm transportiert wird, ist um so größer, je mehr **Ballaststoffe** (= unverdauliche Nahrungsbestandteile) in der Nahrung enthalten sind. Ballaststoffarme Kost wird dagegen sehr gründlich verdaut, es bleiben nur wenig Reste für den Stuhl übrig. Diese Tatsachen sind wichtig für das Verständnis der **Obstipation** (= Verstopfung, s. S. 157). Mittlerweile besteht kein Zweifel mehr daran, daß der Darm durch intensivere Bewegung und eine rasche Stuhlpassage gesund erhalten wird; der **Ver-**

zehr von **ballaststoffreicher Kost** wird ausdrücklich empfohlen.

Die Defäkation findet, wie die Miktion auch, infolge des Zusammenwirkens von Nervensystem, der unwillkürlichen Darmmuskulatur und dem willkürlichen Afterschließmuskel statt. Wichtige Hilfe leistet die **Bauchpresse** (Schluß der Stimmritze im Kehlkopf, Anspannung der Bauchmuskeln), mit der der Stuhl nach draußen gepreßt wird. Da dieser Vorgang – wie allgemein bekannt – mitunter mit erheblicher Anstrengung verbunden ist, muß bei kranken Menschen oft für weichen Stuhl gesorgt werden, der den Enddarm ohne Anstrengung verläßt. Voraussetzung für die willkürliche Kontrolle ist auch bei der Darmentleerung eine gewisse Intelligenz, die sich erst beim Kleinkind entwickelt und bei einer schweren Demenz auch wieder abhanden kommen kann. Die auslösende Empfindung ist der **Stuhldrang** bei entsprechender Füllung des Enddarms. Bei geringer Füllung tritt der Stuhldrang seltener und weniger dringlich auf als bei größeren Mengen. Wird dem Stuhldrang nicht gleich nachgegeben, so verschwindet er wieder, um sich später erneut einzustellen.

> Die Häufigkeit der Darmentleerung ist von Mensch zu Mensch sehr unterschiedlich (von zwei- bis dreimal am Tag bis jeden dritten Tag). Menschen, die sich ballaststoffreich ernähren (Vollkornbrot, Gemüse, Obst), haben häufigere und regelmäßigere Darmentleerungen als solche, die verfeinerte, weiche Kost zu sich nehmen.

◆ **Pflegehilfe**
▶ Zur Hilfeleistung bei der Defäkation empfiehlt es sich, Plastikhandschuhe zu tragen, zumindest **einen** Handschuh an derjenigen Hand, die mit dem Stuhl in Berührung kommen könnte.
▶ Gegenstände, die mit Stuhl in Berührung gekommen sind, werden desinfiziert, denn der Stuhl ist durch seinen natürlichen Bakterienreichtum ein tatsächliches hygienisches Risiko. Allerdings ist es nicht notwendig, außer dem Toilettensitz auch noch das Becken zu desinfizieren, da mit diesem ja weder Sie noch andere Patienten in Kontakt kommen.

Defäkationsstörungen und Pflegehilfe

Diarrhö (Durchfall)

Darunter versteht man die häufige Entleerung dünnen bis flüssigen Stuhls.

◆ **Ursachen**
- Mißbrauch von Abführmitteln
- Unverträgliche und/oder verdorbene Nahrungsmittel
- Magen-Darm-Infektionen (Gastroenteritis, Reisediarrhö)
- Entzündungen der Darmschleimhaut (Colitis)
- Spezifische Infektionskrankheiten (z. B. Cholera, Ruhr)
- Alkoholmißbrauch
- Psychische Einflüsse wie Angst, Lampenfieber, Konflikte

◆ **Probleme des Patienten**
▶ Bei Infektionen und Darmentzündungen kommen Krankheitsgefühl, evtl. Übelkeit, Erbrechen und Fieber dazu.
▶ Gefahren von länger anhaltender Diarrhö sind erhebliche Wasser- und Salzverluste (besonders, wenn auch noch Erbrechen besteht), mangelhafte Nahrungsausnutzung mit Energieverlust, Abmagerung, Vitamin- und Mineralstoffmangel, Schädigung der Darmschleimhaut.
▶ Durch die häufigen Entleerungen und das Säubern wird die Haut im Analbereich leicht wund und verursacht brennende Schmerzen.
▶ Je nach Häufigkeit und Heftigkeit der Durchfälle ist der Patient in seiner Bewegungsfreiheit stark eingeschränkt, weil er sich nicht weit von der Toilette entfernen kann.
▶ Häufig entstehen Blähungen, die den Patienten sehr plagen und ihm im Mehrbettzimmer auch sehr peinlich sein können.

◆ **Pflegehilfe**
▶ Bei Übelkeit, Erbrechen und Fieber hat der Patient Bettruhe, er braucht eine Brechschale und – wenn die Toilette nicht ganz in der Nähe ist – am besten einen Nachtstuhl neben dem Bett (Pflege des Fieberkranken s. S. 126).
▶ Zum Säubern nach dem Durchfall ist feuchte Watte geeignet, sie reibt nicht auf der Haut. Anschließend, besonders wenn die Haut im Analbereich bereits wund ist, sollte der Patient (oder Sie) Zinkpaste auftragen. Bei infektiösen Darmerkrankungen ist danach eine Händedesinfektion notwendig. Wenn Sie dabei helfen, tragen Sie Handschuhe, gegebenenfalls auch einen Schutzkittel.
▶ Achten Sie darauf, daß stets genügend Getränke bereitstehen. Geeignet sind alle Getränke, die der Patient mag, außer Alkohol, Milch und Fruchtsaft. Zuckerhaltige Limonaden und entfettete Brühe sind empfehlenswert.

Ausscheidungen

- Die Ernährung sollte nach Appetit des Patienten, aber **streng ballaststoffarm** sein, um die Darmperistaltik nicht zusätzlich noch anzuregen.
- Bei Besonderheiten wie z. B. Blut im Stuhl, auftretenden Schmerzen, Krämpfen, Hautausschlägen usw. ist umgehend der Arzt zu informieren.

Obstipation (Verstopfung)

Die Verstopfung ist ein weit verbreitetes Problem oder wird von vielen Menschen als solches empfunden. Oft sind Patienten der Meinung, sie hätten eine Obstipation, wenn nicht täglich eine Darmentleerung stattfindet. Besonders ältere Menschen machen sich häufig Gedanken darum. Das ist auch nicht verwunderlich, denn ältere Menschen machen sich meist mehr Gedanken um ihre Gesundheit als jüngere, und gerade die seriös aufgemachte Arzneimittelwerbung gibt vor, regelmäßig täglicher Stuhlgang, ein „pünktlicher" Darm sei besonders wichtig für die Gesundheit, ein „träger Darm" sei eine krankhafte Störung (dabei gibt es den „trägen Darm" eigentlich gar nicht, der Darm arbeitet, sobald er Arbeit in Form von ausreichenden Mengen Stuhl bekommt). Diese Werbung hat den reichlichen Verkauf von **Abführmitteln** (= Laxanzien) zum Ziel, und das Ziel wird auch erreicht: in den Wohlstandsländern werden große Summen für Abführmittel ausgegeben!

◆ Ursachen
- **Bei chronischer Verstopfung:** ballaststoffarme Ernährung, geringe Trinkmenge, allgemeiner Mangel an Bewegung, häufige Unterdrückung des Stuhldranges.
- **Bei zeitweise** oder **neu auftretender Verstopfung:** Schmerzen bei der Darmentleerung (z. B. durch Analfissuren [= Einrisse der Haut im Analbereich], bei Hämorrhoiden, bei Entzündungen im Enddarm- und Analbereich, bei Einengung des Darmes durch Tumoren).
- **Bei längerer Bettlägerigkeit** und **infolge längerdauernder Behandlung mit stark wirksamen Schmerzmitteln** kann es zu einem Nachlassen der Darmperistaltik mit hartnäckiger Verstopfung kommen, ebenso bei Frischoperierten, besonders nach Operationen im Bauch.

◆ Probleme des Patienten
- Verstopfung verursacht Völlegefühl, einen Blähbauch und Unwohlsein.
- Der Patient kann von Laxanzien abhängig werden.
- Bei hartem Stuhl kann die Defäkation mühsam und schmerzhaft sein, so daß der Patient sich vor dem nächsten Mal fürchtet, den nächsten Stuhldrang unterdrückt und damit die Gefahr erneuter Schwierigkeiten vergrößert.
- Bei Obstipation infolge langer Bettlägerigkeit, als Nebenwirkung von Medikamenten und nach Operationen besteht die Gefahr der **Darmatonie** mit nachfolgender **Darmlähmung.**

◆ Pflegehilfe
- Zunächst ist es wichtig, dem von Verstopfung geplagten Patienten sein Unwohlsein zu nehmen. Geben Sie die Klage weiter und lassen Sie von Arzt oder Krankenschwester eine geeignete **Abführhilfe** empfehlen.
- Dann ist es sinnvoll, wenn Arzt oder Krankenschwester mit dem Patienten über mögliche Ursachen seiner Obstipation und vorbeugende Maßnahmen sprechen. Sind Ernährung und Lebensführung ursächliche Faktoren, so schließt sich eine diesbezügliche Beratung an. Damit Sie den Patienten entsprechend unterstützen können, sollten Sie die Inhalte der Beratung kennen:
    - Umstellung der Ernährung auf ballaststoffreiche Kost und weniger Zucker (Vollkornbrot, viel Gemüse, Obst)
    - Mehr Bewegung (tägliche Spaziergänge, regelmäßige Gymnastik, z. B. Seniorengymnastik oder -sport, Radfahren statt Autofahren usw.)
    - Viel Flüssigkeit (tägliche Trinkmenge mindestens zwei Liter)
    - Behandlung eventueller Erkrankungen im Analbereich
- Die **Umstellung der Ernährung** ist leichter empfohlen als durchgeführt. Gerade ältere Menschen tun sich schwer damit. Natürlich ist es vernünftiger, gleich das ganze Korn zu essen als erst das Mehl und dann die Kleie. Aber wenn dem Patienten nun einmal das Vollkornbrot nicht schmeckt, kann er auch die Weizenkleie oder den Leinsamenschrot extra essen, z. B. mit Joghurt verrührt. Vielen Patienten hilft es auch, wenn sie morgens als erstes zwei bis drei Dörrpflaumen oder ein Glas Sauerkrautsaft trinken. Vielleicht fällt dem Patienten ja auch selbst etwas ein, was bei anderen Menschen (Bekannten, Verwandten) Erfolg hat.
- Zur ballaststoffangereicherten Kost gehört eine **größere Trinkmenge**, weil zugesetzte Weizenkleie, Leinsamen usw. im Darm quellen und dazu Wasser verbrauchen.

- Wichtig bei der Obstipationsberatung ist es, jeden belehrenden oder erzieherischen Ton zu vermeiden. Ältere Menschen lassen sich, was ihre Lebensweise betrifft, natürlich nicht gern von Jüngeren belehren. Ältere Frauen (die am häufigsten betroffen sind) haben meist jahrzehntelang gekocht und für die Ernährung ihrer Familie gesorgt und können verständlicherweise schlecht akzeptieren, daß sie als „Expertinnen" nun ihrerseits Belehrungen hören sollen.
- Manche alte Patienten sind seit langem an ein bestimmtes Abführmittel gewöhnt. Dann ist zu überlegen, ob eine Veränderung überhaupt zumutbar ist, gerade wenn Pflegebedürftigkeit eintritt und sich ohnehin schon vieles ändert. Oft ist es am besten, es dann bei dem gewohnten Mittel zu belassen.
- Bei Frischoperierten wird nach Anweisung des Arztes meist nach zwei bis drei Tagen mit Abführmaßnahmen eine Darmentleerung erzwungen (Abführtag), um einer Darmatonie vorzubeugen bzw. sie zu beseitigen.
- Bei längerer Bettlägerigkeit und/oder Schmerzbehandlung prüfen Sie täglich, ob der Patient Stuhlgang hatte. Ist dies drei Tage lang nicht der Fall gewesen, lassen Sie sich von Arzt oder Krankenschwester geeignete Abführhilfen nennen.

◆ **Gabe von Abführmitteln** (Laxanzien)
Laxanzien geben Sie grundsätzlich auf Arztverordnung, auf Anweisung der Krankenschwester oder auf Wunsch des Patienten, wenn es sein gewohntes Mittel ist.

Dabei ist es wichtig zu wissen, nach welcher Zeit mit dem Wirkungseintritt zu rechnen ist. Manche Mittel, wie **Rizinusöl** oder **Karlsbader Salz**, wirken bereits nach ein bis drei Stunden, andere wirken nach sieben bis 10 Stunden. Rasch wirkende Mittel werden morgens oder mittags gegeben, langsam wirkende am Abend, damit der Patient nicht in der Nacht von der Wirkung belästigt wird (zumal es nach eingenommenen Mitteln meist nicht bei **einer** Stuhlentleerung bleibt). Lesen Sie die Packungsbeilage gründlich und informieren Sie den Patienten entsprechend.

Wenn ungewohnte Laxanzien zu wirken beginnen, kann auch deren Wirkung ungewohnt, d. h. heftig sein. Sorgen Sie dafür, daß der Patient dann rasch zur Toilette kommt bzw. daß das entsprechende Hilfsmittel bereitsteht.

Bei hartnäckiger Obstipation, besonders bei bettlägerigen Patienten mit Stuhlinkontinenz, ist es günstiger, zuerst ein **Klysma** zu geben. Es könnte sonst sein, daß der durch das Abführmittel dünne Stuhl aus höheren Darmabschnitten sich an verhärteten Stuhlballen im Enddarm vorbeidrückt und der Patient tagelang immer wieder kleine Stuhlmengen abgibt, ohne daß das eigentliche Problem – die verhärteten Stuhlballen – beseitigt würde.

◆ **Suppositorien** (Zäpfchen)
In vielen Fällen von Obstipation, z. B. in ungewohnter neuer Umgebung, genügt ein Abführzäpfchen. Die meisten Patienten nehmen das Zäpfchen selbst, wenn sie können, allerdings müssen viele es **ausgepackt** bekommen (manche Patienten nehmen ihre verordneten Medikamente in Zäpfchenform deshalb nicht, weil sie die Verpackung nicht aufbekommen).

Geben Sie dem Patienten Fingerling oder Zellstofftupfer dazu und nach dem Einführen Gelegenheit zum Händewaschen. Kann der Patient das Zäpfchen nicht selbst nehmen, so ziehen Sie den Fingerling über den Zeigefinger Ihrer geschickteren Hand (oder auch einen Plastikhandschuh) und führen das Zäpfchen möglichst tief in den Darm des Patienten ein. Ein wenig Vaseline auf der Spitze läßt es leichter durch den Analring gleiten.

◆ **Klysma** (Klistier)
Heute werden fast ausschließlich gebrauchsfertige Einmalklistiere im Kunststoffbeutel verwendet.

◆ **Vorbereitung**
- Informieren Sie den Patienten über die Maßnahme und den voraussichtlichen Zeitaufwand für ihn (ca. eine halbe Stunde, für Sie selbst sind es nur ca. 10 Minuten).
- Bitten Sie die Mitpatienten, das Zimmer zu verlassen, wenn sie können, oder sorgen Sie für einen entsprechenden Sichtschutz.
- Legen Sie das Einmalklysma zum Anwärmen ins Wasserbad.
- Richten Sie das Material: Zellstoff, Vaseline, Handschuhe, Steckbecken oder Nachtstuhl.

◆ **Durchführung**
- Bitten Sie den Patienten, sich auf die linke Seite zu legen (dann kann die Klistierflüssigkeit, dem Darm folgend, abwärts laufen), legen Sie etwas Zellstoff als Bettschutz unter sein Gesäß.
- Ziehen Sie die Handschuhe an, nehmen Sie den Verschluß des Fertigklistiers ab und fetten Sie die Spitze mit Vaseline ein.
- Führen Sie die Spitze unter guter Sicht ca. 5 cm tief in den After des Patienten ein und drücken Sie die Plastikpackung langsam und vollständig zusammen.

Ausscheidungen 159

- Halten Sie die Packung zusammengedrückt, während Sie die Spitze wieder aus dem After zurückziehen.
- Stülpen Sie Ihre Handschuhe über das gebrauchte Material und legen Sie es auf dem Zellstoff ab.
- Lassen Sie den Patienten gleich zur Toilette gehen oder helfen Sie ihm auf Nachtstuhl oder Steckbecken und bitten Sie ihn, das Klysma noch etwas zurückzuhalten.
- Entsorgen Sie das gebrauchte Material.
- Nach erfolgter Defäkation schauen Sie nach, ob das Klistier erfolgreich war, versorgen den Patienten, erkundigen sich nach seinem Befinden und reinigen die Hilfsmittel. Die erfolgreiche Darmentleerung wird in der üblichen Form dokumentiert (z. B. Strich auf der Fieberkurve).

◆ **Wirkungsweise**
- Das Klysma wirkt durch die laufende Flüssigkeit leicht anregend auf die Darmperistaltik.
- Die Wassermenge von 100 bis 150 ml vergrößert das Volumen des Darminhalts und weicht ihn auf.
- Die Mineralstoffzusätze (z. B. 16% Natriumphosphat) entziehen der Darmwand Wasser und vergrößern das Volumen so zusätzlich, wenn der Patient das Klysma lange genug einhalten kann.

◆ **Reinigungseinlauf**
Der Reinigungseinlauf wirkt im Vergleich zum Klysma sicherer abführend und erreicht einen höheren Darmabschnitt. Sie führen ihn auf Anweisung der Krankenschwester durch, wenn beim Patienten keine Komplikationen zu erwarten sind. Wichtig ist, wie beim Klysma, eine gute Sicht beim Einführen des Darmrohrs. Haben Sie Schwierigkeiten, den Anus zu erkennen, oder hat der Patient große Hämorrhoiden, so macht die Krankenschwester den Einlauf selbst (Verletzungsgefahr auch **hinter** dem Analring, besonders auch beim **Zurückziehen** des Darmrohrs).

◆ **Vorbereitung**
- Wie beim Klysma. Der Zeitaufwand für den Patienten beträgt etwa eine Stunde.
- Wenn die Mitpatienten das Zimmer nicht verlassen können, fahren Sie möglichst das Bett des Patienten ins Bad.
- An Material brauchen Sie:
  - Einmaldarmrohr (normalerweise 22–24 Ch.)
  - Irrigator mit transparentem Schlauch oder transparentem Zwischenstück und eine Klemme
  - Krankenunterlage oder Gummituch und Stecklaken
  - Zellstoff, Plastikhandschuhe, Vaseline
  - Als Einlaufflüssigkeit 1/2 bis 3/4 Liter warmes Wasser (37 bis 39 °C)
  - Steckbecken oder Nachtstuhl
- Klemmen Sie den Irrigatorschlauch ab und füllen Sie das warme Wasser in den Irrigator. Halten Sie diesen hoch, öffnen Sie die Klemme und lassen Sie etwas Wasser ablaufen (so wird der Schlauch durch Wasserfüllung luftleer gemacht).
- Nehmen Sie das gesamte oben genannte Material zum Patienten mit.

◆ **Durchführung**
- Der Patient legt sich bequem auf die linke Seite, legen Sie die Unterlage unter sein Gesäß.
- Nehmen Sie das Darmrohr aus der Verpackung und fetten Sie die Spitze mit Vaseline ein, ohne die Löcher zu verstopfen.
- Ziehen Sie Handschuhe an und führen Sie das Darmrohr vorsichtig, ohne Druck, mit leicht drehender Bewegung ca. 10 cm tief in den Anus des Patienten ein. Falls Sie Widerstand spüren, ziehen Sie das Darmrohr etwas zurück und versuchen es erneut. Besteht der Widerstand immer noch, so holen Sie die Krankenschwester.
- Verbinden Sie den Irrigatorschlauch mit dem Darmrohr, lösen Sie die Klemme und lassen Sie das Wasser aus ca. 40 bis 60 cm Höhe über Patientenniveau langsam einlaufen. Halten Sie dabei das Darmrohr fest.
- Bitten Sie den Patienten, langsam und gleichmäßig zu atmen.
- Äußert der Patient starken Druck, so klemmen Sie den Irrigatorschlauch für einen Moment ab und setzen den Einlauf dann fort.
- Ist alles Wasser eingelaufen, so klemmen Sie den Schlauch wieder ab und stellen den Irrigator ab. Nehmen Sie in eine Hand Zellstoff und ziehen mit der anderen Hand das Darmrohr vorsichtig heraus, so daß die Spitze mit dem Zellstoff aufgefangen werden kann. Trennen Sie erst jetzt das Darmrohr vom Irrigatorschlauch.
- Fragen Sie den Patienten nach seinem Befinden und lassen Sie ihn gleich zur (nahen!) Toilette gehen oder auf Nachtstuhl/Steckbecken sitzen. Bitten Sie ihn, den Einlauf noch etwas zu halten.
- Wickeln Sie Darmrohr, Zellstoff und Handschuhe in die Krankenunterlage zum Wegwerfen (Gummi und Stecklaken zur Desinfektion bzw. Wäsche).
- Der Irrigator braucht, wenn er weder mit dem Patienten noch mit Stuhl in Berührung gekommen ist, nur ausgespült und getrocknet zu werden, anderenfalls wird er desinfiziert.

▸ Etwa 20 Minuten nach Beginn ist die Darmentleerung meist beendet, wenn der Patient keinen weiteren Stuhldrang mehr verspürt (nach der ersten Entleerung folgen meist weitere, da durch die angeregte Peristaltik noch Stuhl aus höheren Darmabschnitten nachrutscht). Helfen Sie dem Patienten nach Bedarf und dokumentieren Sie den Erfolg der Maßnahme in der üblichen Form. Hat der Patient nicht genügend Stuhl abgeführt, so teilen Sie dies der Krankenschwester mit.

◆ **Wirkungsweise**
▸ Wie beim Klysma, allerdings regen der Druck des Darmrohrs und die größere Flüssigkeitsmenge die Darmperistaltik stärker an.
▸ Wichtig ist, daß die Wassertemperatur der Körpertemperatur des Patienten entspricht. Zu kaltes Wasser kann zu krampfartigen Beschwerden führen, zu heißes Wasser zu Verbrühung.

Beobachtung des Stuhls

Der normale Stuhl ist von brauner Farbe, geformt und weist den typischen Geruch auf. **Farbe, Konsistenz** und **Geruch** unterscheiden sich normalerweise je nach Nahrung. Manche Nahrungsreste verfärben den Stuhl, verändern die Konsistenz und den Geruch (der Stuhl von Fleischessern riecht z.B. strenger als der von Vegetariern). Die Stuhlmenge ist abhängig von Ballaststoffen und Wassergehalt.

Farbe des Stuhls

Die normale braune Stuhlfarbe entsteht durch den Farbstoff Sterkobilin (im Darm aus dem Gallenfarbstoff Bilirubin hergestellt). **Schwarz** ist der Stuhl bei Einnahme von eisenhaltigen Medikamenten oder Kohle. Bei Blutbeimengungen aus dem oberen Verdauungstrakt und verschlucktem Blut (z.B. bei Nasenbluten oder nach Mandelentfernung, bei Magenbluten) entsteht **Teerstuhl** (= Melaena), schwarzer, breiiger Stuhl mit diskret dunkelrotem Rand und besonderem Geruch.

Lehmfarben ist der Stuhl bei Leberentzündung (unzureichende Aufarbeitung des Gallenfarbstoffes) und bei Verschluß des Gallengangs durch Steine oder Tumor (der farbstoffhaltige Gallensaft gelangt nicht in den Darm), gleichzeitig beobachten Sie einen Ikterus und evtl. eine bierbraune Verfärbung des Urins.

Grauglänzenden voluminösen Stuhl beobachten Sie bei Erkrankungen der Bauchspeicheldrüse als Folge der Fettverwertungsstörung.

Rotblutig ist der Stuhl bei Blutungen im Dickdarm und Analbereich, z.B. Tumor, geschwüriger Darmentzündung (Colitis ulcerosa), schwerer Darminfektionskrankheit oder blutenden Hämorrhoiden.

Bei Typhus weist der Stuhl eine **grünliche Farbe** (erbsbreiartig) auf, bei Cholera ist er reiswasserähnlich.

Konsistenz des Stuhls

Wässrig-schaumig bis breiig bei Diarrhö (s. S. 156), hart, knotig bei Obstipation (s. S. 157). Bleistiftartig geformt kann der Stuhl bei Einengungen des Enddarms sein (Tumorverdacht).

Geruch des Stuhls

Wie bereits erwähnt, ist der Stuhlgeruch typisch und von einzelnen Nahrungsmitteln beeinflußt. Ausgesprochen übelriechend ist er bei Darminfektionen.

Stuhlbeimengungen

- **Unverdaute Nahrungsreste** bei Diarrhö und bei schlechtem Kauen
- **Würmer** (kleine weiße Madenwürmer, regenwurmähnliche Spulwürmer oder weißliche Bandwurmglieder)
- **Fremdkörper**, besonders bei Kindern; mitunter muß ein Fremdkörper, z.B. ein verschluckter Nagel, auch im Stuhl gesucht werden.
- **Schleimauflagerungen** bei Darmentzündungen

> Bei allen Besonderheiten, die Ihnen am Stuhl des Patienten auffallen, zeigen Sie diesen vor der Entsorgung der Krankenschwester.

Anus praeternaturalis (AP)

Dabei handelt es sich um einen **künstlichen Darmausgang**, der in die Bauchdecke gelegt wird. Der Stuhl wird durch diesen Ausgang entleert.

Dies ist ein folgenschwerer Eingriff, denn der Patient hat dann keine Kontrolle über seine Darmausscheidung und ist – zumindest anfangs – ständig mit dem Problem häufigen Stuhlgangs und unkontrollierbarer Gasabgänge belastet. Mit zunehmender Zeit und Erfahrung des Patienten bessert sich seine Situation. Die wertvollste Hilfe zur Rehabilitation sind die Selbsthilfegruppe (ILCO e. V.) und/oder die Hilfe einer Stomatherapeutin, die sich auf seine besonderen Pflegeprobleme spezialisiert hat.

◆ **Anlageformen und Gründe für die Anlage eines AP**
▸ **Vorübergehende Anlage** (doppelläufiger AP, siehe unten)
Bei Darmlähmung, schwerer Colitis ulcerosa (der Stuhl wird **vor** dem erkrankten Darmabschnitt nach außen geleitet, der After bleibt erhalten, nach erfolgreicher Behandlung kann der AP wieder beseitigt werden).
▸ **Endständig, definitive Anlage** (einläufig, mit Entfernung des natürlichen Afters)
Bei anders nicht behebbaren Fehlbildungen des Darms, meistens aber bei bösartigen Tumoren, bei denen durch die Entfernung des tumortragenden Darmabschnitts gute Heilungschancen bestehen.
▸ **Palliative Anlage** (endständig mit erhaltenem After)
Als Entlastungsoperation zur Stuhlableitung, wenn ein inoperabler Tumor zum Darmverschluß führt.

Wesentlich für die Stuhlbeschaffenheit und die Versorgung des Patienten ist, welcher Darmteil in die Bauchdecke geleitet wurde.

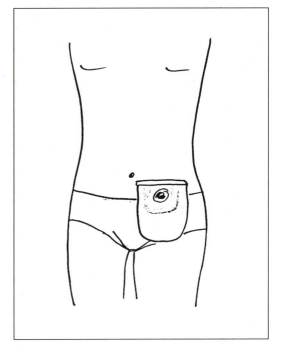

Abb. 5.7 Klebebeutel

Ileostomie

Hierbei handelt es sich um einen **künstlichen Ausgang des Dünndarms**, die gesamte Dickdarmfunktion fällt aus. Das **Ileostoma** (Stoma = Öffnung) entleert ständig oder schubweise alle 30 bis 60 Minuten dünnflüssigen Stuhl. Dieser Stuhl enthält noch die Verdauungsfermente und wirkt aggressiv auf die Haut. Der Geruch erinnert eher an Erbrochenes als an Stuhl. Der Patient verliert mehr Wasser als normal, weil die Wasserrückresorption des Dickdarms ausfällt. Stoffe aus der Nahrung, die im letzten Dünndarmabschnitt resorbiert werden (z.B. Vitamin B_{12}), können fehlen und zu entsprechenden Mangelerscheinungen führen. Die Gefahr von schwerwiegenden Hautreizungen durch den aggressiven Stuhl besteht bei jeder Hautberührung.

Kolostomie

Hierbei handelt es sich um einen **künstlichen Ausgang des Dickdarms**, die Dünndarm- (Verdauungs-)funktion ist vollständig, die Dickdarmfunktion zumindest teilweise erhalten. Es werden, je nach Länge des erhaltenen Darmanteils, annähernd normaler Stuhl und Darmgase ausgeschieden. Die Entleerungen erfolgen anfangs mehrmals täglich.

Doppelläufiger AP

Die **stuhlabgebende Öffnung** entspricht der Ileo- oder der Kolostomie. Aus dem natürlichen Anus wird von Zeit zu Zeit ein Gemisch aus Schleim, Bakterien und Schleimhautzellen entleert.

▸ Für die betroffenen Patienten ist zunächst das Hauptproblem das Gefühl von Verstümmelung, Verunstaltung und Ekel. Fast alle Patienten haben anfangs Probleme mit dem Umgang mit ihrem Stuhl. Die Sorge um die Beziehung zu Lebensgefährten oder Lebensgefährtin, um Beruf und gesellschaftliches Leben tritt zu der Angst, die gegebenenfalls die Krebserkrankung macht, hinzu. Manche Patienten ekeln sich auch vor dem Anblick des Stomas und möchten es am liebsten ignorieren.
▸ Arzt, Krankenschwester und gegebenenfalls Stomatherapeutin informieren den Patienten ausführlich und schlagen ihm ein für ihn geeignetes **Versorgungssystem** vor. Meist handelt es sich dabei um eine hautfreundliche Basisklebefläche mit einer der Stomagröße genau angepaßten Öffnung und Klebebeuteln, bei robuster Haut nur Klebebeutel (Abb. 5.7).
▸ Für den Fall von Hautreizungen kann bis zum Abheilen das Tragen einer **Pelotte** notwendig sein.

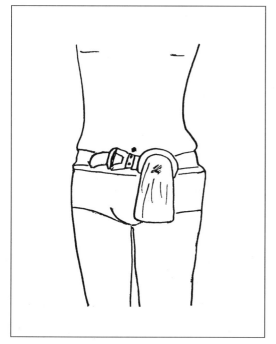

Abb. 5.8 Pelotte mit Gürtel

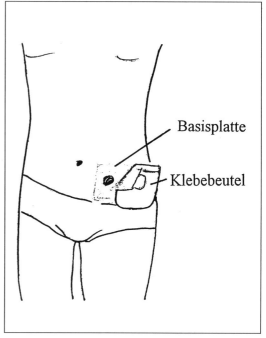

Abb. 5.9 Versorgung eines Stomas mit Basisplatte und Klebebeutel

Dabei handelt es sich um einen dicken Ring aus Hartgummi, der um das Stoma gelegt wird. Am Ring wird ein Beutel mit Gummizug befestigt. Die Pelotte wird mit einem Gürtel gehalten (Abb. 5.8).

▶ Damit die Versorgung sicher und unter der Kleidung unauffällig ist, muß vor der Operation vom Chirurgen der Sitz des Stomas im Sitzen und im Stehen ermittelt und auf der Bauchhaut angezeichnet werden. Das Stoma, in einer beim Sitzen entstehenden Hautfalte angelegt, kann für den Patienten eine zusätzliche Katastrophe bedeuten, weil dann kein Versorgungssystem sicher und dicht hält.

▶ Sobald als möglich werden Krankenschwester und/oder Stomatherapeutin den Patienten bei der Versorgung mit einbeziehen und ihm helfen, selbst damit zurechtzukommen. Normalerweise sollte der Patient bei Entlassung aus dem Krankenhaus selbständig sein Stoma versorgen können. Er bekommt auch eine ausführliche Beratung über Ernährung, Verhalten bei Versorgungsproblemen und allgemeine Lebensführung sowie Informationsmaterial über Selbsthilfegruppen.

◆ **Pflegehilfe**

▶ Ihre Aufgabe kann es sein, bei vorübergehender oder dauernder Hilfsbedürftigkeit die Stomaversorgung zu übernehmen. Dabei richten Sie sich bei Material und Handlungsweise nach dem bisher für den Patienten Gewohnten bzw. nach seinen Wünschen.

▶ Das **Ileostoma** wird fast immer mit einer hautschonenden Basisklebefläche dicht umschlossen. Zwischen Stoma und Platte darf keine Haut frei bleiben. Notfalls wird ein Spalt mit Spezialpaste, z. B. Karaya, ausgefüllt (Abb. 5.9). Auf dieser Platte wird ein Klebebeutel befestigt oder ein Beutel mit Gummizug über einen Kunststoffring gezogen.

▶ Die verwendeten Beutel sind unten offen und werden mit einer Klammer verschlossen. So können sie in kürzeren Zeitabständen durch Öffnen der Klammer und Ausstreifen (Ausstreifbeutel [Abb 5.10]) entleert werden, ohne die Haut durch zu häufigen Wechsel zu reizen oder auch zu hohe Kosten zu verursachen.

▶ Das **Kolostoma** wird – mit oder ohne Basisklebefläche – mit kleineren Klebebeuteln versorgt. Wichtig ist bei Kolostomabeuteln eine Entlüftungsmöglichkeit in einer oberen Ecke, um Darmgase entweichen zu lassen (ein über die Löcher geklebter Kohlefilter vermindert schlechten Geruch). Hat der verwendete Beutel keine Löcher, so stechen Sie mit einer dicken Nadel drei- bis viermal ein und kleben den Filter darüber (Abb. 5.11).

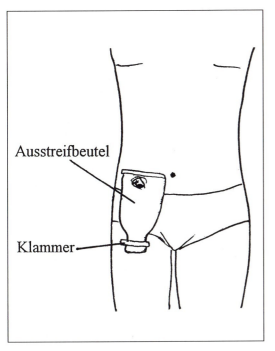

Abb. 5.10 Ausstreifbeutel mit Klammer bei Ileostoma

▶ Zum Abnehmen des alten Beutels und Reinigen des Stomas ziehen Sie Handschuhe an. Entfernen Sie Stuhlreste mit Toilettenpapier. Das Stoma kann mit Wasser, bei Bedarf auch mit Seife abgewaschen werden. Die rotfeuchte Farbe ist normal und kein Entzündungszeichen, die Berührung ist nicht schmerzhaft.

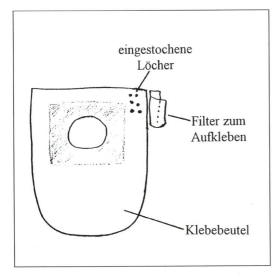

Abb. 5.11 Kolostomabeutel mit Entlüftungsmöglichkeit und Filter

▶ Vor dem Aufkleben eines neuen Beutels muß die Klebefläche trocken sein.
▶ Zum Hantieren mit dem frischen Beutel ziehen Sie die Handschuhe aus. Entfernen Sie (gegebenenfalls nach dem Lochen) die Schutzfolie von der Klebefläche und kleben Sie diese faltenfrei von unten nach oben auf.
▶ Beim liegenden Patienten soll der Beutel nach der Seite, beim mobilen Patienten nach unten hängen.
▶ Zur Geruchsbindung können drei bis vier Kohletabletten in den Beutel gegeben werden.
▶ Um das Anhaften des Plastikbeutels auf der Haut, besonders beim Schwitzen, zu vermeiden, können ein Baumwolläppchen dazwischengelegt oder vliesumhüllte Beutel (leider sehr teuer) verwendet werden.

> ▶ Bei auffälligen Ausscheidungen, Veränderungen am Stoma selbst (Blutung, Einziehen des normalerweise etwas vorstehenden Darms, abnorme Vorwölbung im Stomabereich) und bei Hautreizungen wenden Sie sich an Krankenschwester, Stomatherapeutin oder Arzt.

▶ Patienten mit Kolostomie können durch einen täglichen Einlauf (Irrigation) eine Darmentleerung erzwingen und haben dann für einen ganzen Tag keine weiteren Entleerungen zu erwarten. Das Stoma kann mit einem speziellen Pflaster abgedeckt werden. Wenn die Methode funktioniert (leider nicht immer), bringt sie für den Patienten eine große Erleichterung.

Erbrechen und Pflegehilfe

Normalerweise leitet die unwillkürliche Muskulatur des gesamten Verdauungstraktes den Inhalt durch peristaltische Bewegungen in eine Richtung: zum Ausgang hin. Selbst wenn wir auf dem Kopf stehen, läuft uns der Mageninhalt nicht aus dem Mund heraus. Beim Erbrechen kommt es zu einer (geringfügigen) **gegenläufigen Magenperistaltik** und unter **reflektorischer Bauchpresse** zum Austritt des Mageninhalts durch den Mund. Auslösende Empfindung ist oft (nicht immer) Übelkeit und Würgereiz.

> Im Falle von Infektion und Vergiftung kann das Erbrechen als **Schutzreflex** zum Ausstoßen einer schädlichen Substanz verstanden werden.

◆ **Ursachen für Erbrechen**
- Akute Gastritis und Gastroenteritis
- Akute Vergiftung, z. B. mit Alkohol
- Verengung des Magenausgangs (= Pylorus), Pyloruskrampf des Säuglings, Pylorusstenose nach Magengeschwüren
- See- oder Reisekrankheit (Störung des Gleichgewichtssinns)
- Hirndrucksteigerung (Tumor, Hirnblutung, Hirnödem)
- Nebenwirkung von Medikamenten (z. B. Zytostatika [= Medikamente zur Krebsbehandlung])
- Schwangerschaft
- Willkürlich herbeigeführt bei **Anorexia nervosa** (= Magersucht) und **Bulimie** (= Eß-Brech-Sucht)
- Selten bei **paralytischem Ileus** (= Darmlähmung) und
- als **Miserere** (= Koterbrechen) bei Darmverschluß.

◆ **Begleitsymptome**
- Übelkeit
- Schwindel
- Würgereiz und krampfartige Schmerzen

Das bevorstehende Erbrechen kündigt sich manchmal mit verstärktem Speichelfluß an. Nach dem Erbrechen fühlen sich viele Patienten zumindest vorübergehend erleichtert.

◆ **Behandlung**
Entsprechend der Ursache; gegebenenfalls mit Medikamenten gegen Übelkeit und Erbrechen (= **Antiemetika**) und/oder mit Beruhigungsmitteln (= **Sedativa**), die – solange das Erbrechen anhält – als Zäpfchen oder Injektionslösung gegeben werden.

◆ **Pflegehilfe**
▶ Erbrechen kommt meist plötzlich und heftig, d. h. es kann vorkommen, daß Sie **nach** dem Erbrechen zu einem Patienten gerufen werden. Wenn es dem Patienten soweit gutgeht, beseitigen Sie zunächst das Erbrochene (Bett frisch beziehen, frische Kleidung, Fußboden und/oder Möbel säubern). Bedecken Sie das Erbrochene zunächst mit Zellstoff oder Toilettenpapier, holen Sie frische Wäsche, Handschuhe und Wassereimer mit Putzlappen und einen Abfallbeutel. Ziehen Sie die Handschuhe an und fassen Sie das Gröbste mit Zellstoff oder reichlich Toilettenpapier zusammen und geben es in den Müllbeutel. Dann wischen Sie die Reste feucht auf (ein Desinfektionsmittel ist eigentlich nicht nötig, aber auch nicht falsch, es sorgt auch rasch für einen angenehmeren Geruch). Öffnen Sie das Fenster.
▶ Die rasche Beseitigung des Erbrochenen ist im Interesse des Patienten, dem der Mitpatienten und in Ihrem eigenen (das rasche Handeln hilft bei der Bewältigung des eigenen Ekels).
▶ Geben Sie dem Patienten Gelegenheit, den Mund auszuspülen und sich zu abzuwaschen (oder tun Sie es), bringen Sie ihn gegebenenfalls zu Bett und lassen Sie ihn ausruhen.
▶ Bei absehbarem Erbrechen braucht der Patient Eimer oder Brechschale in Griffnähe, Papiertaschentücher und ein Glas Wasser zum Mundspülen.
▶ Wenn Sie dabei sind, helfen Sie dem Patienten beim Aufsetzen, geben Sie ihm die Schale, halten Sie seinen Kopf (flache Hand gegen die Stirn) und halten Sie langes Haar im Nacken zusammen.
▶ Wenn ein bewußtseinsgestörter Patient erbricht, bringen Sie ihn, wenn möglich, in Seitenlage oder drehen Sie wenigstens seinen Kopf zur Seite. Nach dem Erbrechen reinigen Sie die Mundhöhle (es besteht große Aspirationsgefahr!) und holen sofort die Krankenschwester.

Beobachtung des Erbrechens
- Zeitpunkt: zu einer bestimmten Tageszeit (z. B. erbrechen Schwangere meist morgens)
- In Zusammenhang mit Mahlzeiten oder Medikamentengabe
- Ohne erkennbaren äußeren Anlaß
- Art des Erbrechens: im Schwall, stoßartig, das Erbrochene läuft einfach aus dem Mund.

Beobachtung des Erbrochenen
▶ Normalerweise werden Speisereste und Magensaft erbrochen. Bei häufigerem Erbrechen kommt nur noch wenig Magensaft, evtl. grünlich verfärbt durch Beimengung von Gallensaft.
▶ Bei Bluterbrechen (= Hämatemesis z. B. durch Verschlucken von Blut aus Nase oder Rachen und bei Magenbluten) ist das Erbrochene kaffeesatzartig schwarz.
▶ Frischrot-blutiges Erbrechen kommt bei Blutung in der Speiseröhre vor (Ösophagusvarizenblutung bei Leberkranken).

Erbrechen wird in der üblichen Form dokumentiert. Bei unerwartetem Erbrechen ist der Arzt zu informieren, bei Besonderheiten wie Erbrechen bei Schädel-Hirn-Verletzten oder bei Bluterbrechen, muß der Arzt sofort geholt werden.

Erkrankungen des Magen-Darm-Trakts und Pflegehilfe

Akute Gastritis (Magenschleimhautentzündung)

◆ **Ursachen**
- Übermäßiger Alkoholgenuß
- Nahrungsmittelunverträglichkeit
- Nahrungsmittelvergiftung
- Chemikalien
- Manche Medikamente
- Virale oder bakterielle Infektion (Gastroenteritis mit Darmbeteiligung und Durchfall)

◆ **Symptome**
- Übelkeit
- Erbrechen
- Eventuell Fieber
- Kreislaufstörungen
- Appetitlosigkeit
- Manchmal Schmerzen im Oberbauch

◆ **Behandlung**
- Nahrungskarenz
- Eventuell Kohletabletten, Medikamente gegen die Übelkeit
- Kostaufbau nach ein bis drei Tagen mit Zwieback, Toast; leichte Kost überwiegend aus Kohlenhydraten oder nach Appetit des Patienten.

◆ **Pflegehilfe**
▶ Patienten mit **akuter Gastritis** und **Gastroenteritis** fühlen sich matt und kraftlos. Sie müssen keine strenge Bettruhe einhalten, bleiben aber trotzdem am besten im Bett und stehen nur zur Toilette auf.
▶ Bei Erbrechen stellen Sie eine Schüssel, Eimer oder Brechschale in Reichweite, denn der Brechreiz kommt oft plötzlich, so daß der Weg zur Toilette zu weit sein kann.
▶ Helfen Sie gegebenenfalls beim Erbrechen (s. S. 164) und entsorgen Sie vor allem rasch das Erbrochene, säubern Sie das Gefäß und bringen es zurück.
▶ Bieten Sie dem Patienten kleine Mengen Wasser oder lauwarmen Tee an. Essen braucht der Patient nicht, bevor er nicht selber Appetit darauf hat.
▶ Lassen Sie den Patienten am besten in Ruhe. Eine akute Gastritis geht meist schnell vorbei; der Patient fühlt sich zwar elend, ist aber nicht schwerkrank und kann seine Wünsche äußern.

Akute Gastroenteritis

◆ **Ursachen**
- Meist Infektionen durch Nahrungsmittel (oft auf Reisen!), Virusinfektionen

◆ **Symptome**
- Übelkeit
- Erbrechen
- Fieber
- Durchfall
- Eventuell krampfartige Schmerzen im Bauch

◆ **Behandlung**
- Nahrungskarenz
- Kohle, „stopfende" Medikamente (z. B. Imodium)
- Salz- und Mineralersatz
- Bei anhaltendem Brechdurchfall Infusionsbehandlung.

◆ **Pflegehilfe**
Siehe akute Gastritis
▶ Wie bei allen Durchfallerkrankungen ist auf Zeichen einer **Exsikkose** zu achten.
▶ Wenn der Patient nicht (mehr) erbricht, soll er möglichst viel, aber in kleinen Schlucken trinken. Am günstigsten wäre eine Salz- und Zuckerlösung, die aber nicht gut schmeckt (Alternative: Salzstangen und Cola, Limonade oder gesüßter Tee).
▶ Sorgen Sie möglichst dafür, daß dem Patienten eine freie Toilette oder ein Nachtstuhl zur Verfügung steht, daß genügend weiches Toilettenpapier oder Watte und Zinkpaste (oder Panthenolsalbe) da ist, um eine Wundwerden des Anus zu verhüten.
▶ Der Kostaufbau kann beginnen, sobald dem Patienten nicht mehr übel ist und er Appetit auf Essen hat.

▶ Bei **Durchfall** haben sich bewährt.
- Geriebener Apfel, geschlagene Banane, evtl. mit etwas Traubenzucker
- Gedünstetes Möhrenpüree mit Salz und etwas Zucker
- Zwieback oder Toast mit Gelee
- Kartoffelpüree ohne Fett
- Entfettete Brühe mit Reis oder Nudeln

▶ Bei krampfartigen Bauchschmerzen kann milde Wärme auf dem Bauch (feuchtwarmer Umschlag, gewärmtes Frottiertuch) angenehm sein.

Chronische Gastritis

◆ **Ursachen**
- Chronischer Alkoholmißbrauch
- Langzeitanwendung bestimmter Medikamente (Acetylsalicylsäure, Cortison, Rheumamittel)
- Psychischer Streß, besonders Dauerstreß, Konflikte
- Lebensgewohnheiten, die sich bei Streß ergeben (hastiges, zu heißes Essen, zuwenig Schlaf, Schichtarbeit, nicht abschalten können)
- Als Begleitgastritis bei Herz-, Nieren- und Leberleiden

◆ **Symptome**
- Magenschmerzen (mitunter heftig)
- Sodbrennen, Aufstoßen, Völlegefühl
- Blähungsbeschwerden
- Beeinträchtigtes Allgemeinbefinden

◆ **Behandlung**
- Säurebindende Magenmittel (auch warme Milch hilft oft gut)
- Genaue Anamnese und Beratung des Patienten
- Hilfe bei der Bewältigung von Streß und Konflikten
- Diätempfehlung (Schonkost), wenn es dem Patienten wichtig erscheint
- Bei der Begleitgastritis kommt es auf die Behandlung der Ursache an.

◆ **Pflegehilfe**
▶ Der Patient mit chronischer Gastritis ist deswegen in seiner Selbständigkeit nicht eingeschränkt (es sei denn aus anderen Gründen wie z. B. Rheuma, bei einer Begleitgastritis). Trotzdem kann es ihm guttun, wenn Sie sich ein wenig um ihn kümmern.
▶ Wichtiger als die Empfehlung oder das Verbot bestimmter Nahrungsmittel, deren Verträglichkeit der Patient ohnehin am besten selbst beurteilen kann, ist die Gestaltung der Mahlzeiten. Der Patient soll sich zum Essen hinsetzen, in Ruhe und langsam essen, gut kauen, nach dem Essen noch etwas sitzenbleiben.
▶ Bei der Begleitgastritis steht der Pflegebedarf wegen Einschränkungen durch die Grundkrankheit im Vordergrund.

Ulcus ventriculi et duodeni
(Magen- und Zwölffingerdarmgeschwür)

Dabei handelt es sich um einen oder mehrere **Gewebsdefekte der Magen- oder Duodenalwand**, die durch übermäßige Magensäureproduktion oder durch Einwirkung von Magensäure an einer Stelle des Magens, an der der Schleimschutz eine Lücke aufweist, entstanden sind. Die Magensalzsäure-Produktion wird unter anderem vom vegetativen Nervensystem (Nervus vagus) angeregt und unterliegt damit sehr stark bewußten, besonders aber auch unbewußten psychischen Einflüssen.

◆ **Ursachen**
- Wie bei chronischer Gastritis, besonders Streß und Überlastung
- Körperlicher Streß bei Verbrennungen, schweren Mehrfachverletzungen, Schädel-Hirn-Trauma und anderen Traumata
- Infektion (Helicobacter pylori)

◆ **Symptome**
- Sodbrennen, saures Aufstoßen, Druck- und Völlegefühl, unklare Beschwerden im Oberbauch oder um den Nabel
- Heftige Magenschmerzen: **Füllungsschmerz** direkt nach dem Essen spricht für ein Magengeschwür; **Nüchternschmerz** bei leerem Magen, z. B. nachts oder am frühen Morgen, spricht für ein Duodenalgeschwür.

◆ **Behandlung**
- Medikamentöse Hemmung der Salzsäurebildung (z. B. Gastrozepin, Tagamet, Zantic, Sostril); Säurebindung (z. B. Maalox, Gelusil-Lac)
- Diätberatung: Der Verzicht auf Spirituosen, Wein, Koffein, Nikotin, gepökelte, geräucherte, sehr saure Nahrungsmittel und Süßigkeiten wird empfohlen, jedoch keine strengen Diätvorschriften.
- Psychosomatisch ausgerichtete Kur
- Bei Infektion: Antibiotika
- Bei Komplikationen: Operation

◆ **Komplikationen**
- Magenblutung (kaffeesatzartiges Erbrechen, Teerstuhl)
- Magenperforation (= Magendurchbruch): plötzlicher, heftigster Oberbauchschmerz, Kreislaufkollaps, verfallenes Aussehen, bretthart gespannter Bauch (= akutes Abdomen)

- Pylorusstenose: Verengung des Magenpförtners (= Pylorus) durch narbige Abheilung von Geschwüren; schwallartiges Erbrechen von älteren Speiseresten, Exsikkose
- Maligne Entartung: Entstehung von Magenkrebs, keine akuten typischen Symptome; Gewichtsabnahme, Abneigung gegen Fleisch, Anämie durch chronischen okkulten Blutverlust

◆ **Pflegehilfe**
▸ Wie bei chronischer Gastritis
▸ Bei Anzeichen für eine Komplikation (s. oben) rufen Sie sofort den Arzt. Heben Sie Erbrochenes und/oder Teerstuhl auf, damit er es beurteilen kann.
▸ Bei eingetretenen Komplikationen richtet sich die Pflegehilfe nach der Behandlung, nach Anweisungen von Arzt und Krankenschwester.

Patienten nach Magenoperation

Bei einer Magenoperation wird meistens ein Teil des Magens (1/3- oder 2/3-Resektion) oder der ganze Magen (Gastrektomie bei Magenkrebs) entfernt.

Der Patient kann zwar essen und trinken, muß aber darauf Rücksicht nehmen, daß die Sammelfunktion des Magens zum größten Teil oder ganz entfällt.

▸ Durch die sturzartige Entleerung von Speisebrei in den Dünndarm kann es zu erheblichen Befindlichkeitsstörungen kommen, die als **Dumping-Syndrom** bezeichnet werden: Schmerzen im Oberbauch, Kreislaufstörung, Blässe, Zeichen einer **Hypoglykämie** (= Unterzuckerung, s. S. 178). Um diese Beschwerden zu vermeiden, sollte der Patient sechs bis acht kleine Mahlzeiten täglich zu sich nehmen; keine reine Kohlenhydratkost wie Brötchen mit Marmelade, Honig oder Obstkuchen.
▸ Zum Essen sollte der Patient nichts trinken, sondern zwischendurch Getränke ohne Kohlensäure zu sich nehmen und sich nach dem Essen kurz hinlegen
▸ Die Speisen sollte der Patient langsam und gründlich kauen, damit sie gut mit Speichel durchmischt werden.
▸ Durch das Fehlen der Magensalzsäure kann das für die Blutbildung wichtige **Vitamin B**$_{12}$ nicht mehr aus der Nahrung resorbiert werden, der Patient muß es deshalb lebenslang als Medikament in bestimmten Zeitabständen bekommen.

Akute Enteritis (Dünndarmentzündung)

◆ **Ursachen**
Wie bei Gastroenteritis, die Salmonellen-Enteritis nimmt seit einigen Jahren deutlich zu.

◆ **Symptome**
Wie bei Gastroenteritis, hauptsächlich
- Durchfälle,
- Bauchschmerzen,
- Kopfschmerzen und Fieber.

◆ **Behandlung**
Je nach Ursache mit
- Kohletabletten,
- „stopfenden" Medikamenten,
- Antibiotika,
- gegebenenfalls Infusionen bei Exsikkose.

◆ **Pflegehilfe**
▸ Wie bei Gastroenteritis und Diarrhö
▸ Auch bei **Salmonellen-Infektionen** reichen zum Selbstschutz und zum Schutz der Mitpatienten die üblichen Hygienemaßnahmen aus. Da die Salmonellen nur über den Stuhl ausgeschieden werden (und für eine weitere Infektion über den Mund aufgenommen werden müßten), ist lediglich das Tragen von Handschuhen bei der Hilfe bei Ausscheidungen und der Intimpflege notwendig, sicherheitshalber mit anschließender Händedesinfektion. Auch der Sitz von Toilette und Nachtstuhl ist nach Benutzung zu desinfizieren.
▸ Patienten, die sich selbst versorgen können, sollen ein Händedesinfektionsmittel zur Verfügung haben.

Colitis (Dickdarmentzündung)

◆ **Ursachen**
- Langdauernder Abführmittelmißbrauch
- Allergien
- Infektionen
- Psychische Konflikte: Die Colitis ulcerosa (= geschwürige Dickdarmentzündung) gilt als psychosomatische Erkrankung.

◆ **Symptome**
- Kolikartige Bauchschmerzen
- Durchfälle mit Schleim
- Bei Colitis ulcerosa: blutige Diarrhöen, Fieberschübe, Störungen im Wasser- und Mineralstoffhaushalt, Anämie.

◆ **Behandlung**
- Spezielle Medikamente, auch therapeutische Klistiere
- Psychosomatisch orientierte Behandlung
- Bei Colitis ulcerosa: Azulfidine, notfalls auch Cortison. Allgemeinbehandlung nach Bedarf, z. B. Vitaminzufuhr, Elektrolyte, Blutersatz.
- In schweren Fällen kann vorübergehend ein **Anus praeternaturalis** (= künstlicher Darmausgang, s. S. 160) angelegt werden, um den Dickdarm abheilen zu lassen.

◆ **Pflegehilfe**
▶ Fragen Sie den Patienten, welche Hilfe er braucht.
▶ Die therapeutischen **Klistiere** werden von der Krankenschwester gegeben.
▶ Bei Patienten mit **Colitis ulcerosa** ist auf eine ballaststoffarme Kost zu achten. Milch und Milchprodukte, auch Eier werden oft schlecht vertragen.
▶ Patienten mit **chronischer Colitis** sind verständlicherweise von ihren dauernden Bauchproblemen sehr beansprucht und oft nicht gerade in guter Stimmung. Ständige Darm- und Stuhlprobleme (und die entsprechenden Untersuchungen) sind peinlich, unangenehm und erschweren das Zusammensein mit anderen Menschen. Dazu kommen zeitweise erhebliche Störungen des Allgemeinbefindens und Ungeduld oder Resignation bei ausbleibenden Behandlungserfolgen.
▶ Versuchen Sie, Unzufriedenheit und evtl. eine als anspruchsvoll empfundene Haltung des Patienten nicht persönlich zu nehmen.

Darmtumoren

Darmtumoren können gut- und bösartig sein. **Dickdarmkrebs** (= Colon- und Rektumkarzinom) ist der häufigste Krebs im Verdauungstrakt und nimmt an Häufigkeit zu. Die Ursache ist letztlich noch unbekannt, doch die Ernährungsgewohnheiten (ballaststoffarm, fettreich) gehören zweifellos zu den begünstigenden Faktoren.

> Da **Rektumkarzinome**, auch wenn sie noch klein sind, oft bei einer rektalen Tastuntersuchung festgestellt werden können, sollten alle Menschen die jährliche Krebs-Früherkennungsuntersuchung (ab 40 Jahren: rektale Untersuchung) nutzen. Wie bei allen Krebsleiden sind die Heilungschancen um so besser, je früher sie erkannt werden.

◆ **Symptome**
Frühsymptome gibt es bei den Darmtumoren meistens nicht, deshalb kommt der Vorsorgeuntersuchung eine große Bedeutung zu.

Warnzeichen, die auf jeden Fall zu einer Untersuchung führen sollten, sind
- der Wechsel von Obstipation und Diarrhö,
- Blutspuren und Schleim im Stuhl,
- unbeabsichtigte Gewichtsabnahme,
- bleistiftartig geformter Stuhl.

Manche Menschen spüren überhaupt keine Symptome, bis sie mit den Anzeichen eines **Ileus** (= Darmverschluß) ins Krankenhaus kommen.

◆ **Behandlung**
- Immer chirurgisch (endoskopisch oder operativ)
- Beim Karzinom wird der tumortragende Darmteil entfernt, was bei tiefsitzenden Karzinomen (Rektum, Analbereich) meist einen Anus praeternaturalis notwendig macht, aber auch dann, wenn der größte Teil des Dickdarms entfernt werden muß.

◆ **Pflegehilfe**
▶ Bei der prä- und postoperativen Pflege sind Sie dem Patienten und der Krankenschwester nach deren Anweisungen behilflich.
▶ Die spezielle Krankenbeobachtung nach Operationen im Bauchraum (Magen, Darm) umfaßt neben Kreislaufkontrolle, Beobachtung der Atmung, der Hautfarbe und des Verhaltens des Patienten auch die
  - **Beobachtung des Bauches** (zunehmende Wölbung? Spannen des Verbandes? Darmgeräusche?),
  - die **Kontrolle einer evtl. liegenden Magensonde** bzw. **des abgeleiteten Sekretes** (Menge, Farbe, Beschaffenheit)
  - und die **Beobachtung der Ausscheidungen** (Urinmenge, Erbrechen, nach den Abführmaßnahmen: Stuhl und Winde). Der erste Stuhl kann Blutreste von der Operation enthalten und besonders unangenehm riechen.
▶ Der Patient darf meist mehrere Tage nichts essen und nichts trinken, braucht also häufiger Mundpflege.

Ileus

Der **Verschluß des Darms**, der unter anderem dazu führt, daß kein Stuhl mehr weitertransportiert wird, während immer weiter neuer Stuhl entsteht, kann mechanisch oder durch eine Lähmung verursacht sein.

◆ Mechanischer Ileus
- Eigentlicher Verschluß, der Darm ist eingeklemmt (beim eingeklemmten Bruch), verdreht oder seine Passage blockiert (Einschnürung durch Verwachsungen, Einengung durch Tumoren, Verlegung durch Fremdkörper).
- Bei Einklemmung oder Einschnürung wird die Blutversorgung der Darmwand unterbrochen. Wird der Zustand nicht sehr schnell operativ behoben, stirbt der betroffene Darmteil ab und muß entfernt werden.

◆ Symptome
- Bei Einklemmung und Einschnürung plötzlich heftige Bauchschmerzen, die Bauchdecke ist hart gespannt, beim Abhören des Bauches sind knallende Darmgeräusche zu hören.
- Bei Ileus durch Einengung oder Fremdkörper entwickelt sich die Symptomatik langsamer, es gehen weder Winde noch Stuhl ab, Übelkeit und Erbrechen stellen sich durch den Rückstau von Darminhalt ein, evtl. kann es zum Koterbrechen (= Miserere) kommen.

◆ Behandlung
- Schnellstmögliche Operation mit Beseitigung des Hindernisses
- Bei tumorbedingtem Ileus evtl. Anlage eines Anus praeternaturalis zur palliativen (= lindernden, nicht heilenden) Stuhlableitung.

◆ Pflegehilfe
▶ Bei den Symptomen eines Ileus rufen Sie sofort den zuständigen Arzt.
▶ Zu Hause oder im Pflegeheim packen Sie die notwendigsten Sachen des Patienten (Toilettenartikel, Hilfsmittel wie Brille, Hörgerät, Zahnprothese, Unterwäsche, Nachtwäsche, Handtücher und Waschlappen, Hausschuhe, Bademantel, Geldbörse), da er vermutlich ins Krankenhaus gebracht wird.
▶ Im Krankenhaus helfen Sie bei den Vorbereitungen zu Diagnostik und Operation.

◆ Paralytischer Ileus (Darmlähmung)

◆ Ursachen
- Vergiftungen
- Schwere Stoffwechsel- und Ausscheidungsstörungen (z. B. diabetisches Koma, Urämie)
- Bei Pankreatitis (= Bauchspeicheldrüsenentzündung) und Peritonitis (= Bauchfellentzündung)
- Durchblutungsstörungen im Bauchraum
- Schwere Mineralstoffverschiebung
- Als postoperative Komplikation nach Bauchoperationen
- Bei längerer Behandlung mit stark wirkenden Schmerzmitteln, besonders Morphium

◆ Symptome
- Aufgetriebener weicher Bauch („Trommelbauch")
- Kein Abgang von Stuhl und Winden
- Trockene, belegte Zunge
- Erbrechen („Überlauferbrechen") von Magen- und Darminhalt
- Fehlende Darmgeräusche („Stille im Abdomen")
- Facies abdominalis (= Bauchgesicht: tiefliegende, umränderte Augen, spitze Nase, blasses Mund-Nasen-Dreieck)
- Schweres Krankheitsgefühl

◆ Behandlung
- Entlastung von Magen und oberem Darm mit einer Magensonde zur Ableitung.
- Anregung der Peristaltik mit Medikamenten (z. B. Prostigmin, Bepanthen, Paspertin) in Infusionen und mit Einläufen.

◆ Pflegehilfe
▶ Der Patient ist bedrohlich krank und wird von der Krankenschwester betreut. Sie führt auch die therapeutischen Schaukeleinläufe (Hebe- und Senkeinläufe) durch und legt gegebenenfalls stundenweise ein Darmrohr ein, um den Abgang von Darmgasen zu erleichtern.
▶ Bei der Pflege des Patienten helfen Sie auf ihre Anweisung hin mit. Sorgen Sie für eine bequeme Lagerung mit leicht erhöhtem Oberkörper und leicht gebeugten Knien.
▶ Der Patient darf nichts essen oder trinken und hat eine Magensonde. Kümmern Sie sich um regelmäßige Mundpflege mit einem dem Patienten angenehmen Geschmack.
▶ Wegen Schockgefahr trägt der Patient einen Dauerkatheter (s. S. 151).
▶ Alle Veränderungen und sonstigen Beobachtungen geben Sie sofort weiter.

Hämorrhoiden

Hämorrhoiden sind **stark erweiterte Blutgefäße im Analbereich.** Äußere Hämorrhoiden machen bei Thrombose oder Ruptur (= Platzen) Schmerzen bzw. eine mitunter starke Blutung. Chronische Folge äußerer Hämorrhoiden sind **Marisken,** deutlich vergrößerte Hautfalten außen am Anus. Innere Hämorrhoiden verursachen anfangs meist nur schmerzlose kleine Blutungen bei der Defäkation. In schweren Fällen kann es zu starken Schmerzen und Vorfall (Heraustreten der Hämorrhoiden aus dem Anus) kommen.

◆ **Ursachen**
- Anlagebedingte Bindegewebsschwäche (auch Neigung zu Varizen)
- Begünstigend wirken chronische Obstipation und Schwangerschaft

◆ **Behandlung**
- Eingehende Beratung zur Beseitigung der Obstipation und gegebenenfalls zu mehr Bewegung.
- Verordnung von speziellen Salben und Zäpfchen.
- Bei starken Beschwerden und Blutungen operative Entfernung der Hämorrhoiden.

◆ **Pflegehilfe**
▶ Bei der konservativen Behandlung (Salben, Zäpfchen) braucht der Patient evtl. Ihre Hilfe bei der Anwendung, wenn er es nicht selber tun kann.
▶ Bei ausgeprägten **Marisken** reicht die trockene Säuberung nach dem Stuhlgang nicht aus, der Analbereich wird mit Wasser gewaschen und getrocknet.
▶ Günstig ist die Benutzung des Bidets. Im Heim oder Krankenhaus müssen die Patienten über die Benutzung informiert werden, zu Hause kennen sie es ja, falls vorhanden.
▶ Bei der **rektalen Temperaturmessung** kann es schwierig sein, den Analeingang zu finden. Sorgen Sie für gute Sicht, oder holen Sie gegebenenfalls die Krankenschwester (das gleiche gilt für Klysma und Einlauf).
▶ Nach einer **Hämorrhoidenoperation** hat der Patient starke Schmerzen beim Sitzen, aber auch in Rückenlage beim Liegen und sogar beim Gehen. Zum Sitzen und Liegen kann ein Schaumstoffring oder auch ein richtig gefüllter Luftring (s. Bewegung, S. 182; Dekubitusprophylaxe S. 201) eine große Erleichterung sein.
  Die ersten Defäkationen nach der Operation sind meist sehr schmerzhaft.

Erkrankungen der Nieren und Pflegehilfe

Die Nieren haben die Aufgabe, aus dem Blut die **harnpflichtigen Stoffe**, vorwiegend Abbauprodukte aus dem Eiweißstoffwechsel, aber auch **Chemikalien- und Medikamentenrückstände**, auszuscheiden. Weiter regulieren die Nieren den **Mineralstoffhaushalt** (Kalium, Natrium) und den **Wasserhaushalt** des Körpers. Außerdem bilden sie das Hormon **Renin**, das die Blutdruckhöhe beeinflußt, und das Hormon **Erythropoetin**, das für die Blutbildung wichtig ist. **Vitamin D**, das für den Einbau von Kalzium in den Knochen notwendig ist, wird in den Nieren aktiviert, d.h. wirksam gemacht.

Die gesunden Funktionsstrukturen der Nieren, bestehend aus **Glomerulum** (= Nierenkörperchen) und **Tubulusapparat** (= Nierenkanälchen) scheiden nach Bedarf des Körpers die harnpflichtigen Stoffe (Harnstoff, Harnsäure, Kreatinin), Mineralstoffe und Wasser aus, gegebenenfalls auch Zucker, wenn dieser über 140 mg % im Blut ansteigt (s. Diabetes mellitus, S. 175), Hormone (im Urin sind Schwangerschaftshormone, aber auch andere Hormone nachweisbar) und Medikamente, die sie aus dem Blut herausfiltrieren. Rote und weiße Blutkörperchen oder Eiweiß werden nicht von den Nieren ausgeschieden; sind sie im Urin nachweisbar, so bedeutet dies stets, daß etwas nicht in Ordnung ist und nach der Ursache dafür gesucht werden muß.

Fällt **eine** Niere teilweise oder ganz aus, so übernimmt die andere die Aufgaben vollständig, d.h. man kann mit einer Niere ohne weiteres auskommen. Fallen aber **beide** Nieren aus, so kommt es zu einer tödlichen Vergiftung mit harnpflichtigen Stoffen (= **Urämie**).

> Der tödliche Ausgang des Nierenversagens ist heute mit der **Hämodialyse** (= künstliche Niere) oder der **Peritonealdialyse** (= Blutwäsche durch das Peritoneum [= Bauchfell]) meistens zu verhindern (wenn nicht eine außerhalb der Nieren liegende Ursache für deren Versagen, z.B. ein schwerer Schock, aus anderen Gründen tödlich ist). Für fast alle davon betroffenen Patienten ist die **Nierentransplantation,** das Einoperieren einer gesunden Niere eines anderen Menschen eine sehnliche Hoffnung, bedeutet diese doch, ein annähernd normales Leben führen zu können, was mit der Dialyse leider nicht möglich ist.

Andererseits setzt die Transplantation entweder voraus, daß ein lebender Mensch, meist ein Geschwister oder Elternteil, eine Niere spendet, sofern Blutgruppen- und andere erbliche Merkmale übereinstimmen, oder daß ein relativ junger Mensch plötzlich und ohne vorausgegangene längere Krankheit stirbt und seine Organe als Spenderorgane zur

Verfügung stehen (s. auch Kap. 9: Sterben und Tod, S. 268, Organtransplantation, S. 278).

Nierenerkrankungen können akut beginnen, ausheilen oder in eine chronische Verlaufsform übergehen, sie können aber auch von vornherein chronisch verlaufen, mitunter anfangs symptomfrei oder -arm, so daß der Patient sie gar nicht bemerkt.

Akute Glomerulonephritis

Hierbei handelt es sich um eine **Nierenentzündung** (= Nephritis). Meistens sind Kinder und Jugendliche betroffen.

◆ **Ursache**

Toxine β-hämolysierender Streptokokken, die eine bis drei Wochen zuvor eine Infektion verursacht hatten (Angina, Otitis media, Scharlach, Sinusitis).

◆ **Symptome und Befunde**
- Mattigkeit, Appetitlosigkeit, dumpfe Schmerzen in der Nierengegend
- Fieber
- Erbrechen
- Ausgeprägte Blässe der Haut (Engstellung der Blutgefäße)
- Ödeme, besonders morgens im Gesicht, geschwollene Augenlider
- Hypertonie (diastolischer Wert über 100 mm Hg)
- Hämaturie und Eiweißausscheidung im Urin (die erkrankten Glomeruli scheiden Blutkörperchen und Eiweiß aus).

◆ **Behandlung**
- Antibiotika und weitere Medikamente je nach medizinischen Befunden
- Diät: oft zunächst streng eiweißarm, kohlenhydratreich, mit normalem Fettgehalt; Kochsalz- und Flüssigkeitsbeschränkung
- Strenge Bettruhe

◆ **Komplikationen**
- Linksherzüberlastung durch die Hypertonie
- Nierenversagen

◆ **Verlauf**
- Dauer der akuten Entzündung etwa sechs bis acht Wochen, danach
- Ausheilung oder auch Übergang in eine chronische Entzündung.

Akute Pyelonephritis (Nierenbeckenentzündung)

Es handelt sich hierbei um eine **bakterielle Infektion**, die meistens von der Blase her über den Harnleiter bis zur Niere aufsteigt (aufsteigende Infektion). Seltener werden die Bakterien auf dem Blutweg (hämatogen) von einem Infektionsherd an anderer Stelle herangebracht.

◆ **Symptome und Befunde**
- Oft zu Beginn Dysurie als Symptom einer Blasenentzündung
- Fieber, evtl. mit Schüttelfrost
- Heftige Rückenschmerzen in der Lendengegend, die sich bei Klopfen verstärken
- Mattigkeit, Übelkeit, Kopfschmerzen
- Nachweis von Leukozyten, Erythrozyten, Bakterien und evtl. Eiweiß im Urin

◆ **Behandlung**
- Antibiotika
- Bettruhe
- Reichliche Trinkmengen, wenn keine Hypertonie besteht

> Die **chronische Pyelonephritis** tritt meist infolge chronisch rezidivierender Harnwegsinfekte bei Urinabflußbehinderungen auf. Sie hat leider oft die narbige Schrumpfung des Nierengewebes mit zunehmender **Insuffizienz** (= Funktionseinbuße) des Nierengewebes zur Folge.

Nephrotisches Syndrom

Das nephrotische Syndrom kann als eigenständige Krankheit oder im Zusammenhang mit anderen Krankheiten auftreten. Ursachen können unter anderem sein:
- Bakterientoxine
- Vergiftungen durch Chemikalien (auch berufsbedingt)
- Chronische Eiterungen und andere chronische Erkrankungen
- Stoffwechselkrankheiten wie Diabetes mellitus

> Das **nephrotische Syndrom** verläuft über Jahre oder Jahrzehnte in Schüben, die Ausheilung ist im Falle von Vergiftungen oder erfolgreicher Behandlung der Grunderkrankung möglich.

◆ **Symptome**
- Müdigkeit und starke Verminderung der Leistungsfähigkeit
- Anfälligkeit für Infekte
- Ausgeprägte Ödeme infolge von Eiweißmangel: die Nierenkanälchen sind für Albumine durchlässig, die in größeren Mengen ausgeschieden werden.

◆ Behandlung
- Medikamente wie Cortison und Antiphlogistika (entzündungshemmende Mittel, um die Eiweißdurchlässigkeit zu vermindern)
- Diuretika zur Ödemausschwemmung
- Diät: mäßig bis streng kochsalzarm, besonders eiweißreich; eingeschränkte Flüssigkeitszufuhr

Akutes Nierenversagen

Ein plötzlicher **Ausfall der Nierenfunktion** wird hauptsächlich durch **Schock** verursacht (s. Urinbeobachtung, Kontrolle der stündlichen Urinmenge bei Schockgefahr, S. 154). Er kann aber auch durch akute Vergiftungen durch Quecksilber, Arsen, Alkohol oder Tetrachlorkohlenstoffe verursacht werden.

◆ Symptome
- Oligurie und Anurie in Verbindung mit den Symptomen der verursachenden Krankheit (s. oben)
- Eventuell Atemnot, Atemgeräusche und Zyanose wegen eines Lungenödems

◆ Behandlung
- Behandlung der verursachenden Krankheit
- Dialyse

Chronisches Nierenversagen

◆ Ursachen
Chronische Verlaufsformen von Nierenerkrankungen und Nierenschädigung durch **chronische Vergiftungen** wie langdauernden Mißbrauch von Schmerzmitteln (Phenacetinniere).

> Die Einschränkung der Nierenfunktion nimmt langsam, aber stetig zu und endet in der **Urämie** (= Harnvergiftung), wenn keine Dialysebehandlung erfolgt.

◆ Symptome
- Hinfälligkeit mit Müdigkeit, Appetitlosigkeit, Übelkeit, Erbrechen und Kopfschmerzen
- Muskelzuckungen und Krämpfe
- Juckreiz und Schleimhautreizungen (Gastritis, Colitis, Perikarditis [= Herzbeutelentzündung])
- Apathie mit Übergang in Somnolenz bis Koma
- Atem- und Körpergeruch nach Ammoniak

◆ Behandlung
- Sofern eine Dialysebehandlung nicht in Betracht kommt: Diät nach ärztlicher Verordnung
- Symptomatische medikamentöse Behandlung

◆ Pflegehilfe für Patienten mit Nierenkrankheiten
- Die pflegerische Hilfe richtet sich nach den Bedürfnissen des Patienten und nach den Anweisungen von Arzt und Krankenschwester.
- Bei Bettruhe braucht der Patient Hilfsmittel zu seiner Bequemlichkeit (Kissen, Haltegriff), seine persönlichen Sachen in Griffnähe und natürlich eine Möglichkeit, sich bemerkbar zu machen.
- Besonders Kinder und Jugendliche (s. akute Glomerulonephritis, S. 171) brauchen, wenn sie sich besser fühlen, Beschäftigung und Ablenkung (Lesestoff nach Alter und Interessen, Walkman zum Musikhören, mit Einverständnis der Eltern Fernsehen/Telefon).
- Zur Einhaltung von Diätvorschriften ist eine eingehende Information des Patienten notwendig. Auch Kinder verstehen altersentsprechende Erklärungen, so daß eßbare Mitbringsel von Freunden und Mitschülern mit dem Versprechen, sie für später (wenn möglich) aufzuheben, den Eltern in Verwahrung gegeben werden können.
- Zur Krankenbeobachtung richten Sie sich nach dem Pflegeplan. Grundsätzlich ist die Beobachtung der Urinausscheidung (Menge, Farbe, Trübung), der Haut (Ödeme, Blässe), der Temperatur (Fieber), des Blutdrucks (Hypertonie) angezeigt. Dokumentieren Sie Ihre Beobachtungen und Befunde, und teilen Sie Besonderheiten sofort Krankenschwester oder Arzt mit.
- Auch andere Beobachtungen (s. Symptome) sind von Bedeutung und müssen rasch weitergegeben werden.

Dialyse

Die Dialyse ersetzt die Nierenfunktion nicht vollständig. Mineralstoff- und Wasserhaushalt werden korrigiert, von den harnpflichtigen Substanzen werden so viele aus dem Blut entfernt, daß der Patient keine Urämiesymptome hat, wenn auch mehr davon als beim Gesunden im Körper zurückbleiben. Störungen der Hormonproduktion der Nieren und der Aktivierung des Vitamin D können dagegen nicht behoben werden.

Peritonealdialyse

Bei dieser Dialyseform wird ein **Katheter** in die **Bauchhöhle** gelegt, steril verschlossen und verbunden. Über diesen Katheter läßt der Patient ca. zwei Liter sterile Dialyseflüssigkeit in die Bauchhöhle einlaufen und nach mehreren Stunden wieder ausfließen. Mit der Dialyseflüssigkeit werden durch die

Membran, die das gut durchblutete Bauchfell darstellt, Wasser und harnpflichtige Stoffe aus dem Blut herausgeschwemmt.

> Ein Vorteil der **Peritonealdialyse** ist die relative Unabhängigkeit des Patienten, der die Dialyse in der Regel selbst durchführen kann (auch auf Reisen!) und nicht auf eine Maschine angewiesen ist. Eine gewisse Restfunktion der Nieren ist aber erforderlich, und der Patient muß mit der sterilen (= keimfreien) Handhabung des Systems zurechtkommen. Hauptrisiko ist die Entzündung des Bauchfells (Peritonitis).

Hämodialyse

Bei der Hämodialyse wird das Blut aus dem Körperkreislauf des Patienten umgeleitet, um die künstliche Niere, die Maschine außerhalb des Körpers, zu durchfließen. Verschiedene technische Verfahren dienen dazu, Wasser, harnpflichtige Stoffe und evtl. andere Giftstoffe aus dem Blut zu entfernen. Nach dem Durchlauf durch die Maschine wird das Blut dem Kreislauf wieder zugeführt. Damit das Blut dabei nicht gerinnt, wird ihm **Heparin**, ein blutgerinnungshemmender Stoff, zugesetzt.

> Damit das Blut in den Maschinenkreislauf geleitet werden kann, muß ein dauerhafter Blutgefäßzugang geschaffen werden, in den immer wieder mit einer Spezialkanüle eingestochen werden kann und der die stundenlang einwirkende Pumpenkraft aushält. Es handelt sich um die operative Verbindung einer Arterie mit einer Vene (= **Shunt**), meistens an der Innenseite des Unterarms.

Je nachdem, ob die Nieren noch eine Restfunktion haben oder nicht, wird die Dialyse zwei- bis dreimal pro Woche jeweils drei bis fünf Stunden lang durchgeführt.

Im **Dialysezentrum**, wo der Patient von einem Spezialistenteam betreut wird, ist er an einen festen Zeitplan gebunden, da die Maschinen für viele Patienten rund um die Uhr in Betrieb sind.

Bei der **Heimdialyse**, für die der Patient und sein/e Lebenspartner/in gründlich geschult werden müssen, hat der Patient seine Maschine zu Hause. Diese Möglichkeit kommt aber, abgesehen von Finanzierungsfragen, nur dann in Betracht, wenn der Patient von seinen Angehörigen gut unterstützt werden kann und er und seine Angehörigen in der Lage sind, mit der anspruchsvollen technischen und hygienischen Handhabung und ohne die engmaschige Beratung und Kontrolle durch das Zentrum zurechtzukommen.

◆ **Probleme des Dialysepatienten**

▶ Die Gewißheit, daß das eigene Leben jeden zweiten Tag von einer Maschine abhängig ist, ohne daß ein Ende abzusehen ist, läßt für den Patienten seelische Probleme entstehen, die er am besten mit Hilfe einer Selbsthilfegruppe angeht, in der Betroffene sich austauschen können.

▶ Einschränkungen der Berufs- oder Arbeitsfähigkeit und der Freizeitgestaltung wirken sich auf Selbstwertgefühl, Motivation und Lebensfreude stark aus.

▶ Häufig sind die Patienten seelischen Wechselbädern ausgesetzt: Die Hoffnung auf eine Spenderniere und die Enttäuschung, keine passende Niere erhalten zu haben, müssen ebenso verkraftet werden wie das Wissen, daß eine passende Spenderniere in der Regel den Tod eines jüngeren, gesunden Menschen voraussetzt.

▶ Der Patient muß eine **Diät** einhalten, um die Zeiten an der Maschine so kurz wie möglich und die Abstände dazwischen so lang wie möglich zu halten. Er darf, wenn seine Nieren keine Restfunktion mehr haben, so gut wie **nichts trinken**, da ja kein Urin mehr gebildet wird und alle aufgenommene Flüssigkeit, die nicht über Haut und Lunge ausgeschieden wird, im Körper bleibt.

▶ Der Patient muß täglich auf die Waage, um die zwangsläufige Gewichtszunahme durch Wasser zu kontrollieren und möglichst gering zu halten. Jedes zugenommene Kilogramm Gewicht bedeutet einen Liter Wasser, der bei der nächsten Dialyse entfernt werden muß, und je mehr Wasser in den wenigen Dialysestunden aus dem Blut entfernt wird, desto größer ist das Risiko von **Kreislaufkomplikationen** (Blutdruckabfall). Gerade der Verzicht auf Getränke erfordert vom Patienten eine nicht immer aufzubringende Disziplin.

◆ **Pflegehilfe**

▶ Der Dialysepatient wird vom Dialysezentrum oder der speziell ausgebildeten Krankenschwester betreut. Er könnte aber aus anderen Gründen Ihre Hilfe brauchen.

▶ Je nach den Pflegeproblemen, die Ihre Hilfe erforderlich machen, lesen Sie dort nach bzw. erkundigen sich bei der Krankenschwester. Einige Pflegehandlungen sind beim Dialysepatienten etwas anders: die Trinkmenge z. B. bei Fieber, die klei-

nen Zwischenmahlzeiten bei Appetitlosigkeit bedürfen der Rücksprache, wenn der Patient und/oder seine Angehörigen nicht selbst gut informiert sind.
▶ Blutdruckkontrollen dürfen Sie an dem Arm, an dem der Shunt angelegt ist, nicht durchführen.
▶ Bei langjährigen Dialysepatienten kann es durch die gestörte Vitamin-D-Aktivierung zu mangelhaftem Kalziumeinbau in den Knochen kommen: die Knochen werden weicher und biegsam (= **Osteomalazie**). Das bedeutet geringere Belastbarkeit vor allem der Beine und des Beckens und muß bei der Mobilisation berücksichtigt werden.

Erkrankungen des Pankreas und Pflegehilfe

Das Pankreas (Bauchspeicheldrüse) liegt unter dem Magen im mittleren bis linken Oberbauch. Es stellt zwei Arten von Stoffen her: **Hormone** (Insulin und Glukagon), die direkt ins Blut abgegeben werden, und **Fermente** (kohlenhydrat-, eiweiß- und fettverdauende Fermente), die über einen Ausführungsgang in den Dünndarm abgegeben werden. Beide Pankreasfunktionen sind lebenswichtig. Insulin und Glukagon regulieren den Blutzuckerspiegel (s. Diabetes mellitus, S. 175) und stellen damit den Energienachschub für alle Zellen einschließlich des Gehirns sicher. Die Verdauungsfermente sind zur Nahrungsverwertung notwendig, ohne sie würde der Mensch trotz ausreichender Nahrungszufuhr verhungern, weil sie unverdaut vom Körper nicht verwertet werden kann.

Akute Pankreatitis

Hierbei handelt es sich um eine **Bauchspeicheldrüsenentzündung.** Die akute Pankreatitis kann in jedem Lebensalter vorkommen. Sie ist eine lebensgefährliche Erkrankung. Der Schutz, der bei der gesunden Drüse die Selbstverdauung durch die von ihr gebildeten Fermente verhindert, ist bei der akuten Entzündung gestört, so daß es zu schwerwiegenden Schädigungen des Drüsengewebes kommen kann. Der Entzündungsprozeß kann über die Beeinflussung des vegetativen Nervensystems und der Blutgefäße zur Darmlähmung (paralytischer Ileus), Bauchfellentzündung und Kreislaufschock mit Nierenfunktionsstörung führen.

Die akute Pankreatitis kann folgenlos ausheilen, dauernde Schädigungen des Drüsengewebes zurücklassen oder in eine chronische Verlaufsform übergehen.

◆ **Ursachen**
- Gallenwegserkrankungen: Verschluß der gemeinsamen Eintrittsstelle von Gallengang und Pankreasgang in den Dünndarm durch Steine; Entzündung oder Tumor und damit Rückstau der Pankreasfermente.
- Toxische Einflüsse (vor allem Alkoholmißbrauch),
- Fettstoffwechselstörungen, Überfunktion der Nebenschilddrüse und
- unbekannte Faktoren.

◆ **Symptome**
- Schmerzen im Oberbauch (zum Teil sehr heftig)
- Übelkeit, Erbrechen
- Geblähter Bauch mit Wind- und Stuhlverhalten
- Ikterus (= Gelbfärbung der Haut)
- Anstieg der Pulsfrequenz und Blutdruckabfall (drohender Kreislaufschock), dabei gerötete Haut durch Erweiterung der Hautblutgefäße.
- Fieber
- In der **Anamnese** (= Krankenvorgeschichte) oft reichhaltige, fette Mahlzeit und/oder übermäßiger Alkoholgenuß.

◆ **Behandlung**
- Ruhigstellung der Bauchspeicheldrüse durch Nahrungs- und Flüssigkeitskarenz und medikamentöse Hemmung der Fermentbildung
- Ableitung des Magen- und Dünndarmsaftes durch eine Sonde
- Schmerzbekämpfung
- Schockbekämpfung
- Strenge Bettruhe und intensive Überwachung

◆ **Pflegehilfe**
▶ Während der akuten Krankheitsphase liegt der Patient im Krankenhaus. Dort helfen Sie auf Anweisung der Krankenschwester bei der Pflege mit.
▶ Um die Drüsentätigkeit nicht anzuregen, darf der Patient nichts essen und nichts trinken. Er leidet sehr unter dem Gefühl des trockenen Mundes und unter Durst (obwohl er über Infusionen genügend Flüssigkeit bekommt). Durst ist ein Gefühl, das über die Selbstbeherrschung siegen kann. Stellen Sie deshalb alles Trinkbare außer Reichweite des Patienten. Erinnern Sie ihn bei der Mundpflege daran, daß er das Wasser zum Mundausspülen nicht schlucken darf. Häufiges Mundspülen mit Wasser (Temperatur nach Wunsch des Patienten) lindert das Trockenheitsgefühl. Kann der Patient den Mund nicht ausspülen, so muß regelmäßig die Mundpflege mit feuchten Tupfern oder Kompres-

sen durchgeführt werden. Mittel zum Feuchthalten der Mundschleimhaut (künstlicher Speichel, Glycerin) können mit Einverständnis des Patienten und nach Rücksprache mit der Krankenschwester angebracht sein.
- Die Lagerung soll bauchentlastend sein, d. h. mit leicht erhöhtem Oberkörper und leicht gebeugten Hüft- und Kniegelenken. Erinnern Sie den Patienten regelmäßig daran, seine Lage etwas zu verändern, besonders auch die der Füße (Dekubitusprophylaxe). Starke Schmerzmittel können die Wahrnehmung von Druckschmerzen verhindern.
- Solange der Patient schwerkrank ist, braucht er Hilfe bei der Körperpflege bzw. müssen Sie die Körperpflege übernehmen.
- Zur Feststellung der stündlichen Urinmenge (Schockgefahr!) wird dem Patient ein Dauerkatheter gelegt (entsprechende Pflegemaßnahmen s. S. 152).

> - Alle **Beobachtungen** und **Befunde** geben Sie umgehend an Krankenschwester oder Arzt weiter, z.B. Veränderungen des Aussehens und Verhaltens des Patienten, Temperatur-, Puls- und Blutdruckwerte, Menge und Aussehen des abgeleiteten Magen- und Dünndarmsaftes, stündliche Urinmenge.

- Der Kostaufbau erfolgt nach ärztlicher Anweisung langsam und entsprechend den Laborbefunden. Im allgemeinen bekommt der Patient jeweils etwa vier bis fünf Tage lang Tee, reine Kohlenhydratkost, Kohlenhydrate und Eiweiß, Kohlenhydrate und Eiweiß und langsam steigende Fettzulagen. Fragen Sie den Patienten immer nach der Bekömmlichkeit seiner Mahlzeiten. Reine Kohlenhydratkost besteht z.B. aus Zwieback, Toastbrot mit Gelee oder Honig oder gesüßtem Haferschleim. Eiweißzulagen werden in Form von Magerquark und Magermilch gegeben, Fett in Form von genau gewogenen Mengen Butter oder Margarine. Kartoffeln, Reis und Teigwaren (ohne Eier) können mit zarten, nicht blähenden Gemüsesorten gegeben werden, später auch mageres, gedünstetes Fleisch, Fisch und Geflügel.
- Nach Abklingen der Entzündung braucht der Patient keine bestimmte Diät einzuhalten, er sollte allerdings fettarm essen und auf Alkohol weitgehend verzichten.

> Die **chronische Pankreatitis** geht langfristig mit erheblichen Störungen der Verdauungsfunktionen einher. Industriell hergestellte Nahrungsmittel, die bereits in kleine Bestandteile zerlegte Nährstoffe enthalten, können die **Kachexie** (= Abmagerung) und Schwäche des Patienten lange Zeit aufhalten. Allerdings nimmt der Patient mit diesen Fertignahrungsmitteln keine gewohnten Mahlzeiten, sondern flüssige Kost zu sich, die ihm keine Befriedigung seines Appetits verschafft.

Diabetes mellitus (Zuckerkrankheit)

Beim Diabetes mellitus ist der **Glukosegehalt des Blutes erhöht** (Glukose [= Traubenzucker]). Normalerweise liegt der Glukosegehalt des Blutes bei 70 bis 120 mg %. Dieser Normalwert gewährleistet eine normale Energiestoffversorgung der Zellen, besonders auch der Gehirnzellen. Er wird durch das Zusammenwirken verschiedener Hormone aufrechterhalten, die sowohl bei einem besonders großen Glukoseangebot aus der Nahrung als auch bei Mangel wirksam werden.

Insulin schleust die Glukose aus dem Blut in die Zellen. Ist mehr Glukose vorhanden, als gebraucht wird, so bewirkt Insulin die Umwandlung in Speicherformen (Glykogen in der Leber und in Muskeln, Fett in der Subkutis). Insulin **senkt** den Blutzucker.

Glukagon bewirkt die Bildung von Glukose aus den Speicherformen, wenn der Blutzucker unter den Bedarfswert absinkt, es **erhöht** den Blutzucker und garantiert im Normalfall genügend Glukose (= Energie) besonders für das Gehirn, auch wenn der Nachschub durch die Nahrung ausbleibt (Fasten, Hunger). Auch die Hormone **Adrenalin** und **Cortison** der Nebenniere erhöhen den Blutzucker durch Abbau von Glykogen in der Leber und Abbau von körpereigenem Eiweiß zu Glukose.

> Beim Diabetes mellitus ist die Einschleusung von Glukose aus dem Blut in die Zellen und die Herstellung von Speicherformen gestört. Es fehlt Insulin, entweder **absolut** (= die Bauchspeicheldrüse bildet zuwenig oder gar kein Insulin) oder **relativ** (= verhältnismäßig, es wird zwar Insulin gebildet, dieses wird aber durch Hemmstoffe in seiner Wirkung gestört, oder das Insulin reicht bei Überernährung nicht mehr aus).

◆ Insulinmangel

Ein Mangel an Insulin bewirkt:
- Hyperglykämie (= erhöhter Blutzuckerspiegel)
- Glukosemangel in den Zellen (mangelnde Energiebildung)
- Störungen des Fettstoffwechsels mit Erhöhung der Blutfettwerte und des Cholesterinwertes
- Vermehrtes Auftreten von sauren Stoffwechselprodukten (= Azidose)
- Frühzeitige Entstehung der Arteriosklerose (diabetische Angiopathie [= Gefäßkrankheit])
- Gewichtsabnahme durch Abbau körpereigenen Gewebes
- Zuckerausscheidung mit dem Urin: **Polyurie** wegen des größeren Wasserverbrauchs der Nieren (für die Zuckerausscheidung), **Durst** infolge Wasserverlust

> Der Diabetes mellitus kann symptomarm oder -frei und die Hyperglykämie ein Zufallsbefund sein. Manchmal wird wegen eines der im folgenden aufgelisteten Symptome eine Blutzuckerkontrolle veranlaßt und so die Hyperglykämie entdeckt. Gelegentlich wird bei einer Frau ein **latenter** (= verborgener) **Diabetes mellitus** festgestellt, nachdem sie ein besonders schweres Kind (mehr als 4 kg Geburtsgewicht) zur Welt gebracht hat.

Beim Diabetes werden zwei Formen unterschieden:

Typ I
Jugendlicher (juveniler) Diabetes mit absolutem Insulinmangel, der bei Kindern, Jugendlichen und jungen Erwachsenen auftritt.

Typ II
Altersdiabetes mit relativem Insulinmangel, der bei älteren, häufig übergewichtigen Menschen auftritt.

◆ Ursachen
- Erbanlagen: Kinder eines diabetischen Elternteils erkranken mit einer Wahrscheinlichkeit von 25 %, Kinder von zwei diabetischen Eltern mit einer Wahrscheinlichkeit von 50 % ebenfalls an einem Diabetes.
- Erkrankungen des Pankreas
- Nebenwirkung medikamentöser Behandlung (z. B. mit Cortison)
- Unbekannte Ursachen

◆ Symptome
- Mattigkeit und Kraftlosigkeit
- Gewichtsabnahme
- Polyurie und Durst
- Uringeruch nach Azeton
- Neigung zu Hautkrankheiten (Juckreiz, Furunkel, Ekzeme, Pilzerkrankungen)
- Schlechte Wundheilung mit Neigung zu Infektionen

◆ Behandlung
- Beim Typ-I-Diabetes mit Insulin und Diät
- Beim Typ-II-Diabetes vorrangig mit Diät, unterstützt durch Medikamente, welche die Kohlenhydratresorption im Dünndarm verzögern (z. B. Glucophage) oder die Insulinausschüttung aus der Bauchspeicheldrüse steigern (z. B. Euglucon) oder auch durch Insulininjektionen.

Die Behandlung hat das Ziel, Komplikationen zu vermeiden und durch Einstellung einer normalen Stoffwechsellage die Spätschäden zu verhüten, zu vermindern oder wenigstens zu verzögern. Heilbar ist der Diabetes nicht. Ausnahmen sind bei übergewichtigen Typ-II-Diabetikern möglich: nach deutlicher Gewichtsabnahme bzw. Erreichen des Normalgewichts.

◆ Insulin

Insulin wird im Verdauungstrakt zerstört und muß deshalb als **Injektion** gegeben werden. Es wurde 1931 erstmals klinisch angewendet (Houssay, Biascotte) und ist seitdem das lebensrettende Medikament beim absoluten Insulinmangel. Insulin wurde aus den Bauchspeicheldrüsen von Schlachttieren (Rindern, Schweinen) gewonnen, bis es seit den 80er Jahren gentechnisch als **Humaninsulin** (= entspricht dem menschlichen Insulin) hergestellt werden kann.

Insulin steht heute als
- **Altinsulin** (rascher Wirkungseintritt, relativ kurze Wirkungsdauer),
- **Depotinsulin** (langsamer Wirkungseintritt, lange Wirkungsdauer)
- und als **Kombinationsinsulin** (relativ rascher Wirkungseintritt, relativ lange Wirkungsdauer)

zur Verfügung.

Insulinpflichtige Diabetiker (Patienten, die Insulin brauchen) müssen ihr Medikament täglich ein- oder mehrmals **subkutan** (= unter die Haut) spritzen oder gespritzt bekommen. Die **Insulindosis** (= verordnete Menge) wird in I. E. (= internationale Einheiten) angegeben. Auf speziellen Insulinspritzen weist die Skala eine Graduierung in I. E. auf. Bei einer normalen 2-ml-Spritze entspricht ein Teilstrich der Skala vier I. E. Insulin (1 ml = 40 I. E. Insulin). Viele

Patienten besitzen eine Automatikspritze (= Pen), bei der die Dosis eingestellt werden kann und automatisch richtig abgegeben wird.

> Das Insulin in den Pen-Nachfüllpatronen enthält meist 100 I.E. pro ml (nicht 40 I.E. pro ml wie in den Stechgummifläschchen)! Beachten Sie den Beipackzettel. Im Ausland enthalten Insuline ebenfalls oft 100 I.E. pro ml. Falls ausländische Patienten ihr Insulin aus Stechgummifläschen aufziehen, müssen sie auf diesen Unterschied hingewiesen werden.

Das Insulin wird im **Kühlschrank** bei +2 bis 8 °C aufbewahrt, ein angebrochenes Stechgummifläschchen kann bis zu vier Wochen (oder nach Angabe des Herstellers) aufbewahrt werden. Vor dem Aufziehen in die Spritze wird das Fläschchen zwischen den Handflächen gerollt, bis der Inhalt gleichmäßig milchigtrüb ist (nicht schütteln!). Wenn die Flüssigkeit klar bleibt oder Flöckchen oder Klümpchen zu sehen sind, darf sie nicht mehr verwendet werden.

Viele Diabetiker spritzen sich ihr Insulin selbst. Wenn der Patient es nicht kann und Sie es übernehmen sollen, so lassen Sie sich von der Krankenschwester oder Altenpflegerin genau in das Aufziehen des Medikaments und die s.c.-Injektionstechnik (s.c. = subkutan) einweisen. Beim Aufziehen achten Sie neben dem hygienisch korrekten Vorgehen vor allem auf die **richtige Dosis**. Vor dem Einspritzen ist das **Aspirieren** (Zurückziehen des Spritzenkolbens bei eingestochener Kanüle) wichtig. Wenn dabei Blut in die Spritze angesaugt wird, liegt die Kanülenspitze in einer Vene, und es muß mit frischem Material erneut eingestochen werden, denn das zur s.c.-Injektion bestimmte Insulin darf nicht intravenös (= in die Vene) gespritzt werden.

Bei der Insulininjektion mit dem Pen kann nicht aspiriert werden. Die Pen-Kanüle kann mehrmals benutzt werden (Produktinformation beachten!). Ob der Pen bzw. die Nachfüllpatrone im Kühlschrank oder bei Zimmertemperatur aufbewahrt werden, entnehmen Sie dem Beipackzettel.

Insulin muß 30 bis 45 Minuten **vor** der Mahlzeit (meist Frühstück) gespritzt werden (**Spritz-Eß-Abstand**). Wie lang der Spritz-Eß-Abstand genau sein muß, hängt von der Art des Insulins und der Kostform ab, die der Patient zu sich nimmt. Fragen Sie Krankenschwester oder Altenpflegerin danach.

◆ **Diät bei Diabetes mellitus**

Die Diabetesdiät entspricht den Empfehlungen, die ganz allgemein für eine gesunde Ernährung gegeben werden. Allerdings muß eine bestimmte Kalorienzahl und ein bestimmtes Verhältnis der Nährstoffe zueinander berechnet und eingehalten werden. Die Diät ist kohlenhydratreich, fettarm und enthält relativ viel Eiweiß. Frisches Gemüse kann beliebig viel verzehrt werden, wenn es nicht mit Fett und/oder Mehl zubereitet ist. Die Kalorienzahl entspricht dem Bedarf des Patienten nach Normalgewicht und körperlicher Bewegung, so daß er, wenn er normalgewichtig ist, weder zu- noch abnimmt. Übergewichtige Patienten nehmen, wenn sie sich an die Diät halten, ab, was allerdings erwünscht ist.

Übergewichtige **Typ-II-Diabetiker** haben oft wieder normale Blutzuckerwerte, wenn sie an Gewicht abgenommen haben.

Die tägliche Nahrungsmenge wird auf drei Haupt- und drei Zwischenmahlzeiten verteilt, wobei die Zwischenmahlzeiten oft aus frischem Obst bestehen. Die Getränke sind kohlenhydrat- und kalorienfrei.

▶ **Kohlenhydrate** (etwa 50% der Gesamtnährstoffmenge) sind in Getreideprodukten (Brot, Nudeln, Reis, Grieß, Haferflocken), Hülsenfrüchten, Kartoffeln und Obst enthalten. Der Diabetiker soll bei den Getreideprodukten Vollkorn bevorzugen, zumindest aber beim Brot keine Weißmehlerzeugnisse (helle Brötchen, Weißbrot, Toastbrot) wählen. Verboten sind Zucker, Süßigkeiten, Kuchen, Honig, weil der Zucker ohne weitere Verdauungsprozesse direkt in die Blutbahn resorbiert wird und zu einem schnellen, steilen Anstieg des Blutzuckers führt. Trotzdem braucht der Diabetiker nicht ganz auf Süßes zu verzichten: Kleine Mengen von Süßigkeiten oder Kuchen, die mit **Zuckeraustauschstoffen** (Fruktose, Sorbit) zubereitet wurden, kann er gelegentlich unter Anrechnung auf die Tagesration genießen. Auch die (sparsame) Verwendung chemischer Süßstoffe erleichtert den Verzicht auf Zucker.

▶ **Fett** (etwa 20 bis 25% der Gesamtnährstoffmenge) ist der Nahrungsbestandteil, der am schwierigsten einzuschätzen ist. Butter und Margarine als Brotaufstrich, Öl zum Salat, Koch- und Backfette sind noch relativ leicht zu dosieren. Aber auch Fleisch, Fisch, Milch und Milchprodukte, Eier, Wurst, Käse, Süßigkeiten und Knabberwaren enthalten zum Teil größere Mengen Fett. Bei der Beschränkung dieses Nährstoffs werden die Ernährungsgewohnheiten in Wohlstandsländern am meisten berührt. Der Diabetiker (zumindest der übergewichtige Typ-II-Diabetiker) soll fettfreie oder fettarme Zubereitungsarten (Grillen, Dünsten, fettfreies Braten) wählen, fettarme Nahrungsmittel wie mageres Fleisch, Magerfisch, fettarme Käse- und Wurstsorten und fettarme Milchprodukte verzehren, die allerdings nicht so gut schmecken, wenn er fettreiche Kost gewöhnt ist. Sahne, Crème fraîche, Mayonnaise und dergleichen sind verboten. Fast alle Fast-food-Angebote stehen wegen ihres Gehaltes an Frittierfett ebenfalls auf der Verbotsliste (auch wenn sie wie Pommes frites und Kartoffelpuffer aus den [erlaubten] Kartoffeln bestehen).

- **Eiweiß** steht hierzulande kostengünstig in vielen Nahrungsmitteln zur Verfügung: Milch, Milchprodukte (Quark, Joghurt, Käse in vielen Sorten), Eier, Fleisch, Geflügel, Fisch, Vollgetreide, Hülsenfrüchte. Eiweißreiche Nahrungsmittel gibt es auch mit reduziertem Fettgehalt, so daß die Eiweißversorgung kein Problem ist.
- **Getränke** sind, solange sie keine Kohlenhydrate und keine Kalorien enthalten, unbegrenzt erlaubt (Wasser, Tee, Kaffee, Gemüsesäfte, Diätlimonade). Fruchtsäfte kommen wegen ihres Fruchtzuckergehaltes weniger in Frage. Gelegentlich ein alkoholfreies Bier (oder ein Diätbier) oder auch ein Glas zuckerarmen Wein kann auch der Diabetiker genießen, allerdings unter Anrechnung der Alkoholkalorien auf die Tagesmenge. Hochprozentige Spirituosen kommen wegen des hohen Kaloriengehaltes eher nicht in Frage. Liköre und Cocktails sind wegen des hohen Zuckergehaltes verboten.
- **Knabbereien** für zwischendurch (außer den Zwischenmahlzeiten) sind wegen ihres meist hohen Fett- und damit Kaloriengehaltes für Diabetiker nicht geeignet (Chips, Salzstangen usw.). Frisches rohes Gemüse oder Essiggürkchen können statt dessen sogar ohne Anrechnung auf die Tagesration geknabbert werden und sorgen auch noch für reichlich Vitamine und Mineralstoffe.

Aus praktischen Gründen, um dem Diabetiker den Überblick zu erleichtern und auch um Nahrungsmittel mit vergleichbarer Anrechnung auf den Diätplan leichter austauschen zu können, wird die Diät oft in **BE** (= Broteinheiten) angegeben.

> Eine Broteinheit entspricht etwa der Menge Kohlenhydrate, die eine Scheibe Brot von 50 g enthält, d.h. 12 g Kohlenhydrate (dies ist eine sehr ungenaue Angabe, weil frisches Brot z.B. mehr Wasser enthält als altbackenes, eine Scheibe altbackenes Brot bei gleichem Gewicht also mehr Kohlenhydrate enthält als frisches). Wenn wir nun weiter davon ausgehen, daß der Kohlenhydratanteil an dem täglichen **Gesamtkaloriengehalt** der Nahrung 40 % beträgt, der Fettanteil ebenfalls 40 % (Fett enthält mehr als doppelt soviele Kalorien wie Kohlenhydrate und Eiweiß) und der Eiweißanteil 20 %, so läßt sich mit der BE-Angabe auf die gesamte Kalorienzahl und die Menge der einzelnen Nährstoffe schließen. Allerdings erspart die BE-Angabe dem Patienten mühsame Rechnungen, wenn er **Austauschtabellen** zu Hilfe nimmt, in der Nahrungsmittel mit gleichem BE-Anteil einander gegenübergestellt werden, so daß er sie nach Appetit und Geschmack gegeneinander austauschen kann und trotzdem im Rahmen seiner verordneten Diät bleibt.

◆ **Komplikationen bei Diabetes mellitus**

Unmittelbare Komplikationen sind die **Hypoglykämie** (= Unterzuckerung) und die **Hyperglykämie** (= Überzuckerung) des Blutes.

◆ **Hypoglykämie**

Die Unterzuckerung tritt besonders bei **insulinpflichtigen Diabetikern** auf, z.B. wenn sie Insulin gespritzt und dann nicht oder nicht rechtzeitig gegessen haben, bei ungewohnter körperlicher Belastung, bei Erbrechen und Durchfall oder bei versehentlicher Überdosierung von Insulin.

◆ **Symptome**
- Reizbarkeit, Konzentrationsstörungen
- Unruhe, Zittern
- Heißhunger
- Schweißausbruch
- Tachykardie

Die Unterzuckerung kann bis zur Bewußtlosigkeit führen (**hypoglykämischer Schock**).

> - Bei Anzeichen der Hypoglykämie soll der Diabetiker ein Glas gesüßten Fruchtsaft oder gesüßten Tee trinken, ein Stück Brot oder auch eine Süßigkeit essen. Treffen Sie einen Diabetiker bewußtlos an, so stecken Sie ihm einen Würfelzucker, ein Stück Traubenzucker oder ein Bonbon in die Wangentasche zwischen Backenzähne und Wange.
> - **Diabetiker sollen immer Zuckerstücke bei sich haben!**

◆ **Hyperglykämie**

Die Überzuckerung tritt als Komplikation hauptsächlich bei **Typ-II-Diabetikern** im Zusammenhang mit

- Diätfehlern,
- ungewohnter körperlicher Ruhe,
- fieberhaften Infekten oder
- bei insulinpflichtigen Diabetikern, beim Vergessen der Insulinspritze oder einer zu geringen Dosis auf.

◆ **Symptome**
- Mattigkeit, Kraftlosigkeit
- Juckreiz
- Starker Durst
- Häufiges Wasserlassen (= Polyurie)
- Trockene Mund- und Nasenschleimhaut

Der Glukosemangel in den Zellen (weil sich die Glukose ja im Blut befindet) führt zu weitergehenden Stoffwechselstörungen mit Anhäufung saurer Stoffe, zur **Azidose** (= Übersäuerung). Die Azidose kann zum **Coma diabeticum** (= Bewußtlosigkeit bei Diabetes) führen. Zeichen der **Exsikkose** (trockene Mundschleimhaut, trockene Haut mit schlechtem Turgor wegen erheblicher Wasserverluste durch die Polyurie), eine sehr tiefe, regelmäßige Atmung (Kußmaul-Atmung) und der Geruch der Atemluft nach Azeton weisen bei bewußtlosen Diabetikern auf das Coma diabeticum hin. Der Patient braucht sofort ärztliche Behandlung, meistens im Krankenhaus.

Ob ein bewußtloser Diabetiker sich im **hypoglykämischen Schock** oder im **Coma diabeticum** befindet, kann oft (nicht immer!) an der Hautfeuchtigkeit erkannt werden: bei Hypoglykämie ist die Haut oft schweißig, die Mundschleimhaut feucht, bei Hyperglykämie sind Haut und Mundschleimhaut trocken. Klebriger Urin, z. B. auf dem Fußboden in der Toilette, ist ein weiterer Hinweis auf eine Hyperglykämie (beim Anstieg des Blutzuckers scheiden die Nieren Zucker aus, zuckerhaltiger Urin wird beim Trocknen klebrig).

Sind Sie sich nicht sicher, ob es sich um einen hypoglykämischen Schock oder um ein Coma diabeticum handelt, so geben Sie dem Patienten Zucker in die Wangentasche (hilft bei Hypoglykämie und richtet bei bestehender Hyperglykämie weiter keinen Schaden an). Rufen Sie Arzt bzw. Rettungsdienst und führen Sie dann, wenn möglich, einen Blutzucker-Schnelltest (z.B. Hämogluco-Test, Hämostix) durch, dessen Ergebnis die Einleitung von Erstmaßnahmen erleichtert (z.B. Gabe von Altinsulin intravenös durch den Arzt).

◆ **Spätfolgen des Diabetes mellitus**
Die Spätfolgen des Diabetes mellitus sind hauptsächlich auf die diabetische **Angiopathie** (= Schädigung der Blutgefäße im Sinne einer Arteriosklerose) zurückzuführen:
- Herzinfarkt
- Schlaganfall
- Arterielle Verschlußkrankheit mit Gefahr der diabetischen **Gangrän** (= Absterben des Gewebes, besonders an den Fußzehen)

Weitere Spätschäden sind
- die diabetische **Retinopathie** (= Schädigung von Augennetzhaut und Sehnerv bis zur Erblindung),
- die diabetische **Nephropathie** (= Nierenschädigung mit chronischem Nierenversagen),
- die diabetische **Polyneuropathie** (= Nervenschädigung mit Mißempfindungen, extremer Schmerzhaftigkeit oder auch Taubheit besonders der Füße und Unterschenkel),
- Wundheilungsstörungen (lange Heilungsdauer, Neigung zu Infektionen).

◆ **Probleme des Patienten**
▶ Der Patient hat eine chronische Krankheit, die nicht wehtut, an der er eigentlich zunächst nicht leidet und deren Gefahren hauptsächlich in der Zukunft liegen. Es liegt weitestgehend an ihm selbst, wie gut sein Stoffwechsel eingestellt ist, damit Spätschäden, aber auch akute Komplikationen vermieden werden können.

▶ Eines der größten Probleme ist die **Umstellung der Ernährung.** Besonders ältere Patienten mit langjährigen festen Gewohnheiten stellen sich schwer um. Der Typ-II-Diabetes betrifft ja oft Menschen, deren Übergewicht ihre Freude am guten, reichlichen Essen deutlich macht, so daß ihnen die neue Kostform große Schwierigkeiten machen kann. Ältere Frauen haben oft jahrzehntelang das Familienessen auf ihre eigene Art zubereitet, müssen sich nun auch beim Kochen umstellen und – wenn die Familie die Diät nicht mitessen will – separat kochen.

▶ Bei Einladungen, Feiern, Essen im Restaurant usw. muß der Patient darauf achten, trotzdem seine Diät einzuhalten, d.h. meistens um eine gesonderte Zubereitung bitten (glücklicherweise gehört der Diabetes zu den Krankheiten, deren Offenbarung gesellschaftlich kein größeres Problem bedeutet).

- Der **insulinpflichtige Diabetiker** ist zeit seines Lebens von diesem Medikament abhängig. Zahlreiche Entwicklungen der letzten Jahre haben aber zu einer deutlichen Entlastung von der Abhängigkeit geführt, z.B. ersetzen kleine Taschengeräte zur selbständigen Blutzuckerbestimmung größtenteils die früher notwendigen häufigen Besuche in der Arztpraxis. Kleine Injektionsautomaten (Pens) mit unterschiedlich einstellbarer Dosierautomatik, die nicht viel größer als ein Kugelschreiber sind, vermindern den Aufwand, der durch Spritzen, Kanülen und Insulinfläschchen entsteht. Der gut informierte, selbständige Patient kann damit ein normales Leben führen, verreisen, Sport treiben, an Veranstaltungen teilnehmen. Wenn er sein Insulin anhand der selbst ermittelten Werte eigenständig dosieren kann, ist es ihm möglich, körperliche Aktivitäten, Essen und Insulindosis von Fall zu Fall aufeinander abzustimmen. Trotzdem sind Hypoglykämien nicht ganz sicher auszuschließen, so daß der Diabetiker gut daran tut, seine Freunde und Kollegen darüber zu informieren, damit sie ihm im Falle einer Komplikation helfen können.
- Der **Typ-II-Diabetiker** steht unter dem Druck, auf jeden Fall seine Diät einhalten und gegebenenfalls abnehmen zu müssen. Er kann nur auf wenig Verständnis hoffen, wenn er beim Familienkaffee der Lieblingstorte nicht widerstehen kann oder sonst bei einer Diätsünde erwischt wird. Er weiß ja, daß er sich damit selbst schadet, und reagiert vielleicht so wie der Raucher, der ja auch um seine Gesundheitsgefährdung weiß und auf Vorhaltungen eher trotzig oder gleichgültig antwortet. Mancher Diabetiker hat aber auch nicht richtig verstanden, daß „das eine Stück Torte" bereits zu einem steilen Anstieg des Blutzuckers und damit zu gefäßschädigenden Stoffwechselstörungen führen kann (ein einziges Mal wäre ja auch nicht das Problem, aber jedes weitere Mal schon!).
- Ein Patient mit Diabetes besucht öfter Arzt und Apotheke als die meisten anderen Menschen, was ihn vielleicht darin bestärkt, die Verantwortung für seinen Gesundheitszustand doch nicht ganz bei sich selbst zu sehen.

◆ **Pflegehilfe**

- Der gut informierte, selbständige Diabetiker braucht keine pflegerische Hilfe. Anders ist es bei einer zusätzlichen Krankheit, einer Behinderung, wegen eingetretener Spätschäden oder altersbedingter Pflegebedürftigkeit.
- Wenn sich die körperliche Aktivität verändert, z.B. bei Bettruhe, muß der Patient wahrscheinlich auf eine andere Kalorien- oder BE-Zahl und gegebenenfalls auf eine veränderte Insulindosis eingestellt werden. Während dies im Krankenhaus routinemäßig verläuft, müssen Sie in der häuslichen Pflege gegebenenfalls den Hausarzt auf die Veränderung aufmerksam machen und seine Anordnungen einholen.
- Wenn der Patient sein Insulin gespritzt bekommen hat, muß er auch essen. Muß er z.B. wegen einer Untersuchung nüchtern bleiben, so bekommt er auch zunächst kein Insulin. Fragen Sie Krankenschwester oder Arzt, wie es damit nach der Untersuchung weitergehen soll.
- Achten Sie mit darauf, ob der Patient mit der Nahrungsmenge seiner **Diät** auskommt bzw. ob er alles ißt. Komplikationen lassen sich nur dann mit einiger Sicherheit vermeiden, wenn Nahrungsmenge und Insulindosis gut aufeinander abgestimmt sind.
- Richten Sie dem Patienten, der es nicht selbst kann, seine **Zwischenmahlzeiten.** Viele ältere Patienten können frisches Obst (Äpfel, Birnen, Pfirsiche, Orangen) nicht einfach so essen, besonders wenn sie eine Zahnprothese haben oder mit dem Schälen und Zerkleinern nicht zurechtkommen. Bei eingeschränkter Kaufähigkeit des Patienten können Sie Äpfel frisch reiben, Orangen auspressen, Pfirsiche und andere Früchte im Mixer zerkleinern und auf Wunsch mit Süßstoff nachsüßen. Ein paar Tropfen Zitronensaft verhindern die braune Verfärbung, die sich beim Pürieren von Frischobst rasch einstellt.
- Zur **Blutzuckerkontrolle** gibt es verschiedene, einfach zu handhabende Geräte. Auf die markierte Fläche der dazugehörenden Teststreifen wird ein Tropfen Blut aus der Fingerkuppe gebracht, nach einer Minute abgewischt (oder auch nicht), der Streifen in das Gerät eingelegt und das Ergebnis von dem kleinen Display abgelesen. Bevor Sie eine Test durchführen, müssen Sie auf jeden Fall die Gebrauchsanweisung lesen, damit der Patient nicht nach einem Fehlversuch noch einmal gestochen werden muß. Lassen Sie sich Anweisungen geben, was Sie bei einem niedrigeren oder höheren Wert tun sollen.
- Zur **Insulininjektion** mit Spritze und Kanüle oder mit einem Pen (Spritzautomaten) müssen Sie sich vom Patienten selbst oder der Krankenschwester oder Altenpflegerin genau anleiten lassen. Das Material ist so unterschiedlich, daß die Beschreibung von einer oder zwei Möglichkeiten hier nicht sinnvoll erscheint.

- Die Insulininjektion ist nicht schwierig und nach Anleitung auch nicht gefährlich. Allerdings erfordert das Aufziehen des Insulins bzw. das Einstellen der Dosis am Pen größte Sorgfalt.
- Vergleichen Sie **vor dem Aufziehen** die Verordnung (Insulinart) und kontrollieren Sie danach und **vor dem Spritzen** nochmals die richtige Dosis (Zahl der Einheiten).
- Vergewissern Sie sich, daß der **richtige Patient** die Injektion zur **richtigen Zeit** bekommt.

- Ziehen Sie das Insulin erst unmittelbar **vor** der Injektion auf. Spritzen Sie nie im Bereich geschädigter oder ödematös geschwollener Haut oder in Hämatome. Wechseln Sie täglich die Injektionsstelle, am besten nach einem Plan (Vorder- und Außenseiten der Oberschenkel, Außenseiten der Oberarme, Bauch unter der Nabelgegend), auf dem täglich die wechselnde Injektionsstelle abgehakt wird. Wenn Sie nur vorübergehend die Injektion übernehmen und der Patient später wieder selbst spritzt, so schonen Sie die für ihn erreichbaren Stellen und injizieren vorwiegend in die Subkutis der Oberarme.
- Bei der **Körperpflege** und **Kleidung** ist auf die Anfälligkeit des Patienten für Pilzinfektionen, schlechte Wundheilung und Druckstellen zu achten. Die tägliche Reinigung und Pflege der Haut ist notwendig, um die Zahl möglicher pathogener (= krankmachender) Keime gering zu halten. Besonders wichtig ist das gründliche Trocknen der Hautfalten und der Finger- und Zehenzwischenräume. Eincremen nach dem Waschen (auch der Füße!) hält die Haut geschmeidig und hilft, Einrisse zu verhindern. Die Pflege der Fußnägel erfordert – wie beim AVK-Patienten – größte Vorsicht. Beim Kürzen der Nägel müssen Verletzungen auf jeden Fall vermieden werden, die an den Zehen leicht zu größeren, schlecht heilenden Wunden werden können. Hat der Patient dicke, unregelmäßige, eingewachsene oder stark zerklüftete Nagelplatten, so sollten Sie ihm zu professioneller Fußpflege raten (was sich allerdings nicht alle Patienten regelmäßig leisten können). Bei normalen Nägeln ist es am günstigsten, sie mit der **Feile** kurz zu halten, damit sie gar nicht erst mit Schere oder Zange gekürzt werden müssen. Falls ein Fußbad zum Erweichen der Nägel notwendig ist, müssen Sie die Wassertemperatur (36 bis 37°C) mit dem Thermometer kontrollieren (Thermometer unter Wasser ablesen!), weil die geschädigten Blutgefäße eine höhere oder niedrigere Temperatur nicht ausgleichen und damit bleibende Gewebsschäden verhindern können. Stellen Sie bei der Fußpflege eine Wunde oder schwarze Hautstelle fest, und sei sie noch so klein, so informieren Sie sofort Krankenschwester oder Arzt (bei anderen Beobachtungen an der Haut natürlich auch).
- Die Kleidung – besonders Unterwäsche und Strümpfe – sollte aus saugfähigen Naturfasern bestehen. Synthetische Fasern behindern die Schweißverdunstung, die so überwärmte und feuchte Haut ist empfänglich für Hautpilzerkrankungen.
- Viele Diabetiker – besonders Frauen – leiden immer wieder unter äußerst lästigem Juckreiz im Intimbereich, gegen den Sitzbäder (z.B. mit Eichenrindenextrakt) und ärztlich empfohlene juckreizstillende Cremes angewendet werden können.
- Der Patient sollte nicht barfuß gehen, um Verletzungen und das Auskühlen der Füße zu vermeiden.

6 Bewegung

Seit jeher ist die Bewegungsfähigkeit für Menschen und Tiere **Voraussetzung für das Überleben.** Obwohl sich in der menschlichen Gesellschaft die einzelnen Mitglieder gegenseitig helfen und unterstützen, hängen Selbständigkeit und Unabhängigkeit dennoch von der uneingeschränkten Bewegungsfähigkeit ab. Schon geringfügige Bewegungseinschränkungen machen uns an irgendeinem Punkt hilfsbedürftig. Vielleicht hatten Sie schon einmal einen Arm in Gips und wissen deshalb aus Erfahrung, welch ungeahnte Bedeutung es hat, alle vier Gliedmaßen bewegen zu können, selbst in einer Zeit, in der man sich aller möglichen Fortbewegungsmittel und Maschinen in Beruf und Haushalt bedienen kann. Das Öffnen von Flaschen oder Lebensmittelpackungen wird ebenso zum Problem wie das Abschneiden und Schmieren eines Stückes Brot, wenn wir nur eine Hand benutzen können. Ein Glas oder eine Tasche zu tragen erfordert bereits Mut, wenn kein zweiter Arm zum Festhalten oder Abstützen gebraucht werden kann.

◆ **Übung**
Lassen Sie sich für eine Stunde einen Arm an den Körper festbandagieren und versuchen Sie, Ihren gewohnten Tagesablauf fortzusetzen (immer in dem Wissen, daß Sie Ihren Arm befreien können und nach einer Stunde ohnehin Ihre Behinderung los sind).

Entsprechendes gilt für die Beine. Natürlich kann man sich mit Krücken fortbewegen oder im Rollstuhl. Aber wie kommt ein Rollstuhlfahrer aus einem normalen Haus heraus und z.B. in Bus oder Zug hinein? Oder in den Bäckerladen, in die Bank? Wie schließt ein Mensch, der Krücken braucht, seine Haustür auf, trägt Einkaufstaschen nach Hause? Bewegung ist aber nicht nur Voraussetzung für Leben im biologischen Sinn. Durch unsere **Haltung, Mimik, Gestik** drücken wir uns auch gegenüber unseren Mitmenschen aus, d.h. Bewegung ist auch **Kommunikationsmittel.** Haltung, Bewegung und Gesichtsausdruck teilen unseren Mitmenschen oft mehr mit als Worte. Unsere Körpersprache kann Worte entkräften, verstärken oder sogar ersetzen.

◆ **Übung**
Stellen Sie ein Gefühl wortlos, nur über Mimik und Bewegung dar, ein anderes Gefühl nur mit Worten, ohne eine Miene zu verziehen oder sich zu bewegen. Fragen Sie Ihre/n Partner/in, was er/sie besser verstanden hat. Trommeln Sie mit den Fingern auf die Tischplatte, während Sie Ihrem Gesprächspartner versichern, Geduld und Zeit zu haben. Rutschen Sie auf der Stuhlkante hin und her und beteuern Sie, sich wohl zu fühlen und bequem zu sitzen. Wahrscheinlich wird niemand Ihren Worten glauben, sondern Ihrer Körpersprache!

Jede Bewegung, die durch eine **Muskelkontraktion** (= Verkürzung eines Muskels durch Zusammenziehen) herbeigeführt wird, erfordert eine Gegenbewegung eines anderen Muskels (= **Antagonist**), der die ursprüngliche Bewegung hemmt oder abstoppt. Ohne diese Zusammenarbeit von gegenteilig arbeitenden Muskeln ist keine zielgerichtete Bewegung möglich. Diese Zusammenarbeit von Muskeln müssen Menschen im Laufe ihrer frühkindlichen Entwicklung lernen. Aufrechtes Stehen und aufrechter Gang sind ebenso **Ergebnisse eines Lernprozesses** wie die Balance beim Radfahren, ein ständiges Auspendeln von Bewegung und Gegenbewegung, das uns im Gleichgewicht hält. Auch jede andere zielgerichtete Bewegung hat dieses Auspendeln – das Zusammenarbeiten von gegenteilig arbeitenden Muskeln – zur Voraussetzung.

Die **Steuerungszentrale** für die Bewegungsabläufe ist das **Gehirn.** In der Großhirnrinde liegen die Steuerungszentren für jede einzelne Körperregion, von denen Nervenfasern ins Rückenmark ziehen. Die Fasern kreuzen im Bereich des verlängerten Marks (Verbindungsstück zwischen Gehirn und Rückenmark), so daß eine Schädigung der rechtsseitigen Bewegungszentren zu Bewegungsstörungen der linken Seite führt und umgekehrt (s. Hemiplegie, S. 186). Unwillkürliche Bewegungen und die Feinabstimmung werden von weiteren Zentren im Großhirn und im Hirnstamm gesteuert (= extrapyramidales System).

Das Gehirn schickt die Befehle zur Arbeit über **Nervenbahnen** (Rückenmark, periphere Nerven) zu den jeweiligen Muskeln, die die elektrischen Nervenimpulse mit Hilfe biochemischer **Überträgerstoffe** (= Neurotransmitter) empfangen können. Bewußte, gezielte Bewegungen entstehen also im Gehirn, das den jeweiligen Muskeln Befehle gibt: wohin die Bewegung führen soll, mit wieviel Kraft sie auszuführen ist und wann die Bewegung gestoppt wird. Dazu sind notwendig:
- ein gesundes Gehirn,
- ein ungestörtes Bewußtsein,
- ein unbeschädigtes Rückenmark mit den abzweigenden, intakten peripheren Nerven und
- die richtige Menge der Überträgerstoffe.

Der **passive Bewegungsapparat** (Skelett mit Knochen und Gelenken) muß ebenso intakt sein wie der **aktive Bewegungsapparat** (Muskeln, Sehnen und Bänder).

Unsere **seelische Verfassung** ist schließlich ausschlaggebend dafür, ob und wie wir unsere Bewegungsmöglichkeiten nutzen wollen, zur Bewegung motiviert sind.

Daß **seelische Einflüsse** unsere Bewegung (besonders die Feinsteuerung) beeinflussen, ist eine alltägliche Erfahrung vieler Menschen. Wir stoßen Gläser um, lassen Dinge fallen, stolpern dann, wenn wir uns beobachtet fühlen und es eigentlich besonders gut machen wollen. Wenn uns jemand auf die Finger schaut, leidet unsere Geschicklichkeit. Selbst unsere Gesichtsmuskeln verziehen sich auf ungewollte Weise, wenn wir merken, daß wir fotografiert werden und nicht unbefangen sind. In gedrückter Stimmung, bei Traurigkeit, Mutlosigkeit lassen wir Kopf und Schultern hängen, bewegen uns langsam und insgesamt wenig. Wenn wir heiter und guter Dinge sind, halten wir uns aufrecht und locker, gehen beschwingt und bewegen uns gern und viel. Angst stört das Gleichgewicht von Bewegung und Gegenbewegung und macht uns starr oder läßt uns zittern.

Bewegung erfüllt unmittelbar notwendige **Schutzfunktionen** auf entsprechende Gefahrensignale unserer Sinnesorgane hin. Mit einem Spurt oder auch mit Stehenbleiben schützen wir uns vor dem Überfahrenwerden, mit Festhalten oder Abstützen vor einem Sturz. Viele Schutzbewegungen unterliegen nicht einmal einer bewußten Entscheidung, sondern werden **reflexhaft** vollzogen: wir schließen blitzartig die Augen, noch bevor ein Insekt hineingerät, und beim Berühren eines Gegenstandes ist die Hand bereits zurückgezogen, wenn wir wahrnehmen, daß er glühend heiß ist.

Aber auch Schädigungen, von denen wir üblicherweise gar nicht wissen, daß sie uns drohen, werden durch Bewegung verhindert: Dekubitus, Kontraktur, Thrombose (s. S. 200, S. 198 und S. 115).

Ausgiebige Bewegung schützt uns vor Herz- und Kreislaufleiden, Muskelschwäche und erhöhter Knochenbrüchigkeit, denn unser Körper ist darauf eingerichtet, beansprucht zu werden. Fehlende oder mangelnde Beanspruchung läßt unseren Körper allmählich verkümmern. Nicht beanspruchte Muskeln werden schon nach wenigen Wochen dünner und schwach (deutlich erkennbar, wenn nach vier oder sechs Wochen ein Gipsverband entfernt wird). Auch die gefürchtete Knochenveränderung besonders der älteren Frau (= Osteoporose) wird durch Bewegungsmangel begünstigt. Gelenke verlieren an Beweglichkeit.

Nicht zuletzt dient Bewegung der **Lebensfreude:** Sport, Spiel, Tanz, Hobbies, Geselligkeiten und Veranstaltungen, aber auch bewußt genossene Untätigkeit hängen von unseren Bewegungsmöglichkeiten ab.

Einschränkungen der Bewegungsfähigkeit und Pflegehilfe

Bewegungseinschränkungen können vorübergehend oder dauerhaft sein.

> ▶ **Vorübergehende Bewegungseinschränkungen** sind meistens auf Verletzungen oder Operationen zurückzuführen. Sie können aber auch aufgrund einer schweren psychischen Beeinträchtigung (s. Depression, S. 60), Schmerzen, Durchblutungsstörungen oder Störungen des Mineralstoffwechsels entstehen.
>
> ▶ **Dauerhafte Bewegungseinschränkungen** haben den Charakter einer mehr oder weniger schweren Körperbehinderung. Ursachen können angeborene Fehlbildungen, Wachstumsstörungen, Krankheiten und Verletzungen des Nervensystems einschließlich des Gehirns und des Bewegungsapparates sein.

Bewegungseinschränkungen können sich in zuwenig oder fehlender Bewegungsfähigkeit bemerkbar machen, aber auch in zuviel Bewegung und in überschießender oder nicht zielgerichteter Bewegung.

Ruhigstellung

Es handelt sich hierbei um eine **Form der Selbsthilfe** bei Verletzungen oder schmerzhaften Bewegungen. Sie ist auch eine ärztlich verordnete **Behandlungsmaßnahme** bei Knochen-, Gelenk- und Muskelverletzungen oder -krankheiten (z.B. Lagerung einer Extremität in einer Schiene, Gipsverband). Eine andere Form der Ruhigstellung ist die **Anweisung an den Patienten**, bestimmte Bewegungen zu unterlassen, z.B. um eine Wunde zur besseren Heilung ruhigzustellen, oder die Verordnung von Bettruhe, z.B. bei fieberhaften Erkrankungen. Eine **medikamentöse Ruhigstellung** des ganzen Menschen mit Beruhigungsmitteln (= Sedativa) kann zur Entlastung des Herzens bei Infarkt, zur Unterbrechung schwerer Krampfanfälle oder schwerer Unruhezustände notwendig sein.

◆ Probleme des Patienten

▶ Je nachdem, welcher Körperteil ruhiggestellt werden muß, ist der Patient bei seinen alltäglichen Verrichtungen eingeschränkt. Der passagere (= vorübergehende) Charakter dieser Einschränkungen läßt sie im allgemeinen erträglich sein.

▶ Bei der Behandlung mit Sedativa sind die natürlichen Reaktionen des Körpers auf Schmerz und Unbehagen eingeschränkt, so daß die Schutzfunktion der Bewegung nicht mehr vollständig gegeben ist. Es besteht die Gefahr von Dekubitus, Kontraktur und Thrombose.

◆ Pflegehilfe

▶ Ihre Hilfeleistung richtet sich nach den Wünschen des Patienten. Manche sehr empfindsamen Patienten nehmen unnötige Einschränkungen auf sich, weil sie nicht so gut um Hilfe bitten können. Ihre Fachkenntnis und Ihre Beobachtung werden Ihnen sagen, welche Hilfe nötig ist. So kann sich z.B. kein Mensch allein richtig waschen, wenn er nur eine Hand gebrauchen kann, genausowenig wie jemand, der zwar am Waschbecken sitzen, nicht aber freihändig zur Intimpflege stehen kann.

▶ Sedierte Patienten brauchen geplante Pflege, insbesondere zur Verhütung von Zusatzschäden. Dabei arbeiten Sie auf Anweisung der Krankenschwester.

Schonhaltung

Viele Patienten halten zur Vermeidung oder Linderung von Schmerzen die betroffenen Körperteile ruhig. Die Schonhaltung läßt grundsätzlich Rückschlüsse auf Beschwerden im betreffenden Körperteil zu, auch wenn der Patient selbst nichts sagt. Beispiele für Schonhaltungen sind:
- gebeugte Haltung,
- steif gehaltener Kopf,
- angezogene Beine,
- Festhalten eines Armes mit der anderen Hand,
- offensichtliche Bewegungsvermeidung.

◆ Probleme des Patienten

Offensichtlich hat der Patient Schmerzen, die bisher nicht erkannt oder nicht erfolgreich behandelt wurden.

◆ Pflegehilfe

▶ Bei entsprechender Beobachtung fragen Sie den Patienten nach Beschwerden. Bestätigt er Ihre Beobachtung, so geben Sie dies umgehend weiter.

▶ Manche Patienten können schlecht über Schmerzen klagen und verlassen sich darauf, daß Sie ihre Körpersprache verstehen werden.

Schmerzhafte Bewegungseinschränkungen

Bestimmte Bewegungen können zwar ausgeführt werden, aber nur unter Schmerzen. Unter anderem führen **degenerative** (= abnutzungsbedingte) **Veränderungen** von Gelenkflächen (Arthrosen) zu solchen schmerzhaften Bewegungseinschränkungen, bei denen besonders der Beginn von Bewegungen Schmerzen macht, z. b. das morgendliche Aufstehen und die ersten Schritte, das Aufstehen nach längerem Sitzen. Ältere Patienten leiden häufig unter Hüft- und Kniegelenksarthrosen (Coxarthrose, Gonarthrose).

Auch **Patienten mit gelenkübergreifenden Narben**, z. B. nach Verbrennungen, leiden besonders in der ersten Zeit unter sehr schmerzhaften Bewegungen. Narben, die durch Bewegung gedehnt werden, verursachen ebenfalls Schmerzen (z. B. bei Frauen nach Brustamputation bei Bewegung der Schulter).

Frischoperierte Patienten leiden einige Tage infolge von Wundschmerzen an schmerzhaften Bewegungseinschränkungen, deren Art und Intensität vom betroffenen Körperteil und von der Art des Eingriffs abhängen.

◆ **Probleme des Patienten**
▶ Besonders die ersten Bewegungen des betroffenen Körperteils nach längerer Ruhe (z. B. am Morgen beim Aufstehen oder nach längerem Stillhalten) sind schmerzhaft. Der Patient weiß das natürlich und braucht jedesmal wieder den Mut und die Motivation, die Bewegungen dennoch zu machen.
▶ Vermeidet der Patient eine Zeitlang, sich den Beschwerden auszusetzen, wird die Situation meist schwieriger, es können sogar dauerhafte Bewegungseinschränkungen wie Narbenschrumpfung eintreten.
▶ Bei frischoperierten Patienten bedeutet die schmerzhafte Bewegungseinschränkung einen Schutz vor zu früher oder zu starker Belastung.

◆ **Pflegehilfe**
▶ Für viele Patienten ist es wichtig zu merken, daß Sie um ihre Schwierigkeit, ihren Schmerz und ihre Anstrengung wissen. Ein paar Worte des Verständnisses und des Mitgefühls können diesen Patienten sehr hilfreich sein.
▶ Sie helfen dem Patienten nicht wirklich, wenn Sie ihm die schmerzhaften Bewegungen ersparen, z.B. das Frühstück ans Bett statt an den Tisch bringen, das Frisieren übernehmen (außer natürlich bei akuten Erkrankungen, frischen Wunden und Brüchen, nach Operationen). Sinnvolle Hilfe leisten Sie, indem Sie den Patienten verständnisvoll ermutigen und seine schmerzhaften Bewegungen leicht unterstützen, z. B. Anhebung des Arms durch Unterlegen Ihrer Hand oder Stütze anbieten beim Aufstehen.
▶ Bestätigen Sie die körperliche und seelische Leistung des Patienten immer wieder mit anerkennenden Worten (auch gegenüber seinen Angehörigen). Sie unterstützen damit seine Motivation zum Weiterüben.

Lähmungen

Bei einer Lähmung können die Muskeln des gelähmten Körperteils nicht mehr arbeiten, entweder weil sie keine Nervenimpulse mehr bekommen (Verletzung eines peripheren Nervs [= **periphere Lähmung**]) oder weil die Bewegungszentren im Gehirn oder das Rückenmark geschädigt sind (= **zentrale Lähmung**). Seltener können die Muskeln auf Nervenimpulse nicht reagieren. Der Patient kann die gelähmte Extremität nicht aktiv bewegen.

Bei einer **schlaffen Lähmung** (fast immer bei peripheren Lähmungen, häufig in der ersten Zeit auch bei zentralen Lähmungen) hat die Muskulatur keine Grundspannung, die gelähmte Extremität ist schlaff und fällt nach dem Anheben schlaff herab. Die Muskulatur wird mit der Zeit deutlich dünner.

Bei einer **spastischen Lähmung** ist die Grundspannung der Muskeln erhöht. Die Muskeln sind angespannt oder sogar steif, ermöglichen aber ebenfalls keine aktive Bewegung. Zentrale Lähmungen sind meistens spastisch, auch anfangs schlaffe Lähmungen können können zeitweise oder dauernd spastisch werden.

Eine vollständige Lähmung wird als **Paralyse** oder **Plegie** bezeichnet, eine unvollständige als **Parese**. Um Ausmaß und Lokalisation von Lähmungen zu benennen, sind folgende Bezeichnungen gebräuchlich (Abb. 6.1):
- Monoplegie (Monoparese): Lähmung eines Muskels oder einer Extremität
- Diplegie (Diparese): Lähmung beider Arme
- Paraplegie (Paraparese): Lähmung beider Beine
- Tetraplegie (Tetraparese): Lähmung beider Arme und beider Beine
- Hemiplegie (Hemiparese): Lähmung einer Körperseite bzw. -hälfte

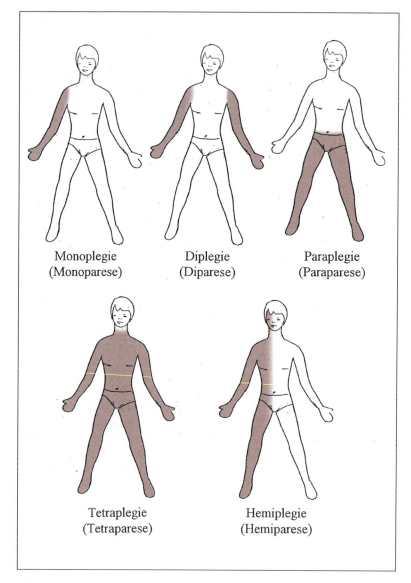

Abb. 6.1 Lokalisationen von Lähmungen

◆ **Probleme des Patienten**
▶ Der Patient muß damit zurechtkommen, behindert zu sein, denn jede dauernde Lähmung bedeutet Behinderung in mehr oder weniger großem Ausmaß. Bei stark einschränkenden Lähmungen wie der Querschnittslähmung oder der Halbseitenlähmung nach Schlaganfall wird der Patient verständlicherweise immer wieder mit seinem Schicksal hadern, unter Verzweiflung und Mutlosigkeit leiden und wahrscheinlich auch unwirsch mit seinen Mitmenschen umgehen. Dies kann – besonders bei jüngeren Patienten – zu schweren Konflikten in in Familie, Partnerschaft und Freundeskreis führen.

▶ Aber auch weniger ausgedehnte Lähmungen, z. B. die Lähmung des Fußhebers (**Peronäuslähmung**) oder die Lähmung einer Hand (z. B. **Radialislähmung**) schränken die Selbständigkeit des Patienten ein und können darüber hinaus immer wieder zu eingeschränktem Selbstwertgefühl und beeinträchtigter Lebensfreude führen, ganz davon abgesehen, daß die Bewegungseinschränkung evtl. die Fortsetzung der bisherigen Berufsarbeit, die Bewältigung von Haus- und Gartenarbeit und die gewohnte Freizeitgestaltung erschwert oder unmöglich macht.

▶ Die Angst, von der Umgebung zum Krüppel abgestempelt zu werden, führt wiederholt oder

auch auf Dauer zum Rückzug, zur Vermeidung von Kontakten.
- Mit der Lähmung gehen häufig **Sensibilitätsstörungen** einher, die sich sehr unterschiedlich zeigen können: als Empfindungslosigkeit, in Form von Mißempfindungen (Pelzigkeitsgefühl, Taubheit, Kribbeln, Berührungsschmerz) oder mit plötzlich einschießendem Schmerz.
- Die gelähmte Extremität kann keinen Beitrag mehr zur Bewegung leisten, ist nicht mehr empfindender und funktionierender Teil des Ganzen, kann nicht mehr mithelfen, ist aber dennoch nach wie vor Teil des Körpers, der vielleicht sogar besonderer Aufmerksamkeit bedarf, um Folgeschäden zu vermeiden. Seine/n gelähmten Körperteil/e als zu sich gehörend zu empfinden und seinen Körper als Ganzes wahrzunehmen, muß der Patient oft in einem langwierigen Rehabilitationsprozeß erst wieder lernen (s. auch Apoplexie, S. 226).
- Dem Patienten drohen **Folgeschäden** an seinen gelähmten Extremitäten. Besonders bei der schlaffen Lähmung kann es zu Verletzungen durch Verdrehen, Einklemmen oder Anstoßen kommen, wenn beim Umlagern, Mobilisieren oder Transportieren nicht achtgegeben wird, weil der Schmerz als natürliches Warnzeichen ausfällt und der Patient seine Hand oder seinen Fuß ja nicht aus der Gefahrenzone wegziehen kann. Durch fehlende Schmerzempfindung und Eigenbewegung kommt es leicht zu Druckstellen, übrigens auch in Schuhen, wenn diese knapp sitzen oder harte Ränder und Nähte haben. Besonders bei der spastischen Lähmung droht die **Kontraktur** (s. S. 198).

◆ **Pflegehilfe**

◆ **Übung**
Zum Verständnis der Patientensituation ist es hilfreich, sich immer wieder einmal vorzustellen, Sie selbst seien gelähmt. Versuchen Sie sich vorzustellen, was Sie nicht mehr tun könnten, wenn eines Ihrer Beine oder einer Ihrer Arme gelähmt wäre und welche Einschränkung Ihres Bildes von sich selbst damit verbunden wäre. Die Vorstellung, auf Dauer nur noch den Oberkörper zu spüren und zu gebrauchen (wie bei der tiefen Querschnittslähmung) oder nur noch eine Körperseite (wie bei der Hemiplegie), übersteigt meistens unsere Phantasie. Versuchen Sie es trotzdem: Ihr Verständnis für die Anstrengungen des Patienten, seine Verzweiflung und Depression und für seine gelegentliche Ungeduld wird dadurch gefördert.

- Jeder noch so kleine Fortschritt, den der Patient in Richtung Selbsthilfe, Verringerung von Abhängigkeit gemacht hat, ist durch seine Anstrengung und Disziplin zustande gekommen. Er ist es wert, bemerkt und anerkannt zu werden. Vermeiden Sie dabei aufgesetztes Lob wie „Das ist aber toll, wie Sie Ihre linke Hand festhalten": das klingt übertrieben und ist besonders einem älteren Menschen gegenüber nicht angemessen. Loben Sie besser auf folgende Weise: „Mir fällt auf, daß Sie Ihre linke (gelähmte) Hand jetzt selbst festhalten. Das haben Sie letzte Woche noch nicht gekonnt."
- Beziehen Sie den/die gelähmten Körperteil/e auch mit Worten ein. Wenn Sie z. B. das rechte, gelähmte Bein waschen, lagern, die Fußnägel schneiden oder den Socken anziehen, dann sprechen Sie aus, was Sie gerade tun. Sagen Sie dem Patienten, daß Sie z. B. an seinem Fuß nachschauen, ob auch keine Druckstellen entstanden sind. Versuchen Sie, Ihre Scheu zu überwinden, von dem „gelähmten Bein" zu sprechen.
- Lagern Sie, wenn der Patient es nicht selbst kann, gelähmte Extremitäten so, daß es bequem aussieht: das Bein ganz leicht abgespreizt, in Hüft- und Kniegelenk leicht gebeugt; der Fuß weich abgestützt, damit er nicht in Spitzfußstellung gerät; der Arm leicht abgespreizt, im Ellbogengelenk leicht gebeugt, der Unterarm und die Hand leicht erhöht; die Finger fast gestreckt und gespreizt. Die Hand eines gelähmten Arms darf nicht nach unten hängen, sie schwillt sonst an.
- Bei der Körperpflege, beim Essen und Trinken und bei den Ausscheidungen helfen Sie dann, wenn der Patient nicht weiterkommt, in der von ihm gewünschten Weise.
- Achten Sie beim Betten, Umlagern, Mobilisieren, Transport des Patienten darauf, daß gelähmte Extremitäten nicht unter den Körper des Patienten geraten, nicht an den Bettrahmen oder das Bettgitter gedrückt oder gar eingeklemmt werden und beim Fahren mit dem Rollstuhl oder Bett nicht seitlich herabhängen, damit Hand oder Fuß nicht am Türrahmen oder ähnlichen Hindernissen verletzt werden können.
- Zum **Drehen auf die gelähmte Seite** legen Sie den gelähmten Arm nach außen oben, das gelähmte Bein angewinkelt nach außen und helfen dann erst dem Patienten beim Umdrehen (Abb. 6.2).

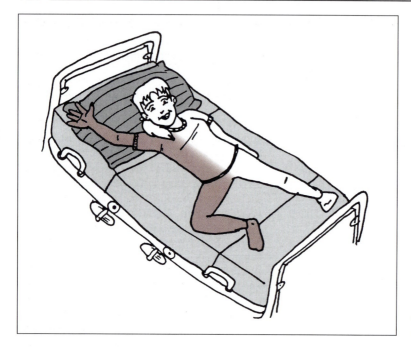

Abb. 6.2 Drehen auf die gelähmte Seite des Patienten

Sind beide Beine gelähmt, so legen Sie beide Beine angewinkelt zu der Seite, nach der sich der Patient umdrehen soll oder will.
▶ Zum **Drehen auf die gesunde Seite** ist es günstig, wenn Sie unter dem gelähmten Arm hindurch den Patienten am Schulterblatt beim Drehen unterstützen. Der gelähmte Arm liegt über Ihrem Arm, so daß er weder im Weg ist noch verdreht oder gedrückt werden kann (Abb. 6.3).
▶ Der mit seiner Behinderung erfahrene Patient wird Ihnen im übrigen sagen, welche Art Hilfeleistung am besten für ihn ist.

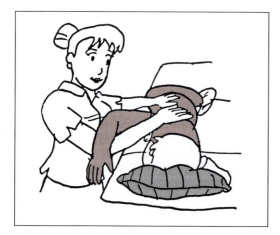

Abb. 6.3 Drehen auf die gesunde Seite des Patienten

Zur weiteren Beschäftigung mit dem Thema Hilfe beim An- und Ausziehen finden Sie einige Hinweise in Kapitel 3, Körperpflege und Kleidung.

Krämpfe

Krämpfe sind **unwillkürliche, heftige** und meist **schmerzhafte Muskelkontraktionen** (= Muskelzusammenziehungen). Sie können bei Überbeanspruchung, Kalzium- und Magnesiummangel im Blut, Vergiftungen und Störungen im Nervensystem auftreten. Der Krampf (= Spasmus) kann einen Muskel, eine oder mehrere Muskelgruppen oder auch den ganzen Körper (= **generalisierter Krampf**) betreffen.

Krämpfe können
- tonisch (als Dauerkrampf mit starrer Muskulatur),
- klonisch (als Zuckungskrampf) oder
- tonisch-klonisch (gemischt) auftreten.

Generalisierte Krampfanfälle kommen vor bei
- Hirnverletzungen und -tumoren
- Wundstarrkrampf (Tetanus)
- Epilepsie (s. S. 222)

◆ **Probleme des Patienten**
▶ Der generalisierte Krampfanfall betrifft auch die Atemmuskulatur, so daß er für den Patienten be-

drohlich werden kann, wenn er länger als zwei Minuten andauert (s. Epilepsie, S. 222).
▶ Der Krampf einer Muskelgruppe oder eines Muskels (z. B. Wadenkrampf) ist äußerst schmerzhaft und erfordert sofortige Gegenmaßnahmen

◆ **Pflegehilfe**
▶ Wenn Sie zum ersten Mal einen generalisierten Krampfanfall sehen, werden Sie wahrscheinlich sehr erschrecken, weil er bedrohlich für den Patienten aussieht.
▶ Beim generalisierten Krampfanfall eines Patienten mit bekannter **Epilepsie** oder **Hirnschädigung** können Sie nichts weiter tun, als den Patienten möglichst vor Zusatzschäden (Kissen, Jacke oder ähnliches unter den Kopf) und vor Zuschauern zu schützen. Veranlassen Sie, daß ein Arzt gerufen wird, und bleiben Sie beim Patienten (weiteres s. Epilepsie, S. 222).
▶ Bei einem **Wadenkrampf** versucht der Patient, wenn möglich, sich selbst zu helfen. Wenn er das nicht kann, helfen Sie ihm durch Dehnung des krampfenden Muskels (beim Wadenkrampf Druck gegen die Fußsohle, um den Fuß in Richtung Nase zu beugen), lockernder Massage, Wärmeanwendung. Nach Lösung des Krampfes soll der Patient möglichst einige Minuten auf und ab gehen. Ein Glas Milch kann günstig sein (Kalzium!). Gegebenenfalls empfiehlt der Arzt Kalzium- oder Magnesiumpräparate.

Tremor (Zittern)

Bei einem Tremor handelt es sich um rasch aufeinanderfolgende **Zuckungen** (fein- oder grobschlägig) der Beuge- und Streckmuskeln. Der Tremor betrifft häufig nur die Finger bzw. die Hände, aber auch ganze Gliedmaßen und den Kopf, gelegentlich den ganzen Körper.

◆ **Ursachen**
▶ Ein Tremor kommt bei **Erkrankungen** und **Schädigungen** des **Nervensystems** vor und bei **Vergiftungen**, die die Erregbarkeit von Nerven/Muskeln erhöhen (Quecksilber, Blei, Nikotin). Auch als Nebenwirkung von manchen **Psychopharmaka** kann ein feinschlägiger Tremor beobachtet werden. Bei chronischem Alkoholmißbrauch tritt Zittern der Hände als Symptom der Nervenschädigung bzw. als Entzugssymptom auf.
▶ **Ohne krankhafte Ursache** kommt der Tremor bei Angst und Aufregung (z. B. in Prüfungssituatio-

nen), bei Kälte und beim Fieberanstieg (Schüttelfrost) vor.

▶ Der **Ruhetremor** (Zittern bei ruhiggehaltener Extremität, meist grobschlägig oder als „pillendrehende" Hand- und Fingerbewegungen) tritt z. B. bei der Parkinson-Krankheit auf (s. S. 211).
▶ Der **Intentionstremor** (Zittern bei der Absicht, eine zielgerichtete Bewegung auszuführen) kommt z. B. bei der multiplen Sklerose (s. S. 214) vor.

◆ **Probleme des Patienten**
▶ Länger bestehender oder häufig auftretender Tremor beeinträchtigt den Patienten zusätzlich zu den Problemen, die die verursachende Krankheit bereitet, erheblich.
▶ Neben dem Aufsehen, das seine Bewegungsstörung erregt und das ihm wahrscheinlich peinlich ist, kommt es zu Mißgeschicken wie verschüttete Getränke, umgestoßene oder heruntergefallene Gegenstände, Schwierigkeiten beim Essen in Gesellschaft.
▶ Wenn der Patient sich bemüht, das Zittern zu unterdrücken, kann es sich verstärken.
▶ Die Einschränkung zielgerichteter, besonders feiner Bewegungen führt zu Problemen mit der Kleidung (Knöpfe, Schuhbänder), bei der Körperpflege (Frisieren, Zähneputzen, Rasur, Nagelpflege, Schminken), aber auch bei der Bedienung von Automaten (Münze einwerfen, Karte einstecken) und bei vielen anderen Gelegenheiten wie Unterschreiben, Auf- und Zuschließen, Tabletten aus der Verpackung nehmen usw.

◆ **Pflegehilfe**
▶ Beobachten Sie, was der Patient wahrscheinlich nicht selber kann, und helfen Sie ihm diskret. Zum Beispiel können Sie den Waschlappen einseifen und diesen dann dem Patienten geben, Sie können ihm die Zahnpasta auf die Bürste geben und diese so bereitlegen. Frisieren, Nagelpflege, Knöpfe schließen, Schuhe binden usw. übernehmen Sie, nachdem Sie den Patienten gefragt haben, ob es ihm so recht ist.
▶ Muß der Patient ein Papier unterschreiben, so legen Sie ein leeres Blatt zum Ausprobieren dazu und schauen ihm nicht zu.
▶ Beim Essen kann es sinnvoll sein, dem Patienten Brot, Fleisch usw. in kleine Stücke zu schneiden und Getränke in einem Schnabelbecher zu servieren.

▸ Weitere Hilfen sind situationsabhängig (s. auch Parkinson-Krankheit, S. 211).

Ataxie

Bei der Ataxie ist die **Koordination** bei zusammengesetzten Muskelbewegungen (der Muskelsinn) **gestört.** Infolge eines Mißverhältnisses zwischen notwendigem und tatsächlichem Kraftaufwand für eine Bewegung kommt es zu überschießenden, ausfahrenden, schleudernden Bewegungen.

◆ Ursachen

Die Ataxie kommt bei Schädigungen des zentralen Nervensystems vor, die eine Störung der Tiefensensibilität verursachen (multiple Sklerose, spastische Lähmung, Chorea [= Veitstanz]). Auch bei Polyneuropathien (Erkrankungen peripherer Nerven, z.B. als Spätfolge des Diabetes mellitus oder bei chronischem Alkoholmißbrauch) können Ataxien auftreten. Eine schwere und/oder dauernde Ataxie schränkt den Patienten bei allen täglichen Verrichtungen in seiner Selbständigkeit erheblich ein.

Körperliche Behinderungen

Körperliche Behinderungen sind sehr unterschiedlich. Sie können angeboren oder Folgen von Verletzungen und Krankheiten sein:
- Fehlstellungen,
- unvollständige oder abnorme Entwicklung von Gliedmaßen oder Wirbelsäule,
- Gliedmaßenverlust,
- Wachstumsstörungen,
- Versteifung von Gelenken,
- Muskelschwund – eine Aufzählung ist wahrscheinlich immer unvollständig.

Entsprechend vielfältig sind die Einschränkungen von betroffenen Patienten, die pflegerische Hilfe erforderlich machen können. Diese Hilfe wird dadurch vereinfacht, daß der Patient ja Erfahrung mit seiner Behinderung hat und Ihnen genau sagen kann, welche Hilfe in welcher Form er braucht.

◆ **Gebrauch von Hilfsmitteln**

Mögliche Hilfsmittel sind:
- Gehstock
- Gehwagen
- Krücken bzw. Stützen
- Gliedmaßenprothese
- Korsett
- Orthopädische Schuhe
- Spezialschienen (z.B. Peronäusschiene, s. Apoplexie, S. 226)
- Einhänderhilfen

Den Gebrauch der Hilfsmittel erlernt der Patient mit Hilfe der Krankenschwester, der Krankengymnastin oder des Orthopädiemechanikers.

◆ Pflegehilfe

▸ Halten Sie das Hilfsmittel des Patienten in seiner Griffnähe und helfen Sie gegebenenfalls, das Hilfsmittel in die richtige Position zu bringen. Braucht der Patient Hilfe beim Anlegen eines Korsetts, einer Schiene oder Prothese, so wird er Ihnen sagen, was Sie tun sollen.
▸ Sorgen Sie dafür, daß der Fußboden **rutschsicher** ist, daß keine Papierchen, Tupfer und dergleichen herumliegen, verschüttetes Wasser sofort aufgewischt wird und Bettvorleger, Bademattten, Teppiche nicht verrutschen können. Wenn keine rutschfesten Unterlagen dafür vorhanden sind, sollten sie besser weggenommen werden.
▸ Beim Treppensteigen gehen Sie **abwärts** am besten **vor** dem Patienten, damit er sich bei Bedarf auf Ihrer Schulter abstützen kann. **Aufwärts** gehen Sie am besten **hinter** dem Patienten, damit Sie ihn beim Straucheln halten können.
▸ Bei den Einhänderhilfen ist eine kleine Matte aus rutschfestem Kunststoff, auf der Gegenstände nicht verrutschen können, ein wichtiges Utensil. Auf diese Fläche kann der Patient Geschirr stellen, aber auch seine gelähmte Hand legen, ohne daß sie wieder abrutscht, und so z.B. sein Brot selbst streichen. Zahlreiche Hilfen für Einhänder sind entwickelt worden, nicht alle sind wirklich sinnvoll. Gegebenenfalls kann der Patient sich in einem Sanitätsfachgeschäft beraten lassen. Die zweckmäßigsten Hilfen haben sich allerdings Betroffene selbst ausgedacht. In Selbsthilfegruppen wird gerne darüber Auskunft gegeben.

Hilfen beim Bewegen

◆ **Transportieren des Patienten im Bett**

In Krankenhäusern und vielen Pflegeheimen haben die Betten Rollen und Feststellbremsen. Müssen Patienten oder Bewohner liegend transportiert werden, so brauchen sie nicht auf Tragen umgelagert werden, sondern können mit ihrem Bett gefahren werden.

▶ Bevor Sie losfahren, überprüfen Sie, ob der Patient sich in der Öffentlichkeit sehen lassen kann: Trägt er seine Zahnprothese, sind die Haare gekämmt, sind seine Bekleidung und das Bettzeug sauber? Bringen Sie gegebenenfalls Kissen und Decke in Ordnung.

▶ Lösen Sie die Klingelschnur und evtl. andere Verbindungen vom Bett und überlegen Sie vorher, ob und was Sie umräumen müssen, um mit dem Bett aus dem Zimmer zu kommen (manche Zimmer sind so knapp, daß alle Betten verschoben und Tisch und Stühle hinausgeräumt werden müssen, bevor das hintere Bett hinausgefahren werden kann).

▶ Bitten Sie den Patienten, die Arme eng am Körper zu halten, oder verschränken Sie seine Arme auf seinem Bauch (falls die Arme seitlich am Bett überstehen, besteht beim Durchfahren von Türen Verletzungsgefahr für die Hände!).

▶ Bei vielen fahrbaren Betten besteht die Möglichkeit, zwei Rollen fest und zwei Rollen beweglich einzustellen, so daß das Bett auch von **einer** Person leicht geschoben und gesteuert werden kann. Besteht diese Möglichkeit nicht, so sollte das Bett von zwei Personen geschoben werden.

▶ Fahren Sie grundsätzlich in Blickrichtung des Patienten! Sollte es einmal nötig sein, rückwärts (aus Patientensicht) zu fahren, z.B. aus einem Aufzug hinaus, so wenden Sie gleich wieder. Viele Patienten bekommen Angst, wenn sie nicht sehen können, wo es hingeht, manchen wird beim Rückwärtsfahren auch übel.

▶ Fahren Sie langsam und vorsichtig, besonders an Türschwellen oder sonstigen Unebenheiten, und vermeiden Sie auf jeden Fall, an Türrahmen oder Aufzügen anzuecken. Zum einen könnte der Patient erschrecken, zum anderen könnten Sie das Inventar beschädigen. Das Anstoßen kann auch erhebliche Schmerzen verursachen, z.B. bei frischoperierten Patienten oder bei Patienten mit Knochenbrüchen.

▶ Wenn Sie den Patienten im Krankenhaus in eine andere Abteilung gebracht haben, z.B. zum Röntgen oder zu einer anderen Untersuchung, so sorgen Sie dafür, daß eine Mitarbeiterin dieser Abteilung den Patienten in Empfang nimmt.

▶ **Lassen Sie das Bett mit dem Patienten nie einfach stehen!** Sagen Sie dem Patienten, daß Sie ihn wieder abholen werden, und verabschieden Sie sich mit guten Wünschen oder anderen netten Worten.

▶ Zur Verlegung in eine andere Abteilung im Krankenhaus oder auch im Pflegeheim wird der Patient in der Regel von einer Krankenschwester oder Altenpflegerin begleitet, die den Kollegen/innen auch gleich wichtige Informationen geben kann.

◆ **Transportieren des Patienten im Rollstuhl**

Nicht nur Gehbehinderungen, sondern auch viele andere Gründe können einen Transport im Rollstuhl erforderlich machen:

- Körperliche Schwäche
- Mobilisation nach längerer Bettlägerigkeit
- Schwere AVK oder Ruhedyspnoe (s. S. 113, 100)
- Behandlung mit Sedativa (= Beruhigungsmitteln) oder stark wirksamen Analgetika (= Schmerzmitteln)
- Anstrengende Untersuchungen oder Behandlungen

▶ Prüfen Sie den Rollstuhl vorher auf **einwandfreie Funktion:** Funktionieren die Bremsen? Haben die Reifen genügend Luft? Ist die Sperre sicher, die das Zusammenklappen des Rollstuhls verhindert? Ist der Rollstuhl sauber?

▶ Zum **Transfer des Patienten** vom Bett in den Rollstuhl lassen Sie sich von dem erfahrenen Rollstuhlfahrer oder seinen Angehörigen einweisen.

▶ Achten Sie wie immer darauf, daß der Patient sich in der Öffentlichkeit sehen lassen kann, bevor Sie mit ihm das Zimmer verlassen (so wie Sie selbst es auch gerne hätten). Auch wenn Sie das Haus nicht verlassen, trägt der Patient normale Kleidung oder Bettbekleidung und Bademantel, Strümpfe und Schuhe. Kälteempfindliche Patienten brauchen oft noch eine um die Beine gepackte Decke.

▶ Fahren Sie mit dem Rollstuhl langsam und lassen Sie die Griffe nie los, ohne die Bremsen festgestellt zu haben.

▶ Wenn Sie mit dem Patienten sprechen wollen, beugen Sie sich auf seine Höhe, sonst kann er Sie – von hinten oben – schlecht oder gar nicht verstehen (Sie ihn übrigens auch nicht).

- Fahren Sie langsam an Hindernisse heran und lassen Sie den Patienten erkennen, daß Sie das Hindernis bemerkt haben. Bedenken Sie, daß er Ihrer Aufmerksamkeit völlig ausgeliefert ist.

> **Kippen Sie den Rollstuhl niemals nach vorn!**

- Zum **Überwinden von Einzelstufen** (Bordsteinkante, Türschwelle, Eingangsstufe usw.) schauen Sie zuerst, ob die kleinen Steuerräder vorn (meistens) oder hinten (selten) sind.
- **Kleine Räder vorn:** Fahren Sie bis an die Kante, kippen Sie den Rollstuhl leicht nach hinten und bringen Sie die kleinen Räder auf die Stufe. Ziehen Sie dann den Rollstuhl an den Griffen hoch, bis auch die großen Räder oben stehen. Soll es eine Stufe abwärts gehen, so fahren Sie bis an die Kante, kippen den Rollstuhl leicht nach hinten und lassen ihn auf den großen Rädern vorsichtig abrollen.
- **Kleine Räder hinten:** Fahren Sie bis an die Kante, kippen Sie den Rollstuhl nach hinten auf die kleinen Räder und stellen Sie die großen Räder auf die Stufe. Heben Sie dann den Rollstuhl an und stellen Sie auch die kleinen Räder auf. Soll es eine Stufe abwärts gehen, so fahren Sie rückwärts an die Kante, heben den Rollstuhl ganz wenig an und lassen erst die kleinen, dann die großen Räder vorsichtig hinunterrollen
- Zum **Überwinden von Treppen**, zum Ein- und Aussteigen in Bus oder Zug bitten Sie einen Passanten um Hilfe oder auch zwei, denn Sicherheit geht vor Ehrgeiz.
- Wenn Sie einen Rollstuhlfahrer zum **Einkaufen** begleiten, so müssen Sie in Supermärkten meistens erst jemanden suchen, der die Durchfahrtssperre öffnet. Fragen Sie den Patienten, ob Sie ihm einen Korb oder Karton auf den Schoß stellen dürfen, denn zusätzlich zu dem Rollstuhl einen Einkaufswagen zu schieben ist sehr umständlich.
- In **Bekleidungsgeschäften** ist das Anprobieren von Kleidungsstücken in den oft sehr engen Kabinen für Rollstuhlfahrer kaum möglich. Viele Geschäfte haben neben dem Verkaufsraum einen Lagerraum, in dem vielleicht mehr Platz zum ungestörten Anprobieren ist. Fahren Sie dann den Patienten vor einen Spiegel, der tief genug ist, damit er sich darin auch sehen kann.

◆ **Hilfeleistung beim Bewegen**

Der Bedarf und die Möglichkeiten zur Hilfeleistung sind sehr vielfältig, so daß nicht alle Möglichkeiten besprochen werden können. Die Beschreibung von Handlungen, die zu Bewegung führen, ist umständlich, da nicht jeder Handgriff und jede Haltung geschildert werden kann. Deshalb werde ich mich im folgenden auf wenige, aber häufig vorkommende Situationen als Beispiele beschränken. Bei komplexen Abläufen werden zunächst die Einzelschritte genannt, diese werden dann gegebenenfalls einzeln geschildert.

◆ **Übung**
Probieren Sie alle dargestellten Handlungen (auch diejenigen, von denen abgeraten wird!) mit einer gesunden Person aus, die den Patienten spielt. Lassen Sie sich Rückmeldungen geben.

◆ **Anheben von Extremitäten und Kopf**

- Zum **Anheben eines Armes** umfassen Sie das Handgelenk des Patienten ähnlich wie zum Händedruck. Ist der Arm gelähmt, so fassen Sie **unter** den Ellbogen, so daß der Unterarm des Patienten auf dem Ihren ruht. So können Sie bequem den ganzen Arm anheben und haben die andere Hand frei.
- Zum **Anheben eines Beines** fassen Sie mit flachen Händen **unter** Ferse **und** Kniegelenk des Patienten. Falls Sie eine Hand frei haben müssen, wenden Sie dem Patienten Ihren Rücken zu, beugen sein Bein leicht an und fassen von der Bettmitte aus Fessel und Ferse des Patienten. So bleibt das Bein gebeugt und kann nicht zur Seite fallen, Ihre Hand der vom Patienten abgewandten Seite bleibt frei. Das Anheben nur unter die Ferse führt beim kraftlosen Bein zur Überstreckung des Knies und kann dem Patienten Schmerzen bereiten.
- Hat der Patient ein wenig Kraft im Bein, so können Sie es unter der Ferse oder auch mit Druck gegen die Fußsohle und mit Festhalten der Zehen anheben.

> Heben Sie das Bein des Patienten (oder auch den Oberarm) bitte nie mit Obergriff, d. h. von oben und mit erheblichem Druck Ihrer Finger.

- Zum **Anheben des Kopfes** legen Sie Ihre flache Hand unter den Hinterkopf des Patienten. Mit der anderen Hand können Sie dann das Kissen richten. Zum Haarekämmen am Hinterkopf können Sie dem Patienten auch das Kissen unter die Schultern stopfen, den Kopf halten und so bequem das Haar gründlich durchkämmen.

Hilfen beim Bewegen

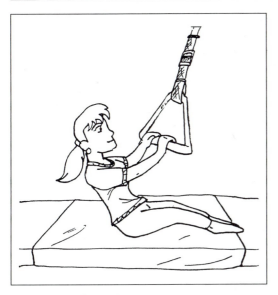

Abb. 6.4 Haltegriff zum Aufsetzen im Bett

◆ **Aufsetzen im Bett, Oberkörperhochlagerung**
Wünschenswerte Hilfsmittel sind ein Haltegriff (Abb. 6.4), der an einem Bügel über dem Bett hängt, oder eine Strickleiter (Abb. 6.5), die am Fußende befestigt ist.

▸ Wenn der Patient mithelfen kann, bitten Sie ihn, sich am Haltegriff hochzuziehen oder an der Strickleiter vorwärtszuziehen. Sie können ihm nun den Rücken waschen oder einreiben, das Kissen richten, das Bettlaken vom Kopfende her aufrollen und ein frisches einspannen (s. Betten, S. 238), die Kleidung ordnen oder was auch immer.

▸ Wenn der Patient nicht mithelfen kann, richten Sie alles, was Sie brauchen, in Griffnähe an der gegenüberliegenden Bettseite, denn Sie werden nur eine Hand frei haben. Außerdem muß alles schnell gehen, denn der hilflose Patient ist schwer.

▸ Das folgenden Beispiel bezieht sich auf die rechte Bettseite (vom Patienten aus gesehen). Bei der linken Bettseite sollten Sie also alle Seitenangaben tauschen. Wenn Sie es sich aussuchen können, gehen Sie als Rechtshänderin an die rechte Bettseite (rechte Hand frei), als Linkshänderin an die linke Bettseite (linke Hand frei). Stemmen Sie Ihr rechtes Knie möglichst weit in Bettmitte auf die Matratze. Fassen Sie mit dem linken Arm unter Nacken und linke Schulter des Patienten. Ziehen Sie seinen Oberkörper mit einer halbkreisförmigen Bewegung zu sich heran. Diese Methode erleichtert das Aufsetzen deutlich und ist auch für den Patienten angenehm. Führen Sie mit der rechten Hand aus, was zu tun ist, und lassen Sie dann den Patienten langsam wieder zurück in Rückenlage oder auf die eingelegten Stützen sinken.

▸ Wenn Sie zu zweit sind, kann eine Person vom Fußende des Bettes aus die Handgelenke des Patienten festhalten. Da diese Person sich dabei mit dem Becken gegen das Fußteil lehnt, kann sie so auch einen schweren Patienten eine Zeitlang gut halten.

▸ Zur **Oberkörperhochlagerung** stellen Sie bei einem Pflegebett das Kopfteil in die gewünschte Höhe, beim Privatbett brauchen Sie bereitgelegte gefaltete Decken und Kissen zur Unterstützung des Rückens.

▸ Soll oder will der Patient **sitzenbleiben**, so geht dies einfach mit gespreizten, leicht nach außen gedrehten Oberschenkeln und leicht gebeugten Knien (Kissen unterlegen).

▸ Zur Oberkörperhochlagerung braucht der Patient eine Unterstützung der Unterschenkel zur leichten Beugung der Knie und eine Fußstütze. Im Krankenhaus oder Pflegeheim gibt es meist entsprechende Fußstützen oder Bettverkürzungen. Zu Hause kann es auch ein Fußbänkchen oder eine Kiste sein, die gegen das Fußteil des Bettes gestellt und gegen die Füße des Patienten gepolstert wird.

◆ **Aufwärtsbewegen im Bett**
Das Aufwärtsbewegen im Bett ist eine der häufigsten Handlungen in der Pflege bettlägeriger Patienten. Meistens ist es einige Male am Tag nötig, dem Patienten dabei zu helfen. Besonders wenn er mit

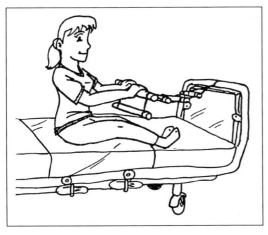

Abb. 6.5 Strickleiter zum Aufsetzen im Bett

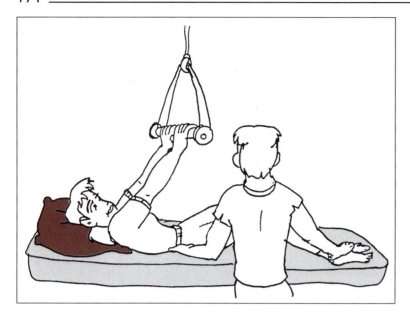

Abb. 6.6 Aufwärtsbewegen des Patienten im Bett

leicht erhöhtem Oberkörper gelagert ist, rutscht der Patient dauernd ein wenig in Richtung Fußende und liegt dann mit gebeugtem Oberkörper. Das ist unbequem und behindert die Atmung.

> ▸ Ziehen Sie den Patienten weder allein noch zu zweit an den Schultern hoch. Das ist eine Methode, die vor vielen Jahren in der Pflege zwar üblich war, aber an dem relativ schwachen Schultergelenk Schmerzen verursachen und Schaden anrichten kann, besonders wenn der Patient schwer ist.

▸ Wenn der Patient mithelfen kann, bitten Sie ihn, die Beine anzustellen und sich mit den Händen aufzustützen oder am Haltegriff zu halten, falls vorhanden. Drücken Sie beide Füße des Patienten fest auf die Matratze und geben Sie das Kommando zum Abstoßen (Abb. 6.6). Mit Ihrer freien Hand (der linken, wenn Sie an der rechten Bettseite stehen) können Sie unter dem Becken des Patienten noch etwas schieben.

▸ Wenn der Patient nicht mithelfen kann, können Sie ihn mit einer zweiten Person zusammen aufwärts bewegen, indem Sie von jeder Bettseite aus unter Rücken und Gesäß des Patienten Ihre Hände verschränken und ihn auf Kommando nach oben heben.

▸ Wenn Sie allein sind, stellen Sie das Kopfende so flach wie möglich. Stemmen Sie Ihr Knie (an der rechten Bettseite das rechte) etwa in Kniehöhe des Patienten ins Bett. Legen Sie Ihre Hände rechts und links unter die Hüften des Patienten. Schaukeln Sie ihn mehrmals leicht hin und her und schieben Sie ihn dabei nach oben. Dies geht zwar relativ langsam, ist aber sehr schonend für den Patienten und für Ihren Rücken.

▸ In besonderen Situationen, z.B. beim frischoperierten Patienten, kann es günstiger sein, den Patienten zu zweit mit dem Stecklaken oder einem eigens dafür unter dem Gesäß eingebetteten Tuch nach oben zu bewegen (Abb. 6.7). Der Patient hält sich am Haltegriff fest oder legt die Hände auf den Bauch und das Kinn auf die Brust. Sie und Ihre Helferin fassen (jede an ihrer Seite) das Tuch fest mit beiden Händen, heben den Patienten auf Kommando leicht an und bewegen ihn dabei nach oben. Gegebenenfalls müssen längere Haare vor-

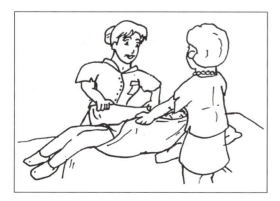

Abb. 6.7 Aufwärtsbewegen des Patienten mit Hilfe eines Tuches

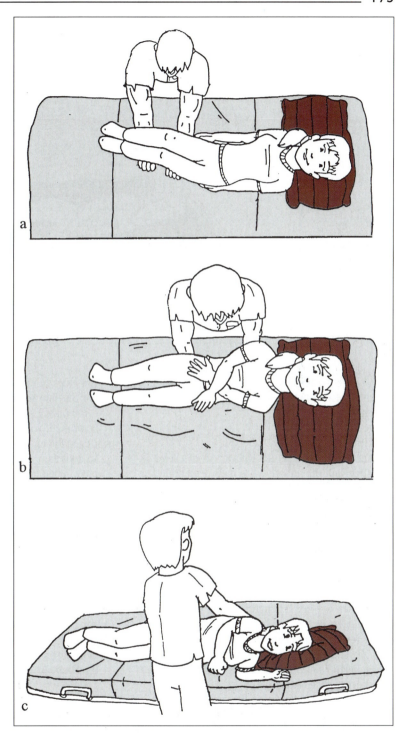

Abb. 6.8 a–c Auf die Seite Drehen des Patienten im Bett

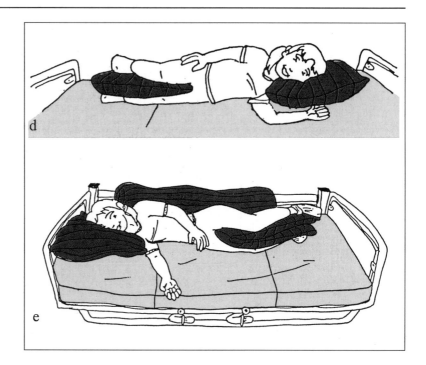

Abb. 6.8 d–e Auf die Seite Drehen des Patienten im Bett

her nach vorn gelegt werden, weil diese sonst beim Aufwärtsbewegen den Kopf in den Nacken ziehen.

◆ **Auf die Seite drehen**
▶ Zum Umdrehen von der Rücken- in die Seitenlage oder auf die andere Seite muß der Patient zunächst an die Bettkante geholt (für die Lagerung auf der rechten Seite an die linke Bettkante) und dann zur Seite gedreht werden.
▶ Beispiel: Der Patient liegt auf dem **Rücken** und möchte/soll auf die **rechte Seite** gedreht werden:
  • Treten Sie an die linke Bettseite. Legen Sie beide Beine des Patienten gestreckt nach links (Abb. 6.8 a)
  • Fassen Sie bei gebeugten Knien und geradem Rücken mit Händen und Unterarmen unter Kreuz und Gesäß des Patienten
  • Ziehen Sie ihn mit mehreren Schaukelbewegungen zu sich heran und holen Sie den Oberkörper nach (Abb. 6.8 b)
  • Gehen Sie an die rechte Bettseite
  • Legen Sie den rechten Arm des Patienten nach außen und oben und das rechte Bein gebeugt nach der rechten Seite (wenn möglich)
  • Stellen Sie das linke Bein des Patienten an (oder beide Beine, wenn das rechte nicht zur Seite gelegt werden kann)
  • Fassen Sie mit gestreckten Armen hinter oberen Rücken und Becken des Patienten und holen Sie ihn zu sich heran auf die rechte Seite (Abb 6.8 c). Achten Sie darauf, daß Mund und Nase nicht vom Kopfkissen verlegt werden.
  • Legen Sie ein Kissen oder eine gefaltete Decke so zwischen die Beine des Patienten, daß das linke, oben liegende Bein nicht nach vorn sinkt (das könnte Beschwerden im Hüftgelenk machen) und daß Knie und Knöchel nicht aufeinanderliegen (das könnte Druckstellen geben), (Abb. 6.8 d).
  • Legen Sie nun das Kopfkissen so zurecht, daß Kopf und Hals unterstützt sind und das Kissen nicht bis unter die Schulter reicht (Kissen doppelt legen oder zum „Schiffchen" einschlagen).
  • Zum Abstützen des Rückens und zum Schutz vor dem Herausfallen aus dem Bett ist das **Anbringen eines Bettgitters** ratsam, wenn der Patient einverstanden ist (Abb. 6.8 e). In geeigneten Räumen kann das Bett auch so an die Wand gestellt werden, daß der Patient diese im Rücken hat.
  • Wenn der Patient bequem liegt, decken Sie ihn wieder zu. Ziehen Sie die Decke im Rücken hoch genug, damit dieser in der Seitenlage nicht auskühlt.
  • Bevor Sie weggehen, sorgen Sie wie immer dafür, daß der Patient sich bemerkbar machen kann.

◆ Sitzen auf der Bettkante

Sitzen auf der Bettkante bedeutet auf dem Weg zur Mobilisation eine Station zwischen Sitzen im Bett und Sitzen im Lehnstuhl. Das Sitzen auf der Bettkante hat zwei Vorteile: Zum einen kann der Patient bei Unwohlsein oder Schwäche sofort wieder hingelegt werden (anders als beim Sitzen im Sessel), und zum anderen wird das Sitzen auf der Bettkante auch vom Patienten als Fortschritt in seiner Bewegungsfähigkeit empfunden.

- Besorgen Sie ein Fußbänkchen, eine niedrige Kiste oder ähnliches, wenn der Patient klein und das Bett nicht höhenverstellbar ist, damit er trotzdem im Sitzen seine Füße aufstellen kann.
- Zum Aufsetzen wird der Patient erst an die entsprechende Bettkante (z.B. wieder die rechte Bettkante) geholt, nach längerem Liegen sein Rücken mobilisiert (d.h. der Patient bewegt und streckt sich, soweit er kann), die Fußbank zurechtgestellt und er dann aufgerichtet.
- Holen Sie den Patienten – wie beschrieben – an die rechte Bettkante. Vielleicht kann er ja auch selber dorthin rutschen.
- Nun helfen Sie dem Patienten, den rechten Ellbogen auf die Matratze zu stützen und den Oberkörper schräg hochzustemmen. Sie können durch Druck hinter seiner linken Schulter mithelfen.
- Jetzt kann der Patient, halbaufgerichtet auf seinen Ellbogen gestützt, seinen Oberkörper etwas vor- und zurückbewegen, den Rücken krümmen und wieder strecken. Dadurch werden Rückenschmerzen vermieden oder gebessert, die nach längerem Liegen ohnehin häufig bestehen und bei übergangslosem Aufsetzen sehr unangenehm werden können. Eine kurze kräftige **Streichmassage** über dem Kreuz empfinden die meisten Patienten als sehr angenehm.
- Gehen Sie nun in die Knie, fassen Sie mit dem linken Arm unter Nacken und linke Schulter des Patienten, mit dem rechten Arm unter seine Oberschenkel, kündigen Sie das Aufsetzen an und setzen Sie ihn mit einem Schwung an die Bettkante.
- Hat der Patient eine **Paraplegie** (= Lähmung beider Beine), so legen Sie seine Beine mit überkreuzten Füßen übereinander. So können Sie die kraftlosen Beine beim Herausheben besser halten.
- Kann der Patient mithelfen, so genügt es, wenn er sich mit seiner linken Hand an Ihrer rechten Schulter festhält und Sie nur seine Beine aus dem Bett schwingen. Der aufgestützte Oberkörper folgt dann fast von allein.
- Kann der Patient nicht frei sitzen, so legen Sie seinen Arm um Ihre Taille und Ihren Arm um seine Schulter.
- Fragen Sie nach seinem Befinden, achten Sie auf eventuelle Blässe und tasten Sie den Puls. Vorübergehende leichte Blutdruckabfälle, verbunden mit einem Anstieg der Pulsfrequenz, sind beim Haltungswechsel häufig und gehen schnell wieder vorbei. Ist dies aber nicht der Fall, so legen sie den Patienten gleich wieder hin.
- Versäumen Sie nicht, die Leistung und Fortschritte des Patienten anzuerkennen.

◆ Transfer vom Bett in den Rollstuhl

- Stellen Sie den Rollstuhl mit angezogenen Bremsen an die Bettseite, an der der Patient am besten herauskommt. Ob der Stuhl neben dem Kopf- oder Fußende des Bettes stehen soll, ist eine Frage des Platzes und der Gewohnheit. Bereiten Sie den Rollstuhl fertig vor, z.B. mit einem Sitzpolster, einer Decke usw. Günstig ist es, wenn die Armlehne der Seite, mit der der Rollstuhl neben dem Bett steht, abgenommen werden kann.
- Helfen Sie dem Patienten, sich an die Bettkante zu setzen.
- Helfen Sie ihm beim Anziehen (z.B. Jogginganzug oder Bademantel, Strümpfe und Schuhe).
- Stellen Sie sich vor ihn und beugen Sie die Knie bei geradem Rücken so weit, daß der Patient Sie mit beiden Armen um die Taille oder auch die Schultern fassen und Sie ihn unter seinen Achseln hindurch am Rücken halten können (Abb. 6.9 a u. b).
- Richten Sie sich nun auf und drücken Sie dabei mit Ihren Knien die des Patienten nach hinten. So werden seine Beine fast gestreckt.
- Nach einer Vierteldrehung aus dem Oberkörper können Sie den Patienten direkt in den richtig plazierten Rollstuhl setzen.
- Natürlich kann der Patient so auch in einen Lehnstuhl oder Sessel gesetzt werden. Nur muß er dann neben dem Bett sitzenbleiben, es sei denn, Sie können ihn mitsamt dem Lehnstuhl mit Hilfe einer zweiten Person an den Tisch oder ans Fenster bringen. Der Rollstuhl erleichtert bei längerer oder dauernder Pflegebedürftigkeit vieles, so daß sich seine Anschaffung (oder Ausleihen) für zu Hause auf jeden Fall lohnt.

◆ Hilfe beim Aufstehen

- Manche Patienten können zwar außer Bett allein oder mit Hilfe gehen, aber nicht allein aufstehen.

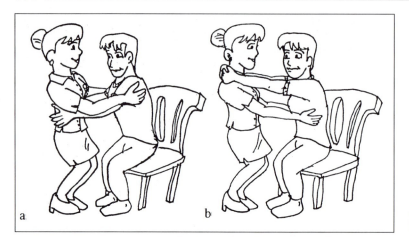

Abb. 6.9 a–b Hilfe beim Aufstehen

- Handelt es sich um die Folgen einer kürzlich erlittenen Verletzung oder durchgemachten Operation, so instruiert Sie die Krankenschwester über die angebrachte Art der Hilfeleistung.
- Handelt es sich um ein schon länger bestehendes Problem, so wird Ihnen der Patient sagen können, welche Hilfe er braucht. Mit zunehmender Erfahrung in der Pflege können Sie den Hilfebedarf auch immer öfter von selbst erkennen.
- Bei besonderen Situationen, wie z. B. bei nach Hüftoperation, Beinamputation oder Parkinson-Krankheit, lesen Sie bitte dort nach.
- Wenn Sie den Patienten beim Gehen begleiten, so gehen Sie an seiner „schwachen" Seite. Wenn Geländer oder Handläufe vorhanden sind, so führen Sie ihn so, daß er sie benutzen kann.
- Passen Sie Ihren Schritt dem des Patienten an.
- Wenn ihm das Gehen viel Mühe macht, dann sollten Sie der vorgesehenen Gehstrecke ein Ziel geben, z. B. bis zum Fenster, bis zum Dienstzimmer der Stationsschwester, bis zum Sitzplatz im Garten usw. – das Erreichen dieses Zieles gibt dem Patienten Bestätigung und bereitet ihm auch eine kleine Freude. Bedenken Sie dabei, daß der Rückweg genauso lang ist (vielleicht nehmen Sie dafür ja auch den Rollstuhl mit).

Kontraktur

Eine Kontraktur (lateinisch: contrahere, contractum [= Zusammenziehen, Steifmachen]) ist eine **Versteifung eines Gelenks** durch Schrumpfung von Muskeln, Sehnen und Gelenkbändern, so daß das betroffene Gelenk seine Beweglichkeit verliert. Da die Beugemuskeln fast immer stärker als die antagonistischen Streckmuskeln sind, kommt es es meistens zu einer **Beugekontraktur** (Finger, Ellbogen, Hüftgelenk, Knie sind stark gebeugt und nicht mehr streckbar). Eine besondere Form ist der **Spitzfuß**, eine Beugestellung des Fußes mit Senkung der Außenkante nach unten und Anhebung der Innenkante.

> Beim Fuß entspricht das Hochziehen des Fußes zur Nase hin einer **Streckung**, das Senken des Fußes mit den Zehen als Verlängerung des Beines einer **Beugung**.

◆ **Ursachen**

Kontrakturen entstehen, wenn
- durch eine krankhaft veränderte Bewegungssteuerung das Zusammenspiel von Beuge- und Streckmuskeln gestört ist (Spastik, erhöhter Muskeltonus),
- Gliedmaßenamputationen zu Muskelverkürzung und zur Zerstörung des normalen Bewegungsmusters führen,
- Narben in Beugeseiten schrumpfen,
- schmerzhafte Bewegungseinschränkungen länger bestehen,
- sehr schwache, hinfällige Patienten länger bettlägerig sind und
- Bewußtseinsstörungen länger andauern.

> Die Kontraktur bedeutet eine **schwere, irreversible Bewegungseinschränkung**, die die Rehabilitation des Patienten stark be- oder gar verhindern kann. So kann ein Patient, der nach langem Krankenlager Spitzfüße hat, nicht mehr laufen, auch wenn es ihm sonst besser geht.

Die Kontraktur ist schmerzhaft und führt auch beim dauernd pflegebedürftigen Patienten zu zusätzlichen

Pflegeproblemen: Gefahr der Hautschädigung in den Beugen, Schwierigkeiten beim An- und Ausziehen und beim Lagern, starke Einschränkung der Möglichkeiten des Patienten, mitzuhelfen.

◆ **Besonders gefährdete Patienten**
▶ Patienten mit Verletzungen oder Erkrankungen des Gehirns und Rückenmarks (Schlaganfall, Schädel-Hirn-Trauma, längere Bewußtlosigkeit, apallisches Syndrom, Querschnittslähmung)
▶ Patienten mit gelenknahen oder -übergreifenden Wunden (Verbrennungen, größere Verletzungs- oder Operationswunden)
▶ Patienten mit schmerzhaften Bewegungseinschränkungen aufgrund einer Gelenkentzündung (Arthritis, Gicht) oder degenerativen (= abnutzungsbedingten) Gelenkveränderungen (Arthrosen)
▶ Patienten, die längere Zeit schwerkrank oder sonst sehr schwach sind, denen aus psychischen Gründen der Bewegungsantrieb fehlt (s. Depression, S. 60) oder die längere Zeit mit stark wirkenden Sedativa behandelt werden, sind **spitzfußgefährdet**.

Kontrakturprophylaxe

Die Verhütung von Kontrakturen und Spitzfuß ist – wie alle anderen vorbeugenden Maßnahmen auch – eine der besonderen Möglichkeiten professioneller Pflege und eine der Voraussetzungen für alle Rehabilitationsvorhaben, die dem Patienten später wieder zu teilweiser oder vollständiger Selbständigkeit verhelfen sollen.

Vorbeugende Maßnahmen sind:
- Mobilisation des Patienten
- Physiologische Lagerung mit zwischenzeitlicher Strecklagerung
- Aktive und passive Bewegung

Die Krankenschwester oder Altenpflegerin arbeitet – gegebenenfalls nach Beratung mit der Krankengymnastin – die vorbeugenden Maßnahmen im Pflegeplan aus und leitet Sie zur Mithilfe bei der Durchführung an.

> Das **Ziel der Kontrakturprophylaxe** ist die Erhaltung der freien Beweglichkeit der Gelenke des Patienten. Obwohl sich Kontrakturen über Wochen und Monate entwickeln, ist täglich im Pflegebericht zu vermerken, ob an diesem Tag alle Gelenke frei beweglich waren. Wenn Sie den Patienten häufig mit an den Körper gezogenen Beinen, stark gebeugten Ellbogen und/oder in die Handfläche gekrümmten Fingern antreffen, so informieren Sie die Krankenschwester, die sich um eine intensivere Kontrakturprophylaxe kümmern wird.

◆ **Mobilisation**
Jede Lageveränderung, ob Wechsel der Seite, vom Liegen zum Sitzen, Sitzen auf der Bettkante oder im Lehnstuhl, bedeutet einen Beitrag zur Kontraktur- und Spitzfußprophylaxe. Dabei ist an die größere Kraft der Beugemuskeln zu denken und eine vorwiegende Haltung bei stärker gebeugten Gliedmaßen zu vermeiden.

◆ **Physiologische Lagerung mit zwischenzeitlicher Strecklagerung**
▶ Die Arme liegen im Schultergelenk leicht **abduziert** (= abgespreizt), die Ellbogen sind leicht gebeugt, die Hand liegt mit der Handinnenfläche bei schalenförmiger Stellung der Finger und abgespreiztem Daumen auf. Als Hilfsmittel für die Lagerung der Hand können kleine Kissen, gefaltete Handtücher und dergleichen verwendet werden (Abb. 6.10).
▶ Das Hüftgelenk ist oft aus Gründen der Atemerleichterung oder der Bequemlichkeit (Oberkörperhochlagerung) stärker gebeugt. Bei zentral bedingten Bewegungsstörungen, Bewußtlosigkeit und apallischem Syndrom soll der Patient auf dem Rücken flach liegen, so daß das Hüftgelenk gestreckt ist. Die zeitweise Beugung ergibt sich zwangsläufig bei der regelmäßigen Seitenlagerung.
▶ Das Kniegelenk liegt sowohl in Rückenlage (Unterschenkelunterstützung z. B. zur Hohllagerung der Ferse) als auch in Seitenlage meist leicht gebeugt. Zur Kontrakturprophylaxe muß das Kniegelenk mehrmals täglich stundenweise gestreckt gelagert werden, notfalls sogar mit einem auf das Knie gelegten Sandsack, um die unwillkürliche Beugung zu verhindern.
▶ Die Füße werden mit einem weichen Polster, z. B. Kissen, unterstützt, um die Spitzfußstellung zu vermeiden. Das Polster sollte über die Füße hinausragen, die Bettdecke kann dann so darübergelegt werden, daß sie die Füße nicht nach unten drückt. Auch bei der **30-Grad-Seitenlagerung** ist eine Unterstützung der Füße notwendig, nicht allerdings bei der **90-Grad-Seitenlagerung.** Im Sitzen sollten die Füße immer ganz aufgestellt sein.

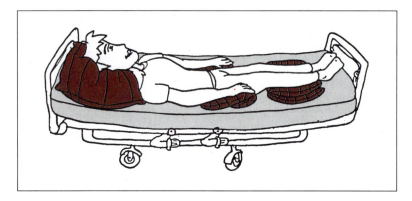

Abb. 6.10 Physiologische Lagerung

▸ Bei besonders hohem Spitzfußrisiko (Patienten mit Schädel-Hirn-Trauma, apallischem Syndrom) hat sich das stundenweise Anziehen von knöchelhohen Turnschuhen gut bewährt. Die Schuhe sollten Klettverschlüsse haben, weit zu öffnen und aus hygienischen Gründen neu sein.

◆ **Aktive Bewegung**

> Aktive Bewegung setzt die Fähigkeit des Patienten voraus, gezielte Bewegungen auszuführen.

Patienten, die bei Bewußtsein sind, können oft ihre Extremitäten beugen und strecken, **abduzieren** (= abspreizen) und **adduzieren** (= heranziehen), wenn sie daran erinnert werden und evtl. ein wenig Hilfestellung bekommen.

◆ **Passive Bewegung**

> Passive Bewegung bedeutet, daß bei bewußtlosen oder gelähmten Patienten die Gliedmaßen von einer anderen Person bewegt werden.

Da bei bewußtlosen oder gelähmten Patienten keine **Schmerzgrenze** vor Schäden schützt, ist dazu die genaue Kenntnis des **Aufbaus** und der **Mechanik** eines jeden Gelenks notwendig. Passive Bewegung, die über Beugung und Streckung einzelner Gelenke und leichte Abduktion und Adduktion von Arm (im Schultergelenk) und Bein (im Hüftgelenk) hinausgehen, sind deshalb Aufgabe der Krankenschwester, bei bereits bestehenden Gelenkschäden der Krankengymnastin.

Dekubitus

Ein Dekubitus (lateinisch: decubitare [= das Liegen]), auch Wund- oder Durchliegen genannt, ist eine gefürchtete Komplikation der Bettlägerigkeit, genauer gesagt der **Immobilität** (= Unbeweglichkeit).

◆ **Übung**
Setzen Sie sich bequem, aber so, daß Sie Ihre Sitzbeinknochen spüren, auf einen ungepolsterten Stuhl, während Sie diesen Abschnitt lesen. Verändern Sie die Position von Becken und Gesäß nicht, verlagern Sie nicht Ihr Gewicht.

Der Dekubitus ist eine infolge unterbrochener Blutzufuhr (= Ischämie) entstandene **pathologische Wunde**, bei der vier Schweregrade unterschieden werden:
▸ **1. Grad**
Umschriebene Rötung und Überwärmung einer gefährdeten Stelle. Bei sofortiger Druckentlastung verschwinden die Symptome nach einigen Stunden bis Tagen wieder, das Gewebe erholt sich.
▸ **2. Grad**
Eine gefährdete Stelle weist Blasenbildung oder Hautabschürfungen auf. An den Fersen ist die gerötete Haut oft schwammig-ödematös.
▸ **3. Grad**
Tiefergehendes Geschwür, meist mit schmierigem Belag oder schwarzer, fester Nekrose (unter der allerdings bereits ein Dekubitus vierten Grades verborgen sein kann).
▸ **4. Grad**
Die Gewebsschädigung reicht bis zum Knochen, Bänder und Sehnen können sichtbar sein.

Die **Ausdehung** eines Dekubitus reicht von Pfennigstückgröße bis zur Größe von zwei Handflächen (in schwersten Fällen noch größer). Jeder Mensch kann einen Dekubitus bekommen, wenn mindestens zwei Stunden lang ein Druck auf die Haut einwirkt, der den arteriellen Blutdruck übersteigt, d.h. wenn die kleinen Arterien und Arteriolen abgeklemmt werden, so daß kein sauerstoffreiches Blut mehr zu den Zellen gelangt. Dies ist besonders dort möglich, wo über vorspringenden Knochen wenig polsterndes Gewebe liegt (Steißbein, Fersen, Hüft- und Beckenknochen, Schulterblätter, Ellbogen, Dornfortsätze der Wirbelsäule, Innen- und Außenseite der Knie, Fußknöchel, Außenkante der Füße). Die nicht versorgten Zellen sterben ab, es entsteht eine **Nekrose**. Bereits nach ca. zwei Stunden ununterbrochener Druckeinwirkung muß mit einer Gewebsschädigung infolge unterbrochener Sauerstoffzufuhr gerechnet werden.

> Ein unbewußtes Unbehagen veranlaßt uns, unsere Haltung bzw. Lage zu verändern. Tun wir das nicht, wird uns der Schmerz, der durch den Sauerstoffmangel im Gewebe entsteht, dazu zwingen und uns so vor einem Dekubitus schützen – wenn wir den Schmerz spüren und uns bewegen können!

♦ Risikofaktoren
- Immobilität (eingeschränkte oder fehlende Spontanbewegung)
- Sensibilitätsstörungen, besonders die fehlende Schmerzempfindung
- vorgeschädigtes Gewebe durch chronischen Sauerstoffmangel (Durchblutungsstörungen)
- hohes Alter, Fieber und Exsikkose bei gleichzeitiger Bewegungseinschränkung
- schmerzhafte Bewegungseinschränkung (wenn die Patienten – um größere Schmerzen zu vermeiden – den Druckschmerz hinnehmen, z.B. bei Knochenbrüchen, Nervenschädigung, Wundschmerz.
- hoher Auflagedruck bei Adipositas (höheres Gewicht) oder Kachexie (fehlende Fettpolster) bei gleichzeitiger Bewegungseinschränkung

♦ Besonders gefährdete Patienten
▶ Patienten mit fehlender Spontanbewegung (gelähmte, bewußtlose, sedierte, depressive, sehr schwache und hinfällige Patienten, Patienten mit erzwungener Lage wie im Gips, bei Drahtextension)
▶ Patienten mit gestörter Schmerzempfindung (bei Behandlung mit starken Schmerzmitteln, bei Querschnittslähmung, Hemiplegie und peripherer Nervenschädigung)
▶ Patienten, die bei eingeschränkter Beweglichkeit einem erhöhten Auflagedruck ausgesetzt sind (adipöse, kachektische, exsikkierte, fieberkranke Patienten)
▶ Patienten mit vorgeschädigtem Gewebe und eingeschränkter Mobilität (Patienten mit Arteriosklerose und AVK, Diabetes mellitus, chronischer Herz- oder Lungenerkrankung, im hohen Alter)

> ### ♦ Übung
> Sitzen Sie jetzt noch genauso, wirklich genauso wie am Anfang dieses Abschnittes? Wenn ja, dann wissen Sie, daß es jetzt Zeit ist zum Bewegen, obwohl nur wenige Minuten vergangen sind. Sie können jetzt, nach einigen Minuten, schon nachempfinden, wie es einem Patienten geht, der seine Lage oder Haltung nicht selbst verändern kann, sondern dazu auf Ihre Hilfe warten muß.

Dekubitusprophylaxe

Dem Dekubitus kann wirksam vorgebeugt werden, indem die Ursache, der lokale Druck, **ausgeschlossen**, rechtzeitig **beendet** oder so **verteilt** wird, daß eine Ischämie nicht zustande kommt.

Dazu gibt es jeweils mehrere Möglichkeiten:
- Druckvermeidung (Mobilisation, Hohllagerung gefährdeter Körperstellen)
- Verkürzung der Dauer des Auflagedrucks (Umlagerung, Wechseldruckmatratze)
- Verringerung/Verteilung des Auflagedrucks (Superweichmatratze, Weichlagerung mit Schaumstoff und Fellen, Gelkissen, Wasserkissen)
- Vermeidung von zusätzlichem Druck (Fremdkörper, Schläuche, Bettwäsche, Kleidung)

Je nach individuellem Risiko können bzw. müssen mehrere Methoden miteinander kombiniert werden.

> Die **Verhütung des Dekubitus** ist eine der besonders bedeutenden Pflegeaufgaben! Ein Dekubitus bedeutet für den Patienten wochen- oder monatelange Schmerzen (falls die Wunde überhaupt heilt), eventuelle Operationen, Infektionsgefahr, Belastung durch tägliche Verbandwechsel, Einschränkungen bei Körperpflege und Kleidung und weitere Risiken. Ein Patient mit Fersendekubitus kann keine festen Schuhe tragen. Möglicherweise kann er deshalb wochen- oder monatelang nicht laufen. Besonders im hohem Alter kann das den Verlust der Gehfähigkeit bedeuten.

Die Dekubitusprophylaxe beginnt mit der Feststellung des Risikos und dem sofortigen Einsatz der geeigneten Maßnahmen. Die Krankenschwester oder

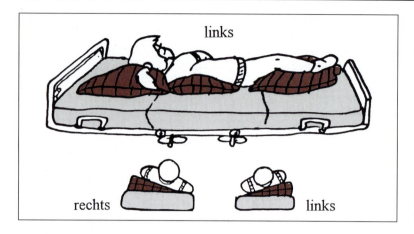

Abb. 6.11
30-Grad-Schräglagerung

Altenpflegerin erstellt den entsprechenden Pflegeplan und weist Sie in die Durchführung ein.

Bei erkennbarem Risiko darf mit der Prophylaxe nicht abgewartet werden. Sie muß sofort beginnen!

◆ **Mobilisation**
▶ Setzen Sie den Patienten auf, helfen Sie ihm beim Aufstehen, geben Sie ihm Hilfsmittel, mit denen er seine Lage – und sei es auch nur geringfügig – verändern kann (Haltegriff, Strickleiter, Bettgitter zum Festhalten, Fußstütze).
▶ Erinnern Sie sedierte, schläfrige oder sensibilitätsgestörte Patienten in regelmäßigen Abständen ans Umdrehen.
▶ Heben Sie notfalls gefährdete Körperteile des Patienten regelmäßig an, so daß das Gewebe durchblutet werden kann.

◆ **Hohllagern**

Hohllagern bedeutet, daß die betreffende Körperstelle keinen Kontakt mit der Unterlage hat. Das Hohllagern kommt besonders für kleine Körperteile wie Fersen, Knöchel, Ellbogen in Frage.

▶ Zum Hohllagern unterstützen Sie die Gliedmaßen so, daß die gefährdete Stelle nicht mehr aufliegt (besonders die Fersen). Dazu nehmen Sie am besten Kissen, die nicht ihrerseits wieder zu großen Druck auf die Umgebung ausüben.
▶ Zur kurzfristigen Hohllagerung des Steißbeinbereichs kann auch ein richtig gefüllter **Luftring** verwendet werden. Dieser darf, um nicht seinerseits Druckstellen zu verursachen, nicht zu fest aufgeblasen werden. Er wird nur mit soviel Luft gefüllt, daß mit beiden flach aufgedrückten Händen die feste Unterlage eben noch spürbar ist. Der Luftring besteht aus Gummi, muß also mit einem Bezug versehen werden. Das Ventil kommt seitlich oder zwischen den Beinen des Patienten zu liegen, niemals darf es in den Rücken oder unter das Gesäß geraten (dann würde der Luftring mehr schaden als nützen, weil das harte Ventil in kürzester Zeit Schmerzen und Druckstellen verursacht!). Benötigt der Patient den Luftring nicht mehr, so wird er abgewaschen, gegebenenfalls desinfiziert und mit wenig Luft gefüllt aufbewahrt. Ohne Luftfüllung verklebt das Gummi, und der Luftring wird unbrauchbar.

◆ **Umlagern**
▶ Im allgemeinen wird die **30-Grad-Schräglage** empfohlen, bei der der Patient weder mit dem gefährdeten Steißbein noch mit dem ebenso gefährdeten Hüftknochen (= Trochanter major) aufliegt, sondern auf der Gesäßbacke, wo kein Knochen von innen her drückt. Meist wird abgewechselt mit rechter Seite – Rücken – linker Seite usw. oder nur zwischen rechter und linker Seite (Abb. 6.11).
▶ Die 30-Grad-Lagerung kommt der – besonders von alten Menschen bevorzugten – Rückenlage am nächsten und schränkt das Gesichtsfeld des Patienten, die Brustkorbbewegungen beim Atmen sowie die Beweglichkeit der Hände und Arme kaum ein. Wichtig ist, die Knie und Innenknöchel der Füße gegeneinander abzupolstern, damit es nicht an diesen Stellen zum Dekubitus kommt.
▶ Bei Patienten mit frischer **Hemiplegie** ist eine spezielle therapeutische Lagerung (nach Bobath) erforderlich. Es handelt sich dabei um den **Wechsel zwischen Rücken- und 90-Grad-Seitenlage**

(Rücken – gesunde Seite – Rücken – kurz gelähmte Seite – gesunde Seite usw.), die auf spezielle Art unterstützt werden muß (s. Apoplexie, S. 231).
- Beide Lagerungsarten müssen Sie unter Anleitung von Krankenschwester oder Altenpflegerin gründlich üben, bevor Sie sie allein anwenden.
- Jede Lagerung muß für den Patienten, der sich selbst nicht helfen kann, bequem sein. Im Zweifel treten Sie zwei Schritte vom Bett zurück und schauen, ob diese Lagerung bequem sein kann, wenn der Patient es Ihnen nicht sagen kann.
- Jede Lagerung bzw. Lagewechsel müssen in den im Pflegeplan vorgesehenen Zeitabständen vorgenommen werden, auch nachts!

◆ **Wechseldruckmatratze**

> Eine Wechseldruckmatratze ist eine **Matratzenauflage**, die zwei oder mehr voneinander **getrennte Hohlraumsysteme** besitzt. Diese werden mit Elektromotor abwechselnd mit Luft gefüllt bzw. entleert, so daß jede aufliegende Körperstelle in kürzeren Zeitabständen druckentlastet wird.

- Über die Wechseldruckmatratze wird ein Bettlaken gebreitet und lose seitlich eingesteckt. Auf Betteinlage und Stecklaken sollte möglichst verzichtet werden, denn jede Lage Stoff vermindert den druckentlastenden Effekt.
- Die Wechseldruckmatratzen sind feuchtigkeitsdicht, vertragen aber natürlich keine Stiche oder Schnitte. Vorsicht also mit Sicherheitsnadeln und Scheren!
- Wird die Matratze nicht mehr gebraucht, so wird sie abgewaschen und nach vollständigem Trocknen nach Anweisung des Herstellers (Gebrauchsanweisung!) aufbewahrt.
- Der Elektromotor kann mit Bügeln am Bett aufgehängt werden. Hängen Sie ihn bitte nie an Metallteilen des Bettes auf, da diese das sonst leise Laufgeräusch verstärken und der Patient durch das ständige Gebrumm unerträglich belästigt werden kann.

◆ **Weichlagerung**

Eine weiche oder sogar superweiche Unterlage verringert den Auflagedruck speziell an vorspringenden Körperstellen deutlich. Der Druck verteilt sich durch das Einsinken auf eine größere Fläche und wird dadurch kleiner, dies ist vergleichbar mit einem Druck, den ein Pfennigabsatz im Gegensatz zur ganzen Schuhsohle bei gleichem Gewicht der Trägerin ausübt.

> Weichlagerung ist für den ganzen Körper oder für einzelne Körperteile möglich. Zur Ganzkörperweichlagerung werden **Superweichmatratzen** verwendet. Ihr druckentlastender Effekt, besonders in Kombination mit der **30-Grad-Lagerung**, ist ausgezeichnet.

- Über die meist dreiteilige Superweichmatratze wird ein Bettlaken gebreitet und an den Seiten nur lose eingesteckt. Für inkontinente Patienten kann eine dünne Spezialfolie unter dem Laken eingebettet werden. Betteinlage und Stecklaken sollten nicht verwendet werden, da sie den Superweicheffekt deutlich verringern.
- Bei Patienten mit Knochenbrüchen und Wirbelverletzungen kann die Superweichmatratze meist nicht verwendet werden, weil sie nicht genügend Stabilität bietet.

> - Deutliche **Nachteile** der Superweichmatratze sind, daß sie die Eigenbeweglichkeit des Patienten und seine Empfindung für die Lage und das Bewegungsbedürfnis seines Körpers einschränkt. Deshalb sollte genau überlegt werden, wie lange die Superweichlagerung notwendig ist und ab wann – wenigstens tagsüber – wieder eine normale Matratze benutzt werden soll, um die Eigenaktivität des Patienten zu fördern. Der Wechsel zwischen Superweichmatratze und normaler Matratze ist natürlich nur dort möglich, wo der Patient jeweils in ein anderes Bett umgelagert werden kann.

- Eine teilweise Weichlagerung kann mit Gelkissen, weichem Schaumstoff von mindestens 5 cm Stärke, synthetischen oder echten Schaffellen durchgeführt werden, besonders dann, wenn Umlagern nicht möglich ist oder der Patient tagsüber im Sessel oder Rollstuhl sitzt. Dann sind Sitzfläche und Armlehnen zu polstern. Fellschuhe zur Fersendekubitusprophylaxe haben sich bei vollständig immobilen Patienten nach meiner Erfahrung nicht bewährt. Für die Fersen empfehle ich unbedingt die Hohllagerung.

◆ **Wasserkissen**

Gelegentlich wird zur Druckentlastung noch ein Wasserkissen verwendet (z.B. auch in der häuslichen Pflege), wenn andere druckentlastende Maßnahmen nicht durchführbar sind. Das Wasserkissen besteht aus Gummi und wird unter dem Laken auf den mittleren Matratzenteil gelegt.

- Prüfen Sie das Wasserkissen auf evtl. Defekte und dichten Verschluß.
- Füllen Sie es mit Hilfe einer zweiten Person mit ca. 20 bis 24 Liter warmem Wasser (Einfülltemperatur 39 °C).
- Rollen Sie mit einem Besenstiel (während die zweite Person den Einfüllstutzen hochhält) die Luft mindestens zweimal heraus. Verschließen Sie das Wasserkissen bei sichtbarem Wasserstand im Einfüllstutzen.
- Das Wasserkissen ist richtig gefüllt, wenn Sie mit beiden flach aufgelegten Unterarmen die feste Unterlage eben noch spüren.
- Bringen Sie das Wasserkissen auf einem Tuch (zu zweit) ins Bett.
- Der Patient hält das Wasser mit seiner Körperwärme warm. Verläßt er das Bett zeitweise, so muß es mit Wärmflaschen oder einem Heizkissen warmgehalten werden.
- Auf dem Wasserkissen liegende Patienten verursachen mit jeder kleinen Bewegung eine Änderung der Druckverhältnisse durch Wasserbewegung, so daß bei minimaler Eigenaktivität des Patienten (aber auch nur dann) eine recht gute Druckentlastung zustande kommt.

> - **Nachteile** des Wasserkissens sind sein hoher Anschaffungspreis, seine umständliche Handhabung und sein Gewicht. Zudem behindert das Wasserkissen die Schweißverdunstung, so daß es für stark schwitzende Patienten nicht in Frage kommt.

- Benötigt der Patient das Wasserkissen nicht mehr, so lassen Sie es leerlaufen und danach noch eine Weile mit nach unten zeigendem Stutzen hängen. Desinfizieren Sie es gegebenenfalls mit einem geeigneten Mittel und bewahren Sie es mit etwas Luft gefüllt auf. Der Verschluß mitsamt der Gummidichtung sollte am Einfüllstutzen festgebunden sein, damit er nicht verlorengeht.

◆ **Vermeidung von zusätzlichem Druck**
- Bei immobilen oder sonst hilflosen Patienten muß darauf geachtet werden, daß keine Fremdkörper im Bett sind (Kanülenkappen, Pflasterrollen, Tubenverschlüsse, Krümel) und daß der Patient nicht auf Falten, Wülsten oder Nähten von Bettwäsche oder Kleidung liegt.
- Die **tägliche Kontrolle** auf Anzeichen eines **Dekubitus**, z. B. umschriebene Rötung der Haut, läßt sich am besten in die tägliche Körperpflege einbeziehen. So kann eine zusätzliche Entblößung des Patienten vermieden werden.

◆ **Ergänzende Maßnahmen**
Darunter fällt – unter Berücksichtigung der Gesamtsituation des Patienten – alles, was seine Eigenaktivität, sein Interesse an sich selbst und seinem Wohlbefinden fördert, seinen körperlichen Zustand und den Zustand seiner Haut erhält oder verbessert. Insbesondere sind dies:
- Zuwendung,
- Anerkennung und Lob für jedes Bemühen des Patienten,
- die Sorge für eine angenehme und anregende oder auch beruhigende Umgebung,
- eine sorgfältige Pflege der Haut, vor allem bei Inkontinenz,
- eine ausreichende Flüssigkeitszufuhr und
- eine eiweiß- und vitaminreiche Ernährung.

> Leider führt die erfolgreiche Dekubitusprophylaxe zu nichts Sichtbarem! Niemand, der nicht pflegesachverständig ist, wird an der intakten Haut eines dekubitusgefährdeten Patienten etwas Besonderes finden (es ist wie bei der Hausarbeit: man sieht sie nur, wenn sie **nicht** gemacht ist). Deshalb ist es sehr wichtig, das Pflegeziel „intakte Haut" beim dekubitusgefährdeten Patienten besonders hervorzuheben und täglich zu dokumentieren, daß das Ziel auch erreicht worden ist. Die an der Pflege Beteiligten können so täglich den Erfolg ihrer geleisteten Arbeit erkennen. Auch die Stations- und Pflegedienstleiterin sollte die erfolgreiche Dekubitusprophylaxe anerkennen und diese (und vergleichbare) originäre Pflegeleistungen auch in die Öffentlichkeit bringen.

Dekubitusbehandlung

Die Behandlung eines Dekubitus ist langwierig und problematisch. Die Wundinfektion muß bekämpft, nekrotisches Gewebe ausgeschnitten und die Wundheilung unterstützt werden. Dazu werden viele Mittel und Methoden eingesetzt, die im wesentlichen auf persönlichen Erfahrungen von Arzt oder Krankenschwester/Altenpflegerin, in den letzten Jahren aber auch auf Ergebnissen der **Pflegeforschung** beruhen. Gegebenenfalls ist eine operative Deckung des Gewebsdefektes (z. B. Verschiebeplastik) notwendig.

Am wichtigsten ist, daß ein bereits bestehender Dekubitus nicht erneut einem Auflagedruck ausgesetzt ist („Auf einen Dekubitus kann man vieles legen, nur nicht den Patienten!") und daß die prophylaktischen Maßnahmen intensiviert werden, um weiteren Schäden vorzubeugen. Eiweiß- und vitaminreiche Kost unterstützt langfristig die Wundheilung ebenso wie eine bessere psychische Verfassung des Patienten.

Erkrankungen des Bewegungsapparats und der Bewegungssteuerung und Pflegehilfe

Frakturen

Frakturen (= Knochenbrüche) entstehen meistens als **Folge einer Gewalteinwirkung** (Unfall), aber auch als **Spontanfraktur** (= pathologische Fraktur) ohne Gewalteinwirkung.

Unfallbedingte Frakturen erkennt man am Schmerz, der Hämatombildung und der eingeschränkten oder ausgefallenen Funktion der betroffenen Extremität (= **unsichere Frakturzeichen**).

Beweisend für eine Fraktur ist die abnorme, z. B. abgeknickte Stellung einer Extremität (die aber nicht immer vorkommt), und der Nachweis im Röntgenbild.

Bei der **geschlossenen Fraktur** ist die Haut über der Bruchstelle intakt, bei der **offenen** (komplizierten) **Fraktur** durchspießen Bruchenden die Haut von innen.

Ein Knochen kann ein- oder mehrfach brechen, nach der Art und dem Zustand der **Fragmente** (= Bruchenden) werden unterschieden:
- Splitter-, Trümmer-, Stückbrüche
- Verschobene oder gestauchte Brüche
- Fissuren (feine Bruchlinien im Röntgenbild)
- Unvollständige Brüche („Grünholzfrakturen" mit intakter Knochenhaut, vor allem bei Kindern)

◆ **Behandlung**
▶ **Operativ** (Osteosynthese [= Knochenzusammenfügung]), genaue Anpassung der Fragmente und Fixierung mit Schrauben, Nägeln, Metallplatten, Draht usw.
▶ **Konservativ** (erhaltend, ohne Operation), meist nach Reposition (= Einrichtung) des Bruches. Anlegen eines Gipsverbandes, in selteneren Fällen Anlage einer Drahtextension (= Streckverband) oder auch funktionelle Übungsbehandlung.

Die Art der Behandlung entscheidet der Arzt nach Lokalisation und Art der Fraktur und nach Alter und Gesamtsituation des Patienten.

Vorteile der Osteosynthese
- Genaue Anpassung der Fragmente und damit schnellere Bruchheilung
- Frühe Mobilisationsmöglichkeit (mit oder ohne Belastung der operierten Extremität)
- Bewegungsmöglichkeit der benachbarten Gelenke

Nachteile der Osteosynthese
- Allgemeines Operationsrisiko
- Infektionsrisiko

Vorteil der konservativen Behandlung
- Weder Operations- noch Infektionsrisiko

Nachteile der konservativen Behandlung
- Langdauernde Immobilität zumindest der gebrochenen Extremität mit Dünnerwerden (= Atrophie) der Muskulatur und
- besonders bei älteren Patienten Gefahren, die sich durch die eingeschränkte Beweglichkeit der bruchnahen Gelenke ergeben.

◆ **Erste Hilfe bei Verdacht auf eine Fraktur**
▶ Der Verdacht entsteht besonders dann, wenn der Patient gestürzt ist und die unsicheren Frakturzeichen (s. oben) zu beobachten sind.
▶ Bei **Verdacht auf einen Hand- oder Armbruch** hält der Patient die verletzte Extremität am besten selber mit der gesunden Hand, während Sie ihm aufhelfen und bequemes Sitzen ermöglichen. Entfernen Sie an der betroffenen Hand vorsichtig evtl. vorhandene Ringe (auch dann, wenn Sie die Bruchstelle am Oberarm vermuten), weil diese beim Anschwellen nicht mehr abgezogen werden können (die Ringe müßten sonst aufgezwickt werden, damit sie keine schweren Durchblutungsstörungen der Finger verursachen).

- Veranlassen Sie den Transport des Patienten zum Chirurgen (Unfallchirurgen) oder in eine Krankenhausambulanz.
- Besteht der **Verdacht auf einen Beinbruch**, so helfen Sie dem Verletzten in eine bequeme Lage, am besten da, wo er gerade liegt (Kissen, Decken, Jacke unter den Kopf, wenn nötig zudecken). Das verletzte Bein können Sie etwas anheben, wenn Sie möglichst großflächig **unter** die vermutliche Bruchstelle **und** die benachbarten Gelenke fassen, z. B. um das Bein so, wie es liegt, zu unterpolstern. Verändern Sie dabei die Stellung des Beines nicht.
- Rufen Sie einen Krankenwagen, denn der Verletzte muß liegend transportiert werden.
- Versuchen Sie vorsichtig, den Schuh auszuziehen, aber nur, wenn das ohne Bewegen der Bruchstelle geht.

◆ **Pflegehilfe bei operativer Frakturbehandlung**
- Die operierte Extremität wird erhöht gelagert, um das Anschwellen zu vermeiden bzw. eine bestehende Schwellung zu vermindern. Im Krankenhaus stehen dafür Schienen (z. B. Braun-Schienen) zur Verfügung.
- Wenn der Patient mit Hilfe von Krücken kurz aufstehen kann, dann soll er auch dort, wo er sich hinsetzt, das Bein wieder hochlagern, z. B. auf einem gepolsterten Stuhl, oder den operierten Arm hochhalten.

> - Ein bis drei Tage nach der Operation leidet der Patient unter bisweilen heftigem Wundschmerz, gegen den er schmerzstillende Mittel bekommt (s. S. 58). Sehr heftige, länger anhaltende oder wiederkehrende Schmerzen können eine Komplikation anzeigen. Informieren Sie die Krankenschwester oder rufen Sie den Arzt.

- Patienten mit operiertem Arm brauchen zumindest bis zum Abschluß der Wundheilung (sieben bis zehn Tage) Hilfe bei der Körperpflege, beim An- und Ausziehen und bei der Nahrungsaufnahme.
- Patienten mit operiertem Bein brauchen, bis sie dieses voll belasten dürfen (unterschiedlich lange, nach Arztverordnung), Hilfe beim Fortbewegen (Krücken, Rollstuhl) und allen damit verbundenen Verrichtungen.
- Der Patient kann duschen, sobald die Operationswunde geschlossen ist (fragen Sie den Arzt, etwa nach drei bis vier Tagen) und wenn er gefahrlos in die Duschkabine steigen kann. Stellen Sie einen Plastikhocker zum Sitzen hinein. Duschen in der Badewanne – zu Hause oft die einzige Möglichkeit – ist möglich, wenn ein stabiler Plastiksitz in die Wanne gehängt werden kann und Sie dem Patienten beim Ein- und Aussteigen helfen.

> - Beobachten Sie Veränderungen an der Wunde (Rötung, Schwellung, Absonderungen) oder klagt der Patient über Klopfschmerz, so muß der Arzt gerufen werden, da es sich dabei um Symptome einer **Wundinfektion** handeln könnte.

- Bei Patienten, die ihr verletztes Bein nicht selbst bewegen können, besonders, wenn es auf einer Schiene gelagert ist, und die evtl. Schmerz- und/oder Beruhigungsmittel bekommen haben, ist es wichtig, die Lage des Beines immer wieder zu kontrollieren. An der Außenseite des Knies verläuft über dem Wadenbeinköpfchen der **Nervus peronaeus**, der für das Anheben des Fußes beim Gehen zuständig ist (Abb. 6.12). Länger anhaltender Druck auf diese Stelle kann eine **Parese** (= Schwäche) der Fußhebermuskeln verursachen, so daß der Patient später beim Gehen den Fuß nicht mehr anheben kann. Druck auf den Peronaeus kann durch die Kante einer Schiene, in einer Gipsschiene oder durch den Rand eines Unterschenkelgipses entstehen, wenn das Bein **außenrotiert** (nach der Außenseite gedreht) liegt. Erinnern Sie den Patienten immer wieder daran, sein Bein gerade zu halten, oder sorgen Sie selbst dafür, daß das Bein nicht außenrotiert liegt (leicht abduzierte Lage im Hüftgelenk, Abstützen des Beines von der Außenseite her).

◆ **Pflegehilfe für Patienten mit Gipsverband**

> Gipsverbände können in Form von **Gipsschalen** oder **Rundgipsen** angelegt sein. Die Gipsschale ist mit elastischen Binden an der Extremität fixiert. Rundgipse bei einer frischen Fraktur werden nach dem Trocknen gespalten und elastisch umwickelt, da mit einem nachträglichen Anschwellen gerechnet werden muß.

- Beim Trocknen von Gips entsteht Hitze. Darauf sollte der Patient gefaßt sein. Nach einigen Tagen entsteht Juckreiz unter dem Gips. Wenn keine Wunde besteht, spricht nichts dagegen, daß der Patient selbst sich mit einer langen Stricknadel oder dergleichen Erleichterung verschafft.

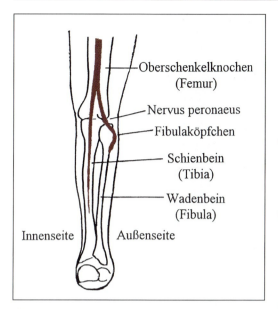

Abb. 6.12 Nervus peronaeus (Ansicht des Beines von hinten)

- Finger oder Zehen bleiben grundsätzlich zur Beobachtung frei. Achten Sie auf Veränderungen der Hautfarbe und evtl. Schwellung. Eine bläuliche Verfärbung beim Herunterhängenlassen ist normal, nicht aber bei Hochlagerung. Bläuliche Verfärbung und Schwellung der Finger oder Zehen können anzeigen, daß der Gips zu eng ist. Meist klagt der Patient dann auch über Druckschmerzen. Gehen die Veränderungen und Beschwerden nach ein bis zwei Stunden steiler Hochlagerung nicht zurück, so muß der Gips entfernt und neu angelegt werden. Bei Gipsschalen genügt meist das Abwickeln der elastischen Binden und neues, etwas loseres Umwickeln. Gespaltene Rundgipse können ebenfalls abgewickelt, etwas aufgebogen und neu umwickelt werden. Dazu holen Sie die Krankenschwester.

> - Stellen sich Sensibilitätsstörungen ein (Taubheits-, Pelzigkeitsgefühl, Kribbeln), so muß umgehend der Arzt gerufen werden, da sie eine **Nervenschädigung** anzeigen können.

- Hat der Patient das Gefühl, daß der Gipsrand einschneidet, so kann dieser mit einem zangenähnlichen Instrument („Rabenschnabel") vorsichtig aufgebogen werden. Meist wird das die Krankenschwester tun und dabei darauf achten, daß keine Krümel in den Gips hineingeraten.
- Meist müssen nach dem Gipsen die Finger oder Zehen des Patienten noch von Gipsresten gereinigt werden. Nehmen Sie dazu einen nur leicht feuchten Waschlappen, um den Gips nicht aufzuweichen, und achten Sie darauf, daß keine Krümel in den Gips hineingeraten! Diese können nicht wieder herausgeholt werden und machen mindestens Unbehagen, können aber auch schmerzende Druckstellen verursachen, so daß ein neuer Gips angelegt werden müßte.
- Patienten, die mit ihrem Gipsverband mobil sind, brauchen in der kalten Jahreszeit einen Kälteschutz für die Zehen. Das kann ein lockerer Wollsocken, ein um den Fuß gewickelter Schal oder dergleichen sein.
- Duschen ist mit Hilfe und einer Sitzgelegenheit möglich, wenn Sie den Gips mit einer Plastikfolie vor Nässe schützen und der Patient und Sie verhindern, daß Wasser in den Gips hineinläuft (Arm hochhalten, Bein auf einer Stuhllehne hochlegen, während der Patient zum Duschen sitzt).
- Nach Entfernen eines über Wochen angelegten Gipsverbandes ist die Haut grob schuppig (kein Abrieb der Epidermis) und die Muskulatur deutlich dünner als an der anderen Extremität. Ein längere Zeit eingegipstes Gelenk ist zunächst stark in seiner Beweglichkeit eingeschränkt. Die Haut ist mit sanften Bürstenmassagen und anschließendem Eincremen nach wenigen Tagen wieder glatt. Die Gelenkbeweglichkeit bessert sich bei ständigem Üben rasch, im warmen Bad fällt das Üben leichter. Die Muskelmasse baut sich mit Aufnahme der normalen Funktion im Laufe einiger Wochen wieder auf.

◆ **Pflegehilfe bei funktioneller Übungsbehandlung**

> Eine funktionelle Übungsbehandlung kommt meistens bei älteren Patienten mit einer schulternahen, übungsstabilen Oberarmfraktur in Frage. Der Patient soll seinen verletzten Arm unbelastet bewegen, d. h. leicht vor- und zurückbewegen.

- Bei Ihrer Hilfeleistung für den Patienten erinnert Sie leider kein äußerliches Zeichen (Verband oder Ähnliches) an die Verletzung. Dennoch sind natürlich unbedachte Bewegungen und Berührungen für den Patienten schmerzhaft. Gehen Sie mit dem verletzten Arm sehr vorsichtig um, lassen Sie ihn den Patienten soweit als möglich selbst bewegen und halten (z. B. beim Hinlegen, beim Aufsetzen, beim An- und Ausziehen) und arbeiten Sie bei der Hautpflege ohne Druck.
- Achten Sie auf lockere, genügend weite Kleidung des Patienten, die leicht an- und auszuziehen ist

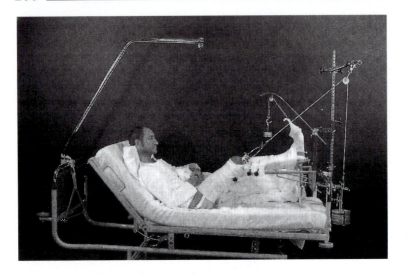

Abb. 6.13 Drahtextension. Aus: Karavias T, Mischo-Kelling M (Hrsg). Chirurgie und Pflege. Stuttgart, New York: Schattauer 1994.

und druckfreie Bewegungen des betreffenden Arms erlaubt.
- Da der gebrochene Arm schmerzt, keine Kraft hat und in seinen Funktionen eingeschränkt ist, braucht der Patient Hilfe bei all denen alltäglichen Verrichtungen, die mit einem Arm schlecht oder gar nicht zu bewerkstelligen sind.

◆ **Pflegehilfe bei Drahtextension**

Eine Drahtextension ist nur im Krankenhaus möglich (Abb. 6.13). Sie wird meistens zur Operationsvorbereitung stark verschobener Brüche, z.B. des Oberschenkelknochens, oder zum Ausgleich des Muskelzuges bei manchen Beckenbrüchen angewendet. Durch das Knochenende am **distalen** (= rumpffernen) **Fragment** wird ein Draht gebohrt und durch Spannung stabilisiert. Daran wird ein hufeisenförmiger Bügel befestigt. Mit einer Schnur, die über ein Rollensystem läuft, wird mit Gewichten Zug auf den Knochen ausgeübt.

- Der Patient ist mit seiner Drahtextension ständig zur **Rückenlage** gezwungen. Er braucht deshalb Ihre Hilfe, um sich trotzdem etwas Bequemlichkeit zu verschaffen. Mehrere Kissen zur wechselnden Unterstützung von Kopf und Schultern und häufiges Verstellen des Kopfteiles nach Wunsch des Patienten gehören dazu. Zeigen Sie Verständnis für seine zeitweilige Ungeduld und Unzufriedenheit.
- Für das gesunde Bein braucht der Patient zum Längenausgleich eine passende Fußstütze.
- Die **Körperpflege** kann der Patient oft teilweise selbst übernehmen (Gesicht, Oberkörper, Arme, Mund- und Haarpflege), wenn Sie ihm alles griffbereit und bequem richten. Manche Patienten kommen sogar mit der Intimpflege selbst zurecht. Für Rücken, Beine und Gesäß braucht er aber auf jeden Fall Hilfe.
- Durch die ständige Rückenlage ist der Patient **dekubitusgefährdet.** Gelkissen oder Wechseldruckmatratzen leisten gute Dienste, reichen aber meist nicht aus. Günstig ist es, wenn der Patient sich häufig kurz anheben kann. Dazu stellen Sie das gesunde Bein des Patienten an und drücken den Fuß fest auf die Matratze. Der Patient zieht sich am Haltegriff hoch. Mehrmals hintereinander durchgeführt, ermöglicht diese Übung die Durchblutung der gefährdeten Stellen am Steißbein, trägt zur aktiven Mitarbeit des Patienten bei und außerdem durch die geleistete Arbeit auch zu einer gewissen Ermüdung, die wiederum den Nachtschlaf fördert. Das gleiche gilt für die Maßnahmen zur Pneumonieprophylaxe.
- Das betroffene Bein ist auf einer Schiene gelagert, und zwar so, daß vom Kopf aus gesehen – eine gedachte Linie vom Darmbeinstachel durch die Mitte der Kniescheibe zwischen erste und zweite Zehe hindurchführt (Abb. 6.14). Der Patient wurde sicher von der Krankenschwester darüber informiert, damit er selber darauf achten und eine außenrotierte Lage des Beines vermeiden kann (Gefahr des Drucks auf den Peronäusnerv). Erinnern Sie den Patienten daran und schauen Sie auch selbst immer wieder nach.
- Die Gewichte, die an Schnüren über Rollen am Fußende hängen, müssen stets frei hängen und dürfen nicht aufsitzen (z.B. am Bettrahmen,

Erkrankungen des Bewegungsapparats und der Bewegungssteuerung und Pflegehilfe 209

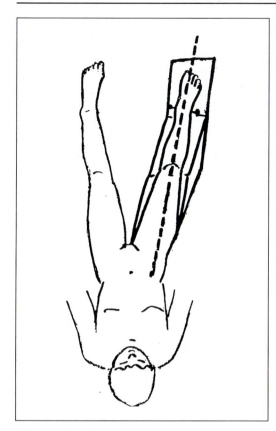

Abb. 6.14 Schienenlagerung bei Drahtextension (nach Rehm)

auf einem Stuhl). Wenn der Patient im Bett transportiert werden muß, so achten Sie darauf, daß die Gewichte nicht ins Schwingen kommen. Der dadurch stark wechselnde Zug könnte dem Patienten erhebliche Beschwerden bereiten.
▸ Die Behandlung der Drahtein- und Austrittstellen (tägliche Desinfektion, sterile Abdeckung) wird in der Regel von der Krankenschwester durchgeführt.

Zur Hilfeleistung bei Nahrungsaufnahme und Ausscheidungen s. S. 135

◆ **Pflegehilfe bei Spontanfrakturen**

Spontanfrakturen (pathologische Frakturen) kommen bei Patienten mit extremer Knochenbrüchigkeit (schwere Osteoporose), bei Knochenkrebs und Knochenmetastasen (Tochtergeschwülsten von Krebs in anderen Organen) vor. Der Knochen bricht ohne entsprechende Verletzung, z.B. beim Gehen, Aufstützen oder sogar beim Umlagern im Bett.

▸ Bei Patienten mit bereits bestehender oder zu befürchtender Spontanfraktur muß mit ganz besonderer Vorsicht gelagert und mobilisiert werden. Genauere Anweisungen entnehmen Sie dem Pflegeplan.

Bei plötzlich auftretenden Schmerzen, besonders auch im Rücken (die Wirbelsäule ist mit Brüchen einzelner Wirbel besonders oft betroffen), informieren Sie sofort Krankenschwester oder Arzt.

Hüftoperation

Bei einer Operation der Hüfte gibt es zwei Möglichkeiten des Hüftgelenkersatzes:
1. Teilweiser Ersatz durch eine Kopfendoprothese (= KEP [Ersatz des Hüftgelenkkopfes])
2. Vollständiger Ersatz durch eine Totalendoprothese (= TEP [Ersatz des Hüftgelenkkopfes und der Gelenkpfanne])

Die Operation wird entweder bei einer **Oberschenkelhalsfraktur** oder bei schwerer **Hüftgelenksarthrose** (= Coxarthrose) durchgeführt.

Zur Oberschenkelhalsfraktur kommt es leider oft bei Stürzen alter Menschen. Die Möglichkeit, den Oberschenkelhals oder auch das ganze Hüftgelenk zu ersetzen, erspart den Patienten oft (aber nicht immer) lange Bettlägerigkeit mit der Gefahr des Dekubitus und der im Alter oft lebensbedrohlichen Pneumonie. Bei einer Hüftoperation handelt es sich dennoch um eine große Operation, die auch **Risiken** hat:

▸ **Postoperativ** (= nach der Operation) stellt die **Luxation** (= Auskugelung) des operierten Hüftgelenks, vor allem bei der TEP, ein besonderes Risiko dar. Um das Hüftgelenk ersetzen zu können, ist es notwendig, die Gelenkkapsel, den natürlichen Halt des Gelenks, größtenteils (bei der KEP nur teilweise) zu entfernen. Je kleiner die Möglichkeiten des Patienten zum aktiven und willkürlichen Gebrauch seiner Muskulatur sind, desto größer ist die Gefahr, daß der künstliche Hüftgelenkkopf aus der ebenfalls künstlichen Gelenkpfanne herausgleitet. Die Luxation ist sehr schmerzhaft. In einer erneuten Narkose muß das Gelenk wieder **reponiert** (= eingerichtet) werden, was gerade für alte Patienten eine erhebliche Belastung bedeutet.

▸ Das **Luxationsrisiko** ist in den ersten Tagen nach der Operation am größten, besteht aber

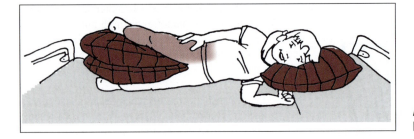

Abb. 6.15 Lagerung nach Hüftoperation

abgeschwächt für die Dauer von bis zu zehn Wochen, bis der Körper mit der Bildung einer neuen Gelenkkapsel begonnen hat.

- Nach einer Hüftoperation haben manche Patienten massive **Hämatome** im Intimbereich. Diese sind auf den Druck eines Teils des speziellen Operationstisches (gepolsterte Halterung zwischen den Beinen) zurückzuführen, der beim Reponieren des Hüftgelenks während der Operation zustande kommt.

◆ **Pflegehilfe**
- Die Pflege des frischoperierten Patienten ist Aufgabe der Krankenschwester, die Sie zur Hilfeleistung anweisen wird.
- Bei der Intimpflege ist bei bestehenden Hämatomen besondere Vorsicht geboten, um Schmerzen zu vermeiden. Gegebenenfalls braucht der Patient auch wiederholt die Information, daß die Mißempfindungen im Intimbereich eine normale, wenn auch unangenehme Operationsfolge sind.
- Beim Lagern und bei der Mobilisation ist zu beachten, daß das operierte Bein **nicht adduziert** (= zur Mitte herangezogen) und **nicht innenrotiert** (= einwärts gedreht) liegen darf. Adduktion und Innenrotation können eine Luxation verursachen. Richtig ist die leicht **abduzierte** (= abgespreizte), gerade Lagerung des Beines. Oft wird entweder ein Spreizkeil zwischen den Unterschenkeln des Patienten oder eine Schaumstoffschiene für das operierte Bein verwendet, um diese Lagerung zu erhalten.
- Oft ist die TEP oder KEP belastungsstabil, d. h. der Patient kann wenige Tage nach der Operation mit Hilfe aufstehen und einige Schritte gehen. Trotzdem ist bei geschwächten und gegebenenfalls schon vorher immobilen Patienten das Umdrehen auf die Seite zur Pflege von Rücken und Gesäß und zur **Dekubitusprophylaxe** notwendig.

- Beim Drehen auf die gesunde Seite darf das operierte Bein **nicht adduziert** und/oder **nicht innenrotiert** liegen (d. h. direkt auf dem gesunden Bein oder gar davor wie in stabiler Seitenlage). Bereiten Sie z. B. zwei dicke Kissen oder eine dreimal gefaltete Decke so vor, daß das Bein des Patienten beim Umdrehen direkt darauf zu liegen kommt (Abb. 6.15).
- Das Drehen auf die operierte Seite ist in den ersten Tagen nach der Operation wegen des Wundschmerzes und eventueller Hämatome nicht angezeigt, nach etwa einer Woche aber kurzzeitig möglich.
- Zur **Mobilisation** ist es wichtig, daß der Patient im Sitzen auf der Bettkante oder auf einem Stuhl die Füße flach aufstellen kann, so daß Bett- oder Stuhlkante nicht von unten gegen den Oberschenkel drücken. Kleine Patienten brauchen ein Fußbänkchen oder eine Kiste. Die Hebelwirkung des langen Oberschenkelknochens kann sonst eine Luxation begünstigen, außerdem verursacht sie Schmerzen in der operierten Hüfte. Zum Sitzen im Bett soll der Patient die Oberschenkel leicht gespreizt und leicht außenrotiert halten.
- Wenn der Patient auf dem Stuhl sitzen möchte oder soll, aber nicht allein stehen oder gehen kann, so ist der folgende Ablauf empfehlenswert. Zum Beispiel Operation der linken Hüfte: den Stuhl an der linken Bettseite neben das Fußende stellen mit der Sitzfläche Richtung Kopfende. Dem Patienten an die linke Bettkante und zum Sitzen helfen (s. S. 197). Zum Hinstellen den Patient stützen und auf dem Stuhl absetzen. Beim Heraussetzen von der operierten Seite aus und beim Hinsetzen zur gesunden Seite hin werden Dehnung und Rotation der operierten Hüfte vermieden.
- Wenn auch das Luxationsrisiko ständig abnimmt, so ist dennoch auch nach Entlassung aus dem Krankenhaus damit zu rechnen und deshalb vorbeugend zu handeln. Hatte der Patient kurz nach der Operation bereits eine Luxation, so ist das

Risiko einer erneuten Komplikation besonders hoch.
▶ Wie immer bei schmerzhaften Bewegungseinschränkungen, besonders bei alten Patienten, besteht ein hohes **Dekubitusrisiko.** Eine besonders gefährdete Stelle ist bei hüftoperierten (und allen am Bein operierten) Patienten die **Ferse**, auch bei Lagerung in einer Schaumstoffschiene. Eine leichte Unterstützung des Unterschenkels von der Kniekehle bis zur Fessel verhindert das Aufliegen der Ferse (= Hohllagerung) und läßt trotzdem die angeordnete Schienenlagerung zu.

Parkinson-Krankheit

Die Parkinson-Krankheit ist eine chronisch fortschreitende Krankheit, die meist im mittleren bis höheren Lebensalter beginnt und im Verlauf von fünf bis zehn Jahren zu schweren Einschränkungen (z. B. Arbeitsunfähigkeit) führt.

Eine bestimmte Struktur im Mittelhirn (Substantia nigra) ist Bestandteil der **extrapyramidalen Bewegungssteuerung.** Dieses Steuerungssystem hat folgende Aufgaben:
- Feinsteuerung des Ablaufs willkürlicher Bewegungen
- Kontrolle des Muskeltonus, des Gleichgewichts und der Abstimmung der Muskeltätigkeit bei zielgerichteter Bewegung

> Bei der Parkinson-Krankheit besteht eine Veränderung der Nervenzellen und des Nervenbindegewebes in der Substantia nigra mit Verminderung des Überträgerstoffes (= Transmittersubstanz) **Dopamin.** Dadurch werden die Aufgaben des extrapyramidalen Systems zunehmend gestört.

Die Parkinson-Krankheit beginnt uncharakteristisch mit Schmerzen in den Extremitäten, Muskelverspannungen und -schmerzen.

◆ Symptome
- Rigor (erhöhter Muskeltonus, dadurch Steifheit der Muskulatur)
- Tremor (Zittern, Schütteln, mittel- bis grobschlägiger Ruhetremor, der sich bei Bewegung bessert, im Schlaf verschwindet und sich bei Erregung stark steigern kann, betroffen sind besonders Hände, Arme und Kopf)
- Akinesie (Bewegungsarmut infolge Steifheit der Muskulatur)

Auffallende **Zeichen der fortgeschrittenen Krankheit** sind darüber hinaus:
- Bewegung der Finger wie beim Münzenzählen
- Vornüber gebeugte Haltung mit angewinkelten Armen
- Schlurfender Gang mit kleinen Schritten und ohne Abrollen des Fußes
- Verlangsamte oder fehlende Mimik („Maskengesicht"), Gestik und Mitbewegung
- Verminderte Fähigkeit, eine einmal begonnene Bewegung rechtzeitig zu stoppen
- Verminderte bis fehlende Möglichkeit der Rumpfdrehung
- Leise, monotone, undeutliche Sprache
- Erhöhte Speichel- und Talgproduktion („Salbengesicht") und abnormes Schwitzen

◆ Behandlung
▶ **Medikamente**, die einzelne der drei Hauptsymptome bessern können (z. B. L-Dopa, Amantadin), aber auch erhebliche Nebenwirkungen haben können.
▶ **Krankengymnastische Behandlung** mit täglichem Übungsprogramm für zu Hause
▶ In Einzelfällen **operative Behandlung** (stereotaktische Operation, d. h. mit Verwendung eines stereotaktischen Gerätes am Kopf des Patienten, das Zielgenauigkeit bei Hirnoperationen ermöglicht).

◆ Probleme des Patienten
▶ Bei erhaltener Persönlichkeit und Intelligenz führen die zunehmenden Einschränkungen zu starkem **Leidensdruck.** Zeiten der Niedergeschlagenheit, Gereiztheit und Interesselosigkeit für andere Menschen und die Umgebung kommen häufig vor und sind ja auch ohne weiteres verständlich. Familienangehörige, die sich mit Hilfe und Unterstützung für den Patienten oft viel Mühe geben und ihrerseits Einschränkungen in Kauf nehmen, fühlen sich durch solche Stimmungsveränderungen, so gut sie sie auch verstehen können, doch manchmal ungerecht behandelt, was das Umgehen miteinander zeitweise schwierig macht.
▶ Der Patient kann immer weniger spontan Ideen verwirklichen und Initiative ergreifen, so daß sich seine Interessen auch dadurch einschränken.
▶ **Tremor** und **Muskelsteifheit** erschweren die täglichen Verrichtungen, der Zeitaufwand nimmt zu.
▶ **Mißgeschicke** wie verschüttete Getränke oder heruntergefallene Speisen sind dem Patienten peinlich und können dazu führen, daß er in Gesellschaft überhaupt nicht mehr essen und trinken mag. Er bleibt oft hungrig und trinkt zuwenig.

- Die nachlassende Fähigkeit, begonnene Bewegungen plötzlich zu stoppen, kann zu Unfällen führen (Treppen, Türschwellen besonders in unbekannten Gebäuden) und Unsicherheit im Straßenverkehr bedeuten (Stehenbleiben an der Ampel oder bei rasch heranfahrenden Fahrzeugen).
- Die **langsame, undeutliche Sprache** führt zu Verständigungsproblemen mit fremden Menschen.
- Durch die **starre Gesichtsmuskulatur** kann der Patient nicht spontan lächeln oder sonst seinem Gesicht einen freundlichen oder freudigen Ausdruck geben. So wirkt er auf andere oft unfreundlich und mürrisch, ohne es zu sein. Wer die Ursache dafür nicht kennt, zieht sich zurück, so daß Kontakte zu anderen Menschen kürzer und seltener werden.
- **Schwere Sprachstörungen** können dieses Problem noch verschärfen. Die undeutliche Sprache wird oft nicht gleich verstanden. Das weiß der Patient, und im Bemühen, verständlich zu sprechen, verstärkt sich die Starrheit seiner Mimik, die Worte können laut und in unpassendem Ton herauskommen. So entsteht leider mitunter noch der Eindruck aggressiven Verhaltens.
- Die einzelnen Verrichtungen der Körperpflege sind für den Patienten langwierig und mühsam, so daß er verständlicherweise nicht immer die Disziplin aufbringen kann, sie trotzdem zu tun, und sich zuweilen vernachlässigt. Bei der Kleidung hat der Patient oft Schwierigkeiten beim Auf- und Zuknöpfen, beim Schuhebinden, beim Anziehen von Strümpfen, Schließen von Gürtel, Armbanduhr und Schmuckstücken.
- **Zahnschäden** kommen wegen eingeschränkter Kautätigkeit und zurückbleibenden Nahrungsresten häufig vor.
- Der Patient leidet oft unter **Schlafstörungen** und nächtlichen Muskelverspannungen, wenn er sich schlecht oder gar nicht umdrehen kann.
- Der Patient hat durch seine Bewegungseinschränkungen berechtigte Angst vor Stürzen, vor dem Gehen in unbekannten Räumen und – wenn er pflegebedürftig ist – vor Pflegehandlungen, deren Ablauf er nicht kennt (besonders bedeutsam bei einem Krankenhausaufenthalt, wenn er von Fremden gepflegt wird).
- Den **Beruf** als Quelle für Einkommen und Selbstwertgefühl muß der Patient oft vorzeitig aufgeben. Aber auch die Möglichkeiten der sinnvollen Freizeitgestaltung werden zunehmend eingeschränkt. Bei Tremor kann der Patient nur dann lesen, wenn er eine geeignete Ablage für den Lesestoff hat. Die Handschrift wird verzittert und evtl. sogar unleserlich. Handarbeiten (Stricken, Häkeln, Nähen) und verschiedene Hausarbeiten (Abstauben, Gemüse putzen) können evtl. ebensowenig verrichtet werden wie handwerkliche Arbeiten.
- **Partnerschaftsprobleme** sind um so größer, je jünger und unternehmungslustiger Partner oder Partnerin sind, denn gemeinsame Aktivitäten werden zunehmend schwieriger und weniger. Dies betrifft natürlich auch den Austausch von Zärtlichkeiten und sexuelle Aktivitäten.

◆ **Pflegehilfe**
- Wenn der Patient niedergeschlagen oder gereizt ist, versuchen Sie, Verständnis zu zeigen. Wie so oft ist es hilfreich, sich versuchsweise vorzustellen, wie Ihnen an des Patienten Stelle zumute wäre.
- Sprechen Sie ganz normal und in normaler Lautstärke zu dem Patienten, denn er versteht und hört Sie ungestört. Wenn Sie seine Antwort nicht verstehen, bitten Sie um Wiederholung, bis Sie verstanden haben. Mit der Zeit hören Sie sich ein, und die Verständigung klappt besser. Notfalls können Sie auch **geschlossene Fragen** (s. S. 31) stellen, die der Patient mit Ja oder Nein beantworten kann.
- Wenn Sie den Patienten in für ihn unbekannte Räume begleiten, gehen Sie **neben** oder **vor** ihm. Da begonnene Bewegungen oft nicht plötzlich gestoppt werden können, ist Vorsicht an Treppen, an selbsttätig schließenden Türen, beim Überqueren von Straßen geboten. Zum Spaziergang sind ebene Wege zu wählen, weil der Patient die Füße nicht rasch heben und beim Gehen nicht abrollen kann.
- Wenn der Patient neu in Krankenhaus oder Heim gekommen ist oder Sie ihn in der häuslichen Pflege neu kennenlernen, fragen Sie am besten die Angehörigen, was er selbst tun kann und wobei er Hilfe braucht. Obwohl es normalerweise besser ist, den Patienten selbst zu fragen, so bedeutet es doch für den Parkinson-Kranken oft eine Erleichterung, nicht alle Einzelheiten erklären (und das Ausmaß seiner Einschränkungen detailliert aufzählen) zu müssen, sondern die notwendige Hilfe gleichsam selbstverständlich zu bekommen.
- Was der Patient selbst tun kann, soll er – gegebenenfalls mit Ihrer Unterstützung – auch weiterhin selbst tun, um in Übung zu bleiben. Ungenutzte Fähigkeiten gehen schnell verloren und vermindern die Lebensqualität zusätzlich.
- Wenn der Patient den Rumpf nicht drehen kann (besonders beim Gehen), so sprechen Sie ihn

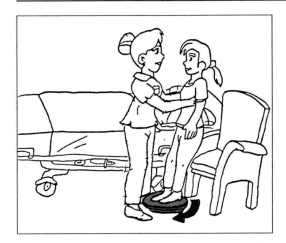

Abb. 6.16 Drehscheibe zum Transfer des Patienten vom Bett auf einen Stuhl

nicht von hinten an. Überholen Sie ihn und sprechen nun von der Seite oder am besten von vorn. Beim Aufstehen vom Tisch stützt er sich meist auf der Platte ab. Ziehen Sie, wenn der Patient sicher steht, den Tisch etwas weg, damit er genug Platz hat, ohne Drehbewegung weggehen zu können. Hat er Probleme mit dem Umdrehen im Bett, so kann ein Haltegriff oder auch ein einzelnes **Bettgitter** als Geländer hilfreich sein. Bei Bettlägerigkeit braucht der Patient nach Wunsch oder in regelmäßigen Abständen, auch nachts, Hilfe beim Umdrehen.

- Beim Aufstehen aus dem Bett sollten alle an der Pflege beteiligten Personen sich an eine bestimmte, dem Patienten gewohnte Reihenfolge der Einzelbewegungen halten und auch von der gleichen, gewohnten Bettseite ausgehen. Diese Reihenfolge ist dem Patienten vertraut, er hat dann keine Angst vor der Mobilisation und kann seine vorhandenen Fähigkeiten einbringen.
- Zum Transfer auf einen bereitgestellten Stuhl kann beim schwer behinderten Patienten eine **Drehscheibe** (Abb. 6.16) nützlich sein, die ihm und Ihnen die Vierteldrehung im Stehen bzw. beim Hinsetzen abnimmt. Dabei muß der Patient aber sicher gestützt werden.
- Zur **Körperpflege** braucht der Patient mehr Zeit als andere. Im Krankenhaus oder Heim ist es günstig, die Badbenutzung so zu organisieren, daß er als letzter Benutzer genügend Zeit hat. Starkes Schwitzen macht die tägliche Ganzkörperreinigung notwendig, am besten stellen Sie einen Plastikhocker in die Duschwanne, damit der Patient duschen kann.
- Die gezielte Dreh- und Zugbewegung zum Öffnen von Tuben, Flaschen, Tiegeln und das Drehen des Wasserhahns ist manchem Parkinson-Patienten schlecht möglich. Wenn Sie dies beobachten, öffnen oder schließen Sie einfach ohne viele Worte Gefäße und Wasserhahn, stecken Stromanschlüsse ein usw.
- Zur **Zahnpflege** empfiehlt sich eine elektrische Zahnbürste, zur **Rasur** ein Elektrorasierer, am besten schnurlos. Geben Sie dem Patienten nach jeder Mahlzeit Gelegenheit zum Zähneputzen, denn er kann die üblichen Mund- und Zungenbewegungen zum Entfernen von Speiseresten oft nicht durchführen. Zur Gesichtspflege braucht er bei gesteigerter Talgproduktion keine oder eine mattierende fettfreie Creme. Zum Abtupfen von Speichel oder Talg sollten Sie Zellstofftücher griffbereit halten. Besonders Frauen brauchen oft Hilfe beim Frisieren.
- Bei der **Kleidung** helfen Sie da, wo der Patient nicht weiterkommt. Dehnbare Kleidungsstücke ohne Verschlüsse, Reißverschluß statt Knopfleiste, Klettverschluß statt Schnürsenkel erleichtern dem Patienten das selbständige An- und Ausziehen.
- Der Parkinson-Patient schwitzt leicht, empfindet aber kaum eine Abkühlung und neigt deshalb zu Erkältungen und kältebedingten Muskelverspannungen. Achten Sie auf saugfähige und nicht zu leichte Bekleidung (Naturfasern) und auf Schutz vor Zugluft (Kissen im Rücken, Schal, aufgestellter Kragen usw.).
- Beim **Essen** sollte der Patient genügend Zeit haben. Eventuell zerkleinern Sie vor seinen Augen die Speisen und lassen ihm die Wahl, mit Gabel oder Löffel zu essen. Fragen Sie ihn, ob ihm ein Teller mit hochgezogenem Rand lieber ist. Eine rutschfeste Unterlage unter Teller oder Brettchen verhindert das Wegrutschen bei stärkerem Tremor oder schlecht abgebremster Bewegung. Ein **Schnabelbecher** (Abb. 6.17) für dünne Suppen und Getränke erleichtert das Trinken wesentlich, da durch den Deckel mit hervorstehender Trinköffnung auch bei starkem Zittern nichts verschüttet wird.
- Helfen Sie bei Pflege und Gebrauch von Brille, Hörgerät und Zahnprothese.
- Sorgen Sie dafür, daß der Patient nicht über Teppichkanten, Schnüre oder sonstige Hindernisse stolpert. Bei Bedarf schlagen Sie die Anschaffung eines normal hohen Stuhls mit festen Armlehnen zum Abstützen (günstiger als tiefe Sessel) und das Anbringen von Haltegriffen (z. B. neben Wasch-

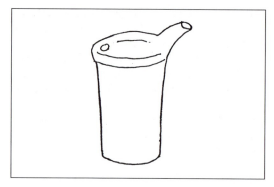

Abb. 6.17 Schnabelbecher

becken, Toilette, Bett, am Anfang und Ende einer Treppe gegenüber dem Geländer) vor.
- Zum **Lesen** ist ein Lesepult sehr nützlich, weil der Patient mit stärkerem Tremor die in der Hand gehaltene Zeitung oder das Buch nicht lesen kann. Ein solches Pult mit schräger Fläche und Halteleiste kann leicht selbst gebaut werden, mit etwas Geschick auch höhenverstellbar und mit einer Klemmvorrichtung zum Festhalten der Blätter.

Multiple Sklerose

Bei der multiplen Sklerose (Encephalomyelitis disseminata) entstehen vielfache, verstreute Entzündungsherde in Gehirn und Rückenmark.

> Die **multiple Sklerose** (MS) ist eine der häufigsten Erkrankungen des Nervensystems. Etwa einer von 1000 Menschen erkrankt daran, Frauen deutlich öfter als Männer. Die Ursache für die Krankheit ist noch nicht bekannt.

Die MS beginnt meistens zwischen dem 20. und dem 40. Lebensjahr und verläuft in Schüben. Im Laufe von Jahren (manchmal wenigen, manchmal aber auch 10 bis 20 Jahren) werden die betroffenen Menschen pflegebedürftig.

◆ Symptome
- Sehstörungen (einseitige Sehkraftverminderung, Schleiersehen, Doppelbilder)
- Nystagmus (= Augenzittern)
- Ataxie, spastische Lähmungen
- Intentionstremor (Zittern der Hände und Arme, manchmal auch des Kopfes, bei zielgerichteter Bewegung)
- Sensibilitätsstörungen (Taubheit, Kribbeln, Engegefühl)
- Sprachstörungen (skandierende Sprache [verlangsamte, abgehackte und holprig gesprochene Silben und Wörter])
- Blasenentleerungsstörungen (Harnverhalten oder Inkontinenz)

◆ Verlauf
Der Verlauf der MS ist nicht einheitlich. Bei manchen Patienten liegen zwischen den akuten Krankheitsschüben lange symptomfreie Zeiten, machmal bleiben nach jedem Schub weitere oder stärker ausgeprägte Symptome zurück, manchmal verläuft die Krankheit nach dem ersten oder zweiten Schub chronisch fortschreitend.

Die Krankheit beginnt oft mit Sehstörungen und/oder mit Schwäche in einem Bein mit Stolpern oder Taumeln beim Aufstehen und Gehen. Manchmal sind Sensibilitätsstörungen die ersten Anzeichen. Diese Symptome gehen meistens wieder zurück. Nach Wochen, Monaten oder Jahren treten weitere Schübe auf mit wechselnden Symptomen wie Lähmungen, Mißempfindungen, Störungen der Blasenfunktion, Intentionstremor, Sprachstörungen, Nystagmus. Die akuten Symptome halten etwa drei bis sieben Wochen an. Danach schreitet die Krankheit fort, oder es kommt zu einer vollständigen oder teilweisen **Remission** (= Rückgang der Krankheitserscheinungen) bis zum nächsten Schub. Wann und wie dieser eintreten wird und wie die Situation danach sein wird, ist ungewiß. Schwere seelische Belastungen und körperliche Krankheiten können Schübe auslösen und das Krankheitsbild insgesamt verschlimmern.

> Die Hälfte der von der multiplen Sklerose betroffenen Patienten bleibt etwa acht bis 15 Jahre gehfähig, fällt aber trotzdem immer wieder längere Zeit am Arbeitsplatz aus. Die Fortsetzung von Ausbildung oder Berufstätigkeit hängt vom Verlauf der Krankheit und natürlich von der Art der Arbeit ab. Viele MS-Kranke können auch als Rollstuhlbenutzer wichtigen Aktivitäten nachgehen und an einem geeigneten Arbeitsplatz ihren Beruf ausüben.

◆ Behandlung
Eine allgemein erfolgversprechende Behandlung gibt es bis heute nicht. Manchen Patienten helfen bei einem akuten Schub Cortison und Antiphlogistika (= entzündungshemmende Medikamente), anderen helfen sie nicht. Viele MS-Patienten probieren Naturheilverfahren, Ernährungsumstellung und Außenseitermethoden aus, manchen hilft eine

bestimmte Methode, anderen nicht. Vielen Patienten nützt der Erfahrungsaustausch mit anderen Betroffenen (z. B. Multiple-Sklerose-Gesellschaft) am meisten.

◆ **Probleme des Patienten**
▶ Die Krankheit wird oftmals nicht gleich festgestellt. Der Patient gerät anfangs manchmal in den Verdacht, hysterisch oder auch betrunken zu sein. Mit Mitteilung (oder oft genug auch zufälligem eigenen Herausfinden) der Diagnose wird dem Patienten klar, daß er früher oder später schwerbehindert sein wird. Niemand kann ihm sagen, wie die Krankheit in seinem Fall verlaufen wird.
▶ Da die Krankheit meist in der ersten Lebenshälfte beginnt, sind berufliche und private Lebenspläne in Frage gestellt oder nicht zu verwirklichen.
▶ Oft hat der Patient **finanzielle Probleme**, da in jüngeren Jahren entweder noch gar keine oder nur geringe Rentenansprüche geltend gemacht werden können. Als MS-Kranker findet er wegen der immer wieder zu erwartenden längeren Ausfallzeiten schwer einen Arbeitsplatz, der seinen Wünschen und Begabungen auch entspricht, obwohl er zwischenzeitlich voll einsatzfähig sein kann.
▶ Zu den **Lähmungen** und **Blasenentleerungsstörungen** kommen körperliche Mißempfindungen hinzu, die den Patienten auch psychisch schwer beeinträchtigen können. Als Rollstuhlbenutzer hat er dieselben Schwierigkeiten wie andere Rollstuhlfahrer auch (s. S. 221), wenn er nicht z. B. wegen Lähmung oder Sensibilitätsstörungen der Hände und Arme zusätzlich auf Hilfe beim Fahren angewiesen ist. Eine behindertengerechte Wohnung zu finden, ist (neben der eigenen Lebensenergie) eine wesentliche Voraussetzung für selbstbestimmtes Leben, wie für andere körperbehinderte Menschen auch. Bei Lähmungen und Sensibilitätsstörungen, die außer den Beinen auch noch die Arme betreffen, ist der Patient bei erhaltenem Bewußtsein und Intelligenz vorübergehend oder dauernd hilflos.
▶ **Partnerschaftsprobleme** sind bei jüngeren Paaren häufig. Die zeitweise oder dauernde Hilfsbedürftigkeit des Patienten schränkt natürlich auch den Partner schwerwiegend ein. Manchmal setzt aber auch der Patient selbst (im Wissen um seine kleiner werdenden Möglichkeiten) neue Lebensschwerpunkte, die von seinem Partner oft nicht mitgetragen werden können.
▶ **Sexuelle Probleme** (Empfindungsstörungen, Harninkontinenz, Gefühl des Verlustes der körperlichen Attraktivität, bei Männern Potenzstörungen) lassen den Patienten mitunter in einer Weise eifersüchtig reagieren, die zwar verständlich, aber für den Partner nur schwer oder nicht erträglich ist.
▶ **Schwangerschaft** und Geburt eines Kindes ist der an MS erkrankten Frau zwar möglich, kann aber zu einer Verschlechterung der Gesamtsituation führen und sollte auch unter dem Gesichtspunkt der Betreuung des Kindes von der betroffenen Frau und ihrem Partner gründlich überlegt werden.

◆ **Pflegehilfe**
▶ Viele MS-Patienten leben völlig oder weitgehend selbständig und brauchen nur während akuter Schübe pflegerische Hilfe. Andere bekommen die notwendige Hilfe von Angehörigen, die gegebenenfalls während einer Abwesenheit von einem professionellen Pflegedienst vertreten werden. Wieder andere Patienten brauchen mehrmals täglich Hilfestellung, z. B. morgens beim Transfer in den Rollstuhl, bei der Körperpflege, beim Wechsel der Inkontinenzversorgung und wieder abends beim Schlafengehen, und sind ansonsten mit dem Rollstuhl mobil.
▶ Die Handlungen der pflegerischen Hilfe werden dadurch vereinfacht, daß der Patient sagen kann, was er braucht und wie es für ihn am besten ist.
▶ Ist Hilfe bei der **Intimpflege** und bei der **Inkontinenzversorgung** notwendig, so kann diese durch Spasmen der Adduktoren (der Muskeln, die die Beine zur Mitte heranziehen) schwierig sein. Der Patient weiß selbst am besten, was dann zu tun ist (abwarten, lockernde Massagegriffe oder seine spezielle Methode).
▶ Die häufig bestehenden **Obstipationsprobleme** werden nach Wunsch des Patienten alle drei bis vier Tage mit einem Einlauf oder mit Abführmitteln angegangen. Bei fehlender Schmerzempfindung ist beim Einlauf besondere Vorsicht geboten. Bei der Einnahme von Abführmitteln müssen der Patient und Sie Erfahrungen sammeln, nach welcher Zeit und wie lange die abführende Wirkung eintritt bzw. anhält. Mißgeschicke in Form von verschmutzter Kleidung oder Bettwäsche kommen anfangs häufig vor, sind aber auch später nicht auszuschließen. Unwillkürliche Darmentleerungen kommen vor. Dann ist es für den Patienten wichtig, daß er schnell Hilfe beim Frischmachen bekommt (Schutz vor sozialem Prestigeverlust und vor dem Wundwerden der Haut).
▶ Beim Blickkontakt mit dem Patienten kann Sie anfangs ein **Nystagmus** irritieren (ein feines Zittern der Augäpfel). Eine **skandierende Sprache**

stellt manchmal ein kurzfristiges Problem für Sie dar, bis Sie sich daran gewöhnt und eingehört haben.
- Berührungen, z. B. beim Waschen, Abtrocknen, Eincremen, empfindet der Patient an manchen Körperstellen gar nicht oder auch anders, als Sie sich diese vorgestellt haben (z. B. schmerzhaft, stechend, beengend). Wenn Sie Reaktionen von Unbehagen beim Patienten beobachten, fragen Sie ihn, ob Sie etwas anders machen sollen. Meistens ist daran aber leider nichts zu ändern.
- **Sensibilitätsstörungen** der Hände bedeuten, daß der Patient bei vielen Tätigkeiten schwer eingeschränkt ist. Vielleicht kann er mit einem Besteck mit dicken Griffen und einer Halteschlaufe allein essen, Kleidungsstücke mit Klettverschlüssen selbst anziehen. Wenn er sich selbst waschen möchte, müssen Sie dem Patienten die Wassertemperatur bei Mischbatterien ohne Thermostat vorher einstellen, damit er sich nicht die Hände verbrüht.
- Bei länger bestehender Krankheit, besonders im Stadium der Vollpflegebedürftigkeit, treten häufig **euphorische Stimmungslagen** auf (Euphorie = gehobene Stimmung), die angesichts der Situation des Patienten zunächst befremdlich wirken. Diese Euphorien sind Teil der fortgeschrittenen Erkrankung. Vor allem bei Patienten, denen das schnelle Fortschreiten der Krankheit kaum Chancen gelassen hat, ihr Leben zu leben, können sie den Patienten selbst und seine Betreuer psychisch entlasten, so unverständlich ihre Ausdrucksformen zuweilen auch sein können.
- Eine wichtige Pflegehandlung beim pflegebedürftigen MS-Kranken ist die **Dekubitusprophylaxe.** Der Patient ist natürlich über die Gefahr und die Prophylaxe informiert und hat oft jahrelang selbstverantwortlich dafür gesorgt, daß er keinen Dekubitus bekommt. Manch ein MS-Patient hat aber auch Erfahrung mit Druckgeschwüren (in depressiver oder auch euphorischer Stimmungslage war ihm die Prophylaxe vielleicht nicht so wichtig, oder seine Möglichkeiten waren zeitweilig eingeschränkt). Die geeigneten vorbeugenden Maßnahmen entnehmen Sie dem Pflegeplan. Wichtig ist die tägliche Kontrolle der gefährdeten Stellen, damit ein beginnender Dekubitus rechtzeitig erkannt wird, denn der Patient spürt den warnenden Schmerz wahrscheinlich nicht.
- Da die Situation des Patienten immer wieder unterschiedlich ist, braucht er auch immer wieder andere Formen der Hilfeleistung. Mögliche Hilfen bei einzelnen Bewegungseinschränkungen lesen Sie bitte dort nach. Denken Sie daran, das Ausmaß Ihrer Hilfeleistung auch wieder einzuschränken, wenn der Patient wieder mehr selbst für sich tun kann.
- Die MS ist eine „Krankheit mit vielen Gesichtern". Die momentane Situation des Patienten, seine Erfahrungen und Wünsche bestimmen die Hilfeleistung. Gemeinsames Ausprobieren kann zu ganz neuen Möglichkeiten führen.

Gliedmaßenverlust (Amputation)

Die Amputation (= operatives Absetzen von Gliedmaßen oder Teilen von Gliedmaßen) ist eine Operation, die zu einer mehr oder weniger schweren Behinderung führt. Sie ist ein **schwerwiegender Eingriff**, der den Körper als Ganzes verändert. Eine Amputation wird nur vorgenommen, wenn keine Möglichkeit besteht, die Extremität auf andere Weise zu behandeln und/oder von der erkrankten Extremität Gefahr für den ganzen Körper ausgeht.

> Eine **Amputation** wird notwendig bei schweren, zertrümmernden Verletzungen, bei Knochenkrebs und (heute am häufigsten) wegen Nekrosebildung bei schweren arteriellen Durchblutungsstörungen (AVK, diabetische Gangrän, „Raucherbein"). Unfälle können zum Verlust von Extremitäten oder Teilen davon führen. Als Kriegsverletzung kommen Amputationen als direkte Verletzungsart oder auch als einzig mögliche Behandlungsform unter Kriegsbedingungen vor. Manchmal wird auch eine Amputation notwendig, wenn ein Drogenabhängiger versehentlich in eine Arterie statt in eine Vene spritzt und so schwere Gewebsschäden verursacht.

◆ **Probleme des Patienten**

Die Bedeutung, die eine Amputation für den Patienten hat, ist sehr verschieden und hängt ab
- vom Ausmaß des Gliedmaßenverlustes,
- von Alter und der Lebenssituation des Patienten,
- von den vorausgegangenen Beschwerden und
- von dem Maß an Veränderungen, das die Amputation mit sich bringt.

> In den Jahren 1959 bis 1962 brachten relativ viele Frauen, die in der Frühschwangerschaft **Thalidomid** (Contergan, ein als Schlafmittel auch für Schwangere damals empfohlenes Medikament) eingenommen hatten, Kinder mit schweren Fehlbildungen der Gliedmaßen (Dysmelie-Syndrom)

zur Welt. Die heute erwachsenen Leidtragenden dieser Katastrophe haben keine oder stark verkürzte Arme, Finger können am Oberarm oder an der Schulter angesetzt sein. Allerdings haben die Betroffenen oft bewundernswerte Fertigkeiten entwickelt, ihre Hände/Arme durch die Füße/Beine zu ersetzen.

▸ Jede Amputation (sofern sie nicht „nur" das Endglied eines Fingers oder einer Zehe betrifft) bedeutet, daß der Körper nicht mehr vollständig ist. Dies hat nicht nur körperliche Auswirkungen. Das Gefühl von Verstümmelung kann das Selbstwertgefühl des Patienten schwer beeinträchtigen, besonders bei jüngeren Menschen, für die körperliche Unversehrtheit und Attraktivität eine große Rolle spielen.
▸ Für manche Patienten bedeutet die Amputation **Berufs- oder Arbeitsunfähigkeit.** So bedeutet der Verlust eines Daumens für Angehörige handwerklicher Berufe eine schwere Beeinträchtigung, während für Personen, die in Verwaltungsberufen beschäftigt sind, eher Ausgleichsmöglichkeiten bestehen.
▸ Der **Verlust einer Hand** oder **eines Arms** macht den Patienten bei all den Verrichtungen hilfebedürftig, bei denen er beide Hände braucht. Eine gute Prothese kann Halte- und Stützfunktionen ersetzen, nicht aber die komplizierten Funktionen der Hand.
▸ Am **Fuß** spielt die Amputation einer Zehe meist keine große Rolle, sofern es nicht gerade die Großzehe ist. Diese hat eine große Bedeutung beim Stehen und Gehen. Der Verlust der Großzehe im Grundgelenk bedeutet eine mitunter erhebliche Gehbehinderung, die einen orthopädischen Schuh (!) und natürlich Gewöhnung an die veränderte Vorfußbelastung erfordert. Viele ältere Patienten brauchen nun einen Gehstock, um die veränderte Standfestigkeit des versehrten Fußes auszugleichen.
▸ Die **Vorfußamputation** zwingt den Patienten, mit einem orthopädischen Schuh ein neues Gefühl für Gleichgewicht und Abstimmung beider Füße beim Gehen zu entwickeln, weil die Füße unterschiedlich lang sind und das Auftreten des teilamputierten Fußes sich zunächst unvollständig anfühlt. Da dieser Fuß nicht mehr abrollen kann, entsteht ein leicht hinkender Gang. Bei AVK (der häufigsten Indikation für Vorfußamputationen) besteht auch in einem gut sitzenden orthopädischen Schuh **Dekubitusgefahr** am Stumpf, weil der normale Strumpf mit eingeschlagenem Zehenteil leicht Falten schlägt und so einen örtlich verstärkten Druck verursacht.
▸ Bei **Unterschenkelamputation** (das Knie ist erhalten) kann der Patient ohne Hilfsmittel nicht mehr gehen. Er ist also zum Stehen und Fortbewegen auf Hilfsmittel angewiesen, wie der Patient mit Oberschenkelamputation natürlich auch. War die Amputation wegen Verletzung oder Tumor notwendig oder handelt es sich um eine Kriegsverletzung, so wird der Patient mit einer Prothese versorgt, die ihm das Gehen ohne weitere Hilfsmittel ermöglicht und für Außenstehende den Gliedmaßenverlust verbirgt. Das Gehen mit der Prothese erfordert eine mehr oder weniger lange Eingewöhnungszeit. Manche Patienten haben am Stumpfende immer wieder Druckstellen, so daß sie zeitweise auf die Prothese verzichten müssen. Im allgemeinen kann eine gute Prothese den körperlichen Defekt recht gut ausgleichen. Allerdings wird der Patient, auch wenn er mit seiner Prothese selbständig zurechtkommt, immer wieder mit dem Gliedmaßenverlust konfrontiert.

▸ Geht der Patient schlafen, legt die Prothese ab und steht dann noch einmal auf, so muß er die Prothese entweder noch einmal anlegen oder Krücken benutzen, die er dann hoffentlich in Reichweite hat. Jüngere Menschen hüpfen dann vielleicht lieber auf einem Bein, was einige Unfallgefahren mit sich bringen kann. Vor allem junge Menschen können aber auch, trotz Amputation, körperlichen Hochleistungen erbringen, wie sie beim Behindertensport zu bewundern sind.

▸ Ob und wie weit der Patient mit einer Prothese zurechtkommt, hängt wesentlich von seinem eigenen Bemühen ab. Aber das Geschick des Chirurgen, der den Stumpf bei der Operation prothesengünstig und belastungsfähig gestaltet und die Sorgfalt der Krankenschwester und Pflegehelferin bei der postoperativen Pflege und Stumpfbehandlung schaffen erst die Voraussetzungen dazu. Weiterhin ist der Patient auf das Können des Orthopädiemechanikers angewiesen, der die bestmögliche Prothese anfertigen soll.
▸ Bevor der Patient mit seiner Prothese als seinem Hilfsmittel und bestmöglichem Ersatz seines Körperteils umgehen kann, muß er erst den Verlust akzeptieren lernen.
▸ Der Patient, bei dem wegen schwerer Durchblutungsstörungen (AVK) eine Amputation vorge-

nommen werden mußte, kann oft nicht mit einer Prothese versorgt werden. Gerade wegen schlechter Durchblutung würde der Druck, den das Körpergewicht einerseits und der Prothesengrund andererseits auf den Stumpf ausüben, zu schlecht oder gar nicht mehr heilenden Druckgeschwüren führen. Der Patient ist oft durch seine Gefäßsituation körperlich insgesamt beeinträchtigt, so daß auch das Gehen mit Krücken zu anstrengend für ihn wäre. Er kann sich künftig nur noch im Rollstuhl fortbewegen.

▶ Auch wenn der Patient starke Beschwerden mit seinem Fuß oder Bein hatte oder bereits ausgedehnte Nekrosen bestanden, so kam er doch wahrscheinlich mit der Hoffnung auf Besserung oder Heilung ins Krankenhaus. Die Tatsache, daß „nichts als das Abschneiden übrigblieb" (Zitat eines betroffenen Patienten), kann ihn in eine tiefe Niedergeschlagenheit und Resignation stürzen.

▶ Von der Amputation aufgrund einer AVK sind überwiegend ältere Patienten betroffen. Für sie ist es besonders schwierig und anstrengend, sich mit dem Rollstuhl fortbewegen zu lernen. Ein Wohnungswechsel in eine rollstuhlgerechte Wohnung ist im Alter nicht nur eine schwere Entscheidung, sondern oft auch gar nicht möglich, weil außer in Häusern mit Heimcharakter nur wenige solcher Wohnungen zur Verfügung stehen. Ein behindertengerechter Umbau der Wohnung scheitert oft an den Kosten, die im Alter kein Versicherungsträger übernimmt. So bleibt der Patient nach seiner Entlassung aus dem Krankenhaus an seine Wohnung gebunden und ist dort auf ständige Hilfe angewiesen. Steht diese nicht zur Verfügung, muß er in ein Pflegeheim umziehen. Der Patient erleidet also nicht nur den Verlust eines Körperteils, sondern auch den Verlust eines großen Teils seiner bisherigen Möglichkeiten und gegebenenfalls seiner gewohnten Umgebung.

▶ War der Patient schon vor der Amputation pflegebedürftig, wiegt der Gliedmaßenverlust nicht so schwer. Mancher Patient ist vielleicht sogar erleichtert, „den Störenfried loszusein" (Zitat einer betroffenen Patientin), wenn er erhebliche Probleme damit hatte.

▶ Viele Patienten leiden nach einer Amputation unter dem **Phantomschmerz**, der Schmerzempfindung in dem nicht mehr vorhandenen Körperteil. Die durchtrennten sensiblen Nerven an der Amputationsstelle leiten Signale ans Gehirn weiter, wo in der entsprechenden Region folgerichtig, wenn auch überflüssig, die Schmerzempfindung wahrgenommen wird. Schmerzen in einem Körperteil zu empfinden, der nicht mehr vorhanden ist, ist für den Patienten eine quälende Situation, denn er leidet ja nicht nur unter dem Schmerz, sondern auch unter dem Widerspruch: er weiß und sieht, daß sein Bein (Fuß, Arm) nicht mehr da ist und nimmt es dennoch schmerzhaft wahr! Bei manchen Patienten verschwindet der Phantomschmerz vollständig, bei manchen läßt er allmählich nach und tritt nur noch selten auf, bei manchen bleibt er allerdings auch mit wechselnder Intensität bestehen.

◆ **Pflegehilfe**

▶ Die Pflege des frischoperierten Patienten ist Aufgabe der Krankenschwester. Sie helfen auf ihre Anweisungen hin mit.

▶ Wenn eine Prothesenversorgung möglich ist, wird der Stumpf nach ärztlicher Anweisung so bandagiert, daß eine konische Form entsteht. Damit wird ein stärkeres **Wundödem** verhindert, das die Wundheilung stören könnte, und der Stumpf in eine prothesengünstige Form gebracht. Ist die Bandage verrutscht, durchgeblutet oder äußert der Patient Beschwerden, so holen Sie die Krankenschwester, damit sie die Situation beurteilt und gegebenenfalls eine neue Bandage anlegt.

▶ Nach Unterarm-, Unter- und Oberschenkelamputation besteht die Gefahr der **Beugekontraktur** des benachbarten Gelenks (die Beugemuskeln sind stärker als die Streckmuskeln, auch wenn beide bei der Amputation verkürzt wurden). Zur Kontrakturenprophylaxe gehört, neben der ausführlichen Information des Patienten durch Arzt oder Krankenschwester, die zeitweise **gestreckte Lagerung** des gefährdeten Gelenks, die Aufforderung an den Patienten, den Stumpf aktiv zu bewegen, besonders auch das Gelenk zu strecken und – wenn er das nicht kann – die passive Streckung und Bewegung. Bei Unterschenkelamputation kann das zeitweise Auflegen eines kleinen Sandsacks auf das Knie eine Beugekontraktur verhindern helfen. Patienten mit Oberschenkelamputation sollen sich, wenn keine Atemstörung oder sonstige Gegenanzeige vorliegt, zeitweise auf den Bauch legen, um das Hüftgelenk zu strecken.

▶ Versuchen Sie im Gespräch mit dem Patienten Ihre Scheu zu überwinden, vom Stumpf zu sprechen (sofern es sich um einen Stumpf handelt). Ist ein Finger (oder eine Zehe oder der Vorfuß) amputiert, so bleibt dennoch der Arm (das Bein), es gibt dann keinen Grund, vom Stumpf zu sprechen.

▶ Achten Sie darauf, dem beinamputierten Patienten Strumpf und Schuh und nicht Strümpfe und Schuhe anzubieten (das könnte vom Patienten und seinen Angehörigen als taktlos empfunden werden).
▶ Haben Sie Verständnis für die immer wieder einmal niedergeschlagene Stimmung des Patienten und gestehen Sie ihm die Trauer um seinen verlorenen Körperteil und den Verlust von Möglichkeiten zu.
▶ Mitunter kann der Patient auch recht unwirsch auf Ihr Angebot der Hilfe reagieren, das ist verständlich, denn wenn er sein Bein (seinen Arm) noch hätte, bräuchte er Ihre Hilfe nicht. Sehen Sie es ihm nach, denn er meint ja nicht Sie persönlich, sondern sein eigenes Schicksal.
▶ Mit Ihrer Hilfeleistung folgen Sie dem Bedarf des Patienten, den er Ihnen mitteilt oder den Sie durch Beobachtung in Erfahrung bringen.

Querschnittslähmung

Dabei handelt es sich um die Folgen einer **Schädigung des Rückenmarksquerschnitts.** Die Querschnittslähmung wird meistens durch eine Unfallverletzung der Wirbelsäule verursacht (Verkehrsunfälle [besonders Motorradunfälle], Sportunfälle, seltener Stürze vom Baum oder aus dem Fenster).

Andere Ursachen sind
- entzündliche Prozesse im Wirbelkanal,
- Tumoren,
- pathologische Wirbelfrakturen oder
- Schußverletzungen.

Je höher in Richtung Kopf die Schädigung des Rückenmarks lokalisiert ist, desto ausgedehnter sind die Folgen. Alle Nerven unterhalb der geschädigten Stelle fallen ganz oder teilweise aus (auch weit entfernte Nerven), weil der Verlauf der Rückenmarkssubstanz unterbrochen ist.

> Die **Querschnittslähmung** bedeutet Verlust der Bewegungs- und Empfindungsfähigkeit aller Körperteile, die von Nerven unterhalb der Verletzungsstelle versorgt werden: schlaffe oder später zum Teil auch spastische Lähmungen, Gefühllosigkeit, Verlust der Tiefensensibilität, Entleerungsstörungen der Blase und des Darms.

Mit der Gefühllosigkeit geht auch der Verlust der sexuellen Empfindungsfähigkeit und bei Männern die sexuelle Potenz verloren. Bei Frauen bleiben der rein hormonell gesteuerte Menstruationszyklus und die Empfängnisfähigkeit erhalten.

Lähmungen und Gefühllosigkeit betreffen bei einer hohen Querschnittslähmung (das Rückenmark ist im Bereich der oberen Halswirbel geschädigt) den Körper vom Hals abwärts, d. h. der Patient hat eine **Tetraplegie** (= Lähmung aller vier Extremitäten, der Rumpfmuskulatur und der für die Atmung wichtigen Zwischenrippenmuskeln und des Zwerchfells). Eine Schädigung im Bereich der unteren Hals- und oberen Brustwirbelsäule verschont die Arme, die Lähmung beginnt etwa ab Brusthöhe. Die Schädigung im Bereich der unteren Brust- und oberen Lendenwirbelsäule führt zur **Paraplegie** (= Lähmung beider Beine etwa ab Taillenhöhe). Die Störungen der Blasen- und Darmfunktion und der Sexualfunktionen bestehen in allen Fällen.

◆ **Lähmung**
Die Lähmung ist in der Regel schlaff, nach einigen Wochen kann sie zeit- und teilweise spastisch werden. In seltenen Fällen einer inkompletten (= unvollständigen) Querschnittslähmung kann eine gewisse willkürliche Bewegungsfähigkeit mit Hilfsmitteln (z. B. Gehen mit speziellen Beinbandagen und Krücken) erreicht werden. Meistens wird der Patient aber Rollstuhlfahrer, bei Tetraplegie oft bettlägerig.

◆ **Gefühllosigkeit**
Der Patient empfindet seine gelähmten Körperteile nicht. Er spürt keine angenehmen Empfindungen wie Streicheln und Berührung und keinen warnenden Schmerz, so daß Sekundärschäden wie z. B. Dekubitus und Intertrigo (s. S. 200 bzw. S. 83) häufig vorkommen. Der Patient hat auch kein Gefühl für die Lage seiner gelähmten Extremitäten (Tiefensensibilität).

◆ **Blasenentleerungsstörung**
Bei der **schlaff gelähmten Blasenmuskulatur** füllt sich die Blase prall, ohne sich durch Zusammenziehen entleeren zu können (Symptom: Harnverhalten). Dies ist in den ersten Wochen und Monaten nach der Verletzung die Regel. Die Blase muß mehrmals täglich durch Katheterisieren entleert werden. Bei der **spastisch gelähmten Blase** (Reflexblase) kommt es bei einer bestimmten Füllung zu einer unwillkürlichen, also nicht steuerbaren Blasenentleerung (Symptom: Inkontinenz). Im Laufe der monatelangen Rehabilitationszeit lernt der Patient

entweder, sich selbst in regelmäßigen Abständen zu katheterisieren (bei Frauen allerdings nur selten möglich) oder durch Beklopfen des Bauches oberhalb des Schambeins eine reflexhafte Blasenentleerung herbeizuführen. Ist beides nicht möglich, so muß bei der schlaffen Blasenlähmung weiterhin katheterisiert und bei der spastischen Blasenlähmung eine geeignete Inkontinenzversorgung gefunden werden. Die Blasenentleerungsstörung mit häufigem Katheterismus oder unvollständiger Blasenentleerung verursacht **aufsteigende Harnwegsinfektionen**, die wegen fehlender Schmerzempfindung oft erst bemerkt werden, wenn der Patient Fieber bekommt (oder bei einer routinemäßigen Urinuntersuchung).

> Für manche Patienten kann die **Implantation** (= Einpflanzung) eines **Brindley-Stimulators** eine deutliche Verbesserung ihrer Lebensqualität bedeuten. Es handelt sich dabei um einen elektrischen Impulsgeber (ähnlich dem Herzschrittmacher), der im Unterbauchbereich unter die Haut eingebracht wird, die Blasenmuskulatur stimuliert und damit die Entleerung zu einem von den Patienten bestimmten Zeitpunkt herbeiführt. Die Patienten können auf die Inkontinenzversorgung verzichten, sich unbefangener in Gesellschaft begeben, sich hübscher kleiden und sind weniger auf Hilfe angewiesen.

◆ **Darmentleerungsstörung**
In der ersten Zeit einer bestehenden Querschnittslähmung muß die Darmentleerung trotz Abführmitteln oft mit einer **digitalen** (= mit dem Finger durchgeführten) **Ausräumung** des Enddarms erzwungen werden. Da die Benutzung eines Steckbeckens bei noch nicht ausgeheilter Wirbelsäulenverletzung und wegen der extremen Dekubitusgefahr nicht in Frage kommt, müssen die Patienten den Stuhl ins Bett entleeren, was für die meisten eine nur schwer erträgliche Beschämung bedeutet. Später, d.h. mit Beginn der Mobilisation und Rehabilitation, können die Patienten z.B. jeden dritten Tag Abführmittel einnehmen und sich dann (nach entsprechender Erfahrung) zur richtigen Zeit auf die Toilette setzen oder setzen lassen. Unwillkürliche Darmentleerungen und Abgang von Darmgasen sind aber nie ganz ausgeschlossen.

◆ **Weitere Störungen**
Da die Nervenschädigung auch die Anpassung der Blutgefäße an verschiedene Bedingungen beeinträchtigt, bestehen anfangs oft erhebliche **Kreislaufstörungen** mit Blutdruckschwankungen und Kollapsgefahr beim Aufsetzen und Transfer in den Rollstuhl. **Atemstörungen** sind durch die Lähmung der Atem- und Atemhilfsmuskulatur bei entsprechend hoher Querschnittslähmung regelmäßig vorhanden. Lähmung, Gefühllosigkeit und Durchblutungsstörungen sind die Gründe für die **extreme Dekubitusgefahr.**

> In der ersten Zeit nach der Verletzung bis zur Mobilisation in den Rollstuhl wird der Patient, um einen Dekubitus zu vermeiden, konsequent zweistündlich Tag und Nacht umgelagert (meist Wechsel zwischen Rücken- und Bauchlage mit einem speziellen Dreh- oder Sandwichbett).

Für manche Patienten entscheidet das **Verhalten von Ersthelfern** am Unfallort über die Frage, ob sie eine Querschnittslähmung erleiden werden oder nicht (oder eine komplette statt einer inkompletten Lähmung). Bei Verdacht auf eine **Wirbelsäulenverletzung** soll der Verletzte so geborgen werden, daß eine Verdrehung oder Abknickung der Wirbelsäule vermieden wird. Besteht keine unmittelbare Bedrohung (z.B. Feuer, Explosionsgefahr, Liegen auf der Fahrbahn, Atemstillstand, schwere Blutung), überlassen die Ersthelfer die Bergung des Verletzten am besten dem Rettungsdienst.

> Die Behandlung und Pflege des unfallverletzten Querschnittsgelähmten erfolgt in der Regel in einer Spezialklinik. Nach der Akutphase (ca. sechs bis 10 Wochen) schließt sich eine mehrmonatige Rehabilitationsphase an, in der der Patient lernt, mit seiner Behinderung so weit wie möglich selbst zurechtzukommen.

◆ **Probleme des Patienten**
▶ Die Querschnittslähmung infolge Unfallverletzung bedeutet für den Patienten fast immer, sich mitten aus einer lebensvollen, ja lebensfreudigen Aktivität heraus plötzlich schwerbehindert wiederzufinden. Dem Patienten bleibt keine Zeit, sich auf seine Behinderung einzustellen. Alle guten Vorsätze, künftig vorsichtiger zu sein, kommen zu spät: „Hätte ich doch nur nicht soviel getrunken." „Wäre ich doch nur langsamer gefahren." „Hätte der Fahrer des anderen Autos nicht aufpassen können." „Hätte ich doch auf meine Mutter/Freundin/Frau gehört." In den Spezialkliniken wird dem Patienten von Anfang an die Wahrheit über seine Situation gesagt. Bei vielen Patienten stellen sich Reaktionen ein, die denen

von Patienten vergleichbar sind, die von einer aussichtslosen, tödlichen Krankheit erfahren: Zunächst **verleugnet** der Patient, was er da hört („Das kann doch gar nicht sein"; „Ich doch nicht"; „Der Arzt irrt sich bestimmt"). Dann kommt verständlicherweise eine **Phase der Depression** („Dann ist sowieso alles egal"; „Laßt mich doch alle in Ruhe"; „Was soll das denn noch, mein Leben ist sowieso vorbei"). Nach einer **Phase des Haderns** mit dem **Schicksal** und der **Auflehnung** („Warum hat es gerade mich erwischt"; „Das habe ich nicht verdient"; „Gerade lief doch alles so gut, und jetzt ist alles aus") folgt schließlich die **Zeit der Akzeptanz** („Ich muß es wohl so hinnehmen und versuchen, das Beste daraus zu machen").

▸ Der Patient muß, bevor er sinnvoll an seiner Rehabilitation arbeiten kann, sich mit seiner Behinderung abfinden und den Rollstuhl akzeptieren lernen.

▸ Die Probleme des Patienten mit Tetraplegie wage ich nicht aufzulisten. Daß er nichts, gar nichts für sein Wohlbefinden tun kann, sich weder an der Nase kratzen noch eine Fliege verscheuchen oder das Radio abstellen kann, keine Buchseiten umblättern, keinen Brief schreiben und nicht telefonieren kann, ist für mich noch vorstellbar. Aber wie der Patient sich fühlt, wenn ihm sein Körper nicht mehr zur Verfügung steht, kann ich mir nicht vorstellen.

> ▸ Als ich vor Jahren die Gelegenheit gehabt hätte, betroffene Patienten nach ihren Problemen zu fragen, fehlte mir der Mut dazu. Ich weiß, daß manche **Tetraplegiker** mit Zungendruck die Steuerelektronik eines Spezialrollstuhls bedienen und einen Computer arbeiten lassen. Aber ich weiß leider nichts über ihr Lebensgefühl und nichts über das Lebensgefühl der Patienten, denen solche Möglichkeiten nicht offenstehen oder auch nichts bedeuten. Es handelt sich ja überwiegend um junge Menschen, die ihr ganzes Leben noch vor sich hatten, vielleicht gerade im Begriff waren, ihre Möglichkeiten zu entdecken.

▸ Der Patient kommt nach Monaten in der Rehabilitationseinrichtung, in der er mit ähnlich Betroffenen zusammen war, zurück in die „normale Welt", zu Familie, Freunden, Kollegen, in eine Umgebung, die er schon kennt und dennoch kennenlernen muß, weil für ihn selbst jetzt alles anders ist. Freundschaften bewähren sich oder zerbrechen. Was alles nicht mehr geht, wird erneut mit Wucht deutlich. Was alles dennoch geht, muß der Patient erst erfahren (in des Wortes wahrer Bedeutung).

▸ Im jungen Erwachsenenalter sind Liebesbeziehungen oft noch nicht stabil. Viele Beziehungen zerbrechen unter der Belastung der veränderten Lebenssituation, die Pläne, Wünsche und Möglichkeiten auch für den gesunden Partner/Partnerin einschränken oder unmöglich machen. Vielleicht hätte diese Beziehung ohnehin nicht gehalten. Aber der Patient wird das Scheitern auf seine Behinderung zurückführen. Besonders jüngere Männer empfinden ihr Selbstbild als Mann stark an die Sexualfunktion gebunden. Ihr schwer geschädigtes Selbstwertgefühl kann zu abweisendem, verletzendem oder auch extrem anspruchsvollem Verhalten der Partnerin gegenüber führen, das diese nur schwer oder gar nicht ertragen kann.

▸ Der Patient muß sich an verstohlene Blicke, Verlegenheit und auch an Taktlosigkeiten anderer Menschen gewöhnen, sobald er sich mit seinem Rollstuhl in die Öffentlichkeit begibt. Er muß auch lernen, fremde Menschen gelegentlich um Hilfe zu bitten, wenn er allein unterwegs ist.

▸ Viele junge Querschnittsgelähmte kommen mit ihrer körperlichen Behinderung bewundernswert gut zurecht, üben ihren Beruf aus oder erlernen einen neuen, treiben Sport, fahren Auto und pflegen rege Kontakte. Dennoch leiden viele auch immer wieder unter Niedergeschlagenheit und sogar Depressionen, und manche entscheiden sich auch dafür, ihr Leben zu beenden.

◆ **Pflegehilfe**

> ▸ Der Patient mit **Paraplegie** braucht Ihre Hilfe – wenn überhaupt – beim Umsetzen vom Bett in den Rollstuhl und vom Rollstuhl auf die Toilette, beim Wechseln der Inkontinenzversorgung, beim Duschen oder Baden, beim An- und Ausziehen. Bei Ihrer Hilfeleistung richten Sie sich nach den Wünschen und Erfahrungen des Patienten, der ja am besten weiß, wieviel und welche Hilfe er braucht. Einige allgemeine Hinweise finden Sie in diesem Kapitel (Lähmung, S. 185; Transport mit dem Rollstuhl, S. 191; Körperpflege und Kleidung, S. 92).

▸ Einige hauswirtschaftliche Arbeiten wie das Bett frisch beziehen, Schränke auswaschen und aufräumen, Wäsche auf- und abhängen kann der Patient auch in einer rollstuhlgerechten Wohnung evtl. nicht selbst übernehmen, so daß diese Arbeiten, je nach Auftrag Ihres Arbeitgebers, in Ihren Aufgabenbereich fallen können, ebenso wie die Begleitung des Patienten zu Einkäufen, Behördengängen, Arztbesuchen oder Veranstaltungen.

- Die Verantwortung für die Verhütung von Zusatzschäden, besonders Dekubitus, liegt beim Patienten selbst. Trotzdem achten auch Sie auf die geeigneten Rollstuhlpolster, auf das regelmäßige Anheben des Gesäßes und genügend weite Schuhe. Besonders in Zeiten mit gedrückter Stimmung kann der Patient eine gewisse Gleichgültigkeit gegenüber seinem Körper oder sogar Zorn auf diesen empfinden, so daß er sich nicht genügend um ihn kümmert, und ein Dekubitus entsteht leider schnell.
- Ist der Patient krank und muß das Bett hüten, so helfen Sie ihm regelmäßig beim Umdrehen und schützen in Seitenlage seine Knie und Knöchel vor gegenseitigem Druck.
- Der **Patient mit Tetraplegie** ist hilflos und vollständig auf Pflege angewiesen. Er trägt ein Schicksal, das ihm nicht einmal die Wahl läßt, es erträglich oder unerträglich zu finden. Die Handlungen zur Pflege des Körpers und Verhütung von Zusatzschäden entsprechen denen, die auch beim bewußtlosen Patienten oder dem Patienten mit apallischem Syndrom durchgeführt werden. Der Tetraplegiker ist jedoch bei Bewußtsein und im Vollbesitz seiner geistigen Kräfte.
- Daß der Patient gegebenenfalls seine Brille aufgesetzt bekommt und Sie auch immer wieder darauf schauen oder danach fragen, wie sie sitzt, ist eine der Kleinigkeiten, die Sie tun können. Spiegel können so aufgestellt oder aufgehängt werden, daß sie das Gesichtsfeld des Patienten erweitern und er z. B. sehen kann, wer hereinkommt, auch wenn er auf der Seite gelagert ist. Hilfen zur Benutzung von Fernbedienungen für Fernseher und Musikanlage oder zur Bedienung eines Computers (z. B. Geräte, die auf Zungendruck reagieren) müssen für den Patienten mühelos erreichbar sein, ebenso die Rufanlage. Es gibt auch Lesehilfen mit elektronisch gesteuertem Umblättern der Seiten.
- Empfehlungen zur **Kommunikation** mit dem Patienten kann ich Ihnen nicht geben, denn diese ist abhängig von Ihrer eigenen Persönlichkeit und der des Patienten und nicht in einer Weise eingeschränkt, daß Regeln hilfreich wären. Sicher wäre es gut, wenn Sie im Kontakt mit dem Patienten etwas für sich lernen könnten. Das kann im Gedankenaustausch über die verschiedensten Dinge der Fall sein, Sie könnten sich die Regeln des Fußballspiels erklären lassen, wenn Sie sich dafür interessieren, oder die Grundregeln des Kochens, die Sie in keinem Kochbuch finden, über einen gemeinsam gesehenen Film diskutieren oder über die neuesten politischen Ereignisse. Eine Kollegin hat Skat spielen gelernt, indem Sie dem Patienten die Karten hielt und er ihr Anweisungen gab, welche Karte von rechts oder links sie ausspielen sollte. Vielleicht möchte der Patient auf ein Diktiergerät gesprochene Briefe verfassen oder Texte, die nach seinem Diktat geschrieben werden. So lernen Sie selbst etwas, und der Patient ist wenigstens zeitweise der Gebende und nicht immer nur der Nehmende.

Epilepsie

Epilepsie bedeutet wörtlich Gepackt-, Ergriffenwerden. Viele Menschen verbinden mit dieser Krankheit den Eindruck eines mysteriösen, unheimlichen Geschehens.

> In der vorchristlichen Zeit und im Mittelalter wurden der Epilepsie verschiedene Bedeutungen zugewiesen: zum Beispiel die Bedeutung des „besonderen Begnadetseins", die Bedeutung der Krankheit als „Morbus sacer" (dämonische oder heilige Krankheit) oder die Vorstellung einer „Teufelsbesessenheit". Im Nationalsozialismus wurde die Krankheit als „Gefahr für die Volksgesundheit" bezeichnet. Auf diese Weise wurden Vorurteile, Ängste und Ablehnung gegenüber den Betroffenen erzeugt, die bis heute nicht ganz überwunden sind.

Auch heute noch ist die Epilepsie für viele Menschen keine Krankheit wie andere auch. Eltern epilepsiekranker Kinder empfinden die Krankheit mitunter als peinlich oder gar als Schande. Die Betroffenen selbst verschweigen manchmal ihre Krankheit aus der nicht ganz unbegründeten Furcht vor Nachteilen im beruflichen und privaten Bereich.

Etwa seit Beginn dieses Jahrhunderts ist die Epilepsie wissenschaftlich erklärt (die Ärzte Jackson, Berger und Lennox widmeten sich besonders der Epilepsieforschung. Der deutsche Arzt Berger bekam für die Erfindung des EEG [= Elektroenzephalographie] den Nobelpreis). Jeder Mensch kann grundsätzlich epileptische Anfälle bekommen, die als Energieentladung von Erregungszuständen der

Nervenzellen im Gehirn verstanden werden können („physiologisches Gewitter im Gehirn", zitiert nach Jackson [11]). Erregung und Entladung werden beim Gesunden durch Bremsfunktionen im Gleichgewicht gehalten. Epileptische Anfälle entstehen durch erhöhte Erregung von Nervenzellen (beim Gesunden z.B. durch Elektroschock auslösbar) oder durch nachlassende Bremsfunktionen.

> Etwa 10 % aller gesunden Menschen weisen eine erhöhte Anfallsbereitschaft (Neigung des Gehirns, auf starke Reize mit einem Anfall zu reagieren) auf, bei 4 bis 5 % aller Menschen kommt es im Laufe ihres Lebens einmal oder wenige Male zu epileptischen Anfällen, die als **Gelegenheitskrämpfe**, bei Kindern als **Fieberkrämpfe** bezeichnet werden (5).

Einer von etwa 200 Menschen (0,5 bis 0,6 %) leidet wiederholt an epileptischen Anfällen. Die Anfälle dauern nur kurz, spielen sich oft nachts im Schlaf oder morgens kurz nach dem Aufwachen ab und können Tage, Wochen oder auch Jahre ausbleiben, so daß kaum jemand etwas davon mitbekommt und die meisten Epilepsiekranken ein ganz normales Leben führen können. Daß es des öfteren doch nicht so ist, liegt unter anderem an äußeren Faktoren:
- Befangenheit der Eltern im Zusammenleben mit ihrem epilepsiekranken Kind
- Unkenntnis von Erzieher/innen und Lehrer/innen über die Krankheit eines Kindes und über deren Besonderheiten (z.B. raschere Ermüdbarkeit)
- Vorbehalte von Lehrherren oder Arbeitgebern und evtl. Beziehungspartnern
- Einschränkungen bei der Berufswahl und bei der Freizeitgestaltung

◆ **Ursachen**
Bei mehr als der Hälfte der bekannten Epilepsien ist keine organische Ursache bekannt (genuine oder idiopathische Epilepsie [= ursprünglich, selbständig, ohne nachweisbare Ursache]).

Bei der **symptomatischen Epilepsie** führt ein krankhafter Prozeß im Gehirn oder eine Hirnschädigung zu den Anfällen, z.B. Sauerstoffmangel des Gehirns während oder kurz nach der Geburt oder im frühen Kindesalter, Blutung, Tumor, Quetschung oder Narbe im Gehirn, Entzündungen (Enzephalitis [= Gehirnentzündung], Meningitis [= Hirnhautentzündung]) oder Vergiftungen (Blei, Alkohol).

Beim **Entzug** des Suchtmittels bei **Suchtkranken** (Alkohol, Beruhigungs- und Schlafmittel) kommt es relativ häufig zu epileptischen Anfällen.

Die Diagnose wird durch die genaue Beobachtung der Anfälle und durch das **EEG** (Elektroenzephalographie [= Ableitung und Aufzeichnung der elektrischen Hirnströme]) gestellt.

◆ **Behandlung**
Die Epilepsie ist eine behandelbare, oft auch eine heilbare Krankheit!

Die (häufigste) **medikamentöse Behandlung** erfolgt mit **Antikonvulsiva** (= Medikamente gegen Krämpfe, z.B. Luminal, Mylepsinum, Zentropil). Die Dosis kann oft im Laufe der Zeit verringert werden.

Eine **operative Behandlung** kommt in Frage, wenn Aussicht besteht, daß ein verursachender Herd (Tumor, Narbe, Abszeß, Blutansammlung) entfernt werden kann.

Das Ziel der Behandlung ist Anfallsfreiheit, um dem Patienten ein möglichst normales Leben zu ermöglichen, aber auch, um mögliche Schädigungen des Gehirns durch die Anfälle selbst zu verhindern.

◆ **Symptome**
Die Symptome der Epilepsie sind die Anfälle. Weitere Symptome gibt es nicht (bei der symptomatischen Epilepsie kann natürlich die auslösende Ursache weitere Symptome mit sich bringen). Schwächere Intelligenz, Verhaltensauffälligkeiten oder Veränderungen der Persönlichkeit (Wesensänderung) sind wahrscheinlich keine Folgen der Epilepsie, sondern Folgen von fehlender oder unzweckmäßiger Förderung im Kindes- und Jugendalter, ungenügender Behandlung, seelischen Kränkungen wie Spott, unberechtigten Strafen, Isolation, Verwöhnung (Überbehütung) oder Ablehnung und vielfachen, zum Teil unbegründeten Einschränkungen.

Epileptische Anfälle können in ganz unterschiedlichen Formen auftreten:

◆ **Kleine Anfälle**
Diese Anfälle können in kurzen Zuckungen einzelner Muskeln (z.B. der Augenlider, Blinzeln), im plötzlichen Zusammenzucken des Oberkörpers oder Einknicken der Beine oder in kurzzeitig auffälligem Verhalten (Mundbewegungen, Nesteln, zielloses Umherlaufen etc.) bestehen. Häufig treten kleine Anfälle auch in Form von **Absencen** (= Abwesenheit) auf, die auch als Bewußtseinspausen bezeichnet werden. Der Betroffene hält mit dem, was er gerade tut, für wenige Sekunden inne und wirkt abwesend. Auf Ansprache reagiert er nicht oder verzögert. Absencen können viele Male am Tag (bis zu 100mal und mehr) auftreten, manchmal auch in

Serien kurz hintereinander. Kleine Anfälle beginnen meist im Kindesalter und werden oft lange Zeit nicht als Epilepsie erkannt.

> Eine besondere Form der kleinen Anfälle sind die **Jackson-Anfälle**, die mit Mißempfindungen oder Zuckungen eines Fingers, einer Hand oder eines Fußes beginnen und sich zum Teil bis über die ganze betroffene Körperhälfte ausbreiten können. Das Bewußtsein ist im Gegensatz zu den anderen Anfallsformen voll erhalten. Die Ursache ist ein umschriebener Herd (Fokus) im Gehirn (deshalb auch fokaler Anfall genannt).

♦ **Große, generalisierte, den ganzen Körper betreffende Anfälle**

Diese Anfälle laufen in vier typischen Phasen ab:
1. Aura (nicht obligat)
2. Tonische Phase
3. Klonische Phase
4. Nachschlaf

1. Aura

Die Aura (griechisch: Hauch, Wind) tritt bei etwa der Hälfte der Betroffenen auf und kündigt dem erfahrenen Patienten den Anfall an. Sie besteht in einer sekundenkurzen Sinneswahrnehmung (unbestimmtes Gefühl, Farben, Töne, Geruch, Geschmack).

2. Tonische Phase

Der Patient verliert schlagartig das Bewußtsein. Ein Streckkrampf der gesamten Muskulatur läßt ihn wie einen gefällten Baum zu Boden stürzen. Dabei stößt er ein Stöhnen oder einen gepreßten Schrei aus. Die Augen sind verdreht, die Atmung setzt aus, das Gesicht verfärbt sich blaurot. Diese Phase dauert 10 bis 20 Sekunden.

3. Klonische Phase

Es kommt zu heftigen, stoßweisen Zuckungen von Kopf, Armen und Beinen. Schaumiger Speichel läuft aus dem Mund, bei Bißverletzung von Zunge oder Wange kann dieser auch blutig sein. Urin geht ab, manchmal auch Stuhl. Die Zuckungen werden langsamer, die Atmung setzt mit tiefen Atemzügen wieder ein. Die klonische Phase dauert ca. 30 Sekunden bis 2 Minuten.

> Während der **tonischen** und **klonischen Phase** ist der Patient tief bewußtlos, er kann sich an den Anfall nicht erinnern. Erfahrene Patienten schließen natürlich aus den Begleitumständen, daß sie einen Anfall gehabt haben. Nach dem Anfall fühlen sich viele Patienten gereizt oder erschöpft oder haben Kopfschmerzen.

4. Nachschlaf

Der Nachschlaf ist ein tiefer Erschöpfungsschlaf, aus dem die Patienten weckbar sind.

♦ **Probleme des Patienten**

Diese sind entsprechend der Vielgestaltigkeit der Krankheit äußerst unterschiedlich. Viele Epilepsiekranke leben mit ihren Medikamenten anfallsfrei oder haben so selten Anfälle, daß sie ein normales Leben führen können und eigentlich nicht krank sind.

▶ Bei **Kindern** werden **kleine Anfälle** oft als Unart oder Verträumtheit verkannt, so daß sie oft von Eltern und Lehrern getadelt, vor anderen bloßgestellt oder sonst bestraft, von anderen Kindern oder Mitschülern verspottet oder ausgeschlossen werden. Raschere Ermüdbarkeit führt z. B. dazu, daß eine schriftliche Arbeit gut beginnt und gegen Ende außer einer krakeligen Schrift praktisch nichts mehr aufweist. Zu Beginn einer Schulstunde meldet sich das Kind und macht mit, gegen Ende ist es unkonzentriert und nicht mehr bei der Sache.

▶ **Kleine Anfälle** und häufigere **Absencen** verstärken den Eindruck von gestörtem Verhalten. Ein großer Anfall erregt Aufsehen, was dem Kind oder Jugendlichen so peinlich sein kann, daß es sich von den Zeugen seiner „Blamage" zurückzieht.

▶ Verschiedene **äußere Einflüsse** können Anfälle provozieren (= auslösen), so z. B. Lichtreflexe, sehr laute Geräusche, so daß manche Epilepsiekranke Filme oder Fernsehsendungen mit schnell wechselnden Bildern nicht sehen können und Diskotheken und Popkonzerten mit Light-Show und extremen Lautstärken fernbleiben müssen. Das eigentliche Problem dabei ist, besonders für Kinder und Jugendliche, bei bestimmten Aktivitäten nicht mitmachen zu können und sich deshalb ausgegrenzt zu fühlen.

▶ Bei der **Berufswahl** entstehen Probleme, wenn die Anfälle gelegentlich oder öfter am Tage auftreten. Arbeiten, die Schwindelfreiheit erfordern, mit Absturzgefahr verbunden sind, Arbeiten mit möglicherweise gefährlichen Maschinen oder Arbeiten bei größerem Publikumsverkehr kommen dann eher nicht in Frage. Akkordarbeit ist für Epileptiker gar nicht, Schichtarbeit nur bedingt geeignet.

Da auch die Arbeit an Bildschirmen problematisch sein kann (Flimmern), sind für manche Betroffenen die Auswahlmöglichkeiten nicht sehr groß.
- Beim Eingehen von Liebesbeziehungen haben Epilepsiekranke oft Hemmungen, ihrem Partner/ihrer Partnerin die Krankheit zu offenbaren. Manche Betroffene verzichten deshalb sogar lieber ganz auf engere Beziehungen.
- Die **Medikamente**, die Epileptiker zur Anfallsunterdrückung einnehmen müssen, machen besonders anfangs müde. Zwar gewöhnt sich der Patient mit der Zeit an das Medikament, aber eine gewisse Langsamkeit kann dennoch bleiben, so daß andere leicht ungeduldig reagieren, besonders wenn sie den Grund nicht wissen.
- So steht auch der wenig eingeschränkte Patient ständig in dem Zwiespalt, vorhandene Besonderheiten mit der Offenbarung seiner Krankheit zu erklären und ein Verständnis herstellen zu können, andererseits aber genau damit evtl. auf Vorurteile, Vorbehalte und Distanz zu stoßen.
- Bei Patienten, deren Epilepsie Begleiterscheinung einer schweren Hirnschädigung ist, entstehen die Hauptprobleme aus dieser Schädigung (z. B. schwerere geistige Behinderung, Demenz, Lähmungen). Bei diesen Patienten sind die Anfälle medikamentös schwer zu unterdrücken, so daß sie häufiger auftreten und mit der Zeit zu weiterer Schädigung des Gehirns führen können. Die Patienten werden als Erwachsene häufig in Pflegeeinrichtungen betreut.

◆ **Pflegehilfe**
- Epilepsiekranke können, wie jeder andere Mensch auch, wegen einer anderen Erkrankung oder eines Unfalls pflegebedürftig werden. Der körperliche Streß (z. B. Fieber, Operation, Stoffwechselveränderung) kann Anfälle auslösen, obwohl der Patient sonst kaum welche bekommt. Darauf sollten die an der Pflege Beteiligten gefaßt sein.

- Die **antikonvulsiven Medikamente** dürfen nicht plötzlich abgesetzt werden, da sich sonst ein lebensgefährlicher **Status epilepticus** (= Anfallsserie ohne Wiedererlangung des Bewußtseins zwischen den Anfällen) ereignen könnte. Kann der Patient die Medikamente nicht schlucken (z. B. bei Schluckstörung), so muß mit dem Arzt geklärt werden, in welcher Form sie gegeben werden können (z. B. pulverisiert und aufgelöst durch die Magensonde). Hat der Patient bei überraschender Krankenhausaufnahme sein Medikament nicht dabei, so muß es umgehend beschafft werden.

- Beim Auftreten **kleiner Anfälle** sind keine besonderen Maßnahmen – außer der Beobachtung und Dokumentation – notwendig. Beim Essen besteht bei Anfallsserien **Aspirationsgefahr.** Muß der Patient gefüttert werden und dürfen Sie auf Anweisung der Krankenschwester das Reichen der Mahlzeiten übernehmen, so achten Sie auf kleine Bissen feuchter Kost, d. h., feuchten Sie Brot, Kuchen, Zwieback mit Milch, Kakao oder Kaffee an (trockene Speisen bleiben länger im Mund, Krümel erhöhen die Aspirationsgefahr). Zum Füttern nehmen Sie einen kleinen Löffel und füllen auch diesen nur halb.
- Bei allen Pflegehandlungen können solche Anfallsserien zu vorübergehenden Schwierigkeiten führen, weil der Patient nicht mithelfen kann. Durch die Unterbrechung des Bewußtseins kann er auch Angst bekommen, besonders in fremder Umgebung und bei fremden Menschen (z. B. im Krankenhaus), und abwehrend reagieren. Am besten unterbrechen Sie Ihre Tätigkeit solange, bis die Anfälle aufhören.
- Ein **großer Anfall** sieht bedrohlich aus, ohne es tatsächlich zu sein. Nur wenn er länger dauert als vier Minuten oder dem Anfall direkt ein zweiter folgt, besteht ernsthafte Gefahr für den Patienten. Liegt der Patient im Bett, so bleiben Sie bei ihm und warten den Anfall ab. Dieser kann **nicht** unterbrochen werden. Wenn Sie ein solches Geschehen zum ersten Mal sehen, rufen Sie Krankenschwester, Arzt oder eine andere erfahrene Person, weil Sie die Situation noch nicht einschätzen können (und weil Sie wahrscheinlich aus Angst um den Patienten sowieso nicht anders können). Vielleicht schaffen Sie es trotz Ihrer verständlichen Aufregung, die Zeitdauer der Anfallsphasen festzustellen. Zum einen kann es Sie selbst beruhigen, zu sehen, daß der Patient nach weniger als einer halben Minute (die Ihnen endlos erscheinen kann) wieder zu atmen beginnt, zum anderen kann die Zeit eine wichtige Information für den Arzt sein.
- Nach dem Anfall machen Sie den Patienten rasch frisch (Urinabgang!), nachdem Arzt oder Krankenschwester die Kreislaufverhältnisse überprüft haben.

▶ Kommen Sie zufällig dazu, wenn ein mobiler Patient einen großen Anfall hat, so schützen Sie seinen Kopf vor Verletzungen, indem Sie ihm etwas Weiches (Jacke, Tasche, Pullover) unter den Kopf schieben. Räumen Sie Gegenstände, an denen er sich verletzen könnte, aus dem Weg. Zum Schutz vor einem Zungenbiß können Sie versuchen, ein Stofftaschentuch oder eine flache Brieftasche zwischen seine Zähne zu schieben, was aber meistens nicht gelingt und **nie mit Gewalt** versucht werden darf. Ereignet sich der Anfall in der Öffentlichkeit, so schicken Sie einen der meist zahlreichen Zuschauer zum nächsten Telefon, um den ärztlichen Notdienst oder Rettungsdienst zu rufen. Bitten Sie die anderen Zuschauer, weiterzugehen, was aber leider oft nicht befolgt wird. Bedecken Sie den Patienten unauffällig so, daß die eingenäßte Kleidung von den Umstehenden nicht unbedingt bemerkt wird (Schutz vor Prestigeverlust). Drehen Sie, sobald die Zuckungen nachlassen, den Kopf des Patienten zur Seite, damit er seinen Speichel und evtl. Blut nicht aspiriert.

▶ Fast immer ist der Anfall beendet, **bevor** der Rettungsdienst eintritt. Bleiben Sie auf jeden Fall solange beim Patienten, helfen Sie ihm aus einer Gefahrenzone (z.B. Straßenrand) und bitten Sie ihn, liegen- oder sitzenzubleiben. Wenn möglich, schauen Sie nach Verletzungen, die durch den Sturz entstanden sein könnten, und versorgen diese notdürftig. Fällt der Patient gleich nach dem Anfall in tiefen Schlaf, so betten Sie seinen Kopf weich (Jacke oder ähnliches, auf Ihrem Bein oder Schoß), decken ihn möglichst zu und lassen ihn schlafen, bis der Rettungsdienst eintritt. Tasten Sie ab und zu den Puls. Solange dieser eine normale Frequenz und Qualität besitzt, ist der Patient nicht in unmittelbarer Gefahr, selbst wenn es sich **nicht** um einen großen epileptischen Anfall gehandelt haben sollte.

▶ Zur Arbeit mit pflegebedürftigen Epilepsiekranken gehört es, Ereignisse und Umstände zu registrieren, die beim Patienten Anfälle oder deren gehäuftes Auftreten auslösen (z.B. freudige oder ärgerliche Erregung, Wechsel der Umgebung oder der Pflegepersonen). Allgemein gelten als anfallsauslösend Alkoholgenuß, Schlafentzug, Hypoglykämie (= Unterzuckerung), Fieber, flackerndes Licht und plötzliche schrille Geräusche. Daraus ergeben sich einige **Regeln zur Lebensführung**:
- Verzicht auf Alkohol (auch Sie sollten in Gegenwart Epilepsiekranker auf Alkohol verzichten)
- Regelmäßige Schlafzeiten
- Regelmäßige Mahlzeiten
- Vermeidung von Erkältungskrankheiten
- Umrüstung flackernder Neonröhren, Vorsicht beim Fernsehen und bei Lichteffekten (z.B. auch im Zirkus oder in einer Diskothek)
- Regulierung schriller Geräusche wie Telefon, Türklingel

▶ Die Verantwortung für seine Lebensführung und für seine Medikamenteneinnahme liegt beim Patienten selbst. Nur wenn er selbst nicht dafür sorgen kann, kümmern Sie sich darum. Ansonsten genügt Beobachtung und evtl. gelegentliche Erinnerung.

▶ Patienten mit lebhafter Anfallstätigkeit dürfen nicht allein baden und auch in Ihrer Gegenwart nur in der zu etwa einem Viertel gefüllten Wanne (Gefahr des Ertrinkens). Das Bett von Patienten mit Schlafepilepsie sollte niedrig sein, damit die Verletzungsgefahr bei einem evtl. Sturz aus dem Bett nicht so groß ist (gegebenenfalls Matratze auf dem Boden legen).

Apoplexie (Schlaganfall)

Von einer Apoplexie (= apoplektischer Insult, Hirnschlag) werden in Deutschland jährlich etwa 250 000 Menschen betroffen, von denen 20 bis 30 % in den ersten Wochen nach dem Anfall sterben, während andere nur leicht erkranken und sich ganz oder weitgehend wieder erholen. Ebenfalls ca. 20 bis 30 % der Betroffenen (etwa 60 000 Menschen) pro Jahr sind danach pflege- und rehabilitationsbedürftig (27).

Der Schlaganfall wird durch einen oder mehrere **ischämisch-nekrotische** (= aufgrund mangelnder Blutzufuhr abgestorbene) **Bezirke** im Gehirn verursacht. Am häufigsten führen Verschlüsse kleinerer oder größerer Hirnarterien (Hirninfarkte) zum Schlaganfall, weniger häufig Blutungen, die durch das Platzen von Hirnarterien zustande kommen (= zerebrale Massenblutung).

Gefäßverschlüsse entstehen bei arteriosklerotisch verengten Hirngefäßen. An den verengten Stellen kann sich ein Thrombus bilden, oder ein in der sklerotisch geschädigten Halsschlagader (A. carotis) entstandener Thrombus löst sich und bleibt in einer entsprechend großen Hirnarterie stecken (Hirnembolie). Eine Massenblutung entsteht, wenn eine vorgeschädigte Hirnarterie durch Dauerbelastung bei hohem Blutdruck oder durch einen plötzlichen Blutdruckanstieg platzt. Ein solcher plötzlicher Blutdruckanstieg kann körperlich (z. B. Pressen beim Stuhlgang) oder psychisch (extreme Erregung) bedingt sein. Die **TIA** (**T**ransient **I**schämische **A**ttacke) gilt als Vorbote oder Warnzeichen. Sie tritt besonders nachts oder in den frühen Morgenstunden auf, wenn der Blutdruck abgesunken ist und vorübergehend nicht ausreicht, um die feinen Arterienäste hinter einer sklerotischen Engstelle genügend mit Blut zu versorgen, die Engstelle wirkt dann wie ein Staudamm. Bei der TIA treten vorübergehend Symptome auf, die denen der Apoplexie ähnlich sind (Bewußtseinsstörungen, Schwäche einer Körperseite), aber nach einigen Stunden oder Tagen wieder verschwinden.

Das Gehirngewebe verbraucht von allen Geweben des Körpers am meisten Sauerstoff, so daß es auf einen Sauerstoffmangel auch am empfindlichsten reagiert. Bereits nach einer drei bis vier Minuten andauernden Unterbrechung der Sauerstoffzufuhr treten irreversible Schäden auf.

In seltenen Fällen kommt es zur Apoplexie, wenn ein **Aneurysma** (= Aussackung einer Gefäßwand infolge anlagebedingter Wandschwäche) im Gehirn platzt und dadurch eine Blutung entsteht. Hirntumoren und Schädel-Hirn-Verletzungen mit direkter Hirnschädigung oder verletzungsbedingter Hirnblutung können ebenfalls apoplexieähnliche Symptome verursachen. Meistens ist die Apoplexie aber eine Folge der Arteriosklerose. Die Risikofaktoren sind die gleichen wie beim Herzinfarkt und der arteriellen Verschlußkrankheit. Männer und Frauen sind etwa gleich häufig betroffen, die Hälfte der Patienten ist jünger als 65 Jahre.

◆ **Symptome**
- Bewußtlosigkeit
- Schnarchende oder blasende Atmung („Tabakblasen")
- Blick der Augen „nach dem Herd" (nach oben und rechts oder links) oder auch abweichende Blickrichtung der Augen
- Fazialisparese (= Gesichtslähmung mit Herabhängen des Unterlids und des Mundwinkels der betroffenen Seite)
- Hemiparese oder -plegie (d.h. eine Körperseite ist von Kopf bis Fuß gelähmt, und zwar die der geschädigten Hirnhälfte gegenüberliegende Körperseite)

Weitere Symptome und Einschränkungen des Patienten werden erst nach seinem Erwachen aus der Bewußtlosigkeit erkennbar und sind bei dem einen Patienten mehr, bei dem anderen weniger oder gar nicht zu beobachten:

▶ Störungen der Oberflächen- und Tiefensensibilität der gelähmten (= betroffenen) Seite: Der Patient spürt seine gelähmte Körperseite nicht oder nur zum Teil, oder er nimmt sie zeitweise über Mißempfindungen oder gar Schmerzen wahr.
▶ Sprachstörungen (Aphasie, s. S. 35) besonders bei rechtsseitiger Hemiplegie
▶ **Neglect-Phänomen** (englisch: neglect [= nicht beachten, vernachlässigen]), der Patient reagiert nicht auf Reize, die von der betroffenen Seite kommen
▶ Schluckstörungen, wenn Zungen- und Schlundmuskulatur mitbetroffen sind
▶ Urin- und Stuhlinkontinenz (hauptsächlich infolge von Wahrnehmungs- und Sprachstörungen)
▶ Bewegungsstörungen der nicht betroffenen Seite (Bewegung wird im Gehirn für beide Seiten geplant, d.h. wenn eine Seite nicht reagieren kann, betrifft dies auch die andere Seite)
▶ Spastik (zeitweises oder dauerndes Übergehen der schlaffen in eine spastische Lähmung) mit Schmerz und der Gefahr von Kontrakturen

◆ **Probleme des Patienten**
▶ Diese sind, je nach Ausdehnung und Lokalisation der Hirnschädigung, sehr unterschiedlich.
▶ Wenn der Patient aus seiner Bewußtseinsstörung erwacht, befindet er sich gewöhnlich in der fremden Umgebung des Krankenhauses. Er weiß weder, wo er ist, noch kann er sich seine veränderte Situation („Fehlen" einer Körperhälfte) erklären.
▶ Bei einer **Aphasie** kann er sich nicht in gewohnter Weise verständigen. Bei der motorischen Aphasie versteht er, was zu ihm gesagt wird, kann aber seine eigenen Anliegen, Gedanken und Fragen nicht in verständliche Worte übersetzen, also nicht sagen oder fragen, was er eigentlich möchte. Bei der sensorischen Aphasie versteht er die Worte nicht, die ihm gesagt werden. Er kann zwar sprechen, spricht sogar gegebenenfalls viel, kann aber damit nicht zur Klärung beitragen, weil er von seinem Gesprächspartner nicht verstanden wird. Da die Aphasie meist bei einer **linksseitigen Hirnschädigung** auftritt, also mit **rechtsseitiger Hemiplegie** oder **-parese**, ist der Patient nicht nur der Fähigkeiten seiner meist wesentlich geschickteren rechten Seite, sondern auch noch der sprachlichen Verständigungsmöglichkeiten beraubt.
▶ Je nach Sitz der Hirnschädigung überfallen den Patienten zeitweise unkontrollierbare Gefühlsaus-

brüche (Affektinkontinenz), meistens in Form von Weinen.
- Die **Lähmung einer Körperseite** bedeutet, daß der Patient nicht gehen und seinen gelähmten Arm nicht gebrauchen kann. Er kann aber auch zunächst nicht sitzen, sich nicht im Bett umdrehen, sich nicht selbst bequem lagern. An seiner gelähmten Seite spürt der Patient weder die Lage seiner Gliedmaßen noch Berührungen noch Temperaturreize. Ihm fehlt eine Hälfte, von der keine Meldungen zum Gehirn und zu seinem Bewußtsein kommen.
- Beim **Neglect-Phänomen** (vor allem bei linksseitiger Hemiplegie) nimmt der Patient nicht wahr, wenn er von seiner betroffenen Seite aus angesprochen wird, er sieht in dieser Richtung nichts. Er findet die Klingel nicht, wenn sie an der betroffenen Seite angebracht ist, weil er sie dort nicht sieht oder weil er sie dort gar nicht suchen würde. Er wird nicht satt, weil er nur die Hälfte seiner Mahlzeit ißt, wenn er selbst essen kann. Er kommt mit dem Rollstuhl, wenn er allein fährt, nicht durch die Tür, weil er an seiner betroffenen Seite ständig anstößt.
- Bei **Schluckstörungen** kann der Patient seinen Speichel und Speisen und Getränke nicht oder nur mit Schwierigkeiten schlucken. Bei Lähmung einer Zungenhälfte und der Lippen- und Wangenmuskeln kann er Speisen nicht im Mund transportieren. Speisen, die sich in der gelähmten Mundseite befinden, bekommt er dort nicht mehr heraus. Es besteht die Gefahr der Aspiration. Außerdem tritt dem Patienten Speichel (und evtl. Speisen und Getränke) aus dem gelähmten Mundwinkel aus. So entsteht manchmal der Eindruck, der Patient sei nicht bei Bewußtsein oder er wolle nicht essen oder trinken.
- Bei andauernden Schluckstörungen bekommt der Patient eine Magensonde oder PEG (s. S. 142, 143), was ihn – obwohl notwendig – noch abhängiger macht.
- Das herabhängende Unterlid führt zu einem unvollständigen Lidschluß, das Auge kann nicht ganz geschlossen werden. Es tränt, und trotzdem kann die Hornhaut trocknen und dadurch trüb werden, weil das Blinzeln fehlt, das die Tränenflüssigkeit gleichmäßig über das Auge verteilt.
- Da dem Patienten die Hälfte seines Körpers in seiner Wahrnehmung fehlt, kommt es verständlicherweise zu räumlichen Orientierungsstörungen. Wir sind es ja gewöhnt, uns nach rechts und links, vorn und hinten, oben und unten zu orientieren. Dies kann der Schlaganfallpatient so nicht mehr.

Möglicherweise macht ihm jeder Lagewechsel, sogar im Bett, Angst. Wer das nicht weiß, bekommt leicht den Eindruck, der Patient helfe nicht mit.

◆ **Übung**
Der Patient muß viele Bewegungsabläufe neu erlernen. Da die Planung der gezielten Bewegung im Gehirn beide Körperseiten betrifft, gelingen Bewegungen leichter, wenn die andere Körperseite entsprechende Bewegungen mitmacht oder bewußt stillgehalten wird. Das weiß jeder, der Klavier oder Akkordeon spielt und dabei lernen mußte, die Hände unabhängig voneinander zu gebrauchen. Probieren Sie aus, mit einer Hand große Kreise in die Luft zu zeichnen und mit der anderen Hand auf den Tisch zu klopfen.

◆ **Pflegehilfe**
In der Akutphase, in der der Patient mit frischem Schlaganfall im Krankenhaus liegt, ist die Pflege Aufgabe der Krankenschwester, der Sie auf Anweisung helfen.
- Solange der Patient Bewußtseinsstörungen hat, muß er im Bett liegen. Zur Verhütung von Dekubitus und Pneumonie wird er regelmäßig umgelagert. Um Spastiken zu vermeiden, sind bestimmte Lagerungstechniken sinnvoll, die im folgenden kurz geschildert werden und die Sie unter Anleitung der Krankenschwester gründlich üben sollten. Sagen Sie dem Patienten immer wieder, wo er ist, wer Sie sind, und sagen Sie ihm auch immer **vorher**, was Sie tun wollen (auch dann noch, wenn er keine Bewußtseinsstörungen mehr hat!).
- Treten Sie grundsätzlich von der betroffenen Seite an das Bett des Patienten. Führen Sie alle Pflegemaßnahmen von der betroffenen Seite des Patienten aus. Nachttisch, Besucherstühle und Fernseher sollten so stehen, daß der Patient über seine betroffene Seite schauen und handeln muß, damit er immer wieder auf diese Seite aufmerksam wird. Je früher der Patient lernt, seine betroffene Seite als zu sich gehörig zu empfinden, desto früher kann er mit ihr arbeiten, sie in seine Verrichtungen einbeziehen und für seinen **ganzen** Körper wieder die Verantwortung übernehmen.
- Wenn der Patient auf seiner gesunden Seite gelagert ist, treten Sie natürlich von dieser Seite an sein Bett (vom Patienten aus gesehen von vorn), damit er Sie herankommen sieht und nicht erschrickt, wenn plötzlich jemand hinter ihm ist.

- Sorgen Sie dafür, daß der Patient sich immer bemerkbar machen kann. Die Klingel (im Krankenhaus oder Heim) oder sonst ein geeignetes Hilfsmittel (zu Hause) muß immer für ihn erreichbar sein, normalerweise an der betroffenen Seite und immer an der gleichen Stelle. Leidet der Patient am **Neglect-Phänomen**, so bringen Sie die Klingel an der gesunden Seite an, weil der Patient sie an seiner kranken Seite gar nicht suchen würde.

- Wenn der Patient Schluckstörungen hat, besteht besondere **Aspirationsgefahr.** Schluckversuche und gegebenenfalls ein Schlucktraining übernimmt die Krankenschwester. Bei länger bestehenden Störungen wird der Patient über eine Magensonde oder eine PEG ernährt. Diese Ernährung können Sie auf Anweisung übernehmen. Die Krankenschwester wird unabhängig davon den Patienten immer wieder zu Schluckversuchen anregen.

- Wenn Sie dem Patienten beim Essen und Trinken helfen, der zwar keine Schluckstörung, aber eine **Fazialisparese** (= Gesichtslähmung) hat, achten Sie darauf, daß Speisen und Getränke in kleinen Portionen immer nur in die gesunde Mundseite kommen. Aus der betroffenen Seite bekommt der Patient sie nur schwer wieder heraus, wenn überhaupt. Sind doch einmal Speisen in die betroffene Seite geraten, so hilft der Patient am besten mit seinem eigenen Finger nach, um sie daraus zu entfernen (Papiertaschentuch bereithalten). Schauen Sie vorsichtshalber noch einmal nach, ob auch keine Reste zurückgeblieben sind, an denen er sich verschlucken könnte.

- Die anfangs oft bestehende **Inkontinenz** erfordert eine angemessene Versorgung (s. S. 149). Für ein erfolgversprechendes Kontinenztraining wird die Krankenschwester einen Plan erarbeiten, der z. B. feste Zeiten zum Setzen auf Steckbecken, Nachtstuhl oder Toilette vorgibt. An diese Zeiten müssen Sie sich (wie alle anderen an der Pflege beteiligten Personen) halten. Der Patient sollte **keinen Dauerkatheter** bekommen, da mit ihm ein Kontinenztraining natürlich nicht möglich ist. Ist der Dauerkatheter aber zwingend notwendig, so sollte er (nach Rücksprache mit Arzt und Krankenschwester) abgeklemmt werden, so daß die Blase sich füllt und der Patient lernt, den Füllungsdruck wahrzunehmen. Diese Wahrnehmung können Sie durch Druck auf Unterbauch des Patienten mit Ihrer flachen Hand noch fördern. Öffnen Sie den Katheter, wenn der Patient Harndrang äußert, oder nach einem vorgegebenen Zeitplan (z. B. alle vier Stunden oder jeweils eine halbe Stunde nach den Mahlzeiten und zusätzlich frühmorgens und abends vor dem Schlafen).

- Bei der **Körperpflege** soll der Patient, gegebenenfalls mit Ihrer Hilfe, mit seiner gesunden Hand tun, was er selbst kann (z. B. Gesicht, Hals, Ohren, Brust, betroffenen Arm waschen, abtrocknen und eincremen). Was er nicht kann, übernehmen Sie. Dabei sind Sie an seiner betroffenen Seite. Waschen, trocknen und cremen Sie über die Körpermitte hinweg, also vom gesunden Arm über die Brust zum betroffenen Arm, von der gesunden Bauchseite über die Mitte zur betroffenen Bauchseite usw. So helfen Sie dem Patienten, mit der Zeit wahrzunehmen, daß es an seiner Körpermitte noch weitergeht.

- Achten Sie bei allen Bewegungen des gelähmten Arms besonders auf die Schulter. Das Schultergelenk erhält seine Stabilität fast ausschließlich durch die Muskulatur. Bei der Hemiplegie haben die Schultermuskeln diese stabilisierende Funktion verloren, so daß das Ziehen am betroffenen Arm oder unter der Achsel oder auch eine ungünstige Position bei der Lagerung auf der betroffenen Seite (s. folgende Absätze zur Lagerung) zur **Luxation** (= Auskugelung) oder **Subluxation** (= unvollständige Auskugelung) führen können. Luxation und Subluxationen führen zu Schädigungen des Bandapparates und des umliegenden Gewebes und sind die Ursache der quälenden Schulterschmerzen, unter denen leider viele Hemiplegiker leiden.

- Heben Sie den betroffenen Arm des Patienten an, indem Sie unter den Unterarm und Ellbogen fassen, so daß das Gewicht des Arms das Schultergelenk nicht belastet (Abb. 6.18). Ziehen Sie den Arm nicht hoch, indem Sie nur die Hand des Patienten in Ihre nehmen!

- **Ziehen Sie den Patienten nie durch Griff unter seine Achseln im Bett hoch** (s. Aufsetzen im Bett, S. 193).

- Wenn Sie den Oberkörper des Patienten an seiner betroffenen Seite anheben müssen, z. B. um das Nachthemd zu ordnen oder ein Kissen unterzulegen, dann fassen Sie mit der flachen Hand unter das Schulterblatt und heben die Seite an (Abb. 6.19); ziehen Sie **nicht** an Hand oder Oberarm. Der Patient kann seinen betroffenen Arm am besten selbst hochhalten. Dazu faltet er die Finger seiner gesunden Hand zwischen die seiner betrof-

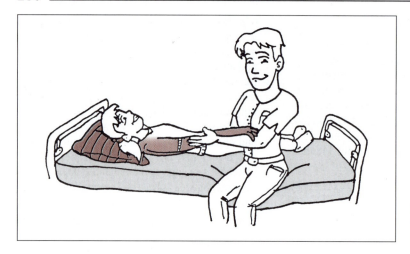

Abb. 6.18 Anheben des Armes bei einem Patienten mit Hemiplegie

fenen Hand so, daß der Daumen der betroffenen Hand oben ist („einfädeln"), und hebt dann beide Arme gestreckt an (Abb. 6.20). So kann der Patient seinen betroffenen Arm „mitnehmen", vor Verletzungen schützen und mit der Zeit auch immer mehr selbst tun. Zum Beispiel kann der Patient im Sitzen mit „eingefädelten" Händen um das Knie seines gelähmten Beines fassen (Abb. 6.21), das Bein durch Zurücklehnen des Oberkörpers über das gesunde schlagen und dann Strumpf und Schuh selbst anziehen. Anfangs hat der Patient vielleicht Scheu davor, seine gefühllose Hand mit der gesunden Hand zu erfassen, weil er sie als fremd empfindet.

◆ **Übung**
Legen Sie und eine andere Person Ihre gestreckten Hände mit den Innenseiten gegeneinander (rechts gegen links). Streichen Sie dann mit Daumen und Zeigefinger der anderen Hand über die zusammengelegten Finger. Das merkwürdige Gefühl von fremder und vertrauter Berührung zugleich kann Ihnen vielleicht helfen zu verstehen, was der Patient beim Einfädeln spürt.

▶ Die **günstigste Haltung** für den Patienten ist das aufrechte Sitzen auf einem Stuhl, notfalls auch im Rollstuhl oder im Bett. Deshalb sollte ihm so früh wie möglich beim zeitweisen Sitzen geholfen werden. Wenn der Patient noch keine Sitzbalance hat, stützen Sie die gelähmte Seite mit einem festen Kissen oder einer gefalteten Decke gegen die Armlehne des Stuhls oder ein Bettgitter ab, damit er nicht zur gelähmten Seite hin kippt. Ein flaches Kissen im Kreuz unterstützt das aufrechte Sitzen

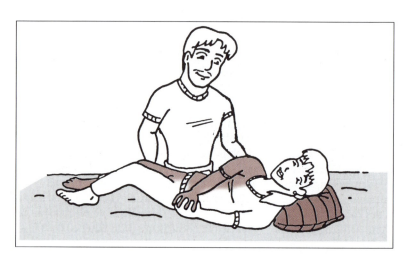

Abb. 6.19 Anheben der Schulter bei einem Patienten mit Hemiplegie

Erkrankungen des Bewegungsapparats und der Bewegungssteuerung und Pflegehilfe

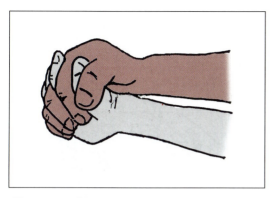

Abb. 6.20 „Eingefädelte" Hände

und beugt dem Anlehnen des oberen Rückens vor, das wiederum das Abwärtsrutschen des ganzen Körpers zur Folge hätte (Abb. 6.22).

▶ Zum **Sitzen im Bett** sollen die Oberschenkel des Patienten leicht gespreizt, die Hüften rechtwinklig gebeugt sein. Der gelähmte Arm liegt nach vorn ausgestreckt auf einem Kissen oder auch auf der entsprechend niedrig eingestellten Platte des Nachttisches auf einer rutschfesten Matte. Beim Sitzen auf dem Stuhl und am Tisch liegt der gestreckte Arm ebenfalls auf einer rutschfesten Matte auf der Tischplatte. Ein Kissen zwischen dem Bauch des Patienten und der Tischkante stabilisiert die aufrechte Haltung. Beide Füße sind flach auf dem Boden (oder einem Fußbänkchen) aufgestellt (Abb. 6.23).

▶ Bei der **Lagerung im Bett** ist die Lagerung auf der gelähmten Seite am günstigsten, weil der Patient damit eher Gelegenheit hat, seine betroffene Seite durch den Matratzendruck wahrzunehmen. Er sieht den nach vorn gelagerten Arm, auch wenn er ihn nicht spürt. Mit der freien gesunden Seite behält er ein Stück Bewegungsfreiheit. Zur Lagerung auf der betroffenen Seite liegt das untere gelähmte Bein gestreckt. Ziehen Sie die Schulter des Patienten mit der flach unter das Schulterblatt gelegten Hand weit nach vorn und legen Sie den gelähmten Arm gerade nach außen (falls die Matratzenbreite des Bettes nicht ausreicht, nehmen Sie ein Tablett oder auch das Fußteil des Bettes und stecken es als Verbreiterung so unter die Matratze, daß der Arm darauf gestreckt liegen kann). Die Hand liegt mit der Handfläche nach oben auf (Abb. 6.24). Unterstützen Sie Kopf und Nacken des Patienten mit einem Kissen, so daß der Kopf bequem liegt. Das oben liegende, gesunde Bein kann der Patient ja bewegen und selbst in eine bequeme Lage bringen. Trotzdem sollten Sie ein flaches Kissen zwischen seine Knie legen, um das betroffene Bein vor Druckstellen durch das gesunde Bein zu schützen.

▶ Zur **Lagerung auf der gesunden Seite** unterstützen Sie das oben liegende gelähmte Bein so, daß es im Hüftgelenk leicht abduziert und rechtwinklig gebeugt liegt, im Kniegelenk ebenfalls rechtwinklig gebeugt (dickes Kissen oder gefaltete Decke zwischen die Beine). Stützen Sie den Fuß so, daß er nicht in Spitzfußstellung fällt. Lagern Sie den oben liegenden, gelähmten Arm auf einem eingeschlagenen dicken Kissen so, daß das Schultergelenk leicht abduziert und der Ellbogen leicht gebeugt liegt. Die Hand soll mit gespreizten und fast gestreckten Fingern aufliegen (Abb. 6.25).

▶ Beide Seitenlagerungen erfordern, daß der Patient flach liegen kann, d.h. das Kopfteil des Bettes wird nicht hochgestellt.

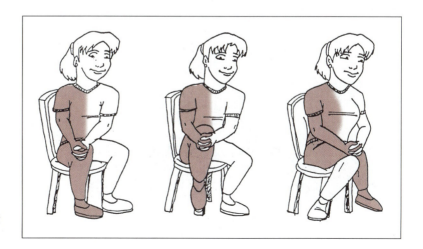

Abb. 6.21 Fassen des Knies mit „eingefädelten" Händen

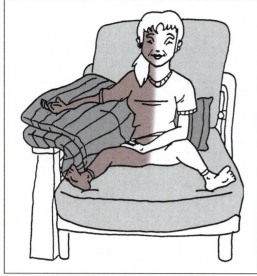

Abb. 6.22 Sitzen im Bett (Patient mit Hemiplegie)

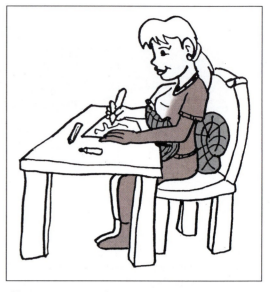

Abb. 6.23 Sitzen am Tisch (Patient mit Hemiplegie)

▶ Die **Rückenlage** mag der Patient vielleicht am liebsten, obwohl sie die meisten Risiken (Spastik, Dekubitus) enthält. Um diese Risiken möglichst klein zu halten, sollte der Patient ganz flach liegen, seine gelähmte Seite sollte mit flachen Kissen unterstützt werden. Schützen Sie seine Füße mit Kissen vor der Spitzfußstellung (keine feste Fußstütze!) und achten Sie auf die leicht erhöhte Lagerung der betroffenen Hand mit gespreizten und fast gestreckten Fingern. Legen Sie keine Bindenrolle oder dergleichen in die Hand des Patienten (die Rolle würde den Greifreflex auslösen und eine Beugekontraktur mit eingekrallten Fingern begünstigen).

▶ Hat der Patient Atemprobleme oder Beschwerden mit der Wirbelsäule, so müssen Sie die Krankenschwester informieren, damit sie Ihnen eine unschädliche Rückenlagerung mit erhöhtem Oberkörper zeigt.

▶ Das erfolgreichste **Konzept zur Rehabilitation** des Hemiplegikers ist das nach Bobath. Sein Ziel ist, dem Patienten seine gelähmte Seite für

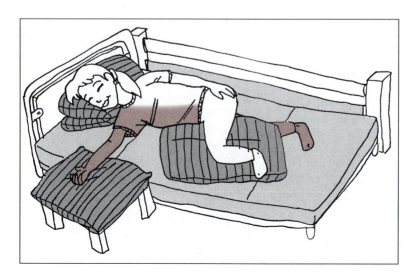

Abb. 6.24 Lagerung im Bett auf der gelähmten Seite (Patient mit Hemiplegie)

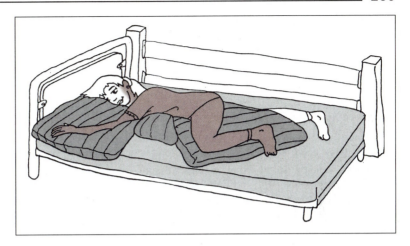

Abb. 6.25 Lagerung im Bett auf der gesunden Seite (Patient mit Hemiplegie)

die Wahrnehmung und die Wiedererlangung größtmöglicher Selbständigkeit wieder verfügbar zu machen. Die oben genannten Empfehlungen zur Hilfeleistung stützen sich im wesentlichen auf dieses Konzept. Solange der Patient nicht selbst bestimmen kann, welche Art der Hilfeleistung er braucht, ist es wichtig, daß alle an der Pflege beteiligten Personen auf die gleiche Art und Weise handeln. Unterschiedliche Handlungsweisen verunsichern den Patienten und verzögern das Lernen der für ihn ja neuen Bewegungsabläufe.

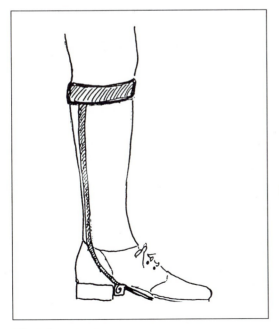

Abb. 6.26 Peronäusschiene

▸ In der häuslichen Pflege arbeiten Sie vielleicht mit Patienten, deren Schlaganfall schon länger zurückliegt. Beobachten Sie dann genau, welche Einschränkungen bestehen. Möglicherweise kann die Verordnung einer **Peronäusschiene** durch den Hausarzt einem Patienten das Gehen ermöglichen, der zwar genügend Standfestigkeit mit seinem betroffenen Bein hat, aber den Fuß nicht anheben kann. Die Peronäusschiene unterstützt wie eine Schuhsohle den Fuß und hebt über eine Federung zwischen Sohle und Halterung unterhalb des Knies den Fuß an, sobald er vom Boden abgehoben wird (Abb. 6.26).

▸ Zum Anziehen vom Strümpfen gibt es ebenso Hilfsmittel wie zum Rückenwaschen oder zum Brotstreichen. Eine rutschfeste Matte auf dem Tisch kann das Wegrutschen des Tellers oder des Brettchens beim Essen sowie das Abrutschen der gelähmten Hand verhindern. Wie immer kommen die besten Ideen zu Hilfsmitteln von den Betroffenen selbst. Falls der Patient noch keinen Kontakt zu einer Selbsthilfegruppe hat, können Sie ihm einen Tip geben und, wenn er einverstanden ist, eine erste Kontaktaufnahme arrangieren (ältere Menschen haben oft mehr Schwierigkeiten mit Kontakten zu Fremden als Jüngere).

▸ Bei der Schwere der Behinderung ist es verständlich, daß der Patient immer wieder Zeiten der Niedergeschlagenheit und der Resignation durchlebt. Widerstehen Sie dann der Versuchung, all das für den Patienten zu tun, was er auch selbst tun kann, und fordern Sie ihn dennoch zur Mithilfe auf. Sie tragen damit dazu bei, daß erhaltene oder wiedererworbene Fähigkeiten genutzt und gefestigt werden und daß der Patient sich nicht völlig abhängig fühlt.

7 Ruhen und Schlafen

Die Erholung von Körper, Geist und Seele durch Ruhen und Schlafen ist zur Erhaltung der **Gesundheit**, der **Leistungsfähigkeit** und der **Lebensfreude** notwendig. Wie alle unsere Bedürfnisse wird auch das Bedürfnis nach Ruhe und Schlaf durch entsprechende Empfindungen deutlich: wir spüren Müdigkeit, haben den Wunsch, uns zurückzuziehen und unsere Ruhe zu haben. Gleichzeitig lassen Aufmerksamkeit, Konzentrationsfähigkeit und Geduld nach. Wir hören nicht mehr richtig zu, nehmen Sinnesreize verzögert und eingeschränkt wahr und reagieren verlangsamt. Irgendwann werden uns, ob wir wollen oder nicht, die Augen zufallen, und wir schlafen ein, wenn auch vielleicht nur kurz.

Im Unterricht, im Kino, am Schreibtisch im Büro, im Zug, sogar im Stehen kann es uns passieren, daß wir einnicken und die plötzliche Haltungsänderung, die durch die Muskelentspannung bewirkt wird, uns wieder weckt. Im Moment sind wir dann hellwach, aber das Schlafbedürfnis meldet sich bald wieder.

Ruhen

Das Ruhen ist eine **Zeit der Untätigkeit**, des Ausruhens für den Körper und/oder den Geist nach Anstrengungen gleich welcher Art. Menschen, die körperlich schwer arbeiten, ruhen sich am besten im Sitzen oder Liegen aus, beim Nichtstun, Fernsehen, Lesen oder Musikhören. Menschen, die überwiegend geistig (also meistens im Sitzen) arbeiten, ruhen sich am besten bei körperlicher Anstrengung aus, bei Gartenarbeit oder Sport (Ruhe für den Geist). Ruhe für die Seele setzt voraus, daß wir abschalten können, uns von den Ansprüchen, Belastungen und Problemen unseres Lebens wenigstens für kurze Zeit frei machen. Vielen Menschen fällt gerade das sehr schwer.

Das **Ruhebedürfnis** wird durch die **Lebensumstände** (Beruf, Familie, Konkurrenzsituationen, Reizüberflutung) oft stark beeinträchtigt. Chronische seelisch-geistige Überforderung (gegebenenfalls bei gleichzeitiger körperlicher Unterforderung), oft schon vom Kindesalter an, begünstigt sicherlich das Entstehen von Suchtkrankheiten und anderen seelischen Erkrankungen, aber auch von körperlichen Erkrankungen wie Herzinfarkt oder Magengeschwüren.

> Die **psychosomatische Medizin** geht von einem engen Zusammenhang zwischen Seele (= Psyche) und Körper (= Soma) aus, d.h. seelische Probleme, Belastungen, Konflikte drücken sich in körperlichen Symptomen und Krankheiten aus. Die Krankheit zwingt nicht nur den Patienten, sich auf sich selbst zu konzentrieren und sich in die Obhut anderer (z. B. eines Arztes) zu begeben, sondern die Art der Krankheit läßt meistens für den Sachkundigen auch Rückschlüsse auf die Art der zugrundeliegenden seelischen Probleme zu.

Bei vielen Krankheiten wird Ruhe, meistens in Form von Bettruhe, verordnet. Oft bedarf es aber der Verordnung gar nicht, weil der Körper durch Schwäche, Müdigkeit und Mattigkeit das Hinlegen erzwingt. Ruhe ist zur Heilung körperlicher Erkrankungen notwendig, ebenso aber zur Wiederherstellung oder Stärkung der seelischen Kraft, so daß der Bettruhe eine große therapeutische Bedeutung zukommt. Bei anderen Krankheiten ist dagegen körperliche Aktivität im Wechsel mit Ruhezeiten sinnvoll.

Schlafen

Im Schlaf ist das Bewußtsein zurückgenommen. Schwächere Sinnesreize werden nicht bewußt wahrgenommen und verarbeitet, Blutdruck, Pulsfrequenz und Körpertemperatur sinken, die Stoffwechselaktivität läßt nach. Die Atmung ist ruhig und gleichmäßig, die Muskeln entspannen sich. Allerdings ist der Schlafende jederzeit weckbar, selbst aus einer Phase des Tiefschlafs heraus, und nach einer kurzen Orientierungszeit wach und ansprechbar.

Die **Schlaftiefe** wechselt normalerweise in **Zyklen** (= sich abwechselnden, wiederkehrenden Phasen) von ca. 60 bis 90 Minuten, Phasen von leichtem und tiefem Schlaf wechseln sich ab. Im eher leichten REM-Schlaf (englisch: **r**apid **e**ye **m**ovement [= rasche Augenbewegungen]) findet eine lebhafte Traumaktivität statt, gefühlsmäßig bedeutsame Ereignisse werden traumhaft (leider oft auch alptraumhaft) verarbeitet. Wird der Schlafende in einer REM-Phase geweckt, so kann er meist über Träume berichten, während wir uns sonst nur sehr undeutlich oder gar nicht daran erinnern können. Gerade wenn wir besonders gut geschlafen haben und von allein aufwachen (ausgeschlafen haben), haben wir den Eindruck von Traumlosigkeit, was allerdings tatsächlich eher unwahrscheinlich ist.

> Das **Träumen** scheint eine große Bedeutung für die seelische Ausgeglichenheit zu haben. Versuchspersonen, die immer wieder in REM-Phasen geweckt wurden, zeigten mit der Zeit erhebliche Veränderungen ihrer Stimmung wie Gereiztheit, depressive oder aggressive Verstimmungen. Bei längerem erzwungenem Schlafentzug können **psychotische Zustände** (wie bei einer Psychose [= psychischen Krankheit]) auftreten.

In den Traumphasen können sich nicht nur die Augen rasch hin- und herbewegen, sondern auch andere Aktivitäten vorkommen, die auf intensive Empfindungen schließen lassen. Manche Menschen haben Schweißausbrüche, wälzen sich unruhig hin und her, andere knirschen mit den Zähnen, wieder andere murmeln mehr oder weniger verständliche Worte oder schrecken immer wieder halbwach auf.

Die Schlaftiefe wechselt nicht nur in jeder Schlafzeit mehrmals ab. Wir schlafen immer wieder einmal in einer Nacht besonders tief (gut), in einer anderen weniger. Die Schlaftiefe ist aber auch von Mensch zu Mensch unterschiedlich. Während manche Menschen im Schlaf geradezu „weggetragen werden könnten", ohne aufzuwachen, erwachen andere bei jeder kleinen Störung. In verschiedenen Lebensphasen ist der Schlaf ebenfalls unterschiedlich. Kinder und Jugendliche schlafen insgesamt länger und tiefer als ältere Menschen.

> Viele Mütter berichten, daß sie sofort erwachen, wenn ihr Baby unruhig wird oder schreit, auch wenn es in einem anderen Zimmer schläft, während andere, viel lautere Geräusche sie nicht wecken.
>
> Krankenschwestern, Ärzte, Feuerwehrleute, Rettungsassistenten, Polizisten schlafen im Bereitschaftsdienst, wenn sie jederzeit mit einem Ruf rechnen müssen, oberflächlicher, der Schlaf bringt weniger Erholung.

Zum Lebenselement Schlaf ist in letzter Zeit viel geforscht und auch viel herausgefunden worden (Schlafzyklus, Veränderungen der Gehirnaktivität in den verschiedenen Schlafphasen, Folgen von chronischem Schlafentzug und ständigem Gewecktwerden usw.). Trotzdem ist das Gefühl, gut oder nicht gut geschlafen zu haben, rein **subjektiv** (d. h. vom betroffenen Menschen ausgehend). An den so häufig empfundenen Schlafstörungen hat sich durch diese Erkenntnisse nichts geändert.

Zur weiteren Beschäftigung mit diesem Thema vergleichen Sie bitte:
Physiologie, Schlaf und Vorgänge im Schlaf

Schlafstörungen

Schlafstörungen können sich unterschiedlich zeigen. Manche Menschen liegen abends lange wach und können nicht einschlafen (**Einschlafstörungen**), andere wachen des nachts häufig auf (**Durchschlafstörungen**), wieder andere wachen mitten in der Nacht auf und können nicht wieder einschlafen (**frühes Erwachen**). Das alles erlebt jeder Mensch immer wieder einmal, ohne weiter darüber nachzudenken. Die nächste Nacht wird er schon wieder gut schlafen. Als Schlafstörung werden diese Einschränkungen dann bezeichnet, wenn sie den betroffenen Menschen belasten und seine Lebensqualität einschränken. Viele Betroffene haben schon tagsüber Angst davor, in der nächsten Nacht wieder nicht schlafen zu können, was dann leider auch oft der Fall ist.

Schlafstörungen sind – wenn der betroffene Mensch keine äußeren schlafstörenden Einflüsse erkennen kann – **seelisch** bedingt. Sie kommen häufig in Zeiten bewußter, besonders aber auch unbewußter seelischer Belastungen vor und sind ein nahezu immer auftretendes Symptom bei Depressionen.

◆ **Allgemeine Voraussetzungen für guten Schlaf**
- Müdigkeit
- Ein gutes, bequemes Bett und der Temperatur angemessenes Bettzeug
- Bewegungsfreiheit
- Ein den Gewohnheiten entsprechender Schlafraum (z. B. ruhig, kühl, dunkel)
- Seelische Ausgeglichenheit

◆ **Schlafstörende Einflüsse**
- Lärm aller Art, besonders eine ungewohnte Geräuschkulisse
- Kaffee, Tee oder zuviel Alkohol
- Schwitzen oder Frieren
- Hunger, Durst
- Juckreiz, Schmerzen
- Erzwungene oder unbequeme Lage
- Ungewohnte Umgebung, ungewohntes Bett
- Insekten wie Fliegen oder Stechmücken
- Angst, Sorgen, Konflikte, Lampenfieber, Überforderung, Einsamkeit

◆ **Pflegehilfe**

Nicht alle schlafstörenden Einflüsse sind mit pflegerischer Hilfe zu beeinflussen. Lärm von draußen läßt sich ebenso wenig beseitigen wie die Tatsache, daß z. B. im Krankenhaus Mitpatienten im Zimmer sind oder die normale körperliche Müdigkeit bei Bettruhe nicht erreicht wird.

▸ Vermeiden Sie zusätzlichen Lärm wie knallende Türen, Wasserspülung bei offener Tür, klappernde Schuhe, Radio, laute Gespräche auf dem Flur (im Heim oder Krankenhaus)

▸ Stört ein schnarchender Patient die Mitpatienten, so überlegen Sie mit ihm und mit Krankenschwester oder Altenpflegerin, was getan werden kann, um den Mitpatienten zu ungestörtem Schlaf zu verhelfen und das Aufkommen von Ärger und Unmut gegen den Schnarcher (der ja nicht absichtlich schnarcht) zu vermeiden. Hier eine Lösung zu finden, ist nicht immer leicht.

▸ Patienten, die auf Kaffee oder Tee am Nachmittag schlecht schlafen, bekommen ein anderes Getränk ihrer Wahl (z. B. koffeinfreien Kaffee).

▸ Gegen Schwitzen oder Frieren hilft eine entsprechende Raumtemperatur und eine geeignete dünne oder dickere Decke oder auch eine zweite Decke. Manche Patienten werden erst warm, wenn sie richtig eingepackt sind. Für große Patienten reicht die Länge der Decke oft nicht aus, wenn sie sowohl um ihre Füße geschlagen als auch über ihre Schultern gezogen werden muß. Dann wird eine zweite Decke gebraucht.

▸ Alten Patienten ist oft um die Schultern zu kühl, besonders wenn sie sich die Decke nicht selbst hochziehen können. Helfen Sie ihnen am Abend, ein Bettjäckchen oder einen Pullover (Sweatshirt) überzuziehen.

▸ Gegen kalte Füße hilft am schnellsten eine Wärmflasche. (Achtung: Patienten mit AVK – keine Wärmflasche!) Patienten, die ständig unter kalten Füßen leiden, sollten zum Schlafen Bettschuhe oder lockere dicke Socken tragen.

▸ Muß der Patient eine bestimmte Lage einhalten, so sorgen Sie dafür, daß diese so bequem wie möglich ist (s. Betten und Lagern, S. 238).

▸ Durst ist leicht zu beseitigen, Hunger nicht immer. In Krankenhäusern gibt es auf den Stationen meist keine Möglichkeit mehr, dem Patienten noch einen kleinen späten Imbiß zuzubereiten. Gerade Patienten, die an späte Abendmahlzeiten gewöhnt sind, haben später noch Hunger, wenn das Abendessen schon zwischen 17 und 18 Uhr gereicht wird. Vielleicht ist es möglich, dem Patienten einen Teil seines Abendbrotes für später aufzuheben.

▸ Juckreiz und Schmerzen werden nachts als besonders quälend empfunden. Sorgen Sie für umgehende Abhilfe (s. S. 56, 81).

▸ Im Sommer werden viele Menschen nachts von Insekten geplagt, besonders wenn bei offenem Fenster Licht brennt. Bettlägerige Patienten können sich nicht dagegen wehren. Schließen Sie also das Fenster, bevor Sie Licht anschalten. Versuchen Sie, bereits ins Zimmer gekommene Stechmücken usw. zu beseitigen, und behandeln Sie Stiche mit einem juckreizstillenden Gel. In mückenreichen Gegenden ist das Anbringen von Fliegengittern vor den Fenstern eine ausgesprochen sinnvolle Investition.

▸ Die ungewohnte Situation und Umgebung im Krankenhaus erfordert eine gewisse Gewöhnungszeit, während der mit **Schlafstörungen** gerechnet werden muß. Die meisten Patienten können damit, wenn sonst keine vermeidbaren Störungen einwirken, auch gut umgehen und holen den versäumten Nachtschlaf tagsüber in kleinen Etappen nach. Nun ist gerade der frühe Morgen im Krankenhaus die Zeit der größten Aktivität und Hektik, so daß der Patient immer wieder, oft in Abständen von Minuten, geweckt wird.

Daß dies auch den freundlichsten Menschen manchmal um seine Geduld bringt, ist verständlich, wenn auch bei den bestehenden Arbeitsabläufen leider unvermeidlich. Schläft der Patient dann am Nachmittag, wenn es ruhiger ist, so wird er in der folgenden Nacht wahrscheinlich erneut schlecht schlafen können. Nach einigen Tagen spielt sich aber der gewohnte **Tag-Nacht-Rhythmus** wieder ein.

▶ Halten den Patienten Angst und Sorgen wach, so kann es ihm helfen, am Abend noch einmal darüber zu sprechen. Der Rat, doch jetzt einfach nicht mehr daran zu denken, hilft dem Patienten nicht weiter, im Gegenteil. Helfen kann dagegen das Angebot, zuzuhören, wenn er über sein Problem sprechen möchte. Je nach Ihrer bisherigen Berufs- und Lebenserfahrung können Sie auch ein Gespräch mit einer älteren Kollegin vermitteln. Nicht alle Patienten mögen sich einer Pflegehelferin anvertrauen, die dem Alter nach ihre Tochter oder Enkelin sein könnte. Außerdem kann eine erfahrene Kollegin dem Patienten vielleicht Informationen geben, die Sie selbst noch nicht haben.

▶ Falls der Patient ein **Schlaf- oder Beruhigungsmittel** bekommen soll (ärztliche Anordnung!), so ist es wichtig, dieses Mittel zu einer angemessenen Zeit zu geben. Der Wirkungseintritt beginnt 30 bis 45 Minuten nach der Einnahme, die Wirkungsdauer ist je nach Medikament unterschiedlich, von ca. zwei Stunden bis ca. acht Stunden. Bei alten Menschen hält die Wirkung oft noch länger an, weil die Ausscheidung der Wirkstoffe verzögert sein kann. Der Patient soll das Medikament dann bekommen, wenn genügend äußere Ruhe für die Wirkung eingekehrt ist und er die Wirkungsdauer auch ausschlafen kann. Wenn die Verordnung nicht ausdrücklich anders lautet, werden verordnete Schlafmittel zwischen 21 und 22 Uhr gegeben (bei einem Beginn der Tagesaktivitäten um sieben Uhr). Manche Patienten (besonders im hohen Alter) reagieren auf ein Schlafmittel paradox, d.h. sie werden unruhig und gegebenenfalls sogar verwirrt, anstatt ruhig zu schlafen. Solche Reaktionen müssen natürlich im Pflegebericht bzw. in der sonst üblichen Form dokumentiert werden. Ist der Patient seit längerem an ein bestimmtes Schlafmittel gewöhnt, so ist es nicht sinnvoll, ihm dieses für die Zeit seines Krankenhausaufenthaltes zu verweigern. Im Gegenteil kann das plötzliche Absetzen sogar zu Komplikationen führen. Allerdings sollten Arzt oder Krankenschwester mit dem Patienten darüber sprechen.

▶ Mancher Patient klagt morgens darüber, daß er in der Nacht kaum ein Auge zugemacht habe. Sie haben ihn aber bei Ihren Kontrollgängen schlafend angetroffen. Beides kann zutreffend sein. Der Patient ist wahrscheinlich öfter aufgewacht und hat seine kurzen schlaflosen Zeiten so im Gedächtnis, daß er glaubt, überhaupt nicht geschlafen zu haben, während Sie immer gerade in einer Schlafphase ins Zimmer geschaut haben. Diskussionen darüber haben keinen Sinn. Denn wenn auch der Patient **objektiv** (von außen betrachtet) eine insgesamt ausreichend lange Zeit geschlafen hat, so bleibt es dennoch bei der Tatsache, daß er sich nicht genügend erholt hat und darunter leidet.

▶ Bei alten Patienten ist nach einem Wechsel der Umgebung, besonders im Krankenhaus, und/oder nach einer Bewußtseinsunterbrechung (Ohnmacht, Bewußtlosigkeit, Narkose) mit nächtlichen Verwirrtheitszuständen zu rechnen, auch wenn solche bisher nicht aufgetreten sind (s. Kommunikation, S. 11, Verwirrtheit, S. 42, Altenpflege, S. 48). Das Erwachen in fremder Umgebung, evtl. noch mit Schmerzen durch eine Verletzung oder Operationswunde und mit Bewegungseinschränkungen durch Lagerungshilfsmittel kann große Angst auslösen, aus der heraus sich der Patient verständlicherweise zur Wehr setzt. Das Flurlicht wirft bei der aus Sicherheitsgründen offenen Zimmertür bedrohliche Schatten, fremde Geräusche sind zu hören, unbekannte Personen kommen ans Bett. Da verwundert es nicht, daß der Patient sich verteidigt und aggressiv reagiert. Treten Sie langsam ans Bett heran, aber erst einmal nicht zu nahe, sprechen Sie den Patienten mit seinem Namen an, sagen Sie, wer Sie sind, und informieren Sie den Patienten über seine Situation.

▶ So günstig Körperkontakt meist ist, könnte der Patient in dieser Situation doch zusätzlich Angst bekommen, wenn Sie ihn gleich anfassen. Setzen Sie sich lieber auf einen Stuhl neben das Bett und sprechen Sie in ruhigem Ton mit ihm. Das hilft manchmal, aber nicht immer über die kritische Situation hinweg. Ideal wäre es meines Erachtens, wenn eine vertraute Person (Angehöriger) am Bett sitzt und den Patienten beim Erwachen gleich begrüßt, informiert, beruhigt und einfach bei ihm bleibt.

▶ Wichtig scheint mir, die Mitpatienten, die verständlicherweise verärgert über die nächtliche Störung sind und die zum Teil massiven Reaktionen des Patienten als Ungezogenheit oder sogar Unverschämtheit betrachten („Was Sie sich alles gefallen lassen müssen, Schwester!"), angemessen zu informieren. Ich habe gute Erfahrungen damit

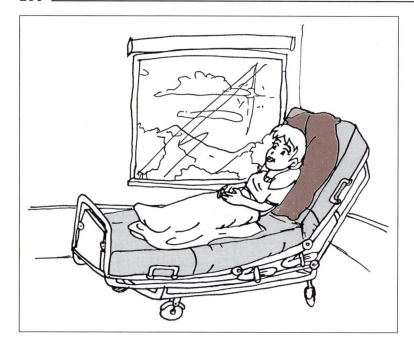

Abb. 7.1 Krankenbett mit zu kurzem verstellbarem Kopfteil

gemacht, die Situation einfach aus der Sicht des verwirrten Patienten aufzugreifen („Wenn ich aufwachte und nicht wüßte, wo ich bin, Schmerzen hätte und mir alles unheimlich wäre, wüßte ich auch nicht, was ich täte"). So bekommen die Mitpatienten mehrere Informationen: ich bin dem Patienten nicht böse und nehme sein Verhalten nicht persönlich, ich verstehe seine Angst (auch wenn deren Ausdruck unangenehm war), ich kann mit der Situation professionell umgehen und sie, die Mitpatienten, können ebenfalls mit Verständnis rechnen, wenn sie in eine schwierige Situation kommen.

Betten und Lagern

Die wichtigste **äußere** Voraussetzung für Ruhe und guten Schlaf ist ein gutes Bett. Im Falle von Pflegebedürftigkeit kann es notwendig sein, ein **Pflegebett** für zu Hause zu beschaffen, um den Pflegenden ihre Arbeit zu erleichtern.

Das Kranken- oder Pflegebett

Ein Krankenbett ist höher als ein Privatbett oder höhenverstellbar und erleichtert die pflegerischen Handlungen, wenn der Patient das Bett nicht oder nur zeitweise verlassen kann (am Privatbett, besonders am Doppelbett ist eine rückenschonende Arbeitsweise sehr schwierig!). Das Krankenbett hat meistens Rollen zum Fahren und zumindest ein höhenverstellbares Kopfteil, oft sind auch Mittel- und Fußteil und die gesamte Ebene des Bettes getrennt verstellbar.

Leider ist bei den meisten Kranken- und Pflegebetten das verstellbare Kopfteil zu kurz, so daß der Knick nicht im Bereich des Hüftgelenks, sondern weiter oben im Bereich der Lenden- oder gar der Brustwirbelsäule des Patienten entsteht (Abb. 7.1). Das Brett des Kopf- und des Fußteils kann leicht herausgenommen werden (wichtig z. B. zum Haarewaschen im Bett oder wenn zur Seitenlagerung eine Verbreiterung des Bettes gebraucht wird, um den unteren Arm des Patienten gestreckt lagern zu können). Das Bett hat günstigenfalls einen Lattenrost oder ein Lochblech als Matratzenunterlage (ein Drahtfederrahmen ist meistens zu nachgiebig) und eine **einteilige Matratze** mit abnehmbarem, waschbarem Bezug.

Dreiteilige Matratzen müssen regelmäßig umgeschichtet werden, weil sonst der mittlere Matratzenteil durch den schwersten Körperteil des Patienten eingedrückt und eine physiologische und bequeme Lage erschweren würde.

Das **Bettlaken** (Bettuch, Leintuch) ist meist an einem Ende paßgenau abgenäht, so daß es am Kopfende wie ein Spannlaken benutzt werden kann, während es am Fußende und an den Seiten unter die Matratze eingeschlagen wird. Nicht abgenähte Laken müssen am Kopfteil mehr als am Fußteil unter die Matratze eingeschlagen werden, weil der Patient immer wieder nach unten (in Richtung Fußteil) rutscht und dabei das Bettlaken mitzieht. Bei knappem Einschlag am Kopfende würde er irgendwann auf der blanken Matratze liegen.

Spannbettlaken, die am Kopf- **und** am Fußteil abgenäht sind, können natürlich auch verwendet werden, allerdings nur, wenn der Patient zum Lakenwechsel außer Bett sein kann oder wenn die Ecken nur abgenäht und die Seiten unter die Matratze zu schlagen sind. Spannbettlaken mit Gummizug an den Ecken sind für bettlägerige Patienten nicht gut zu gebrauchen.

Über dem Bettlaken wird meistens in Bettmitte (unter dem Gesäßbereich) ein flüssigkeitsdichter **Bettstoff**, eine Gummi- oder Plastikeinlage und darüber ein **Stecklaken** (Einzug, Einstecktuch) gebreitet und seitlich unter die Matratze gesteckt. Das Stecklaken kann ohne großen Aufwand gewechselt werden, ohne gleich das Bettlaken austauschen zu müssen (Wäsche- und Zeitersparnis, Bequemlichkeit für den Patienten). Die feuchtigkeitsdichte Einlage schützt die Matratze (und das Bettlaken) vor Ausscheidungen.

Krankenhauspatienten, Heimbewohner und Patienten, die nicht inkontinent sind bzw. zur Toilette aufstehen können und bei denen nicht mit Blutungen oder Wundsekreten zu rechnen ist, brauchen weder Betteinlage noch Stecklaken. Bei Patienten, die mit erhöhtem Oberkörper gelagert werden müssen (z.B. wegen Atemnot) oder die oft hochgezogen werden müssen, ist, wenn möglich, auf Betteinlage und Stecklaken zu verzichten. Beide werden durch das nötige Aufwärtsbewegen des Patienten leicht krumpelig und faltig und verursachen dann Druckstellen.

Zur normalen Bettausstattung gehören mindestens ein **Kopfkissen** und eine der Jahreszeit bzw. dem Wärmebedürfnis des Patienten entsprechende **Decke**.

Wünschenswert ist ein Haltegriff oder eine am Fußende des Bettes angebrachte Strickleiter, die dem Patienten das Aufrichten oder die Veränderung seiner Lage erleichtern. Eine **Fußstütze** (Bettverkürzung) ist für kleine oder normal große Patienten dann notwendig, wenn sie mit erhöhtem Kopfteil liegen, damit sie nicht so schnell nach unten rutschen.

Kleinere Patienten brauchen evtl. zum Ein- und Aussteigen eine Fußbank vor dem Bett.

Wechseln der Bettwäsche

▶ Bereithalten eines Wäscheabwurfbehälters (Wäschesack oder -korb) und der benötigten frischen Wäsche
▶ Bett flach stellen, Decke abziehen und gefaltet ablegen (auf einem Stuhl oder dem ausziehbaren Wäschegitter am Fußende des Bettes)
▶ Kopfkissen abziehen und ablegen
▶ Stecklaken entfernen, Betteinlage ablegen, wenn weiterverwendbar
▶ Bettlaken unter der Matratze lösen und zusammenraffen (Staubentwicklung vermeiden)
▶ Wäsche gegebenenfalls getrennt nach großen (Laken, Deckenbezug) und kleinen (Kopfkissenbezug, Stecklaken) Teilen zur Wäsche geben, stark verschmutzte Teile meist gesondert
▶ Frisches Laken über die Matratze breiten, am Kopfende tief einschlagen (oder abgenähte Ecken über die Matratze ziehen), am Fußende knapp einschlagen und die Seiten unter die Matratze stecken
▶ Betteinlage über den mittleren Matratzenteil legen
▶ Stecklaken rechts und links unter der Matratze einstecken, so daß es glatt und faltenfrei liegt
▶ Kopfkissen in den frischen Bezug stecken, aufschütteln, Verschlüsse schließen, das Kissen mit der Verschlußkante an der Seite oder nach oben ans Kopfende legen, damit der Patient danach nicht auf Knöpfen oder Falten liegt
▶ Den Bettbezug nach links drehen (meist wird er von der Wäscherei schon links, d.h. mit den Nähten nach außen, geliefert), mit beiden Armen hineinfassen und mit den beiden oberen Ecken die Zipfel der Bettdecke fassen, den Bezug über die Decke stülpen, geradeschütteln und doppelt gefaltet oder nach Gewohnheit ans Fußende legen.

Wechseln der Bettwäsche beim bettlägerigen Patienten

◆ **Der Patient kann sich aufsetzen**
▶ Den Patienten bitten, sich aufzusetzen (Haltegriff oder Strickleiter geben)
▶ Kopfkissen wegnehmen und frisch beziehen
▶ Bettlaken am Kopfende lösen und bis zum Gesäß des Patienten einrollen (Abb. 7.2 a)
▶ Frisches Laken am Kopfende weit einschlagen oder einspannen und das restliche Laken ebenfalls bis zum Gesäß des Patienten einrollen (vom unteren Ende aus, so daß die Rolle oben liegt und leicht in Richtung Fußteil abgerollt werden kann), beide Wäscherollen liegen zwar dicht beieinander, sind aber klar voneinander getrennt (Abb. 7.2 b und c).
▶ Kopfkissen wieder zurücklegen, den Patienten bitten, sich hinzulegen und das Gesäß anzuheben (Füße abstützen!)

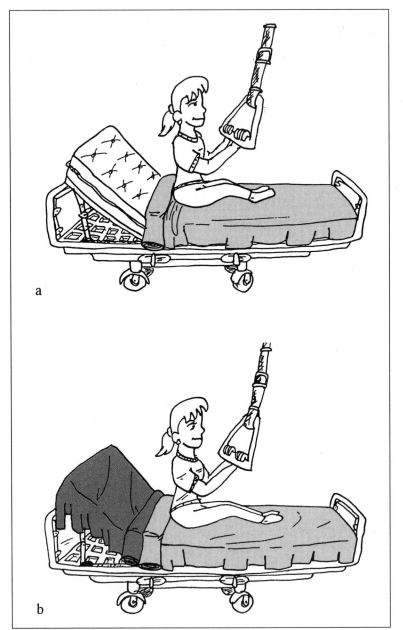

Abb. 7.2 a, b Wechsel der Bettwäsche bei einem bettlägerigen Patienten, der sich aufsetzen kann.
a Das alte Bettlaken wird bis zum Gesäß des Patienten gerollt.
b Das frische Laken wird am Kopfende eingespannt und vom unteren Ende her ebenfalls aufgerollt.

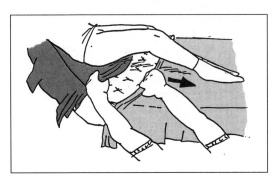

Abb. 7.2 c Unter dem angehobenen Gesäß des Patienten werden beide Wäscherollen in Richtung Fußende gezogen.

- Rasch das alte Stecklaken, Betteinlage und Bettlaken in Richtung Fußende ziehen, frisches Bettlaken weiter nach unten rollen
- Dem Patienten eine Pause geben, währenddessen die gebrauchte Wäsche abwerfen und das frische Laken am Fußende fertig einspannen
- Den Patienten bitten, das Gesäß anzuheben (gegebenenfalls mit Hilfe), Betteinlage und Stecklaken unter ihm durchziehen und glatt einspannen

> Die oben genannte Art des Wäschewechsels ist geeignet für Patienten, die das Bett nicht verlassen und nicht flach auf der Seite liegen können (z.B. wegen schwerer Atemnot). Ist der Patient zu schwach, um sein Gesäß anzuheben, so müssen zwei Pflegepersonen ihn kurz anheben und währenddessen mit ihren freien Händen die Wäsche ordnen.

◆ **Der Patient kann sich auf die Seite drehen**
- **Ein** Bettgitter an der Seite anbringen, zu der sich der Patient drehen soll (oder eine zweite Pflegeperson steht an dieser Bettseite) zum Schutz vor dem Herausfallen.
- Dem Patienten beim Drehen auf die Seite helfen, dabei das Kopfkissen mitnehmen, so daß er weiter bequem liegt (Achtung: Mund und Nase müssen freibleiben!).
- Bettwäsche an der nun freien Seite des Patienten (hinter seinem Rücken) lösen
- Stecklaken zur Mitte hin einrollen, die Betteinlage (wenn weiterverwendbar) über die Hüfte des Patienten legen (Abb. 7.3)
- Bettlaken zur Mitte hin einrollen, die Rolle möglichst weit unter den Patienten bringen
- Frisches Bettlaken der Länge nach entfalten, am Kopfende auf der halben Bettbreite einspannen, ebenso am Fußteil (die Bügelfalte als Orientierungshilfe nehmen, Achtung: das Laken muß **gerade** eingespannt werden, damit es faltenfrei liegt, schiefes Einspannen läßt sich nicht mehr korrigieren).
- Die übrige Hälfte des Lakens einrollen und die Rolle ganz nah an den Patienten schieben.
- Bettlaken seitlich einstecken
- Betteinlage darauflegen
- Stecklaken einseitig einspannen, Rest einrollen (Abb. 7.4)
- Den Patienten bitten, sich über die Wäscherollen hinweg auf die andere Seite zu drehen (Kopfkissen mitnehmen, Patient vor dem Herausfallen schützen)
- Gebrauchtes Laken und Stecklaken wegnehmen und abwerfen
- Frisches Laken abrollen und einspannen, Betteinlage glattziehen, frisches Stecklaken abrollen und einspannen

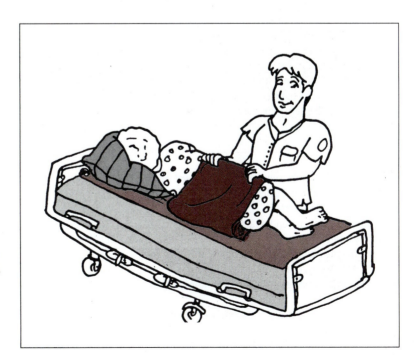

Abb. 7.3 Wechsel der Bettwäsche bei einem bettlägerigen Patienten, der sich auf die Seite drehen kann. Das alte Bettlaken ist bis zur Bettmitte eingerollt, die weiterverwendbare Betteinlage über die Hüfte des Patienten gelegt.

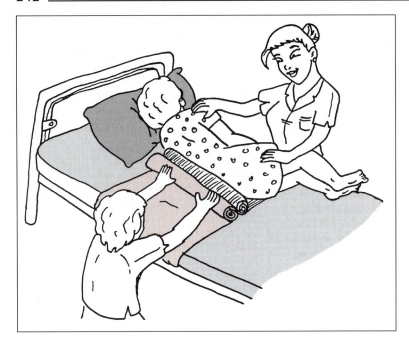

Abb. 7.4 Das frische Stecklaken ist einseitig eingespannt, der Rest aufgerollt.

- Den Patienten, wenn gewünscht, wieder auf den Rücken drehen (oder Seitenlage belassen)
- Kopfkissen und Bettdecke frisch beziehen, den Patienten bequem bzw. nach Anordnung lagern

> Das **Betten** und **Lagern** ist eine vom Patienten oft herbeigesehnte Pflegehandlung, wenn er unbequem liegt, Falten und Krümel drücken, Druckstellen schmerzen, Rücken und Gesäß sich nach längerem Liegen heiß und verschwitzt anfühlen.
>
> Mancher Patient hat auch Angst davor, wenn er nicht weiß, was mit ihm gemacht wird und wenn er unangenehme Erfahrungen gemacht hat, z.B. daß das Betten sehr anstrengend oder gar schmerzhaft für ihn ist oder er hinterher schlechter liegt als vorher.

Zum Betten eines **sehr schwachen** oder **sonst bewegungseingeschränkten Patienten** gehen Sie am besten zu zweit. Nehmen Sie frische Wäsche, mindestens ein Stecklaken, und Hautwaschalkohol (z.B. Franzbranntwein) mit.
- Vorgehen wie beim Wäschewechsel entweder von oben nach unten oder von Seite zu Seite
- Die Bettwäsche ringsum lösen und neu faltenfrei einspannen
- Das Stecklaken wechseln, wenn es verschwitzt oder beschmutzt ist
- Eventuell Krümel und Fremdkörper entfernen

- Das Kopfkissen aufschütteln und evtl. neu auf die Hälfte einschlagen („Schiffchen", Abb. 7.5)
- Die Bettdecke am oberen Rand im Bezug festhalten und durch leichtes Schütteln glätten (nicht den Boden berühren lassen!)
- Den Patient nach Wunsch zudecken
- Rücken, Waden und Fersen mit Franzbranntwein einreiben, wenn der Patient es möchte (viele mögen es gerne!)
- Bei Kälte die Decke seitlich einschlagen, so daß sie nahe am Körper des Patienten liegt und keine Luft herankommen läßt (besserer Wärmeeffekt)
- Die Arme des Patienten nach Wunsch über oder unter die Decke legen, wenn er es nicht selbst kann (liegen die Arme über der Decke, so achten Sie darauf, daß die Decke den Brustkorb nicht einengt).
- Die Bettdecke unter die Füße des Patienten, nicht aber unter die Matratze einschlagen (das sieht zwar ordentlich aus, hindert aber den Patienten an Spontanbewegungen und begünstigt die Spitzfußstellung).
- Zur bequemen Lagerung gehört unbedingt die angemessene Unterstützung des Kopfes. Wenn der Patient nicht selbst sein Kissen so zusammmenschieben und -drücken kann, wie er es braucht, dann müssen Sie sich Gedanken darüber machen.
- Oft liegen die Patienten mit dem ganzen Rücken auf einem 80 mal 80 cm großen Kopfkissen, so daß der Kopf dann leicht nach hinten geneigt ist. Bei

Schlafen 243

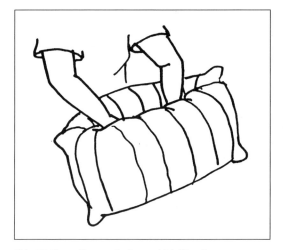

Abb. 7.5 Eingeschlagenes Kopfkissen („Schiffchen")

Patienten, die einen Rundrücken haben (häufig!), ist dieser Effekt noch stärker. Kopfschmerzen, Verspannungen der Hals- und Nackenmuskeln, Unruhe und schlechte Stimmung können die Folgen dieser Unbequemlichkeit sein (Abb. 7.6).

▸ Wünscht der Patient ein großes Kissen unter dem Rücken, so braucht er zur Unterstützung des Kopfes ein zweites (kleines) Kissen oder eine weiche Nackenrolle (Abb. 7.7).
▸ Braucht der Patient das Kissen nicht unter dem Rücken, so können Sie es einschlagen (zwei Zipfel fassen und in das Kissen hineinstopfen), so daß es zwar dicker, aber nur noch halb so groß ist (s. oben).
▸ Legen Sie das eingeschlagene Kissen unter Kopf und Nacken des Patienten (nicht unter die Schultern, diese liegen auf der Matratze auf).
▸ Wenn ein sehr großer Patient mit erhöhtem Oberkörper liegen soll oder will, so reicht oft das Matratzenteil oberhalb des Knicks nicht mehr so weit, daß auch sein Kopf noch aufliegen kann (Abb. 7.8). Er müßte dann, um auch den Kopf bequem auflegen zu können, so weit im Bett herunterrutschen, daß er wiederum mit abgeknicktem Oberkörper liegt.
▸ Sie können die Matratze provisorisch verlängern, indem Sie sie ein Stück zum Kopfende ziehen und am Fußende zwischen Matratze und Bettfußteil eine feste Knierolle, eine zusammengerollte Decke oder ähnliches einstecken, über die dann das Bettlaken gezogen werden kann (Abb. 7.9). Die provisorische Verlängerung stört an den Füßen nicht, und die Matratze reicht weit genug nach oben, daß der Patient bequem liegen kann.
▸ In der **häuslichen Pflege** steht nicht immer ein Bett zur Verfügung, dessen Kopfteil hochgestellt werden kann. Dennoch möchte oder soll der Patient zumindest zeitweilig mit erhöhtem Oberkörper gelagert werden, z. B. zum Essen, zum Lesen, Fernsehen oder um einfach einmal anders zu liegen. Sie können dann einen **Stuhl mit gerader Rückenlehne**, wie Sie ihn in fast jedem Haushalt vorfinden, so unter die Matratze plazieren, daß diese auf der Stuhlrückseite aufliegt (Abb. 7.10). Dazu ist allerdings eine feste Matratzenunterlage oder ein nachträglich über einem Sprungfeder- oder Drahtmatratzenrahmen ausrollbarer Lattenrost notwendig, weil sonst der Stuhl bei geringen Bewegungen unter dem Patienten wackelt und die Lagerung instabil macht.

Hinweise zu **speziellen Lagerungen** finden Sie in den Kapiteln Vitalfunktionen und Bewegung.

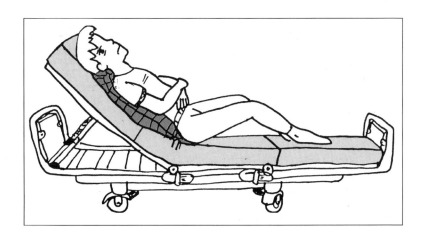

Abb. 7.6 Das Kissen liegt unter dem Rücken des Patienten, der Kopf ist nicht unterstützt

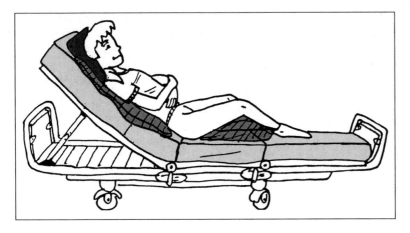

Abb. 7.7 Der Kopf des Patienten ist mit einem weiteren kleinen Kissen unterstützt

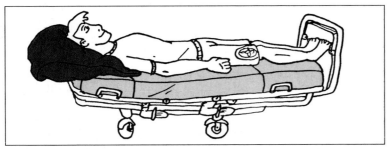

Abb. 7.8 Zu kurze Matratze bei einem großen Patienten

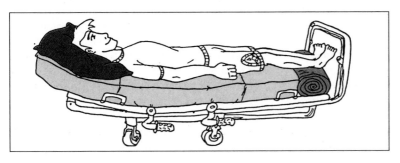

Abb. 7.9 Provisorische Matratzenverlängerung bei einem großen Patienten

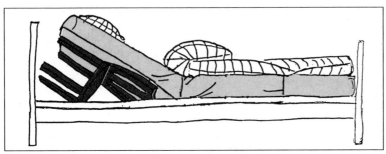

Abb. 7.10 Stuhl mit gerader Rückenlehne als Ersatz für ein verstellbares Kopfteil

Sitzen im Stuhl oder Sessel

Das Sitzen im Stuhl oder Sessel ist für viele Patienten eine angemessene Alternative zum Liegen im Bett, wenn sie nicht schwerkrank, bewußtlos, frischoperiert sind oder wegen einer Unfallverletzung eine bestimmte Lage im Bett einhalten müssen. Das Sitzen bedeutet gegenüber dem Liegen im Bett einen Fortschritt in der Mobilisation und körperlichen Belastung, ermöglicht ein erweitertes Blickfeld für den Patienten, verbessert Lungenbelüftung und Kreislaufverhältnisse und trägt durch Veränderung der druckbelasteten Körperstellen zur **Dekubitusprophylaxe** (s. S. 201) bei.

▶ Ein geeigneter Sessel ist nicht zu niedrig, so daß der Transfer vom und ins Bett nicht zu schwierig ist. Die Sitztiefe ist so, daß die Oberschenkel des Patienten bis nahe an die Kniekehle unterstützt sind. Die Rückenlehne ist hoch genug, daß Schultern und Kopf angelehnt werden können. Die Armlehnen sind gerade und im Idealfall abnehmbar, so daß sie beim Transfer vom Bett nicht im Wege sind. Für kleine Patienten gehört ein Fußbänkchen dazu, damit die Füße gerade aufgestellt werden können. Für manche Patienten ist eine Art Fernsehsessel ideal, mit verstellbarer Rücklehne und Fußteil zum Hochlegen der Beine.

▶ Wenn der Patient längere Zeit im Sessel sitzt, so braucht er vor allen Dingen eine Möglichkeit, sich bemerkbar zu machen (Klingel oder ähnliches). Stellen Sie Tisch oder Nachttisch so vor ihn, daß er sich darauf abstützen kann und Dinge, die er braucht, in erreichbarer Nähe hat (z. B. Getränk, Lesestoff, Brille, Telefon). Geeignete Bekleidung (s. S. 92) und gegebenenfalls eine Decke über den Beinen schützen vor Auskühlung, Polster unter gefährdeten Körperstellen vor Druckstellen. Bei Patienten, die leicht vornüberkippen, ist es notwendig, sie davor und damit vor Stürzen zu schützen. Das Anlegen eines Bauch- oder Brustgurtes kommt einer **Fixierung** (s. S. 44) gleich, wenn der Patient nicht selbst sein Einverständnis geben kann, und ist genauso zu handhaben.

▶ Das Sitzen im Sessel kann gegenüber dem Liegen im Bett eine erhebliche Anstrengung für den Patienten bedeuten, vor allem dann, wenn der Sessel nicht so bequem ist und/oder das Sitzen weniger Ruhen als vielmehr Mobilisation bedeutet. Vergewissern Sie sich immer wieder über sein Befinden und bringen Sie ihn zu Bett, wenn er Sie darum bittet, die vorgesehene Zeit verstrichen ist oder Sie den Eindruck haben, er sei nun lange genug aufgewesen (z. B. Beobachtung von Blässe, Müdigkeit, zusammengesunkener Haltung).

▶ Wenn das Sitzen im Sessel der Beginn der Mobilisation nach Bettlägerigkeit ist, so sind entsprechende Kreislaufkontrollen notwenig (Puls- und Blutdruckkontrolle vorher, Pulskontrollen in kürzeren Zeitabständen nach dem Transfer entsprechend den Anweisungen der Krankenschwester, Fragen nach dem Befinden, Beobachtung von Hautfarbe und Verhalten des Patienten).

Nachtdienst

Berufliche Pflege im Krankenhaus oder Pflegeheim, seltener in der häuslichen Pflege, bedeutet, daß auch nachts gearbeitet wird, sei es als **Nachtdienst** oder als **Bereitschaftsdienst**, in dem man zwar schlafen, aber bei Bedarf gerufen werden kann.

Nachtdienst ist eine anspruchsvolle Arbeit. Auch wenn Sie – vor allem im Krankenhaus – nicht allein, sondern unter Aufsicht einer Krankenschwester oder (im Heim) einer Altenpflegerin arbeiten, bedeutet der Nachtdienst doch eine besondere Verantwortung.

Weder haben Sie ständig genug Licht noch können Sie damit rechnen, daß Mitpatienten klingeln, wenn mit einem Patienten etwas nicht stimmt. Sie sollen einerseits wichtige Pflegemaßnahmen weiterführen (z. B. Umlagern zur Dekubitusprophylaxe), andererseits aber auch für ungestörten Schlaf der Patienten sorgen. Sie sollen ruhig und leise sein, müssen selbst aber auf jeden Fall wach bleiben. Sie müssen nachts gegebenenfalls allein (höchstens noch zu zweit) mit Pflegesituationen fertigwerden, in denen am Tag mehrere Personen zur Verfügung stehen können. Sie sollen nachts den diensthabenden Arzt (der meist nur Bereitschaftsdienst hat und am nächsten Tag ganz normal arbeiten muß) nicht unnötig stören, müssen ihn aber andererseits natürlich rufen, wenn Bedarf besteht. Ob der Bedarf entsteht, müssen Sie (bzw. die Krankenschwester oder Altenpflegerin) entscheiden, wenn nicht der ausdrückliche Wunsch des Patienten oder eine Notfallsituation Ihnen die Entscheidung abnimmt.

> Nächtliche **Notfallsituationen** bedeuten außergewöhnlichen Streß, auf den Sie sich nur begrenzt vorbereiten können (z.B. regelmäßiges Üben von Wiederbelebungsmaßnahmen, gründliche Information).

Bevor Sie den ersten Nachtdienst antreten, informieren Sie sich über verschiedene grundsätzliche Fragen, und zwar unabhängig davon, ob Sie allein wachen oder nicht, wie:
- Wo bekommen Sie notfalls Hilfe?
- Wie ist das Notfallsystem organisiert (Notrufnummer der Telefonzentrale oder der zuständigen Leitstelle, Aufbewahrungsort für die Geräte und Medikamente für den Notfall)?
- Wo sind die Telefonnummern der Bereitschaftsdienste (ärztlich, pflegerisch, seelsorgerisch)?
- Was ist bei einem Sterbefall zu tun? Wer informiert die Angehörigen?
- Wo hängt der Notplan für den Brandfall (immer wieder lesen!), wo der nächste Feuerlöscher?

Zu Beginn eines jeden Nachtdienstes informieren Sie sich gründlich über jeden einzelnen Patienten:
- Gab es am Tag etwas Besonderes (Erfreuliches, Belastendes, Aufregendes, Gefährliches) für einen Patienten, wem steht für den nächsten Tag Entsprechendes bevor?
- Ist ein Patient/Bewohner neu angekommen, wie geht es ihm, was ist zu beachten?
- Müssen Kontrollen weitergeführt (Blutdruck, Puls, Temperatur, Bewußtsein), Infusionen überwacht, sonstige spezielle Beobachtungen durchgeführt werden?
- Welche Medikamente, Spätmahlzeiten usw. müssen noch gegeben werden, gibt es Bedarfsverordnungen?
- Welche Patienten können/dürfen aufstehen, essen, trinken, und welche nicht?
- Für welchen Patienten und in welcher Situation möchten Angehörige angerufen werden?
- Wann ist Bettruhe vereinbart (für alle oder einzelne Patienten, je nach Art der Einrichtung), welche Vereinbarungen wurden sonst mit einem Patienten getroffen?

▶ Sie können nie zu viele, sondern höchstens zu wenig Informationen haben! Günstig ist es, wenn Sie zusammen mit der Kollegin vom Spätdienst noch einmal zu allen Patienten gehen können, Bettlägerige im Bedarfsfall noch einmal zusammen frisch betten und lagern (dies hängt allerdings von der Dienstzeitregelung ab, denn bei knappen Überschneidungszeiten reicht die Zeit gerade für eine Übergabe-Besprechung aus). Auf jeden Fall sollten Sie selbst nach der Übergabe als erstes einen Rundgang durch alle Zimmer und zu allen Patienten/Bewohnern machen, sich ihnen als Nachtschwester vorstellen, nach Wünschen und Beschwerden fragen, sich diese notieren und alsbald erledigen.

▶ Stark duftende Blumen stellen Sie über Nacht am besten auf den Flur, manche Patienten bekommen Kopfschmerzen davon.

▶ Wenn für den Nachtdienst bestimmte patientenunabhängige Arbeiten vorgesehen sind (z.B. Laborröhrchen beschriften, Befunde in die Akten einheften, Geräte und Instrumente reinigen und desinfizieren, Materialbestellungen schreiben, in Heimen auch Wäschepflege, Aufräumarbeiten und dergleichen), dann erledigen Sie diese zügig nacheinander, denn Sie wissen ja nie, wie Sie noch in Anspruch genommen werden und dann vielleicht nicht mehr dazu kommen. Der Ruf eines Patienten hat aber immer Vorrang!

▶ Achten Sie nachts darauf, daß Ihre Schuhe keinen Lärm machen. Betätigen Sie den Steckbeckenspüler (wie überhaupt alle Wasserhähne und -spülungen) nur bei geschlossener Tür. Stellen Sie das Telefon leise.

▶ Wenn ein Patient Ihre Hilfe braucht, versuchen Sie erst einmal, mit dem Flurlicht bei geöffneter Tür auszukommen, um die Mitpatienten möglichst wenig zu stören. Im Bedarfsfall müssen Sie natürlich Licht machen.

▶ Wann die allgemeine Nachtruhe beginnt, wird durch die Hausordnung bestimmt. Sicher ist es aber im Einzelfall kein Problem, wenn ein Patient/Bewohner sich noch im Aufenthaltsraum mit Lesen, Fernsehen oder Musikhören beschäftigen möchte, wenn er dabei so leise ist, daß er die Mitpatienten/Mitbewohner nicht stört. Günstig ist dabei die Benutzung von Kopfhörern, besonders für schwerhörige Patienten.

▶ Vor allem im **psychiatrischen Krankenhaus** ist es wichtig zu wissen, welchen Fernsehfilm die Patienten noch sehen (oder am Tag gesehen haben), weil bei seelisch schwer belasteten Menschen manche Filme schwerwiegende Folgen für ihr eigenes Erleben haben können (z.B. können Darstellungen im Zusammenhang mit **Suizid** [= Selbsttötung] suizidale Absichten eines ohnehin gefährdeten Patienten verstärken!). Es könnte eine Pflegeaufgabe sein, den betreffenden Film mit anzuschauen. Die Krankenschwester wird Sie entsprechend instruieren.

- Irgendwann in der Nacht, meist zwischen ca. ein und vier Uhr morgens, werden Sie einen toten Punkt erleben, an dem es Ihnen schwerfällt, wachzubleiben, wenn die Nacht ruhig ist und Sie nicht viel zu tun haben. Widerstehen Sie der Versuchung, sich bequem hinzusetzen und den Kopf anzulehnen; die Gefahr, einzuschlafen, ist allzu groß. Gehen Sie hin und her, suchen Sie sich eine Arbeit (etwas findet sich immer, das aufgeräumt oder gesäubert werden könnte), lassen Sie kaltes Wasser über Ihre Arme laufen – **halten Sie sich wach!**
- Führen Sie (je nach Einrichtung) **regelmäßige Kontrollgänge** durch, z.B. stündlich, und schauen Sie leise und zunächst, ohne Licht anzuschalten, nach jedem Patienten. Bei manchen Patienten müssen Sie öfter nachsehen, bei manchen gar nicht, je nach Information und Anweisung. Verlassen Sie sich aber im Zweifel auf Ihren eigenen Eindruck und schauen Sie lieber öfter nach als einmal zuwenig! Finden Sie einen Patienten nicht in seinem Bett vor, so müssen Sie herausfinden, wo er ist (verwirrte, psychisch kranke, suizidale Patienten könnten in Gefahr sein!).
- Bedenken Sie, daß Sie auch im Nachtdienst **im Dienst** sind, d.h. Sie tragen auch nachts korrekte Dienstkleidung (in manchen Einrichtungen wie der Psychiatrie auch Privatkleidung, aber jedenfalls so, daß kein Zweifel daran besteht, daß Sie sich im Dienst befinden).
- **Hygienische Gebote** wie z.B. Händewaschen, Händedesinfektion, zusammengebundenes langes Haar, aufgekrempelte lange Ärmel gelten in der Nacht ebenso wie am Tage, auch wenn es niemand sieht (s. Hygiene, S. 285). Daß Patienten im Bedarfsfall, z.B. nach Einnässen, sofort frischgemacht werden, ist selbstverständlich.
- In den meisten Einrichtungen gibt es ein **Dokumentationssystem**, in dem alle Besonderheiten vermerkt werden. Sollte ausnahmsweise ein solches nicht vorhanden sein, so machen Sie sich über jeden Patienten Notizen, damit Sie am Morgen den Kollegen/innen vollständig berichten können und nichts vergessen.

Nachtdienst ist aber nicht nur unter dem Gesichtspunkt besonderer Verantwortung zu sehen, sondern auch unter dem der Auswirkungen auf Sie selbst. Nachts zu arbeiten, wenn Ihr Körper auf Ruhe und Schlaf eingestellt ist, und am Tage zu schlafen, wenn Sie auf Aktivität eingestellt sind, bringt Ihren persönlichen biologischen Lebensrhythmus durcheinander. An die Umkehr der natürlichen Rhythmen können Sie sich zwar gewöhnen, aber das braucht eine gewisse Zeit. Da Nachtarbeit in der beruflichen Pflege nun einmal unumgänglich ist, müssen Möglichkeiten gefunden werden, eine akzeptable Zeiteinteilung zu erreichen. Eine einzelne Nachtwache (z.B. Einspringen für eine erkrankte Kollegin) ist meist gut zu verkraften, wenn der nächste Tag zum Ausschlafen zur Verfügung steht. Am ungünstigsten ist der wöchentliche Wechsel von Früh-, Spät- und Nachtdienst, da eine Gewöhnung in so kurzem Wechsel kaum stattfinden kann. Um eine Gewöhnung an die Nachtarbeit einerseits und die folgende Tagesarbeit andererseits zu erreichen, sind längere Phasen geeignet, z.B. zwei Wochen Nachtdienst, eine Woche frei, dann Tagdienst. Allerdings ist es insgesamt günstiger, **keine** Umstellung des Körpers auf Nachtarbeit zu erzwingen, sondern im üblichen Schichtdienst nur zwei bis drei Nächte Dienst vorzusehen.

Besonders problematisch sind Bereitschaftsdienste, in denen mit häufigeren Störungen zu rechnen ist, wenn die folgenden Tage normale Arbeitstage sind.

> Bei längerem Nachtdienst (besonders bei **Dauernachtdiensten** [Mitarbeiter und Mitarbeiterinnen, die nur nachts arbeiten]) ist die Gefahr einer sozialen Isolierung zu berücksichtigen. Als Dauernachtwache arbeiten Sie nicht im Team, sondern fast immer allein, am Tage, wenn die anderen wach und aktiv sind, müssen Sie schlafen. Trotzdem ist der Dienst als Dauernachtwache oft für Mütter die einzige Möglichkeit, im Beruf zu bleiben oder auch ihren Lebensunterhalt und den ihrer Kinder zu verdienen, wenn die Betreuung der Kinder anders nicht möglich ist.

Wenn Sie Nachtdienst leisten, müssen Sie selbst herausfinden, zu welcher Tageszeit Sie am besten zu Ihrem notwendigen Schlaf kommen und was Ihnen dabei hilft. Gegen die unvermeidlichen Geräusche des Tages kann z.B. Ohropax nützlich sein, zum Entspannen ein warmes Bad. Am allerwichtigsten ist die entsprechende Rücksichtnahme Ihrer Mitmenschen!

8 Sexualität

Sexualität bedeutet **Geschlechtlichkeit** (lateinisch: sexus [= Geschlecht]). Sie ist ein integrierender (= unerläßlicher, zu einem Ganzen notwendig gehörender) Bestandteil der menschlichen Natur. Nicht sexuelle Betätigung ist damit gemeint, sondern die Tatsache, daß Menschen geschlechtliche Wesen sind, Männer oder Frauen. Kein Mensch kann beides oder keines von beiden sein.

> Bei der **Transsexualität** handelt es sich um Menschen, deren anatomisches Geschlecht nicht mit ihrem Empfinden übereinstimmt, diese Menschen haben männliche Geschlechtsorgane, fühlen sich aber als Frau oder – seltener – umgekehrt; sie sind einem massiven Leidensdruck ausgesetzt. Operation, Hormonbehandlungen und amtliche Änderung des Vornamens können anatomisches und psychisches Geschlecht in Einklang bringen. Allerdings setzt ein solcher Schritt voraus, daß der betreffende Mensch seine bisherige Identität, oft auch Familie, Freundeskreis, Arbeitsplatz und Heimat aufgibt, um dort, wo ihn noch niemand kennt, sein neues Leben zu beginnen.
>
> **Transvestismus** ist das Bedürfnis, sich das Aussehen und Verhalten des anderen Geschlechts zu geben. Meistens sind davon Männer betroffen, die sich zeitweise wie Frauen verhalten, kleiden und schminken möchten, dies aber nur heimlich oder in einer Gruppe von Gleichgesinnten tun dürfen, ohne ihr Ansehen als Mann zu schädigen. Frauen riskieren mit kurzem Haarschnitt und männlicher Kleidung dagegen kaum einen Prestigeverlust.
>
> Transvestismus ist nicht zu verwechseln mit **Travestie**, bei der Männer in entsprechender Verkleidung Frauen in humorvoller, oft aber auch lächerlicher oder boshafter Weise imitieren.

Kein Lebenselement unterliegt so vielen Regeln, Vorschriften, Verboten und einer so großen gesellschaftlichen Einflußnahme wie die Sexualität. Über die rein anatomischen Unterschiede der Geschlechtsmerkmale hinaus gibt es in wohl jeder (?) Kultur ungeschriebene Gesetze, wie Männer oder Frauen auszusehen (Kleidung, Frisur), sich zu verhalten, ja sogar zu empfinden haben. Der sanfte, schwache, ängstliche Mann entspricht (außer in einer ganz persönlichen Beziehung) diesen „Gesetzen" ebensowenig wie die selbstbewußte, kraftvolle, aggressive Frau. Ganze Bibliotheken könnten gefüllt werden (oder sind es sogar) mit Abhandlungen zu diesem Teil des menschlichen Wesens. Viele Wissenschaftszweige (Philosophie, Theologie, Psychologie, Soziologie, Jurisprudenz, Biologie, Medizin, Pädagogik etc.) beschäftigten sich mit den tatsächlichen oder vorausgesetzten, natürlichen oder erwünschten Unterschieden zwischen den Geschlechtern. Daß eine Reihe angeblich „typisch männlicher" und „typisch weiblicher" Verhaltensweisen Ergebnisse gesellschaftlicher Erwartungen sind und nicht biologisch-anatomisch vorbestimmt, dürfte heute allgemein bekannt sein. Das ändert allerdings an den Erwartungen selbst nichts.

> Diesen gesellschaftlichen Erwartungen entsprechen zu müssen oder zu wollen, auch wenn das eigene Empfinden anders ist, kann für Frauen und Männer große Probleme schaffen. Psychische und psychosomatische Störungen sind nicht selten auf Konflikte zwischen eigenen Empfindungen und Erwartungen anderer zum Frau- oder Mannsein zurückzuführen.

In den meisten gegenwärtigen Kulturen haben die gesellschaftlichen Regeln zum Umgang mit der Sexualität Auswirkungen auf das gesamte Leben der Männer, besonders aber der Frauen. Je stärker eine Gesellschaft die Sexualität reglementiert (hauptsächlich über die Religion), desto eingeschränkter scheinen die Möglichkeiten der Frauen zu einem selbstbestimmten Leben zu sein, selbst in Bereichen, die – oberflächlich betrachtet – mit der Sexualität gar nichts zu tun haben, wie z.B. Schulbildung, Beruf, Wahlrecht, Wahl des Wohnortes.

Sexualität

> Strenge Regeln teilen die Frauen auf in „gute Frauen" (treue Ehefrauen und Mütter oder enthaltsam lebende Frauen wie Nonnen) und „schlechte Frauen" (Prostituierte, Frauen mit wechselnden Partnern, aber auch Frauen, die das Recht auf selbstbestimmte Mutterschaft oder auf eigene Karriere **trotz** Mutterschaft in Anspruch nehmen), wobei Frauen selbst oft am härtesten urteilen. Männer unterliegen einer solchen Bewertung nicht, jedenfalls keiner Bewertung nach ihrem sexuellen Lebensstil. So wird die Prostituierte gesellschaftlich geächtet, nicht aber der Mann, der sie für ihre Dienste bezahlt und damit dieses Gewerbe ja erst begründet. Sexuell aufdringliches Verhalten von Männern wird eher hingenommen, während Frauen für gleiches Verhalten verachtet werden.

Eine Frau zu sein bedeutete in Zentraleuropa jahrhundertelang, von der väterlichen Verfügungsgewalt in die des Ehemannes zu geraten, von höherer Schul- oder Hochschulbildung ausgeschlossen zu sein, eigenes Vermögen zwar haben, aber nicht verwalten zu dürfen, Kinder gebären zu dürfen, aber keine Rechte auf sie zu haben (erziehungsberechtigt war bis zur Eherechtsreform 1976 bei uns der Vater, die Mutter nur in seiner Vertretung). Bis 1976 durfte eine Ehefrau nur dann einen eigenen Beruf ausüben, wenn ihr Mann das erlaubte, trotz der im Grundgesetz verankerten Gleichberechtigung der Geschlechter. In anderen Ländern gibt es noch nicht einmal die Gleichberechtigung auf dem Papier. Das heißt, ein Mensch weiblichen Geschlechts ist dort von vornherein ein Mensch zweiter Klasse.

> **Emanzipation** (= Befreiung, Verselbständigung) ist ein Begriff, der schon im römischen Recht bekannt war und die Entlassung der Kinder aus der väterlichen Gewalt bedeutete. In der Neuzeit (Aufklärung, beginnende Industrialisierung) bedeutete Emanzipation vor allem die Aufhebung der wirtschaftlichen Abhängigkeit der Arbeiterklasse bzw. die Mündigkeit und Selbstbestimmung Einzelner oder sozialer Gruppen. Trotzdem ist der Begriff hauptsächlich im Zusammenhang mit der **Frauenbewegung** (in Europa und Nordamerika seit Mitte des 19. Jahrhunderts) bekannt.

Daß wir heute in Deutschland, trotz eines schwerwiegenden Rückschrittes während der nationalsozialistischen Zeit, zumindest offiziell eine Gleichberechtigung der Geschlechter haben, ist dem Kampf kluger und mutiger Frauen zu verdanken, die zu der Verschiedenheit von Mann und Frau standen und nicht Gleichmacherei, sondern Gleich**berechtigung** anstrebten. Das wurde und wird oft von Gegnern der Frauenemanzipation oder von Menschen, die es nicht besser wissen, mißverstanden. Immer wieder hört man das Wort „Emanze" eher als Schimpfwort denn als Kompliment.

Die **biologische Bedeutung** der Sexualität ist die Fortpflanzung. So wie Hunger und Durst der Erhaltung des eigenen Lebens dienen, dient der Sexualtrieb der Erhaltung der Art. Der Sexualtrieb ist, dieser biologischen Bedeutung entsprechend, sehr mächtig und drängt die Menschen immer wieder zur Befriedigung. Die Fortpflanzung ist, so privat der Zeugungsakt auch ist, keine ausschließliche Privatangelegenheit der Eltern, schon gar nicht der Frauen. Ob ein Volk durch eine hohe Geburtenzahl wächst oder nicht, ist eine Frage von größtem politischem Interesse. Ein Staat, der an Bevölkerungswachstum interessiert ist, wird dafür sorgen, daß Informationen und Mittel zur Empfängnisverhütung nicht ohne weiteres zur Verfügung stehen, Abtreibungen unter Strafe stehen und Sterilisationen nur in ganz bestimmten Fällen erlaubt sind. Vergünstigungen für kinderreiche Familien und entsprechende Propaganda kommen dazu (Deutschland im Nationalsozialismus). Ein Staat, der an der Eindämmung des Bevölkerungswachstums interessiert ist, wird für billige oder kostenlose Möglichkeiten zur Empfängnisverhütung sorgen, Abtreibungen erlauben und für Sterilisationen werben (Indien, Thailand). Im Extremfall wie in China werden Paare sogar bestraft, wenn sie mehr als ein Kind haben.

> Diese Politik führt – wie bekannt – dazu, daß weibliche Embryonen abgetrieben und neugeborene Mädchen getötet oder ausgesetzt werden. Ein Junge wird in China traditionell als „wertvoller" angesehen, und wenn man schon nur ein Kind haben darf, soll es wenigstens ein Sohn sein. In Indien kann auch der drohende wirtschaftliche Ruin (die Eltern des Mädchens haben der Familie des Bräutigams Mitgift zu zahlen) zur Abtreibung bzw. Tötung von Mädchen führen.

In Kulturen, in denen das Ansehen des Mannes, aber auch der Frau durch eine große Kinderzahl (vor allem mehrere Söhne) steigt, hat eine Politik wenig Erfolgsaussichten, die für eine Einschränkung der Kinderzahl wirbt. Das gleiche gilt für Länder, in denen die Kinder als Arbeitskräfte gebraucht (nicht selten mißbraucht) werden und/oder die einzige Absicherung für das Alter der Eltern darstellen.

Wo sexuelle Aktivität als sündig gilt, ist die Fortpflanzung, die beabsichtigte Zeugung eines Kindes die einzige Rechtfertigung dafür. Mittel und Maßnahmen zur Empfängnisverhütung sind dann verpönt, weil sie der Sünde (sexuelle Aktivität ohne Zeugungsmöglichkeit) Vorschub leisten würden. Aus der biologisch orientierten Sichtweise ist vielleicht zu verstehen, daß der gleichgeschlechtlich ausgerichtete Sexualtrieb (= Homosexualität), der ja nicht zur Zeugung von Nachkommen führt, lange Zeit als „widernatürlich" galt und für Männer sogar strafbar war (in Deutschland bis 1975, § 175 StGB). Erst seit wenigen Jahrzehnten ist die Homosexualität als „sexuelle Perversion" mit Krankheitswert aus den Lehrbüchern der Psychiatrie verschwunden. Ähnliches (außer der Strafbarkeit) galt für die Selbstbefriedigung (= Onanie, Masturbation). In pädagogischen und medizinischen Lehrbüchern noch aus der ersten Hälfte unseres Jahrhunderts wurde die Selbstbefriedigung als Ursache für Rückenmarksschwund, Gehirnerweichung und verschiedene psychische Störungen angesehen. Eltern wurden ermahnt, Kinder und Jugendliche auf jeden Fall daran zu hindern, ihnen notfalls mit haarsträubenden Drohungen (z. B. Schwarzwerden der Finger) Angst davor zu machen.

Über die Zeugung von Nachkommen und die Befriedigung des Triebes hinaus haben sexuelle Aktivitäten weitere Bedeutungen im sozialen, aber auch im Gefühlsbereich. Sie können Menschen, die sich lieben und mögen, **verbinden** (Ausdruck von Liebe und Zuneigung, gegenseitige Hingabe und Zusammengehörigkeitsgefühl, gegenseitiges Geschenk von Nähe, Zärtlichkeit und Lust). Sie können aber auch **trennen**, wenn sie Macht ausdrücken oder mit Gewalt erzwungen werden, besonders von Männern gegenüber Frauen (Vergewaltigung, sexueller Mißbrauch, Beschneidung von Frauen in vielerlei Form, von der Beschneidung ihrer Rechte zur Selbstbestimmung über das Beschneiden der Möglichkeiten zur Entfaltung ihrer Fähigkeiten bis hin zur körperlichen Beschneidung).

> Die Beschneidung von Mädchen ist heute noch besonders in den nord- und nordostafrikanischen Ländern üblich, und zwar sowohl bei Muslimen als auch bei Christen, wie z. B. in Ägypten. Dabei werden den Mädchen, zum Teil unter barbarischen Bedingungen, die Klitoris und Teile der Schamlippen weggeschnitten, damit keine körperliche Lustempfindung mehr möglich ist.

Der Rahmen, in dem die sexuelle Aktivität nicht nur erlaubt, sondern erwünscht ist bzw. zur „Pflicht" wird, ist traditionell die **Ehe.** Je strenger die Sexualität insgesamt in einer Gesellschaft geregelt ist, desto strenger sind auch die Vorschriften im Zusammenhang mit der Ehe, die im materiellen Bereich mehr für den Mann als für die Frau gelten, im sexuellen Bereich aber fast nur für die Frau (Jungfräulichkeit, grundsätzliche Duldung des Geschlechtsverkehrs, strenge Bestrafung für Ehebruch usw.). Bei uns spielen diese Dinge offiziell kaum noch eine Rolle, und auch die Ehe selbst verliert immer mehr an Bedeutung. Wir haben aber damit zu rechnen, daß nicht alle Menschen so denken, und für viele unserer ausländischen Mitbürgerinnen und Mitbürger gelten solche Vorschriften in besonderem Maß.

> Für viele Muslime ist es wichtig, daß intime Pflegehandlungen bei Frauen nur von weiblichen, bei Männern nur von männlichen Pflegepersonen durchgeführt werden. Frauen lassen sich mitunter nur in Anwesenheit ihres Ehemannes vom (männlichen) Arzt untersuchen, um ihre Ehrbarkeit zu schützen, und fragen bei allen Entscheidungen, die von ihr verlangt werden, ihren Mann oder auch ihre Schwiegermutter.

Zu den gesellschaftlichen Vorschriften zur Sexualität gehört fast überall die Bedeckung des Intimbereichs. Es gibt zwar den FKK-Strand und die gemischte Sauna; allerdings ist man dort unter Gleichgesinnten und niemals der/die einzige Nackte unter Bekleideten. Bei uns ist es normal, daß Frauen sich mit bloßer Brust sonnen (wenn es auch keine allgemeine Sitte ist), aber nur dort, wo alle anderen auch leichtbekleidet sind.

Freiwillige (gar beabsichtigte) Entblößung des Intimbereichs vor anderen, bekleideten Menschen erregt Anstoß (Exhibitionismus, nach § 183 StGB strafbare Handlung, wenn ein Mann vor anderen Personen ohne deren Einverständnis seinen Penis entblößt, um sich durch deren Reaktion und/oder Masturbation sexuell zu befriedigen) oder fällt in den Bereich der gewerblichen sexuellen Betätigung (Striptease, Peep-Show, Pornographie usw.). Trotz aller öffentlich zur Schau gestellten Freizügigkeit sind doch die meisten Menschen bestrebt, sich vor anderen bedeckt zu halten, wenn diese anderen nicht Lebensgefährten oder nahe Bezugspersonen sind. In anderen Ländern außerhalb Nordwesteuropas werden zwar die leichtbekleideten Touristen mehr oder weniger geduldet, die einheimische Bevölkerung schließt sich aber nicht an (in vielen

Urlaubsländern ist Badekleidung und „oben ohne" im „Touristenghetto" erlaubt, während außerhalb von Clubanlage und Strand Wert auf eine korrekte Bekleidung gelegt wird).

Erzwungene Nacktheit vor anderen, bekleideten Personen wird als entwürdigend empfunden und unter anderem dazu benutzt, Mitmenschen als Opfer von Macht und Gewalt zu demütigen.

Für die Pflegehilfe ist es wichtig zu bedenken, daß Patienten im Falle von Krankheit und Pflegebedürftigkeit zwar damit rechnen, sich entblößen zu müssen, daß es ihnen aber trotzdem nicht angenehm, sondern peinlich ist. Zu Beginn Ihrer Pflegetätigkeit werden sich auch bei Ihnen Gefühle von Scham und Peinlichkeit einstellen, wenn Sie sich dem Intimbereich fremder Menschen nähern und diesen ja auch anfassen und anschauen müssen. Im Laufe der Zeit stellt sich für Sie eine Gewöhnung ein – nicht aber für die Patienten, für die diese Situation ja meistens kein Alltag ist.

Zur weiteren Beschäftigung mit diesem Thema vergleichen Sie bitte:
Anatomie/Physiologie, Geschlechtsmerkmale und -organe, Geschlechtshormone, Menstruationszyklus, Schwangerschaft, Geburt, Wochenbett

Schamgefühl

Das Gefühl von Scham oder Peinlichkeit kann viele Gründe haben. Sich töricht zu benehmen kann genauso Scham auslösen wie bei einer strafbaren Handlung erwischt worden zu sein. Wir empfinden Scham dann, wenn wir uns **bloßgestellt** fühlen. Scham ist ein Gefühl, das unser Selbstbewußtsein und unser Selbstwertgefühl erschüttert und mit Entwürdigung und Demütigung in Verbindung steht.

Körperliche Entblößung (in Abgrenzung zur gewollten Nacktheit) vor anderen Menschen, die ihrerseits bekleidet sind, verursacht bei den meisten Menschen mehr oder weniger heftige Schamgefühle. Dabei spielt es eine wesentliche Rolle, ob die Personen, die die Blöße sehen, gleichen Geschlechts sind oder nicht. Viele Frauen schämen sich, wenn sie ihre Intimpflege nicht selbst vornehmen können, selbst wenn eine andere Frau ihnen dabei hilft, um so mehr aber, wenn ein Mann es tut. Auch viele Männer schämen sich, wenn eine Frau ihnen hilft, obwohl sie es eher gewöhnt sind (früher hatte die Mutter sie versorgt, Pflege ist traditionell ein Frauenberuf, Männer sind das Entblößen eher gewöhnt wie z.B. beim Wasserlassen, wenn sie nebeneinander stehen, Jungen wurden – zumindest in früheren Jahrzehnten – viel weniger zu Schamhaftigkeit erzogen als Mädchen). Manche Männer sagen gar nichts, manche retten sich in anzügliche Bemerkungen, manche lehnen es auch ab, sich weiter waschen zu lassen, meistens aber ist es kein größeres Problem.

◆ **Pflegehilfe**
▶ Achten Sie darauf, daß der Patient bei der Körperpflege und bei Ausscheidungen nicht mehr als nötig entblößt wird und daß er vor den Blicken anderer geschützt ist. Dies gilt bei Frauen auch für die Brust.
▶ Im Krankenhaus ist manchmal leider immer noch damit zu rechnen, daß Mitarbeiter einfach die Tür zum Krankenzimmer öffnen, ohne angeklopft zu haben. Das ist für den Patienten, z.B. wenn er gerade gewaschen wird, sehr unangenehm. Bedecken Sie ihn dann rasch und bitten Sie die unhöfliche Person, nächstens anzuklopfen.
▶ Wenn Sie sich als Frau mit dem Intimbereich eines männlichen Patienten zu befassen haben, dann fragen Sie, ob das in Ordnung ist. Wenn Sie sich als Mann mit dem Intimbereich einer weiblichen Patientin zu befassen haben, gilt das gleiche. Es läßt sich aber fast immer einrichten, daß Frauen von Frauen versorgt werden und meistens auch, daß Männer, die Wert darauf legen, von einem Mann versorgt werden.
▶ Daß Sie während der Intimpflege oder bei anderen Pflegehandlungen keine abfälligen oder „lockeren" Bemerkungen über Aussehen, Geruch oder Pflegezustand des Intimbereichs machen, gehört zu Ihrer beruflichen Kompetenz. Natürlich müssen Sie gegebenenfalls nach Schmerzen oder Juckreiz fragen, Sie werden dem Patienten auch sagen, daß z.B. an der Vorhaut, am Hodensack, an den Schamlippen, am Scheidenvorhof „die Haut etwas gerötet" oder sonst eine Veränderung festzustellen ist. Ein freundlich-sachlicher Ton und eine höfliche, angemessene Ausdrucksweise sind ein Merkmal Ihrer Arbeitsqualität.
▶ Die gelegentlich auch einmal vorkommende überraschende Schamlosigkeit eines Patienten soll Sie nicht daran hindern, sich weiterhin diskret und

taktvoll zu verhalten. Manchmal hält es ein Patient für seine „Pflicht", sich freiwillig mehr als nötig zu entblößen. Manchmal ist auch eine deplazierte Art von „Anmache" damit verbunden, gegebenenfalls sogar mit den entsprechenden Redensarten. Wenn das so ist, sagen Sie dem Patienten höflich, aber bestimmt, daß Sie dieses Verhalten stört und er es unterlassen soll.

Frauen

Menstruation

Die Menstruationsblutung als normaler Körpervorgang bei Mädchen und Frauen ca. vom 12. bis zum 50. Lebensjahr hat weder etwas mit „giftigen Stoffen" aus dem Körper der Frau noch mit „Schmutz" oder gar mit Krankheit zu tun. Sie wirkt sich auch nicht nachteilig auf die körperliche oder geistige Leistungsfähigkeit aus. Es wird einfach nur die blutreiche Schicht der Gebärmutterschleimhaut, die für die Einnistung eines evtl. befruchteten Eies vorbereitet war, abgestoßen und ausgeschieden, weil sie nicht gebraucht wird. Aus alten Zeiten, als den Menschen die monatliche Blutung der Frauen rätselhaft, ja geheimnisvoll erscheinen mußte, stammen Vorurteile, die sich zum Teil bis heute gehalten haben.

- Menstruierende Frauen sollen nicht einkochen, weil sonst die Weckgläser aufgehen.
- Lebensmittel verderben schneller, wenn sie von einer menstruierenden Frau berührt werden.
- Während der Periode soll die Frau nicht die Haare waschen.
- In manchen Kulturen (Religionen) gelten menstruierende Frauen als unrein und dürfen den Tempel oder andere religiöse Stätten nicht betreten.

Die Zeit, da junge Mädchen von ihrer ersten Blutung überrascht wurden und nicht wußten, was in ihrem Körper vorgeht, dürfte zumindest bei uns vorbei sein.

Menstruationshygiene

▶ Während der Menstruation braucht die Frau einen Schutz zum Auffangen des austretenden Blutes. Heute wird fast ausschließlich Einmalmaterial aus Zellstoff, Watte und Vliesgewebe benutzt. **Binden** (Vorlagen) fangen das Blut außerhalb des Körpers auf, **Tampons** bereits in der Scheide. Die Frau wählt die Versorgung aus, die für sie am günstigsten und am bequemsten ist. Falls sie sich nicht selbst versorgen kann, werden Binden benutzt.
▶ Auf dem Markt sind viele verschiedene Binden erhältlich. Neuentwicklungen sind manchmal brauchbar, manchmal weniger sinnvoll. Bedauerlicherweise sind manche Binden sehr aufwendig einzeln in Plastikfolie verpackt, was hygienisch unnötig ist und zu größerem Müllaufkommen beiträgt.
▶ Binden dürfen nicht in die Toilette geworfen werden, weil sie den Abfluß verstopfen. Auf fast allen Damentoiletten sind geschlossene Eimer dafür vorhanden. Muß eine Patientin während der Menstruation das Steckbecken oder den Nachtstuhl benutzen, so darf die gebrauchte Binde dort nicht hineingegeben werden. Sie wird entweder in einem dafür vorgesehenen Hygienebeutel oder in einem zweiten Steckbecken mit Deckel transportiert und in den entsprechenden Müllbehälter gegeben.
▶ Bettlägerige Frauen werden während der Blutung zweimal am Tag (bei Bedarf öfter) über dem Steckbecken mit lauwarmem Wasser abgespült. Frauen, die aufstehen können, verwenden am besten das Bidet.
▶ Viele Frauen verwenden am liebsten Tampons, weil sie kaum spürbar sind und den äußeren Intimbereich frei von Blut halten. Patientinnen, die sich selbst damit versorgen, können dies natürlich auch im Krankheitsfall.
▶ Beim Benutzen von Tampons ist es wichtig, daß die Frau sich **vor** dem Tamponwechsel die Hände wäscht, damit nicht evtl. Krankheitserreger mit dem frischen Tampon in die Scheide gebracht werden (Blut ist ein guter Nährboden für Mikroorganismen). Mit Rücksicht auf die Mitmenschen wäscht sie sich **danach** die Hände nochmals.
▶ Der Tampon soll erst gewechselt werden, wenn er richtig vollgesogen ist. Zu häufiger Wechsel führt zu unangenehmer Trockenheit der Scheidenhaut. Mit der Zeit merkt die Frau, wenn sie ihn wechseln muß. Wichtig ist, daß der liegende Tampon gegen Ende der Menstruation nicht vergessen wird. Dies könnte zu einer Entzündung führen, weil sich in dem bluthaltigen Sekret Krankheitskeime rasch vermehren können.
▶ Auch Tampons sollen nicht in die Toilette geworfen werden. Sie werden wie Binden in dem dafür

vorgesehenen Eimer entsorgt, gegebenenfalls in einem Beutel oder in etwas Toilettenpapier gewikkelt.

- Während der Menstruation wird die Körperpflege wie gewohnt fortgesetzt, zu Einschränkungen oder Besonderheiten besteht kein Anlaß. Auch alle weiteren Aktivitäten wie Sport usw. können von der gesunden Frau ohne Einschränkung wahrgenommen werden. Beschäftigung und Bewegung sind auch gute Hilfen bei Menstruationsbeschwerden.
- Manche, besonders junge Frauen leiden zuweilen unter krampfartigen Schmerzen bei Beginn der Periode. Dann ist es vernünftig, eine Schmerztablette (z. B. Ibuprofen, Acetylsalicylsäure) zu nehmen, wenn der Schmerz anfängt, sich bemerkbar zu machen, und nicht erst dann, wenn er schon stark ist. Auch eine Wärmflasche auf dem Unterbauch, ein warmes Bad und/oder Bewegung wirken schmerzlindernd. Auch nach dem Einsetzen einer **Spirale** (Intrauterinpessar [= IUP] zur Empfängnisverhütung) treten anfangs oft Periodenschmerzen auf. Manche Frauen haben auch nach einer **Sterilisation** Beschwerden, die sie vorher nicht hatten.
- Zu Häufigkeit, Dauer und Stärke der Menstruationsblutung lassen sich kaum allgemeingültige Angaben machen, da die Frau ja meist nur ihre eigene Blutung kennt. Als normal gilt eine Zykluslänge von 25 bis 33 Tagen (einschließlich der Blutungstage) und eine Blutungsdauer von zwei bis fünf Tagen. Die Blutungsstärke gilt als normal, wenn zu Beginn vier bis sechs Binden oder Tampons pro Tag gebraucht werden, bei nachlassender Stärke weniger (ein bis zwei Binden/Tampons am letzten Tag). Frauen, die **Ovulationshemmer** (= Hormonpräparate zur Unterdrückung des Eisprungs zur Empfängnisverhütung [Pille]) nehmen, haben meistens eine kürzere und schwächere Blutung als vorher. Ihr Zyklus ist, da durch die Pilleneinnahme gesteuert, sehr regelmäßig. Bei Frauen, die eine Spirale (s. oben) tragen, ist die Blutung oft etwas stärker. Der Zyklus bleibt weiterhin von den körpereigenen Hormonen gesteuert und verändert sich deshalb durch die Spirale nicht.
- Um einen Überblick über den eigenen Zyklus zu haben, ist es sinnvoll, daß die Frau den ersten Tag ihrer Menstruation auf ihrem Kalender notiert.

Intimhygiene

Es ist die natürliche Aufgabe der Scheidenhaut und der Drüsen des Gebärmutterhalses (= Zervix), Feuchtigkeit zu bilden. Abhängig von den vorherrschenden Hormonen der beiden Zyklusphasen (Östrogene in der ersten, Gestagene in der zweiten Phase) und von psychischen Einflüssen wird weniger oder mehr Feuchtigkeit gebildet, die als Ausfluß aus der Scheide austreten kann. Um den Zeitpunkt des **Eisprungs** beobachten viele Frauen, die darauf achten, den Austritt eines klaren, fadenziehenden Sekrets, in den Tagen vor Beginn der **Menstruation** einen weißlichen Ausfluß. Zellen der Oberfläche der Scheidenhaut lösen sich ständig auf und werden von den **Döderlein-Bakterien** (= Milchsäurebakterien) verwertet, die in der Scheide für ein saures Milieu (pH-Wert ca. 4,5) sorgen und damit die Scheide selbst und die Gebärmutter vor Infektionen schützen. Der Austritt geringer Mengen von Scheidensekret ist also völlig normal. Im Intimbereich befinden sich zahlreiche Talgdrüsen, Schweißdrüsen und Duftdrüsen, deren Absonderungen einen typischen leichten, völlig normalen Körpergeruch verursachen.

Tägliches Waschen des Intimbereichs mit Wasser und einfacher Seife und regelmäßiges Wechseln des Schlüpfers (aus Baumwolle oder auch Seide, also Naturfasern) reichen völlig aus. Sogenannte Intimpflegemittel (Waschlotionen) sind überflüssig, Intimsprays sogar eher schädlich (Duft- und Konservierungsmittel können zu Hautreizungen führen, die normale, schützende Bakterienflora kann geschädigt werden, was Entzündungen begünstigt). FCKW-haltige Sprays sind aus ökologischen Gründen abzulehnen.

Slipeinlagen können verwendet werden, wenn sie keine geruchshemmende Substanz (Desodorant) und keine Plastikeinlage (feuchtigkeitsdicht) enthalten und der Wäschewechsel einmal nicht wie gewohnt vorgenommen werden kann. Auch in Erwartung der Menstruation oder an deren Ende werden sie von vielen Frauen gern zur Sicherheit verwendet. Ansonsten sind sie überflüssig.

Zum Säubern nach dem Stuhlgang ist es wichtig, daß immer von hinten von der Scheide weg über den Anus in Richtung Gesäßfalte gewischt wird, damit der bakterienreiche Stuhl (Colibakterien) nicht in die Nähe von Scheide und Harnröhre gewischt wird. Sind Mariksen (s. S. 169) vorhanden, sollte sich die Frau nach dem Stuhlgang waschen (oder abgewaschen werden), gegebenenfalls kann sie auch Feuchtreinigungstücher benutzen. Ideal ist ein Bidet.

Ausfluß (Fluor vaginalis)

Geringe Mengen austretenden Scheidensekrets sind, wie gesagt, normal. Wenn allerdings Juckreiz und Brennen im Intimbereich auftritt, die Haut gerötet ist und größere Mengen Ausfluß, gegebenenfalls mit unangenehmem Geruch, auftreten, liegt eine Entzündung vor (**Vulvitis** [= Entzündung der äußeren Geschlechtsorgane], **Kolpitis** [= Scheidenentzündung]). Die häufigsten Erreger dieser Entzündungen sind **Pilze** (Candida albicans [= Soor]), **Trichomonaden** (einzellige Krankheitserreger [Protozoen]), seltener **Bakterien** (Colibakterien oder andere).

Beim Auftreten dieser Symptome sollte die Frau sobald als möglich ihren Frauenarzt aufsuchen, der einen Abstrich entnehmen, diesen unter dem Mikroskop untersuchen und ein geeignetes Medikament verordnen wird, das die äußerst unangenehmen Beschwerden bald lindert.

◆ Trichomonadeninfektionen

Trichomonadeninfektionen können bei der sexuell aktiven Frau auftreten, die Erreger werden beim Geschlechtsverkehr übertragen. Neben heftigem Juckreiz und Brennen, besonders auch beim Wasserlassen, tritt reichlich dünnflüssiger, evtl. schaumiger Ausfluß mit einem typischen, an Fisch erinnernden Geruch auf.

Der Frauenarzt wird Metronidazol (Clont) zum Einnehmen und als Vaginaltabletten verordnen. Wichtig ist, daß der Sexualpartner ebenfalls behandelt wird, weil sonst die Frau nach Abklingen der Entzündung und Wiederaufnahme des Sexualverkehrs erneut infiziert würde. Der Partner muß sich das Medikament allerdings von seinem Hausarzt verordnen lassen.

◆ Pilzinfektionen

Pilzinfektionen der Scheide und der Vulva können in jedem Lebensalter auftreten. Begünstigend ist eine schlechte Abwehrlage und bei der alten Frau der Mangel an Östrogenen. Pilzinfektionen können durch sexuellen Kontakt, aber auch durch Schmierinfektion übertragen werden. Pilze halten und vermehren sich im feuchten Milieu, so daß z.B. gemeinsam benutzte feuchte Handtücher und Schwimmbadwasser (Whirl-Pool!) Infektionsquellen sein können. Bei Einnahme von **Antibiotika** (= Medikamente gegen bakterielle Infektionen), von **Cortison** (= Nebennierenrindenhormon) und bei Behandlung mit **Zytostatika** (= Medikament zur Krebsbehandlung) treten häufig Pilzinfektionen auf, da alle diese Medikamente die körpereigene Abwehr schädigen und so die Vermehrung vorhandener Pilze möglich machen (s. auch Mundsoor, S. 69). Neben Juckreiz, Brennen beim Wasserlassen und geröteter Haut, gegebenenfalls mit weißen Belägen, tritt stärkerer weißlicher, evtl. bröckeliger Ausfluß auf.

Zur Behandlung verordnet der Frauenarzt ein **Antimykotikum** (= Medikament gegen Pilze, z.B. Ampho-Moronal, Clotrimazol [Canesten]) als Salbe und Vaginaltabletten. Auch bei Pilzinfektionen muß der Partner mitbehandelt werden, damit keine **Reinfektion** eintritt (der Mann hat bei Trichomonaden- und Pilzinfektionen meist keine Symptome, obwohl er der Überträger der Krankheitserreger sein kann!).

◆ Pflegehilfe

▶ Falls die Frau sich nicht selbst versorgen kann, übernehmen Sie die Intimpflege. Benutzen Sie dazu Plastikhandschuhe.

▶ Da die Haut im Intimbereich entzündet ist, muß jede Reibung vermieden werden. Am günstigsten ist das Abspülen mit warmem Wasser über dem Steckbecken oder der Toilette und gegebenenfalls das vorsichtige Saubertupfen mit feuchter Watte. Zum Trockentupfen kann eine Binde verwendet werden. Sehr praktisch sind auch weiche Gästehandtücher, die nach einmaligem Gebrauch in die **Kochwäsche** gegeben werden.

▶ Bei starkem Ausfluß legen Sie der Patientin eine Binde vor, die mit einem Baumwollschlüpfer gehalten und bei Bedarf erneuert wird.

▶ Wenn Arzneimittel anzuwenden sind, so öffnen Sie zunächst die Verpackung der Vaginaltablette und die Salben- oder Cremetube. Ziehen Sie dann Handschuhe an und führen Sie die Intimpflege durch. Führen Sie die Vaginaltablette tief in die Scheide ein. Ziehen Sie einen (als Rechtshänderin den linken) Handschuh aus. Drücken Sie mit der linken Hand die erforderliche Menge Salbe oder Creme auf die behandschuhte rechte Hand, ohne den Handschuh mit der Tube zu berühren, und tragen Sie das Präparat auf die betroffenen Stellen auf. Danach ziehen Sie auch den zweiten Handschuh aus (beim Ausziehen einfach die Stulpe über die Hand ziehen, so daß die Innenseite nach außen kommt). Verschließen Sie nun erst die Tube. Entsorgen Sie das gebrauchte Material und desinfizieren Sie abschließend Ihre Hände (s. auch Hygiene, S. 285).

▶ Tritt bei einer älteren Frau (nach den Wechseljahren) Ausfluß **ohne** weitere Anzeichen einer

Infektion auf und stellen Sie dies z.B. bei der Intimpflege fest, so sollten Sie der Patientin zu einer fachärztlichen Untersuchung raten bzw. Krankenschwester oder Altenpflegerin informieren. Es könnte sich dabei um einen Hinweis auf eine **Tumorerkrankung** handeln. Das gleiche gilt bei vaginalen Blutungen, die bei Frauen nach den Wechseljahren auftreten und nicht durch eine Hormonbehandlung verursacht sind.

Gynäkologische Untersuchung

Eine gynäkologische (= frauenärztliche) Untersuchung ist für viele Frauen, besonders auch für ältere, eine unangenehme Angelegenheit, bei der sie, wenn sie nicht allein zurechtkommen, gerne von einer vertrauten (weiblichen!) Pflegeperson unterstützt werden.

▸ Helfen Sie der Patientin bei der Blasen- und Darmentleerung und bei der anschließenden Intimpflege. Auch die Katheterträgerin und die inkontinente Patientin wird vor der Untersuchung gewaschen und gegebenenfalls mit einer frischen Vorlage versorgt. Nehmen Sie ein frisches Handtuch zum Abdecken des Untersuchungsstuhls mit (spart Einmaltücher und damit Müll!).

▸ Wenn Sie die Patientin zur Untersuchung begleiten, so achten Sie mit darauf, daß der Arzt sie zunächst im Sprechzimmer begrüßt und dann erst ins Untersuchungszimmer bittet.

▸ Helfen Sie der Patientin, den Schlüpfer abzulegen und sich auf den Untersuchungsstuhl zu setzen. Wenn der Arzt da und alles zur Untersuchung bereit ist (erst dann!), helfen Sie ihr, sich zurückzulegen und die Beine in die Beinhalter zu legen. In dieser Lagerung sollte die Patientin keine Minute auf den Arzt warten müssen.

▸ Nach der Untersuchung helfen Sie der Patientin, sich aufzusetzen. Eventuell wird noch ihre Brust untersucht. Danach sind Sie beim Ankleiden behilflich. Besteht eine Blutung oder starker Ausfluß oder wurde ein gefärbtes Desinfektionsmittel verwendet, so wird eine frische Vorlage nötig. Wenn die Patientin Sie bei der anschließenden Besprechung mit dem Arzt dabeihaben möchte, dann hören Sie genau zu, damit Sie ihr gegebenenfalls die Auskunft des Arztes wiederholen können. Am sichersten ist es, sich ein paar Notizen zu machen.

Gynäkologische Operationen

Operationen an den inneren weiblichen Geschlechtsorganen können **durch die Scheide** (= vaginal), durch einen **Bauchschnitt** (= abdominal) oder mit einer **Bauchspiegelung** (= Laparoskopie) vorgenommen werden. Entsprechend unterschiedlich ist der Pflegebedarf nach den Operationen.

▸ Die Überwachung und Pflege der frischoperierten Patientin ist Aufgabe der Krankenschwester. Sie können auf ihre Anweisung aber auch einzelne Pflegeaufgaben übernehmen.

▸ Wie bei allen Frischoperierten sind in kurzen Abständen die Puls- und Blutdruckwerte, die Atmung, die Hautfarbe und die Bewußtseinslage zu kontrollieren, Verbände werden auf Nachblutungen hin überprüft, Infusionen überwacht, spezielle Lagerungen vorgenommen und evtl. Schmerzmittel verabreicht. Da je nach Krankheit, Operations- und Narkoseverfahren unterschiedliche Risiken bestehen, werden die Überwachungsaufgaben von der Krankenschwester übernommen. Falls Ihnen unabhängig davon eine Besonderheit bei der Patientin auffällt, rufen Sie sofort die Krankenschwester.

▸ Einige Stunden nach der Operation sollte die Patientin die Blase entleeren können (je nach Infusionsmenge spätestens sechs bis acht Stunden danach). Damit wird die Nieren- und die Blasenfunktion überprüft. Der Urin muß genau auf Blutbeimengungen beobachtet werden (die Nähe des Operationsgebietes zu den ableitenden Harnwegen kann ausnahmsweise zu Verletzungen von Harnleiter, Blase oder Harnröhre führen). Nach manchen Operationen trägt die Patientin auch noch ein bis zwei Tage einen Blasenkatheter (s.S. 151).

▸ Wie bei allen Frischoperierten ist die **Thromboseprophylaxe** (s.S. 119) wichtig. Die Patientin trägt angepaßte Kompressionsstrümpfe, wird zum Bewegen der Füße und Beine angehalten und frühmobilisiert. Nach einer vaginalen oder laparoskopischen Operation kann sie meist bereits am Tag nach der Operation ohne größere Beschwerden gehen. Trotzdem wird in der Regel für einige Tage ein gerinnungshemmendes Mittel (z.B. Heparin) subkutan injiziert oder Acetylsalicylsäure gegeben.

▸ Nach manchen Operationen ist eine **Scheidentamponade** eingelegt, die spätestens nach 24 Stunden entfernt werden muß (in der blutigen Tamponade können sich Bakterien gut vermehren, so daß eine länger liegende Tamponade eine schwerwiegende

Infektion verursachen könnte). Die Tamponade wird von der Krankenschwester (oder auch von der Patientin selbst nach entsprechender Information) entfernt.
- Nach einer laparoskopischen Operation soll die Patientin für ca. 12 Stunden möglichst flach liegen bleiben, um Schmerzen im Bereich der Schulterblätter zu vermeiden.

> - Eine **Laparoskopie** wird durch ein etwa fingerdickes Rohr, das in der Nabelgegend in die Bauchhöhle eingeführt wird, mit langen, zierlichen Instrumenten unter Sicht durchgeführt. Damit die Organe des Bauches gut sichtbar werden, wird ein Gas (Stickstoff oder Kohlendioxid) in die Bauchhöhle gebracht. Dieses Gas, das völlig unschädlich ist, bleibt nach der Operation teilweise in der Bauchhöhle zurück und wird langsam vom Bauchfell resorbiert. Bis dahin steigt es immer dann nach oben auf, wenn die Patientin sich aufrichtet oder aufsteht, und verursacht dabei einen drückenden, manchmal intensiven Schmerz im oberen Rücken-Schulter-Bereich. Sobald die Patientin sich wieder flach hinlegt, verschwindet der Schmerz.

- Bei einer **vaginalen Operation** wird oft ein Scheiden-Damm-Schnitt angelegt. Die Dammnaht verursacht in den ersten Tagen (bis Wochen) nach der Operation Schmerzen beim Sitzen und beim Gehen. Zum Aufstehen aus dem Bett dreht sich die Patientin am besten auf die Seite und in den Vierfüßlerstand auf Hände und Knie und steigt rückwärts aus dem Bett (zum Einsteigen umgekehrt). Einer Patientin mit Bewegungseinschränkung helfen Sie dabei.
- Zum Sitzen im Bett und am Tisch geben Sie der Patientin einen Luftring mit Bezug.
- Nach der Blasenentleerung muß die Intimregion abgespült werden, weil der Urin auf der Dammwunde brennt. Wenn die Patientin aufstehen und sich selbst versorgen kann, bekommt sie Kanne oder Becher, mit dem sie sich über der Toilette abspülen kann, wenn kein Bidet vorhanden ist. Gegebenenfalls übernehmen Sie das Abspülen. Die Darmentleerung kann sehr schmerzhaft sein, besonders bei festem Stuhl. Deshalb sollte anfangs mit einem geeigneten Mittel (Empfehlung einholen) für weichen Stuhl gesorgt werden.
- Bei einer **abdominalen Operation** hat die Patientin anfangs starke, meist ab dem zweiten Tag nach der Operation nachlassende Wundschmerzen, gegen die sie geeignete Schmerzmittel auf ärztliche Verordnung bekommt. Jede Anspannung der Bauchmuskeln verstärkt den Schmerz erheblich. Deshalb soll die Patientin mit entspannter Bauchdecke, d. h. mit leicht erhöhtem Oberkörper und leicht gebeugten Knien liegen. Beim Aufsetzen, Husten usw. hilft es, wenn sie mit der flachen Hand Gegendruck auf die Wunde ausübt.
- Bei allen drei Operationsverfahren kann die Patientin normalerweise schon am Operationstag trinken (Tee, stilles Wasser), sobald die Narkosewirkung abgeklungen ist, wenn keine Übelkeit besteht und der Operateur oder Anästhesist nichts anderes angeordnet haben. Ab dem nächsten Tag kann sie dann leichte, blähungsfreie Kost zu sich nehmen.
- Nach einer gynäkologischen Operation, besonders nach der Korrektur einer Gebärmuttersenkung und/oder Beckenbodenschwäche, soll die Patientin eine spezielle **Beckenbodengymnastik**, die sie von der Krankengymnastin gezeigt bekommt, durchführen; aber auch allgemeine Gymnastik, sich viel bewegen und viel gehen ist nützlich. Drei bis vier Monate lang soll die Patientin nicht schwer heben (auch nicht große Kochtöpfe mit Inhalt, Körbe mit nasser Wäsche, volle Einkaufstaschen, Kinder) und auf weichen Stuhlgang achten, um das Pressen zu vermeiden.

Schwangerschaft, Geburt, Wochenbett

Die Betreuung von Schwangeren, Gebärenden und Wöchnerinnen ist Aufgabe der Hebamme und des Arztes. Es kann aber sein, daß eine schwangere Frau pflegerische Hilfe braucht, z. B. wegen einer Erkrankung oder eines Unfalls, einer Schwangerschaftskomplikation oder wegen einer Behinderung.

Die Schwangerschaft ist immer eine besondere Zeit, für jede Frau. Ein neuer Mensch ist im Begriff, in ihr zur Lebensfähigkeit heranzuwachsen – das bedeutet, daß auch ihr Leben nie mehr so sein kann wie zuvor.

Die erwünschte Schwangerschaft kann ein Glück, die unerwünschte eine Katastrophe für sie sein.

> Was auch immer weiter geschieht, ob die Frau das Kind mit Freude und/oder mit Sorge zur Welt bringt, ob sie die Schwangerschaft abbricht oder eine Fehlgeburt erleidet – es ist unwiderruflich!

Vor allem in der ersten Schwangerschaft wird die Frau, auch wenn sie sich das Kind wünscht, immer wieder einmal zwischen Freude, Zweifeln und Angst schwanken, die Vorfreude auf das Kind wechselt mit der Sorge, wie sich ihr Leben künftig gestalten wird, ob das Kind gesund sein wird, wie sie selbst alles übersteht, wie ihr Partner zu ihr und dem Kind stehen wird. Die **Ambivalenz der Gefühle** (= gleichzeitiges Nebeneinander von gegensätzlichen Gefühlen) macht sie oft unausgeglichen.

> Viele Frauen freuen sich über die Veränderungen ihres Körpers, den runden Bauch, und haben gleichzeitig Angst, unattraktiv zu sein oder zu werden. Sie freuen sich auf ihr neues Leben mit dem Kind und trauern gleichzeitig ihrem bisherigen Leben – dem Leben ohne Kind – nach. Sie wollen alles für ihr Kind tun und fühlen sich gleichzeitig verletzt, wenn andere genau das als selbstverständlich von ihnen erwarten.

Die Schwangerschaft beginnt mit der Einnistung der befruchteten Eizelle, die dann bereits einige Tage alt ist, in die Gebärmutterschleimhaut. Die damit einsetzenden hormonellen Veränderungen führen zu den sogenannten **unsicheren Schwangerschaftszeichen**:
- Spannungsgefühl in der Brust
- Pollakisurie (s. S. 148)
- Ausbleiben der Menstruation
- Bläulich-violette Verfärbung des Scheidenvorhofs und -eingangs
- Verändertes Befinden

Ein in Apotheken und Drogerien erhältlicher **Schwangerschaftstest** bringt bereits am Tage der erwarteten Menstruation Gewißheit. Außerdem kann der Frauenarzt mit einer Ultraschalluntersuchung sehr früh eine Schwangerschaft feststellen.

Als wahrscheinliche Schwangerschaftszeichen gelten:
- Vergrößerung der Brüste
- Zunahme des Bauchumfangs
- Fühlen der Kindsbewegungen

Sichere Schwangerschaftszeichen sind:
- Ultraschallnachweis
- Hören der kindlichen Herztöne
- Fühlen kindlicher Körperteile durch Hebamme oder Arzt

Schwangerschafts- und Geburtsvorgänge einschließlich der üblichen Verhaltensmaßregeln oder -empfehlungen für die Frau setze ich als bekannt voraus. Anderenfalls sollten Sie einige der zahlreichen Veröffentlichungen zu diesem Thema lesen, die in Elternzeitschriften, Broschüren von Krankenkassen oder Babykostherstellern, ärztlichen Ratgebern und dergleichen ständig gedruckt werden.

> Eine Schwangerschaft dauert neun Kalendermonate, das sind etwa 280 Tage (vom ersten Tag der letzten Menstruation ab gerechnet) oder 10 Mondmonate von je 28 Tagen.

Erstes Schwangerschaftsdrittel
(erster bis dritter Monat)

Im Vordergrund des ersten **Trimenons** einer Schwangerschaft (drei Monate [= Trimenon]) steht die Feststellung der Schwangerschaft, die Einstellung der Schwangeren selbst und gegebenenfalls ihres Partners und/oder anderer Angehöriger (Eltern) dazu. Ist die Schwangerschaft erwünscht, so ist die Freude groß. Die Schwangere nimmt die üblichen Beschwerden als gegeben hin, läßt sich gern ein bißchen verwöhnen und sieht mögliche zukünftige Schwierigkeiten eher zuversichtlich. Die unerwünschte Schwangerschaft kann eine Katastrophe sein. Probleme in der Familie oder Partnerschaft, ungeklärte Arbeits- oder Wohnsituation, fehlende oder erst begonnene Ausbildung, finanzielle Nöte sind nur einige Beispiele, warum eine Schwangerschaft unerwünscht sein kann.

> Im Falle einer Konfliktschwangerschaft kann die Frau sich bei einer Beratungsstelle über mögliche Hilfen bei Fortsetzung der Schwangerschaft informieren. Entscheidet sie sich für einen **Schwangerschaftsabbruch** (s. S. 263), so muß sie auf jeden Fall eine Bescheinigung über eine Beratung vorlegen. Beratungsstellen sind in den regionalen Tageszeitungen zu finden oder beim Frauen- oder Hausarzt zu erfragen.

◆ **Mögliche Beschwerden und Besonderheiten**
- Morgendliche Übelkeit und Erbrechen
- Vermehrter Speichelfluß
- Absonderlicher Appetit („Gelüste")
- Neigung zu Ohnmachten
- Neigung zu Zahnfleischbluten und -entzündung
- Spezielle Gesundheitsprobleme bei bereits bestehender Erkrankung oder Behinderung

◆ **Mögliche Hilfen**

▸ Bei Übelkeit und Erbrechen einen Zwieback oder Knäckebrot vor dem Aufstehen essen, Bad/Toilette zugänglich halten oder Eimer bereitstellen
▸ Bei Ohnmachtsneigung langes Stehen (z.B. an der Warenhauskasse) und größere Menschenmengen in geschlossenen Räumen vermeiden, für Begleitung sorgen
▸ Bei Blässe, Schwindel, Schwarzwerden vor den Augen, hinlegen (ungeachtet der evtl. Zuschauer), die Begleitperson hält die Beine hoch, bei Besserung langsam aufstehen, dann aber rasch gehen (Bewegung regt den Kreislauf an, die Frau gelangt rasch aus der ungünstigen Umgebung)
▸ Gründliche Zahnpflege mit einer guten, weichen Zahnbürste, Zahnarztbesuch im ersten und letzten Drittel der Schwangerschaft
▸ Eventuell Begleitung zu und Hilfestellung bei notwendigen Arztbesuchen (Schwangerenvorsorge, weitere ärztliche Untersuchungen/Behandlungen kranker/behinderter Frauen)

Die **schwangere Diabetikerin** muß meistens auf eine andere Insulindosis und -art eingestellt werden, mehrmals tägliche Blutzuckerkontrollen können notwendig sein. Beim Auftreten absonderlicher „Gelüste" ist sie in einer mißlichen Lage, da diese einen zwingenden Charakter haben, die Schwangere ihnen aber nur im Rahmen ihrer Diät nachgeben darf (im Gegensatz zur gesunden Schwangeren). Bei Frauen mit **Bewegungseinschränkungen** kann die anfängliche Pollakisurie wegen der häufigen Toilettenbesuche Probleme bereiten.

Besonders schwierig ist die Situation für Frauen, die ständig **Medikamente** einnehmen müssen (z.B. Epileptikerinnen), vor allem in den ersten drei Monaten, wenn das Medikament eine Schädigung des Embryos verursachen könnte. Frauenarzt und weiterer Facharzt (in diesem Fall der Neurologe) müssen zusammen mit der Frau und gegebenenfalls deren Partner Nutzen und Risiken abwägen (die Folgen **jeder** Entscheidung trägt in erster Linie die Frau und evtl. später ihr Kind). Werden Medikamente abgesetzt, so ist mit dem erneuten oder verstärkten Auftreten von Krankheitserscheinungen (z.B. Anfälle bei Epileptikerinnen) zu rechnen und entsprechende Vorsorge zu treffen bzw. Hilfe zu leisten.

Zweites Schwangerschaftsdrittel
(vierter bis siebter Monat)

Viele schwangere Frauen fühlen sich im zweiten Trimenon der Schwangerschaft ausgesprochen gut, wenn sie eventuelle Konflikte und Probleme lösen konnten und gesund sind. Die anfänglichen Beschwerden wie Übelkeit und Erbrechen hören meist auf. Im Falle von Krankheit ist die Behandlung wieder etwas einfacher, weil die Gefahr der Schädigung für das Kind durch Medikamente nicht mehr so groß ist. Behinderte Frauen werden durch die Schwangerschaft noch nicht so stark zusätzlich eingeschränkt.

◆ **Mögliche Beschwerden und Besonderheiten**

▸ Manche Frauen leiden unter der Ausbildung von **Varizen** (= Krampfadern) in den Beinen, manchmal auch an den Schamlippen, und unter der Bildung von **Hämorrhoiden**
▸ Kosmetisch störend können fleckige Braunverfärbungen der Haut im Gesicht sein, die hormonell bedingt sind

---

▸ Manche Frauen durchleben eine schwere Wartezeit, wenn eine **Amniozentese** (= Fruchtwasserentnahme zur Untersuchung z.B. auf Trisomie 21 [= Mongolismus, Down-Syndrom]) vorgenommen wurde. Diese Untersuchung kann im allgemeinen auf Wunsch der Frau bzw. mit deren Zustimmung durchgeführt werden, wenn die schwangere Frau älter als 35 Jahre ist (bei älteren Müttern kommt die Trisomie 21 öfter vor als bei jüngeren) oder sonst eine Indikation vorliegt. Wird die Trisomie 21 nachgewiesen, so kann – wie in anderen Fällen einer schweren kindlichen Schädigung – die Schwangerschaft auch noch nach der 12. Woche (bis zur 22. Woche) abgebrochen werden. Die Amniozentese kann derzeit frühestens ab der 13. Schwangerschaftswoche durchgeführt werden, das Untersuchungsergebnis liegt erst nach drei bis vier Wochen vor. In dieser Zeit leiden viele der betroffenen Frauen sehr unter dem Druck, eine Entscheidung treffen zu müssen, falls eine kindliche Schädigung vorliegt: ein unter Umständen schwerstbehindertes Kind zur Welt zu bringen oder die Schwangerschaft abzubrechen. Die Entscheidung wird zu einem gefühlsmäßig kaum lösbaren Konflikt, wenn die Mutter **vor** Kenntnis des Untersuchungsergebnisses bereits die Bewegungen ihres Kindes spürt (das Fühlen der ersten Kindsbewegungen ist für viele Frauen die

Grenze zwischen „Schwangerschaft als Zustand" und „Tragen eines Kindes").

▸ Wichtig ist weiterhin die Einhaltung der Vorsorgeuntersuchungen und evtl. weiterer medizinischer Maßnahmen

▸ Rasche Gewichtszunahme, Anschwellen der Füße und Unterschenkel, Kopfschmerzen und ein Blutdruckanstieg über 135/85 mm Hg müssen umgehend ärztlich abgeklärt werden, sie könnten auf eine beginnende **EPH-Gestose** hinweisen (EPH-Gestose = Schwangerschaftserkrankung mit Ödemen, Eiweißausscheidung im Urin und Hypertonie).

◆ **Mögliche Hilfen**
▸ Pflegehilfe entsprechend dem Bedarf, bei Varizen gegebenenfalls Hilfe beim Anziehen von Stützstrumpfhosen, zeitweise Beinhochlagerung, gegebenenfalls Hilfe bei der Anwendung von Salben oder Zäpfchen bei Hämorrhoiden
▸ Bei Neigung zu Hypertonie tägliche Blutdruckkontrolle (in Ruhe, also nicht, wenn die Schwangere kurz davor Treppen gestiegen ist oder sich auf andere Art angestrengt hat)
▸ Mithilfe bei der Einhaltung einer bestimmten, ärztlich verordneten Kostform bei den oben genannten Symptomen (Reistage, salzarme Kost, Flüssigkeitsbeschränkung)
▸ Zuhören, wenn die Frau immer wieder einmal über Ängste und Konflikte im Zusammenhang mit einer Amniozentese sprechen möchte („Abwarten und bis dahin nicht dauernd daran denken" ist ein vielleicht gutgemeinter, aber sinnloser Rat!), evtl. zeitweise Ablenkung mit einer interessanten Beschäftigung

Drittes Schwangerschaftsdrittel
(achter bis zehnter Monat)

Die Schwangerschaft wird jetzt mehr oder weniger auch für gesunde Frauen eine körperliche Belastung, erst recht für eine kranke oder behinderte Frau.

◆ **Mögliche Beschwerden und Besonderheiten**
▸ Die Gebärmutter mit dem Kind reicht bis zum Rippenbogen, verlagert die Verdauungsorgane und schränkt den Brustraum für die Atmung ein. Die Schwangere wird kurzatmig und leidet oft unter Sodbrennen und Völlegefühl. Der große Bauch, Wassereinlagerungen und gelockerte Gelenkbänder können sie schwerfällig und unbeholfen machen. Beim Gehen kann sie nicht mehr auf ihre Füße schauen. Bereits bestehende Bewegungseinschränkungen nehmen zu.
▸ Manche Hochschwangeren bekommen in flacher Rückenlage **Kollapssymptome** bis zur Ohnmacht (**Cava-Syndrom**), wenn die große Gebärmutter durch Druck auf die untere Hohlvene den Blutrückfluß zum Herzen behindert.
▸ In den letzten Wochen werden viele Schwangere wöchentlich zu einer ärztlichen Kontrolle einbestellt. Im Falle einer bestehenden Krankheit wird die Geburt evtl. vorzeitig eingeleitet, wenn das Kind reif genug ist (Ultraschalluntersuchung!) und die restliche Schwangerschaftsdauer höhere Risiken für Mutter und Kind bringen könnte. Eine vorzeitige oder termingerechte Kaiserschnittentbindung wird bei manchen Körperbehinderungen der Mutter von vornherein geplant.

◆ **Mögliche Hilfen**
▸ Notwendige Hilfen wegen Bewegungseinschränkungen (Transfer vom Bett in den Rollstuhl, auf die Toilette, auf den Untersuchungsstuhl beim Frauenarzt) evtl. zu zweit (die Schwangere hat durchschnittlich 10 bis 20 kg mehr Gewicht, der Bauch behindert)
▸ Hilfe bei der Körperpflege (beim Duschen und Baden dabeibleiben, Hilfe beim Abtrocknen, Fußpflege), beim Haarewaschen und bei der Kleidung, besonders beim Anziehen von Strümpfen, Schuhen und Hosen
▸ Gegebenenfalls Begleitung beim Gehen, Achtung: bei bereits bestehender Gehbehinderung ist die Sturzgefahr wegen fehlender Sicht auf die Füße erhöht
▸ Beim **Cava-Syndrom** keine Rückenlage, auch nicht für Pflegemaßnahmen, sondern Seitenlage oder Halbseitenlage mit erhöhtem Oberkörper, alle behandelnden Ärzte darüber informieren
▸ Beobachtungen, Kontrollen und spezielle Pflegemaßnahmen nach Anweisung von Arzt und/oder Hebamme
▸ Gegebenenfalls beim Packen der Tasche mit den für den Klinikaufenthalt notwendigen Sachen helfen, nach Wunsch der Frau und nach Erkundigung in der Klinik, welche Hygieneartikel für die Mutter (Binden) und für das Baby (Kleidung, Windeln) mitgebracht werden müssen (weit aufknöpfbare Nachthemden, Stillbüstenhalter, Waschlappen, Handtücher, Toilettenartikel, Lesestoff, Kleidung für den Heimweg für Mutter und Kind gehören auf jeden Fall hinein)

▶ Wenige Tage vor Geburtsbeginn werden viele Frauen ausgesprochen geschäftig, fangen einen Hausputz an, räumen Schränke auf usw. Frauen mit Bewegungseinschränkungen, die diesem Drang nicht nachgeben können, werden evtl. unruhig und ungeduldig und brauchen eine angemessene, sinnvolle Betätigung.

▶ Die **Geburt** beginnt, wenn die Frau alle 10 Minuten **Wehen** hat, wenn **Fruchtwasser** oder **blutiger Schleim** (Zeichnen) abgeht. Wehen machen sich oft zunächst als schmerzhaftes Ziehen im Kreuz bemerkbar, das kommt und geht, und schließlich in Unterbauch und Oberschenkel ausstrahlt und sich dann wie starke Menstruationskrämpfe anfühlen kann. Das Abgehen von Fruchtwasser macht sich als schwallartiger Austritt von Flüssigkeit aus der Scheide (von der Frau nicht immer genau von einem unwillkürlichen Urinabgang zu unterscheiden) bemerkbar.

▶ Wenn eine schwangere Frau mit ungestörter Sensibilität einen unkontrollierbaren Flüssigkeitsabgang hat, ohne die Erleichterung einer entleerten Blase zu spüren bzw. ohne vorher Harndrang gespürt zu haben, kann es sich praktisch nur um einen Fruchtwasserabgang handeln.

▶ Ist die Frau querschnittsgelähmt oder befindet sie sich im Schub einer multiplen Sklerose (s. S. 214), so ist ein Fruchtwasserabgang von einer unwillkürlichen Blasenentleerung nicht ohne weiteres zu unterscheiden. Im Zweifel sollte der Transport in die Klinik veranlaßt werden.

▶ Bei bestehender Erkrankung oder Behinderung, die Geburtsrisiken beinhalten, wird die Schwangere gegebenenfalls vor dem errechneten Geburtstermin stationär aufgenommen (ansonsten mit Geburtsbeginn im Kreißsaal einer Klinik oder eines Geburtshauses). Eine Geburt zu Hause kommt dann eher nicht in Frage.

▶ Während der Geburt und mindestens zwei Stunden danach ist die Frau in der Obhut der Hebamme. Anschließend kann sie bis zu sechs Tagen Krankenhauspflege in Anspruch nehmen, bei Komplikationen auch länger. Für 10 Tage besteht ein Anspruch auf Hebammenhilfe (täglicher Hausbesuch).

▶ Als **Wochenbett** werden die ersten vier bis sechs Wochen nach der Geburt bezeichnet, in denen sich die schwangerschaftsbedingten körperlichen Veränderungen zurückbilden, die Milchbildung in der mütterlichen Brust in Gang kommt und die Frau sich auf ihre Mutterschaft einstellt.

▶ Natürlich muß sich auch der Mann auf seine Vaterschaft einstellen und das Paar gemeinsam auf die neue Situation, Eltern zu sein. Diese Anpassungen dauern beim ersten Kind oft länger als das körperliche Wochenbett.

Wochenfluß (Lochien)

Als Lochien wird die **Blut- und Sekretabsonderung** aus der Gebärmutter bezeichnet, die nach der Ablösung der **Plazenta** (= Mutterkuchen) und im Zusammenhang mit der Wiederherstellung der normalen Gebärmutterschleimhaut zustande kommt.

▶ In der ersten Woche nach der Geburt sind die Lochien blutig-rot. Die Blutung ist in den ersten Stunden sehr stark, nimmt aber Tag für Tag deutlich ab.
▶ Oft spürt die Wöchnerin während des Stillens, daß sich ihre Gebärmutter zusammenzieht (Nachwehen) und Wochenfluß abläuft.
▶ Nach ca. einer Woche werden die Lochien deutlich weniger und haben eine bräunlich-schwarze Farbe. Nach zwei Wochen hört die Blutung auf, die Lochien werden gelblich und schließlich hell wie normaler Ausfluß. Nach vier bis sechs Wochen hört der Wochenfluß auf.

◆ **Pflegehilfe**

▶ Versorgung der Wöchnerin mit genügend weichen Vorlagen (anfangs zwei bis drei auf einmal), die Vorlagen frisch aus der Verpackung nehmen, sie dürfen nicht eine Weile offen oder irgendwo herumgelegen haben (Infektionsgefahr!)
▶ Mindestens zweimal am Tag den äußeren Intimbereich der Frau über dem Steckbecken, dem Bidet oder der Toilette nach Anweisung der Hebamme oder Krankenschwester mit einer Desinfektionslösung oder Wasser (lauwarm) abspülen, mit einer frischen Vorlage vorsichtig trockentupfen und mit weiteren frischen Vorlagen versorgen
▶ Frische Vorlagen nur mit sauberen Händen an der **Außenseite** anfassen, gebrauchte, durchgeblutete Vorlagen mit einem Handschuh oder einer Pinzette wegnehmen, weil die Lochien infektiös sein können, immer erst gegebenenfalls das Kind ver-

sorgen, dann die mütterliche Brust, dann den Intimbereich

> ▸ Beobachtung der Lochien auf die normalen Veränderungen. Verlängerte starke Blutung oder auch plötzliches Aufhören [= **Lochialstau**] sofort der Hebamme oder dem Arzt melden!

Nachwehen

Nachwehen sind **Zusammenziehungen der Gebärmutter**, die die Blutstillung und die Rückbildung der Gebärmutter zur normalen Größe bewirken. Sie treten besonders beim Stillen auf (durch das Stillen werden Hormone freigesetzt, die sowohl den Milchfluß als auch die Nachwehen bewirken). Nach der ersten Geburt sind die Nachwehen nur leicht. Nach jeder weiteren Geburt sind sie stärker und können dann unangenehm schmerzhaft werden. Nach vier bis fünf Tagen hören sie auf.

◆ **Pflegehilfe**
▸ Bei starken Nachwehen den Arzt nach einem schmerzlindernden Mittel fragen, wenn die Wöchnerin das wünscht
▸ Nach dem Stillen und der Versorgung der Brust die Wöchnerin mit frischen Vorlagen versorgen (Stillen fördert den Abfluß der Lochien, ebenso allgemein Bewegung und Wochenbettgymnastik)

Brust

Die Brust der Wöchnerin bildet zunächst **Vormilch** (= Kolostrum), die fettreich und reich an Immunstoffen und sehr wertvoll für das Baby ist. Am zweiten bis vierten Tag nach der Geburt kommt es zum Einschießen der Milch. Die Frau spürt evtl. unangenehmen Druck im oberen Rücken und schmerzhafte Spannung in den Brüsten. Diese werden prall und hart. Stillen und/oder vorsichtiges Abpumpen der Milch mit einer **Milchpumpe** lindern die Beschwerden. Soll oder will die Frau nicht stillen, so bekommt sie nach der Geburt ein Hormonpräparat, das die Milchbildung hemmt. Die Trinkmenge soll dann einige Tage eingeschränkt werden. Bis der Milchfluß richtig in Gang gekommen ist und das Baby eine Brust richtig leertrinken kann, besteht die **Gefahr einer Infektion** (Mastitis [= Brustdrüsenentzündung]). Die Anleitung der Mutter zum Stillen ist Aufgabe der Hebamme oder der Kinderkrankenschwester, in der häuslichen Pflegehilfe (pflegebedürftige Wöchnerin) richten Sie sich nach deren Anweisungen bzw. nach den Wünschen der Frau.

◆ **Pflegehilfe**
▸ Berührung der mütterlichen Brust (z.B. bei der Hilfe bei der Körperpflege, beim Anlegen des Stillbüstenhalters) nur mit frisch gewaschenen, gegebenenfalls desinfizierten Händen
▸ Unterstützung bei einer bequemen Haltung für Mutter und Kind beim Stillen

> ▸ Bei Rötung und/oder Verhärtung oder Schmerzhaftigkeit der Brust sofort Hebamme oder Arzt verständigen, ebenso bei schmerzhaften **Rhagaden** (= Einrisse) der Brustwarze.

Intimbereich, Ausscheidungen

Bei vielen Frauen wird zur Verhütung eines Dammrisses eine **Episiotomie** (Scheiden-Damm-Schnitt) angelegt und nach der Geburt genäht. Die Dammwunde schmerzt einige Tage (bis Wochen) beim Sitzen, beim Umdrehen im Bett, beim Gehen und Treppensteigen, anfangs auch erheblich bei der Darmentleerung (viele Wöchnerinnen leiden anfangs zusätzlich unter Obstipationsbeschwerden). Beim Wasserlassen brennt der Urin auf der frischen Wunde. In den ersten Tagen des Wochenbetts ist die Urinmenge oft erhöht (Ausschwemmung des während der Schwangerschaft eingelagerten Wassers).

◆ **Pflegehilfe**
▸ Die Frau selbst entscheiden lassen, wie sie am besten Schmerzen vermeidet
▸ Zum Sitzen einen gut gefüllten Luftring geben
▸ Die bewegungseingeschränkte Frau am besten bei gestreckten oder leicht gebeugten Beinen die Füße kreuzen lassen und ihr so beim Umdrehen helfen, über die Seite oder rückwärts aus Seiten- oder Bauchlage aus dem Bett helfen
▸ Bei Obstipation von Hebamme oder Arzt ein mildes Abführmittel empfehlen lassen, das den Stuhl weich und gleitfähig macht, ohne Blähungen zu verursachen
▸ Nach der Darmentleerung und vorsichtigem Säubern über dem Bidet abwaschen oder mit einer Desinfektionslösung (z.B. Betaisodona) abspülen, um die Zahl der Darmkeime im Intimbereich zu verringern
▸ Nach der Urinentleerung abspülen, gegebenenfalls der Frau eine kleine Kanne geben, mit der sie sich selbst abspülen kann

Körpertemperatur

In den ersten sechs bis zehn Tagen des Wochenbetts wird die Temperatur täglich kontrolliert (axillare Messung, da bei der von der Frau selbst durchgeführten rektalen Messung die Gefahr der Darmkeimverschleppung an Kind, Brust oder Intimbereich besteht). Eine kurzfristige Temperaturerhöhung bis 38 °C nach der Geburt kommt gelegentlich vor und ist harmlos, wenn sie in den nächsten Stunden wieder zurückgeht.

> Bei anhaltendem Fieber von 38 °C oder mehr besteht dringender Verdacht auf eine Infektion (Gebärmutter [= Kindbettfieber], Brust, Wundinfektion, Nierenbeckenentzündung) oder auch auf eine Thrombose. Umgehend den Arzt informieren.

Ernährung

Die gesunde Wöchnerin kann trinken und essen, was sie mag. Wenn sie nicht stillen soll oder will, ist eine Einschränkung der Flüssigkeitszufuhr sinnvoll. Die stillende Wöchnerin muß Rücksicht darauf nehmen, daß Stoffe aus Speisen und Getränken in die Milch übergehen und sich beim Kind auswirken können (Unruhe des Kindes nach Kaffee- oder Colagenuß der Mutter, Wundsein und Hautausschläge beim Kind nach dem Verzehr von Zitrusfrüchten oder -säften).

Seelische Verfassung

Die meisten Wöchnerinnen erleben ca. am dritten bis sechsten Wochenbetttag eine Phase, in der sie sich deprimiert und unausgeglichen fühlen, leicht gekränkt sind und zu Tränen neigen (auch dann, wenn sie sich das Kind gewünscht haben). Die hormonelle Umstellung kann dabei genauso eine Rolle spielen wie die Unsicherheit in bezug auf die künftige Mutterrolle und die Entwicklung der Beziehung zum Partner, der Abschied vom bisherigen Leben, eine körperliche und vor allem seelische Erschöpfung nach all den Höhen und Tiefen der Gefühle der letzten Zeit. Selten entwickelt sich aus dem Stimmungstief im Wochenbett eine **Wochenbettdepression** oder eine **Wochenbettpsychose**, die einer psychiatrischen Behandlung bedürfen.

◆ **Pflegehilfe**
▶ Verständnis und Geduld, keine Ermahnungen („Sie sollten froh sein, daß Sie ein gesundes Kind haben")

▶ Bei Beobachtung depressiver Symptome (s. Depression, S. 60) oder sonst auffälligem Verhalten der Wöchnerin umgehend den Arzt informieren und ihm die gemachten Beobachtungen genau beschreiben.

Störungen der Schwangerschaft

Abort (Fehlgeburt)

Bei einem Abort handelt es sich um die Beendigung der Schwangerschaft durch die Geburt eines abgestorbenen Embryos (**Frühabort** in den ersten drei Monaten) oder eines toten bzw. nicht lebensfähigen Fötus (**Spätabort** im vierten bis ca. sechsten Monat), die nicht absichtlich herbeigeführt wurde.

> Die absichtlich herbeigeführte Beendigung der Schwangerschaft wird als **Abtreibung**, **Schwangerschaftsabbruch** oder **Interruptio** bezeichnet.

◆ **Symptome**
- Blutungen
- Schmerzen (Wehen)
- Aufhören der bereits gefühlten Kindsbewegungen

> Bei manchen Frauen öffnet sich ohne Blutungen oder Wehen der Muttermund (Zervixinsuffizienz), was bei der ärztlichen Untersuchung festgestellt wird. Der Muttermund wird dann mit einer speziellen Naht verschlossen (Cerclage), die kurz vor dem Geburtstermin oder bei Geburtsbeginn wieder entfernt wird.

Beim **drohenden Abort** bestehen leichte Blutungen, evtl. leichte Schmerzen. Bei lebendem Embryo/Fötus und erwünschter Schwangerschaft wird versucht, diese zu erhalten.

◆ **Behandlung**
- Bettruhe
- Gegebenenfalls wehenhemmende Mittel, Beruhigungsmittel
- Bei vermutetem Hormonmangel: Gabe von Hormonen

◆ **Pflegehilfe**
▶ Hilfeleistung bei allen Verrichtungen, da die Patientin meist strenge Bettruhe einhalten muß
▶ Beobachtung auf vaginale Blutung, Schmerzen und seelische Verfassung (Stimmung)
▶ Wenn möglich, Ablenkung durch ruhige Gespräche (Angehörige, Freundin), auf Wunsch der

Patientin den Besuch auf willkommene Personen einschränken

Beim **in Gang befindlichen Abort** kann die Schwangerschaft nicht erhalten werden. Nach der erfolgten Fehlgeburt wird (besonders nach Frühabort) meist eine Ausschabung der Gebärmutter (= Abrasio, Kürettage) in Narkose vorgenommen, damit keine Reste von Schwangerschaftsgewebe zurückbleiben. Je nach Schwangerschaftsdauer, etwa ab fünftem Monat, ist nach der Fehlgeburt mit der Milchbildung zu rechnen. Deshalb bekommt die Frau direkt danach ein milchhemmendes Hormonpräparat.

Manche Frauen erleiden trotz dringendem Kinderwunsch immer wieder eine **Fehlgeburt** (= habitueller Abort), ohne daß dafür eine Ursache gefunden werden könnte. Das Ereignis kann sie in tiefe Traurigkeit und Kummer stürzen.

◆ **Pflegehilfe**
- Nach Anweisung der Krankenschwester Kontrolle der Vitalzeichen und Beobachtung der Nachblutung
- Intimpflege und Versorgung mit Vorlagen
- Respektieren der Trauer der Patientin und ihres Partners

> Leider ist es den Müttern (Eltern) nach einer Fehlgeburt derzeit nur in einem Bundesland (Nordrhein-Westfalen) möglich, sich mit einer offiziellen Bestattung von ihrem Kind (wenn sie es als solches empfunden haben) zu verabschieden.

Drohende Frühgeburt

Zwar können heute schon sehr kleine Frühgeborene (mit einem Gewicht von 1200 g oder sogar weniger) mit intensivmedizinischen Möglichkeiten überleben, aber die Gefahr von Schädigungen infolge der Unreife ist sehr groß. Deshalb wird bei **vorzeitigen Wehen** (drohender Frühgeburt) versucht, die Geburt so lange wie möglich aufzuhalten. Jede Woche länger, die das Baby im Mutterleib wachsen und reifen kann, verbessert seine Chancen!

◆ **Behandlung**
▶ **Wehenhemmung** (= Tokolyse) mit Partusisten, einem adrenalinähnlichen Medikament, das als Tabletten oder Infusionen gegeben werden kann (zusätzlich Magnesium). Das Mittel führt – als Nebenwirkung – zu Tachykardie und Unruhe. Bei starken Nebenwirkungen kann ein Beruhigungsmittel (z.B. Diazepam) verordnet werden. Die Schwangere hat Bettruhe. Ob sie zur Körperpflege und zum Toilettengang aufstehen darf, entscheidet der Arzt.

▶ Eine stationäre tokolytische Behandlung ist für die Frau, die schon ein oder mehrere Kinder hat, oder für eine alleinstehende Frau oft ein großes Problem. Eine wesentliche Hilfe für sie besteht in der Sicherstellung der Versorgung der Kinder, des Haushalts, evtl. vorhandener Tiere. Die berufstätige Frau (besonders in verantwortlicher Position) kommt oft erst dann zur notwendigen Ruhe, wenn sie alles Notwendige hat regeln können.

◆ **Pflegehilfe**
- Übliche Hilfeleistung bei strenger Bettruhe
- Sorge für ausreichend Hilfsmittel zur Bequemlichkeit und Beschäftigung (Lesen, Musik, Handarbeiten), Telefon
- Beobachtung und Kontrollen nach Anweisung von Hebamme und Krankenschwester

> - Beim Auftreten von Schmerzen (Wehen), Blutungen, fraglichem Fruchtwasserabgang sofort Arzt und Hebamme informieren, ebenso, wenn die Frau Veränderungen bei den Bewegungen ihres Kindes oder ihres Befindens mitteilt.

Schwangerschaftsabbruch

Wer über das Ende des Lebens nachdenkt (Sterben und Tod, s. S. 268), kommt nicht daran vorbei, sich auch über dessen Beginn Gedanken zu machen. Ob die befruchtete Eizelle einer Frau oder ein Embryo bereits ein Mensch ist – diese Frage beschäftigt vor allem in der Diskussion darüber, ob eine Frau eine Schwangerschaft abbrechen **darf** oder ob sie sie austragen **muß**.

> Die derzeit gültige Fassung des § 218 StGB bezeichnet den Schwangerschaftsabbruch als rechtswidrig. Von einer Bestrafung wird aber abgesehen, wenn der Schwangerschaftsabbruch vor Ablauf der 12. Woche stattfindet, die Frau eine Beratung nachweist, zwischen Beratung und Eingriff mindestens drei Tage liegen und Beratung und Eingriff nicht von derselben Person durchgeführt werden. Nicht strafbar ist der Schwangerschaftsabbruch bei Gefahr für Leben und Gesundheit der Mutter bei Fortsetzung der

Schwangerschaft oder nach einer Vergewaltigung. Auch bei einer zu erwartenden schweren Erkrankung oder Behinderung des Kindes ist der Schwangerschaftsabbruch (dann sogar bis zur 22. Woche) nach § 218 a, Absatz 3 nicht strafbar.

Ist ein menschlicher Embryo bereits ein Mensch mit allen Grundrechten? Diese Frage wird im Zusammenhang mit dem Schwangerschaftsabbruch bedeutsam. Tatsache ist, daß ein toter Embryo (z. B. nach einer Fehlgeburt) weder beim Standesamt als Geburts- und Todesfall registriert noch bestattet wird, wie es sonst für jeden Menschen Vorschrift ist. Auch die christlichen Sterbesakramente werden im Falle einer Fehlgeburt nicht gespendet. Forschung und Experimente mit Embryonen sind üblich, wenn auch umstritten.

Schwangerschaftsabbrüche werden zum größeren Teil **ambulant**, aber auch **stationär** durchgeführt. Die pflegerische Betreuung ist wie bei der Frau nach einer Fehlgeburt. Die seelische Verfassung der Patientin kann sehr zwiespältig sein. Einerseits kann sie erleichtert sein, die – aus welchen Gründen auch immer – für sie nicht hinnehmbare Schwangerschaft beendet zu wissen. Andererseits stellen sich oft trotzdem Schuldgefühle und Trauer ein.

Probleme im Umgang mit der Patientin können sich für Sie ergeben, wenn Sie Schwangerschaftsabbrüche nicht akzeptieren können. Das ist Ihr gutes Recht, und niemand kann von Ihnen verlangen, gegen Ihren Willen in irgendeiner Form dabei mitzuarbeiten. Dies sollten Sie bei der Wahl Ihres Arbeitsplatzes mit bedenken.

Säuglingspflege

Die Säuglingspflege ist in der Hauptsache Aufgabe der Eltern. Alle werdenden Mütter und Väter sollten zumindest vor der Geburt des ersten Kindes entsprechende Kurse besuchen. In der Entbindungsklinik leitet die Kinderkrankenschwester die Eltern in der Pflege des Neugeborenen an, zu Hause die Hebamme. Können die Eltern das Kind einmal nicht versorgen, springen meistens Großmütter oder Tanten ein. Da die Säuglingspflege in der Praxis nicht zu den üblichen Aufgaben der Pflegehelferin gehört, beschränke ich mich im folgenden auf eine sehr kurze Abhandlung.

Ernährung

▶ Beim Stillen anfangs regelmäßig, später gelegentlich die Trinkmenge feststellen, dazu das Kind vor und nach dem Stillen in **derselben** Kleidung wiegen (der Gewichtsunterschied entspricht der getrunkenen Milchmenge)
▶ Bei Flaschenernährung Zubereitung der Nahrung entsprechend den Angaben des Herstellers mit frisch abgekochtem Wasser, bei schlechter Trinkwasserqualität (Nitrat und andere Schadstoffe) mit geeignetem, kohlensäurefreiem Mineralwasser, gründliches Spülen und evtl. Auskochen (10 Minuten) der Flaschen und Sauger
▶ Gabe der vom Kinderarzt verordneten Vitamin-D-Fluor-Tablette (Vigantol, D-Fluorette) zur Rachitis- und Kariesprophylaxe einmal täglich
▶ Zufüttern von Gemüse- und Obstzubereitungen ab der sechsten Lebenswoche, bei Flaschenernährung im Fläschchen, bei Brusternährung mit dem Löffel
▶ Nach der Mahlzeit das Kind mindestens einmal aufstoßen lassen, bevor es hingelegt wird

Wickeln

▶ Mindestens fünfmal täglich eine frische Windel anlegen

▶ Die modernen Höschenwindeln sind zwar sehr praktisch, verursachen aber enorme Müllberge, da sie wegen ihres Plastikanteils nicht verrotten. Mit Waschmaschine und Wäschetrockner ist auch die Verwendung von **Mullwindeln** (zusammen mit einem mehrfach verwendbaren Plastikhöschen) kein großer Aufwand, in vielen Städten gibt es auch den Windeldienst, der schmutzige Windeln abholt und frische bringt. Einfache Zellstoffwindeln ohne festverarbeiteten Plastikanteil können kompostiert werden.

▶ Bei Stuhlgang die Reste mit Wasser und gegebenenfalls einer milden Seife abwaschen, bei empfindlicher Babyhaut eine Hautschutzcreme (Paste) auftragen
▶ Reste der Hautschutzcreme mit einem ölgetränkten Wattebausch entfernen, danach mit Wasser und Seife waschen
▶ Bei Neigung zum Wundwerden die Haut bei jedem Windelwechsel mit klarem Wasser abspülen, um reizende Urinrückstände zu entfernen, und zart trocknen, bei genügend Wärme das Baby zeitweise ohne Windel lassen

♦ **Achtung**
Das Baby **niemals** auf dem Wickeltisch aus den Augen und den Händen lassen! Es könnte in einem einzigen unachtsamen Moment durch spontane Bewegungen herunterfallen! (Falls etwas fehlt, das Telefon klingelt oder ähnliches: das Baby mitnehmen oder notfalls auf eine Decke auf den Boden legen!)

Körperpflege

- Tägliches Waschen, nach Abheilen der Nabelwunde tägliches Baden (ist zwar nicht nötig, macht aber Spaß) mit klarem Wasser oder milden Zusätzen (bei Hautkrankheiten oder empfindlicher Haut ist ein Kleiezusatz gut geeignet), gründliches Abtrocknen und Eincremen, gegebenenfalls Hautfalten pudern (Achtung: Puder fern vom Gesicht des Babys erst auf die eigene Hand geben!)

♦ **Achtung**
Beim Baden das Kind immer so halten, daß es nicht aus der Hand rutschen und mit dem Köpfchen unter Wasser geraten kann!

- Regelmäßiges Schneiden der Fingernägel (manche Kinder kratzen sich blutig)
- Ohren und Nase nur von sichtbaren Verschmutzungen befreien, nicht mit Wattestäbchen in Gehörgang oder Nasenloch hineingehen
- Das Haar mit einer weichen Bürste gegen den Strich bürsten, danach – falls nötig oder möglich – frisieren

Kleidung

- Babybekleidung soll aus Naturfasern bestehen, gut waschbar und leicht an- und auszuziehen sein. Hemdchen, Jäckchen, Strampelhosen usw. nicht in den allerkleinsten Größen kaufen, sie passen zu schnell nicht mehr.

- Die Kleidung der Witterung anpassen, in geheizten Räumen nicht zu dick anziehen bzw. zudecken
- In der warmen Jahreszeit das Baby vor Insekten und Fliegen schützen (Moskitonetz, feine Tüllgardine)

Schreien

Schreien ist die einzige Möglichkeit des Babys, seine Eltern zu rufen, wenn es Hunger, Durst, eine volle Windel, Bauchweh, Angst oder Sehnsucht hat oder ihm zu heiß oder kalt ist. Schreienlassen ist weder gut für die Lunge noch als Erziehungsmethode geeignet (Erziehung ist im Säuglingsalter weder nötig noch möglich!).

Schrilles Schreien oder Wimmern muß dem Arzt mitgeteilt werden.

Beobachtung des Babys

- **Bewegung**
  Gesunde Babys bewegen die Ärmchen und Beinchen gleich kräftig. Zuckungen, Krämpfe, geringe oder fehlende Bewegung eines Körperteils oder allgemeine Bewegungsarmut müssen ärztlich abgeklärt werden.
- **Hautfarbe**
  Ab dem dritten Lebenstag kann die Haut für ca. eine Woche leicht gelblich verfärbt sein (Neugeborenengelbsucht). Frühere und intensivere Gelbfärbung muß ärztlich kontrolliert und behandelt werden. Zyanose, Blässe und Hautveränderungen aller Art müssen umgehend dem Arzt mitgeteilt werden.
- **Brustdrüsenschwellungen**
  eventuell mit Milchabsonderung („Hexenmilch") sind Nachwirkungen mütterlicher Hormone, ebenso wie eine Blutung aus der Scheide des neugeborenen Mädchens. Beides ist harmlos. Die Brust wird mit Watte vor Druck und Reibung geschützt.

Männer

Intimhygiene

Zur Intimhygiene des Mannes gehört – ebenso wie bei der Frau – die tägliche Reinigung der äußeren Geschlechtsorgane (Penis und Skrotum [= Hodensack]) und deren Umgebung mit Wasser und Seife.

Zwischen der Eichel (Glans penis [= Gliedspitze]) und der Vorhaut (Präputium) bildet sich ein talgartig weißes Sekret, das **Smegma**, das zu Reizungen und Entzündungen führen kann. Das Smegma gilt außerdem als mitverursachender Faktor bei der Entstehung des Gebärmutterhalskrebses der Frau.

◆ **Pflegehilfe**
▸ Zum Waschen des Penis wird die Vorhaut zurückgezogen, um das Smegma und Urinrückstände aus der Umschlagfalte der Vorhaut entfernen zu können. Nach dem vorsichtigen Abtrocknen wird die Vorhaut wieder über die Eichel gestreift.

> ▸ Läßt sich die Vorhaut nicht mühelos zurückziehen, so darf dies auf keinen Fall mit Nachdruck versucht werden. Möglicherweise hat der Patient eine **Phimose** (= Vorhautverengung). Falls er darüber selbst keine Auskunft geben kann, ist der Arzt oder ein Krankenpfleger zu Rate zu ziehen (ebenso, wenn sich nach dem Waschen die Vorhaut nicht wieder über die Eichel streifen läßt): Gefahr der **Paraphimose** (= relative Verengung der Vorhaut infolge Anschwellung).

▸ Bei beschnittenen Männern fehlt die Vorhaut (bei Angehörigen des Islam und des jüdischen Glaubens, nach einer Phimoseoperation).
▸ Nach dem Waschen des Skrotums ist das gründliche Abtrocknen wichtig (was wegen der sehr nachgiebigen Haut nicht immer ganz einfach ist), um einem Wundwerden oder Pilzinfektionen in den Hautfalten vorzubeugen.
▸ **Ausfluß** aus der Harnröhrenöffnung des Mannes in Form eines weißlichen oder gelblichen Sekretes weist auf eine eitrige Entzündung hin und muß dem Arzt mitgeteilt werden.

Erektion und Ejakulation

Die **Erektion** (= Versteifung, Aufrichtung und Vergrößerung des Penis) kommt meistens in Verbindung mit sexueller Erregung zustande, auch unwillkürlich oder sogar gegen den Willen des Mannes. Körperliche Berührungen (nicht nur im eigentlichen Intimbereich), wie sie bei Pflegehandlungen unumgänglich sind, aber auch allein schon Gedanken können Erektionen auslösen. Bei Männern mit Erkrankungen des Nervensystems (z.B. Querschnittslähmung, s. S. 219, multiple Sklerose, s. S. 214) können trotz fehlender Sensibilität reflektorisch bei Berührung Erektionen ausgelöst werden. Viele Männer haben morgens beim Aufwachen vor der ersten Blasenentleerung eine Erektion, die nicht mit sexueller Erregung verbunden sein braucht. Das Problem besteht in der Peinlichkeit der Situation für beide, den Patienten und die Pflegeperson, wenn es während pflegerischer Handlungen zu einer Erektion kommt. Wenn Sie mit der Möglichkeit rechnen, gelingt es Ihnen wahrscheinlich leichter, mit Takt, Diskretion und der nötigen Distanz darüber hinwegzugehen. Besonders bei jüngeren Patienten können peinliche Situationen vermieden werden, wenn nach dem Wecken bis zum Betten, der Körperpflege usw. etwas Zeit vergeht.

Die **Ejakulation** (= Samenerguß) ereignet sich gewöhnlich auf dem Höhepunkt der Erregung bei sexueller Aktivität mit Partnerin oder Partner oder bei der Selbstbefriedigung. Besonders bei pubertierenden Jungen und jungen Männern können unwillkürliche Ejakulationen, besonders nachts, stattfinden. Reflektorische Ejakulationen bei Patienten mit Erkrankungen des Nervensystems kommen vor.

Das Ejakulat (Sperma) weist einen typischen Geruch auf und macht in der Wäsche gegebenenfalls helle, erstarrende Flecken. Helfen Sie bei Bedarf kommentarlos bei Körperpflege und Wäschewechsel.

Skrotalödem
(Schwellung des Hodensacks)

Bei **operativen Eingriffen** in der Nähe der Geschlechtsorgane (z.B. Leistenbruchoperation), bei allgemeiner **Ödemeinlagerung** (z.B. bei Herzinsuffizienz) und **infolge von Druck** (z.B. Einklemmen des Skrotums zwischen den Beinen) kann es zum Anschwellen des sehr lockeren Gewebes kommen.

◆ **Pflegehilfe**
▸ Zur Vorbeugung oder um das Abschwellen zu unterstützen, wird das Skrotum beim liegenden Patienten mit einem „**Hodenbänkchen**" unterstützt. Dieses kann sehr leicht angefertigt werden, indem man Zellstoff oder ähnliches zu einem dicken Block zusammenlegt oder einen entsprechend großen Schaumstoffblock schneidet und mit einer Mullbinde umwickelt. Das Hodenbänkchen wird zwischen den Beinen des Patienten plaziert und das Skrotum daraufgelegt. Ein zusammengerolltes Handtuch oder dergleichen erfüllt den gleichen Zweck. Die Hoden können auch auf einem um die Oberschenkel des Patienten gespannten Handtuch hochgelagert werden, was ihm allerdings die Möglichkeit zur Lageveränderung nimmt.
▸ Zur Mobilisation kann bei bestehendem Skrotalödem oder -hämatom (= Bluterguß) das Anlegen eines **Suspensoriums** (= Tragbeutel) oder das Tragen einer straffsitzenden Unterhose notwendig sein.

▸ Bei Lagerung und Mobilisation ist immer darauf zu achten, daß das Skrotum nicht zwischen den Beinen eingeklemmt wird (z. B. bei Seitenlage) und daß der Patient nicht darauf sitzt (z. B. beim Rutschen an die Bettkante).

Entzündungen

Die Entzündung der Eichel und evtl. der Vorhaut (= Balanitis) kann durch **Hygienefehler** (Smegma), mechanische **Reizung**, **Infektion** und aus **unbekannter Ursache** auftreten. Die Symptome sind flächige oder fleckige Rötung, bei Pilzinfektion evtl. mit weißen Belägen, Spannung der Haut, evtl. mit kleinsten Einrissen, Juckreiz und Brennen beim Wasserlassen. Die Behandlung richtet sich nach der Ursache.

◆ **Pflegehilfe**
- Vorsichtige Intimpflege, am besten unter der Dusche oder im Sitzbad
- Anwendung verordneter Präparate (z. B. Antimykotika)
- Bei nichtinfektiöser Balanitis evtl. Anwendung einer Panthenolcreme (Anweisung der Krankenschwester einholen)

Orchitis (Hodenentzündung)

Die Hodenentzündung kann als Komplikation der **Mumpserkrankung** im jugendlichen Alter auftreten, in jedem Lebensalter infolge entzündlicher Erkrankungen der Geschlechtsorgane. Häufiger ist die **Nebenhodenentzündung** (= Epididymitis), z. B. bei Harnröhrenentzündung durch Dauerkatheter. Die Symptome sind Fieber und einseitige schmerzhafte Schwellung und Rötung.

◆ **Behandlung**
- Antibiotika, kalte Umschläge

◆ **Pflegehilfe**
- Vorsichtige Hochlagerung des Skrotums (s. oben)
- Erneuerung der kalten Umschläge, wenn der Patient es nicht selbst kann, Schutz der Bettdecke vor Feuchtigkeit (Bettbogen)
- Pflege des Fieberkranken (s. S. 125)

Eine einseitige schmerzlose Hodenschwellung ohne Rötung und Fieber ist tumorverdächtig und muß umgehend ärztlich abgeklärt werden!

9 Sterben und Tod

Die einzige wirkliche Gewißheit, die wir in unserem Leben haben, ist die, daß wir sterben werden. Auch wenn die statistische Lebenserwartung, die Zahl der Jahre, die die Menschen leben können, in Friedenszeiten und in Wohlstandsländern ständig steigt, wir also theoretisch immer länger leben können, geht dennoch jedes Leben einmal zu Ende. Sofern wir überhaupt darüber nachdenken, wünschen sich die meisten von uns, gesund und munter alt zu werden (daß wir nicht immer jung bleiben können, daß sehen wir schon ein) und dann, wenn es Zeit ist, in Frieden und Würde und vor allem rasch zu sterben.

Vielleicht wissen Sie genau, wie Sie auf keinen Fall sterben wollen und auch keiner Ihrer Angehörigen sterben soll. Vielleicht haben Sie schon mit anderen über langes Siechtum, unheilbare Krankheiten gesprochen, vielleicht in Zeitung und Fernsehen Diskussionen verfolgt, wann die medizinischen Geräte bei Sterbenden abgestellt werden sollten, wann man einen anderen Menschen sterben lassen sollte. Die öffentliche Diskussion vermittelt uns leicht das Gefühl, daß das Sterben dann kommt, wenn die medizinische Kunst versagt oder nicht ausgereicht hat oder zu spät gekommen ist. Dabei wissen wir alle, daß die geglückte Rettung, die gelungene Behandlung, die erfolgreiche Pflege die Lebenszeit des Menschen verlängert – nicht weniger, aber auch nicht mehr. Und kaum je hören wir davon, wie eine gelungene Behandlung, eine erfolgreiche Pflege zum würdigen Ende eines Lebens beigetragen hat.

Wenn Sie noch jung sind, noch keinen nahen Angehörigen aus Familie oder Freundeskreis verloren haben, hatten Sie wahrscheinlich noch keinen Anlaß, sich mit Sterben und Tod auseinanderzusetzen. Unsere Gesellschaft, unsere Lebensweise ist wenig geeignet, uns darauf vorzubereiten. Kranke und alte Menschen sterben im Krankenhaus oder im Pflegeheim. Kindern und Jugendlichen möchte man die Beschäftigung mit Sterben und Tod nicht zumuten, obwohl ja der Tod genauso zum Leben gehört wie die Geburt. Selten können sich heute Kinder von ihrer sterbenden Großmutter/Großvater verabschieden, das Ende ihres/seines Lebens miterleben und dabei etwas für ihr eigenes Leben und Lebensende lernen.

> Die meisten jungen Krankenpflegeschüler/innen, die ich in meinen bisherigen 19 Berufsjahren als Unterrichtsschwester kennenlernte, hatten vor Beginn ihrer Ausbildung noch nie einen Sterbenden oder Toten gesehen.

In den Medien (Zeitung, Fernsehen, Radio) wird viel über Sterben und Tod berichtet. Mord und Totschlag, Terroranschläge, Kriege, Hungersnöte, Naturkatastrophen, schwere Verkehrsunfälle, Flugzeugabstürze und gesunkene Schiffe – die Zahl der Toten bestimmt das Ausmaß des Furchtbaren. Aber bereits kurze Zeit später blättern wir um, wechselt das Bild. Das ganz normale Lebensende – der Tod als Vollendung eines Lebens, das vergangen ist – kommt in den Medien, die unser Leben zunehmend diktieren, praktisch nicht vor. Solange die schrecklichen Dinge weit weg von uns geschehen, können wir fast aus unserem Bewußtsein verdrängen, daß auch unser Leben, wie alles Leben, zu Ende gehen wird.

Manchmal schreckt uns eine Nachricht auf, daß jemand in der Nachbarschaft, im Kollegenkreis schwer krank oder gestorben sei. „Er/sie war doch noch gar nicht so alt," hören wir sagen oder sagen es selbst. Oder wir sagen: „Nun ist er/sie endlich erlöst, das war ja wirklich kein Leben mehr", als könnten wir wissen, was es für einen anderen Menschen bedeutet, zu leben oder zu sterben.

> **Frau F.** hatte schon zum dritten Mal versucht, sich das Leben zu nehmen, und wir, die Pflegenden, dachten, sie hat doch eigentlich ein schönes Leben, wenn man einmal bedenkt, wie es anderen geht. Und trotzdem wollte sie lieber gar nicht mehr leben als **so**.
>
> **Herrn B.** ging es sehr schlecht mit seiner Atemnot, mit seinen Schmerzen, jede Bewegung strengte ihn an und tat ihm weh, eine Besserung seiner Situation war ausgeschlossen. Wir, die Pflegenden, dachten, so möchten wir nie daliegen, lieber sterben, und doch hing Herr B. an seinem Leben und kämpfte um seine Verlängerung.

Spätestens mit Beginn Ihrer Pflegetätigkeit werden Sie mit Sterben und Tod konfrontiert; nicht nur mit Hunderten von Toten am anderen Ende der Welt, mit drei Toten auf einer entfernten Autobahn, sondern mit dem Sterben und Tod eines einzelnen Menschen, den Sie kennen, den Sie gebettet, gefüttert, gewaschen haben, an dessen Bettkante Sie gesessen und mit dem Sie gesprochen haben. Es kann auch ein Patient sein, der für Sie namenlos bleibt, weil er nachts bewußtlos ins Krankenhaus eingeliefert wurde und, ohne das Bewußtsein wiedererlangt zu haben, am übernächsten Tag stirbt. Es kann ein Patient sein, den Sie ins Herz geschlossen haben und den Sie nicht hergeben wollen, nicht so, nicht an den Tod. Es kann ein Patient sein, dessen Angst und Schmerz Sie kaum mitansehen konnten, der Sie überfordert hat, dessen Zimmer Sie kaum noch betreten wollten, weil Sie nicht wußten, was Sie hätten tun können.

Es kann sein, daß Sie einen lebensmüden Menschen pflegen, der einfach nicht mehr will, nichts mehr essen, nicht mehr umgelagert werden, nur sterben.

Es kann ein junger Mensch sein, so alt wie Sie, mit einer tödlichen Krankheit wie Krebs oder Aids, dessen Leben eigentlich erst hätte beginnen sollen. Es kann auch ein Mensch sein, der jetzt tot wäre, wenn nicht mit den Mitteln eines modernen Rettungswesens und der modernen Medizin eine **Reanimation** (= Wiederbelebung) Erfolg gehabt hätte, und der jetzt, gegebenenfalls mit schweren Einschränkungen, weiterlebt.

> Vielleicht werden auch Sie, wie viele andere beruflich Pflegende, sich mit dem Gefühl von Ungerechtigkeit auseinandersetzen müssen, wenn ein junger Mensch, der an seinem Leben hängt, dennoch sterben muß und ein alter Mensch, dem anscheinend nichts mehr daran liegt, dennoch weiterlebt. Wahrscheinlich erleben Sie die Situation, daß ein Mensch mit Aids oder Krebs um sein Weiterleben kämpft und ein anderer Mensch, der doch noch so viel vor sich haben könnte, sein Leben selbst beenden will. Leicht sind wir versucht, gegeneinander aufzurechnen, zu vergleichen, abzuwägen. Aber wir bewerten nur nach unserem eigenen Standpunkt (wenn überhaupt, denn auch unser eigener Standpunkt ändert sich immer wieder, wir lernen dazu, machen Erfahrungen, werden älter). Die Bedeutung von Leben und Tod für einen anderen Menschen können wir nicht erfassen. Der Versuch, als Außenstehende Lebensgefühl, Lebensqualität und Schicksal anderer Menschen zu vergleichen, kann für uns selbst vielleicht von Nutzen sein, aber eben nur für uns und nicht für andere.

Sterben und Tod wecken Gefühle in uns, die sehr vielfältig und sehr heftig sein können, auch wenn wir mit der Pflege des Sterbenden, der Versorgung des Gestorbenen unsere berufliche Arbeit getan haben und nicht Angehörige sind. Verlustgefühle, Trauer und Schmerz können sich einstellen, Angst um eigene Angehörige, Angst vor dem eigenen Tod. **Schuldgefühle** können uns quälen, wenn wir bei der Pflege oder im Umgang mit dem Sterbenden Fehler gemacht haben. **Schuldzuweisungen**, wenn wir glauben, daß nicht alles getan wurde oder daß es zuviel war, was dem Sterbenden an Diagnostik und Therapie noch zugemutet wurde. Manchmal stellt sich auch eine – evtl. mit schlechtem Gewissen empfundene – Erleichterung ein, wenn die Pflege des nun Verstorbenen unsere seelische Kraft bis an die Grenze gefordert hat. Manchmal können wir aber auch den Frieden fühlen, mit dem ein Mensch in Würde aus dem Leben gegangen ist, begleitet von seinen Angehörigen, einem Seelsorger, in ärztlicher und pflegerischer Betreuung, die seinen Bedürfnissen gerecht wurde.

> Es kann sein, daß Sie am Beginn Ihrer Pflegetätigkeit beim Tod eines Patienten eine Flut heftiger Gefühle erleben, mit der Sie so nicht gerechnet haben. Versuchen Sie, sie zuzulassen und mit einer Person Ihres Vertrauens durchzustehen. Vertrauen Sie darauf, daß nicht jeder Tod eines Patienten Sie so aufwühlen wird. Fast alle beruflich Pflegenden erleben, daß Sterben und Tod des einen Patienten sie tiefer ergreift als Sterben und Tod eines anderen Patienten. Sie lernen es, mit dieser seelischen Belastung umzugehen, obwohl es eine Belastung bleiben wird.

Das unfaßbare Geschehen, das in einem einzigen Moment aus einem sterbenden, aber noch lebenden Menschen einen Toten macht, kann aber auch **Angst** machen, die eher unheimlich und bedrohlich empfunden wird. Viele Menschen haben vor Toten Angst, obwohl sie natürlich wissen, daß von einem Toten keine Gefahr ausgeht. Angehörigen der Pflegeberufe geht das nicht anders. Die Angst vor dem Toten kann viele Aspekte haben, und nicht alle Aspekte sprechen wir gerne aus: Angst, der Tote könnte sich noch einmal bewegen, er könnte nach uns greifen, wenn wir ihm den Rücken zuwenden,

Angst vor dem Gefühl von Kälte bei der Berührung des Leichnams, Angst vor Gespenstern und Scheintoten.

Manchmal gehen von einem Leichnam auch unangenehme Gerüche aus (Ausscheidungen, Wundsekrete), die Ekel verursachen. Wie auch immer: solche Gefühle, wenn sie nun einmal vorhanden sind, **dürfen** auch vorhanden sein, viele andere haben diese Gefühle auch, und es ist gut, wenn Sie mit einem Menschen, dem Sie vertrauen, darüber sprechen können.

Die Wunschvorstellung vieler Menschen, nach einem langen, erfüllten Leben friedlich zu gehen, eingebettet in eine freundliche Überzeugung von dem, was danach sein könnte, mit Liebe verabschiedet von den Menschen, die ihr Leben und Sterben begleitet haben, geht nicht oft in Erfüllung. Eine andere Wunschvorstellung, einfach umzufallen und tot zu sein, sozusagen ohne zu sterben oder jedenfalls ohne das Sterben zu „erleben", tritt noch seltener ein. Oft endet ein Leben auf einer Intensivstation oder einer anderen Station im Krankenhaus, wo nach Ausschöpfen aller Möglichkeiten der modernen Medizin schließlich doch der Kampf aufgegeben werden muß, oft genug mit dem Gefühl der Niederlage bei Ärzten und Krankenschwestern, oft aber auch ohne Kenntnis dessen, was der betroffene Mensch gewünscht hätte, wenn er es hätte sagen können.

Meistens beginnt das Sterben mit einer Krankheit. Bei Kindern, jungen Menschen und Menschen im mittleren Lebensalter handelt es sich um meist tödliche Krankheiten, die durch moderne Behandlungsmaßnahmen und kompetente Pflege geheilt oder gebessert werden können oder auch nicht. Für manche Krankheiten wie schwere Infektionskrankheiten, Krebs, Leukämie, Herzfehler, Fehlbildungen, Stoffwechselkrankheiten, Nierenversagen, gibt es heute Behandlungsmöglichkeiten, die das Leben des Betroffenen vorerst retten oder zumindest verlängern können, wenn auch nicht immer; für andere Krankheiten wie Aids oder Tollwut gibt es diese Behandlungsmöglichkeiten derzeit nicht. Bei manchen Krankheiten kann durch eine **Organtransplantation** (Niere, Herz, Lunge, Leber, Bauchspeicheldrüse) der drohende nahe Tod abgewendet werden, wenn ein anderer Mensch, dessen Organe gerade passend sind, den **Hirntod** (s. S. 277) erlitten hat. Aber es gibt keine Garantie, und ob wir wollen oder nicht, müssen wir dennoch hinnehmen, daß die Heilkunde Grenzen hat.

Im hohen Lebensalter treten oft Veränderungen der Lebensfunktionen auf, die eigentlich das natürliche Lebensende bedeuten könnten, aber in unserer Zeit und mit den Möglichkeiten der modernen Medizin als Krankheiten, d. h. als behandelbar betrachtet und folgerichtig behandelt werden und damit einen längeren **Sterbeprozeß** einleiten können. Akute Erkrankungen und Unfallfolgen im hohen Alter werden selbstverständlich und oft mit Erfolg behandelt. Trotzdem können Komplikationen, die durch den Umgebungswechsel oder die notwendige Bettruhe verursacht sind, oder eine **nosokomiale** (= im Krankenhaus erworbene) **Infektion** den Beginn des Sterbeprozesses für den betroffenen Menschen bedeuten.

Medizinische Maßnahmen eröffnen sowohl die Möglichkeiten der Lebensrettung und -erhaltung als auch die Möglichkeit der Verlängerung des Sterbeprozesses bzw. des Lebens in einer Form, wie sie der betroffene Mensch für sich nicht gewünscht hätte, wenn er es selbst hätte bestimmen können. Diesem Dilemma sind wir alle ausgesetzt. Wenn lebensrettende Maßnahmen eingeleitet werden (z. B. durch Sie, indem Sie Arzt und Krankenschwester alarmieren und diese dann tun, was in ihren Möglichkeiten liegt), so können diese für den Patienten glücklich ausgehen, d. h. ihm eine weitere Lebenszeit eröffnen, in der ihm ermöglicht ist, seinen Weg weiterzugehen, sein Leben weiterzuleben, und sei es auch nur für eine relativ kurze Zeit. Es kann aber auch sein, daß für den Patienten zwar eine Verlängerung seiner Lebenszeit daraus wird, aber kein Leben mehr in **seinem** Sinne. Es ist sogar denkbar, daß lebensrettende Maßnahmen den Patienten nicht retten können, sondern die vielen zum Teil schmerzhaften oder unangenehmen Aktionen ihm nur den Frieden nehmen, in dem er hätte sterben können. **Wir wissen es nicht!**

Oft trifft die unheilbare Krankheit, das bevorstehende Sterben den Menschen zu einer Zeit, in der er es (noch) nicht erwartet hat, nicht darauf gefaßt ist, sein Leben noch längst nicht als erfüllt und zu Ende gelebt empfindet, und mitunter ist der Patient, den es betrifft, derjenige, der es als letzter erfährt. Ärzte, Angehörige, Krankenschwestern möchten oft nicht, daß der Patient die Wahrheit erfährt, vielleicht deshalb, weil sie selbst Angst davor haben, das, was auf den Patienten zukommt, mit ihm zusammen durchzustehen.

Oft befällt uns das Gefühl von **Hilflosigkeit**, das Gefühl, nichts (mehr) tun zu können. Wenn wir die Erhaltung oder Verlängerung des Lebens als das einzige Ziel ansehen, trifft das ja auch zu. Aber wenn wir uns der Erkenntnis öffnen, daß

> die Hilfe für einen sterbenden Patienten genauso möglich ist wie für einen, der genesen wird, daß Hilfe zur Vollendung des Lebens genauso gelernt und beruflich geleistet werden kann wie die zu seiner Fortsetzung, brauchen wir uns nicht mehr so hilflos fühlen und dem Sterbenden auch nicht mehr ausweichen (mit scheinbar tröstenden, in Wirklichkeit aber abweisenden Worten oder indem wir seltener und kürzer bei dem Patienten sind, als wir sein könnten).

Den Veröffentlichungen von Elisabeth Kübler-Ross ist es zu verdanken, daß die seelischen Bedürfnisse Sterbender und die Möglichkeiten, Sterbenden beizustehen, vielen interessierten oder betroffenen Menschen nahegebracht werden konnten (17).

Nach Kübler-Ross durchlebt der Mensch, der dem Tod entgegengeht (nicht dem erwarteten, vielleicht gar ersehnten am natürlichen Lebensende, sondern dem Tod vor der Zeit), verschiedene Phasen seelischer Erschütterung, bis er schließlich sein Ende akzeptieren, annehmen kann (vergleichbare Phasen durchleben oft auch Patienten, die mit einer bleibenden schweren Behinderung oder fortschreitenden Krankheit fertigwerden müssen, z. B. Querschnittlähmung, multiple Sklerose, HIV-Infektion). Diese Phasen möchte ich im folgenden verkürzt darstellen und mögliche pflegerische Hilfeleistungen schildern. Diese können allerdings nur Anhaltspunkte sein. Die Menschen äußern ihre seelischen Bedürfnisse sehr unterschiedlich, manche gar nicht, jedenfalls nicht so, daß wir sie gleich erkennen könnten. Zunehmende Erfahrung erleichtert die Hilfeleistung für sterbende Patienten. Aber Erfahrungen müssen Sie ja erst machen, bevor Sie darüber verfügen können. Trauen Sie sich, einem Patienten scheinbar einfache Fragen zu stellen, wie

- Was könnte ich jetzt tun, damit Sie sich etwas besser fühlen?
- Möchten Sie, daß ich noch ein wenig bei Ihnen sitzen bleibe?

Aufmerksame Beobachtung, aufmerksames Hören auf das, was der Patient (vielleicht auch zwischen den Zeilen) sagt, hilft Ihnen, Ihre anfängliche Hilflosigkeit zu überwinden. Wenn Sie sich entscheiden können, den sterbenden Patienten zeitweise zu begleiten, dann genügt es vollständig, ihm aufmerksam zu folgen, die „zweite Geige zu spielen", darauf zu achten, was für ihn im Moment tatsächlich wichtig ist. Ganz persönliche Bedürfnisse des Patienten zu erkennen und auch darauf einzugehen, erfordert meistens auch eine ganz persönliche Beziehung, die Sie in der beruflichen Pflege nicht zu allen Patienten oder Heimbewohnern haben können. Das kann und wird auch niemand ernsthaft von Ihnen erwarten. Im Krankenhaus, im Heim und in der häuslichen Pflege kann durch die Mitarbeiter/innen des Pflegedienstes zwar die angemessene **Betreuung** Sterbender gewährleistet (und erwartet) werden, wenn die personellen Mindestvoraussetzungen erfüllt sind, d. h. eine Krankenschwester oder Pflegehelferin lange und häufig genug bei dem Sterbenden sein kann, ohne den Pflegebedarf anderer Patienten dadurch zu vernachlässigen. Eine persönliche, anteilnehmende Beziehung, wie sie zur **Begleitung** des Sterbenden notwendig ist, entsteht nicht allein durch den beruflichen Auftrag.

> Eine persönliche Begleitung des Sterbenden ist in Institutionen, die mit Geld umgehen und rechnen müssen (Personalkosten, Rentabilität, Auslastung), schon deshalb nicht selbstverständlich, weil sie Zeit braucht, die nicht im voraus zu kalkulieren ist. Beruflich Pflegende haben eine begrenzte Arbeitszeit, die sie im Interesse ihrer eigenen Angelegenheiten und ihrer eigenen Gesundheit auch nicht ständig variieren oder überschreiten können. Von diesen eher äußerlichen Einschränkungen abgesehen, bietet auch kaum eine Institution der Krankenschwester oder Pflegehelferin, die einen Sterbenden begleitet und den Verstorbenen versorgt hat, eine gewisse Zeit (innerhalb der Arbeitszeit) zu einem Spaziergang, einem Besuch in der Kapelle oder zu was auch immer, die sie braucht, um auch für sich selbst zu einem Abschluß zu kommen. Die wirklich persönliche Begleitung eines Sterbenden, die über die angemessene Betreuung hinausgeht, ist eigentlich Sache der Menschen, die auch das Leben des Patienten begleitet haben (Familie, Freunde, Religionsgemeinschaft). Es kann von beruflich Pflegenden daher nicht erwartet werden, daß sie ungeachtet der Zeit und der Ansprüche anderer Patienten dem Sterbenden immer dann und so lange zur Verfügung stehen, wie er es braucht. Andererseits ist Pflege und Betreuung Sterbender selbstverständlich eine Aufgabe beruflicher Pflege, die gelernt und mit Sachverstand wahrgenommen werden kann.

Einige allgemeine **Anhaltspunkte zu Bedürfnissen Sterbender** können Ihnen eine Hilfe sein, die Betreuung und Pflege sachverständig durchzuführen.

▶ **Das Gefühl, nicht allein zu sein**
Der Patient braucht nicht ständig jemanden an seinem Bett, aber er braucht die Sicherheit, daß Sie immer wieder nach ihm sehen, daß Sie kommen, wenn er Sie ruft, daß er keinen besonderen Grund suchen muß, um Sie zu rufen, sondern daß Sie verstehen, daß er Sie einfach bei sich haben möchte. Das Gefühl, nicht allein zu sein, wird am sichersten über körperlichen Kontakt vermittelt. Legen Sie dem Patienten die Hand auf seine Schulter, nehmen Sie seine Hand in Ihre, wenn Sie bei ihm sitzen. Haarebürsten, leichte Einreibungen, sanfte Streichmassagen usw. sind weitere Möglichkeiten.

▶ **Keine Schmerzen haben**
Für die meisten Menschen bedeutet Angst vor dem Sterben auch Angst vor Schmerzen. Heute ist es praktisch immer möglich, Schmerzen zumindest in einem erträglichen Maß zu halten, auch bei Krankheiten mit schwersten Schmerzzuständen. Wichtig ist die rechtzeitige und regelmäßige Gabe der angeordneten Schmerzmittel bzw. die Mitteilung an den Arzt, wenn die Mittel in dieser Form oder dieser Dosierung nicht ausreichen, um die Schmerzen des Patienten wirksam zu lindern. Weitere wichtige Möglichkeiten der Schmerzbekämpfung sind vor allem eine **bequeme Lagerung**, aber auch **leichte Massagen** schmerzender Körperstellen, Einreibungen und Anwendung von **Wärme** in Form von Kataplasmen (s. S. 128).

▶ **Keine Komplikationen** (Pflegefehler) **erleiden**
Jede Komplikation bedeutet für den sterbenden Patienten zusätzliche Pein. Sie werden darauf achten, daß er keinen Dekubitus und keine Kontrakturen bekommt, daß Mund und Zähne (Zahnprothese) sauber und gepflegt sind, die Haut nicht wund wird, daß er regelmäßig die Blase entleeren kann und Stuhlgang hat und Wunden regelmäßig verbunden werden. Ebenso werden Sie darauf achten, daß er gut atmen kann und bei Bedarf die Krankenschwester oder der Arzt durch Absaugen die Atemwege freimacht. Bei auftretender **Atemnot** rufen Sie sofort den Arzt, der dem Patienten diese quälende Situation durch die Anordnung einer Sauerstoffgabe oder geeignete Medikamente erleichtern kann.

▶ **Keinen Durst haben**
Sterbende leiden oft unter trockenem Mund und Durst, ohne dies genau sagen zu können. Auch wenn der objektive Flüssigkeitsbedarf durch Infusionen (meistens im Krankenhaus) gedeckt wird, haben Sterbene oft ein Durstgefühl. Häufige Gaben kleiner Flüssigkeitsmengen (gegebenenfalls teelöffelweise) lindern das Durstgefühl besser als wenige Gaben größerer Mengen. Als Getränk ist alles geeignet, was der Patient mag oder, wenn er es nicht mehr sagen kann, was er früher mochte, sei es Wasser, Tee, Wein, Bier, Kaffee (zu Hause ersetzen Angehörige oft erfolgreich Beruhigungsmittel durch ein Glas Wein, wenn sie wissen, daß der Sterbende es früher auch gern getrunken hat). Wenn der Schluckvorgang nicht mehr erhalten ist, müssen Mundhöhle, Zunge und Lippen in kurzen Abständen angefeuchtet werden, besonders bei Mundatmung. Nehmen Sie dazu die Flüssigkeiten, die Sie dem Patienten auch als Getränk angeboten hätten.

▶ **Nicht frieren**
Sterbende leiden oft unter Frieren bzw. einem Gefühl von Kälte. Wenn die Haut des Patienten sich kalt anfühlt, ist es wahrscheinlich, daß er selbst dies auch so empfindet. Besonders im Nacken- und Schulterbereich und an den Füßen, aber auch an den Armen empfinden Sterbende oft ein unangenehmes Kältegefühl. Die übliche Bettbekleidung reicht oft nicht aus. Hüllen Sie den Patienten über den Schultern gut ein (Bettjacke, Wolltuch, Fell, Pullover), ziehen Sie ihm warme Socken an und/oder packen Sie seine Beine und Füße gut in eine Decke. Nahe Angehörige können den Sterbenden auch liebevoll mit ihrem eigenen Körper wärmen, indem sie ihn in den Armen halten oder sich an seine Seite legen.

▶ **Würde bewahren**
Sorgen Sie dafür, daß der Patient – auch wenn er es scheinbar nicht mehr wahrnimmt – nicht unnötig entblößt ist, bei Inkontinenz nicht länger in seinen Ausscheidungen liegen muß, mit seinem Äußeren jederzeit in der Öffentlichkeit bestehen kann (so wie Sie es für sich selbst oder Ihre Angehörigen auch wünschen würden).

▶ **Religiöse Betreuung**
Viele Menschen, die am Ende ihres Lebens stehen, denken vermehrt über religiöse Fragen und über das, was nach dem Tod sein könnte, nach, auch wenn sie vorher vielleicht keine Bindung mehr an eine Religion hatten. Mancher Sterbende wird auch von Reue über vermeintliche oder tatsächliche Verfehlungen in seinem Leben gequält und kann erst in der Gewißheit menschlicher und göttlicher Vergebung seinen Frieden finden. Wenn

der Patient selbst oder seine Angehörigen den Besuch eines Seelsorgers wünschen, so sorgen Sie (im Krankenhaus oder Heim) mit dafür, daß das Zusammensein ungestört ist. Dies gilt insbesondere für religiöse Handlungen am Kranken- oder Sterbebett.

Phasen des Sterbeprozesses und Pflegehilfe

Zunächst ist der Patient über die Art seiner Krankheit und deren **Prognose** (= voraussichtlichen Ausgang) oft nicht informiert. Ärzte, Pflegefachpersonen und evtl. die Angehörigen wissen darum. Die Frage, wie schnell und wie weit der Patient über den tödlichen Ausgang seiner Krankheit informiert werden sollte, kann nicht einheitlich beantwortet werden und ist immer wieder ein großes Problem. Grundsätzlich ist die Diagnosemitteilung Aufgabe des Arztes. Oft wird im Behandlungs- und Pflegeteam abgesprochen, wann und wie eine Mitteilung an den Patienten erfolgen soll, gegebenenfalls unter Einbeziehung der Angehörigen, und wie sich jeder bei entsprechenden Fragen des Patienten verhalten soll.

Dieser Zeit der **Unwissenheit** folgt eine Zeit der **Unsicherheit** beim Patienten, auch wenn er noch nicht informiert wurde. Er spürt, daß seine Krankheit nicht harmlos, nicht gutartig ist, stellt Fragen und wünscht sich – verständlicherweise – eine beruhigende Antwort. Er möchte wissen, was mit ihm ist, und natürlich möchte er hören, daß es nichts Schlimmes ist. Manche Patienten sagen zwar selbst, daß sie es gar nicht wissen möchten, wenn sie z. B. Krebs haben, manchmal möchten auch die Angehörigen nicht, daß es dem Patient gesagt wird. Aber trotzdem denkt der Patient natürlich darüber nach, warum er auf einmal alles essen darf, rauchen und Kaffee trinken, was ihm bisher ärztlicherseits streng verboten war. Er wird die Blicke registrieren, die die Ärzte tauschen, die ausweichende Antwort der erfahrenen Krankenschwester, die vorgibt, nichts zu wissen, das veränderte Verhalten seiner Angehörigen. In dieser Phase, in der der Patient nachfragt, wird ihm in der Regel ein Stück Wahrheit mitgeteilt, mit vorsichtigen Worten, die Hoffnung lassen, aber doch keine Lügen sind. Das ist sehr schwer und mit einem einzigen Gespräch auch nicht getan. Eine gute Absprache zwischen Arzt, Krankenschwester und Angehörigen ist notwendig, damit dem Patienten Widersprüche erspart bleiben und er mehrere Personen hat, die mit ihm sprechen können (auch wenn die Mitteilung Aufgabe des Arztes bleibt, kann es günstiger sein, eine Krankenschwester mit einzubeziehen, zu der der Patient Vertrauen hat und die ihm vielleicht näher steht als der Arzt).

In dieser Zeit müssen Sie damit rechnen, daß der Patient auch Ihnen – oder gerade Ihnen, weil Sie oft bei ihm sind – Fragen stellt, die Sie weder beantworten können/dürfen noch abweisen sollten. Einige Beispiele sollen das verdeutlichen.

- Patient: Ich glaube, ich habe Krebs.
- Abweisende Antwort: Sagen Sie doch so etwas nicht!

Der Patient wird spüren, daß Sie ihm in seiner Angst nicht beistehen werden. Besser wäre es, auf seine Worte und die damit ausgedrückten Gefühle einzugehen wie im folgenden Dialog.

- Patient: Ich glaube, ich habe Krebs.
- Antwort: Das macht Ihnen große Angst.
- Patient: Ja, wenn doch nur der Befund endlich käme.
- Antwort: Das kann ich verstehen, daß Sie sich große Sorgen machen.

Der Patient hat nun die Möglichkeit, über seine Angst zu sprechen. Diese können Sie ihm zwar nicht nehmen, aber wahrscheinlich tut es ihm gut, sie wenigstens aussprechen zu können und das Gefühl zu bekommen, daß Sie Verständnis dafür haben. Wenn Sie sich Gespräche dieser Art noch nicht (oder in diesem Moment nicht) zutrauen, könnten Sie auch so ähnlich wie im folgenden Beispiel auf den Patienten eingehen.

- Patient: Ich glaube, ich habe Krebs.
- Antwort: Ich verstehe, daß Sie sich große Sorgen machen. Ich bin noch neu hier auf der Station. Schwester A. und Dr. B. sind auch da. Möchten Sie mit einem von ihnen sprechen?
- Patient: Die werden keine Zeit haben.
- Antwort: Ich kann ja mal fragen. Mit wem würden Sie gern sprechen?
- Patient: Wenn Schwester A. Zeit hat ...

Nun können Sie Schwester A. informieren und sie bitten, mit dem Patienten zu sprechen.

Oft kommt es vor, daß ein Patient lange überlegt, ob er den Mut fassen und seine Angst ansprechen soll, er hat sich vielleicht gerade dann dazu durchgerungen, wenn Sie im Begriff sind, das Zimmer zu verlassen, um andere Arbeiten zu tun. Sagen Sie dann zum Beispiel:

> • Frau K., ich verstehe, daß Sie sich Sorgen machen, und möchte Ihnen gern zuhören. Jetzt warten noch zwei Patienten auf mich. Ist es Ihnen recht, wenn ich mich in einer halben Stunde etwas zu Ihnen setze?

Ein Patient mit Verdacht auf Herzinfarkt (oder eine andere schwere akute Krankheit) könnte Sie, z. B. beim Warten auf den Krankenwagen oder beim Transport auf die Station, nach Ihrer Meinung fragen.

> • Patient: Muß ich jetzt bald sterben?
> • Abweisende Antworten: Vom Sterben reden wir hier nicht. Nein, nein, das wird schon wieder.

Der Patient (z. B. mit frischem Herzinfarkt) empfindet nicht nur Todesangst, sondern weiß natürlich, daß ein Herzinfarkt eine häufige Todesursache ist. Er würde sich mit Antworten wie diesen nicht ernst genommen fühlen. Wichtig ist es in solchen Situationen, dem Patienten, der den Ernst seiner Situation sehr wohl erkennt, **Hoffnung** zu vermitteln, ohne ihn mit oberflächlichen Redensarten abzuspeisen. Zum Beispiel durch folgende Anwort:

> • Sie sind hier in guten Händen, Herr D., Sie werden hier sehr gut behandelt und ständig überwacht.

◆ **Phase 1: Verleugnung**
Der Patient kann und will die Diagnose nicht wahrhaben: „Ich doch nicht, das kann doch nur ein Irrtum sein!" Der Patient will die Wahrheit über seine Krankheit und seinen bevorstehenden Tod nicht anerkennen, er leugnet die Schwere seiner Erkrankung oder weicht der Wahrheit aus. Er hofft auf einen Irrtum, eine Verwechslung, einen falsch positiven Befund, aber seine Gedanken kreisen doch dauernd um die Frage „Und wenn doch?" „Das kann, das darf ja nicht wahr sein", doch die Zweifel sind immer vorhanden.

Der Patient wirkt in dieser Zeit vielleicht sehr vergeßlich, denkt nicht an Termine, an seine Tabletten, verläuft sich im Krankenhaus, er kann nicht richtig zuhören, denn seine Gedanken kreisen ständig um Zweifel und Beschwichtigung, er kann kaum an etwas anderes denken. Vielleicht möchte er ein anderes Krankenhaus, andere Ärzte aufsuchen, die ihm bestätigen, daß er nichts Schlimmes hat. Es kann auch sein, daß er Sie nach Ihrer Meinung fragt.

◆ **Pflegehilfe**
▶ Wenn Sie verstehen können, was in dem Patienten vorgeht, werden Sie kein Problem damit haben, seine gedankliche Abwesenheit, seine Vergeßlichkeit hinzunehmen. Erinnern Sie ihn an das, was er tun sollte.
▶ Wenn er Sie nach Ihrer Meinung fragt (z. B. ob Sie an seiner Stelle andere Ärzte aufsuchen würden), so können Sie ihm z. B. sagen, daß Sie zwar glauben, er sei hier in guten Händen, aber wenn er noch eine andere ärztliche Meinung höre wolle, so sei dies sein gutes Recht. Vielleicht sagt der Patient auch etwas wie „Nicht wahr, Schwester, Sie glauben doch auch nicht, daß es so schlimm um mich steht? Ich fühle mich doch so gut." Dann sollten Sie ihm weder die Hoffnung nehmen noch ihn belügen. Am besten ist – wie meistens – die Wahrheit, z. B.: „Ich weiß es nicht. Aber ich freue mich mit Ihnen, daß Sie sich gut fühlen."
▶ Rechnen Sie damit, daß Zeiten der Verleugnung immer wieder, wenn auch nur kurz, auftreten, denn der Patient braucht sie vielleicht als Schutz vor seelischer Überforderung, auch wenn er (später) seinen nahen Tod akzeptiert hat.

◆ **Phase 2: Zorn, Hadern mit dem Schicksal**
Der Patient erkennt und erfaßt die Bedeutung der Diagnose und fragt sich dann: „Warum gerade ich?" In dieser Phase wird der Patient möglicherweise ausgesprochen undankbar. Was auch immer Sie und andere für ihn tun, es kann das Falsche sein, zum falschen Zeitpunkt. Sie möchten ihn betten, und er will seine Ruhe haben. Kaum sind Sie aus dem Zimmer gegangen, klingelt er und fragt, ob denn heute sein Bett gar nicht mehr gemacht wird? Für andere Patienten sind Sie seiner Ansicht nach da, nur für ihn nicht. Er schimpft evtl. über seine Mitpatienten, die ihn in seiner Ruhe stören, und im Einzelzimmer fühlt er sich abgeschoben. Er kann auch neidisch sein auf andere, deren Leben in Gesundheit weitergeht oder überhaupt nur weitergeht. So viele alte, kranke, behinderte Menschen leben auf der Welt – warum gerade er? Eifersüchtige Reaktionen auf Ihre Hilfeleistung für den Mitpatienten sind möglich: „Warum machen Sie sich mit dem da so viel Mühe, der kriegt es doch gar nicht mit/dankt es Ihnen ja doch nicht." Der Patient braucht seinen Zorn, um

sich und anderen deutlich zu machen, daß er noch lebt, noch da ist, noch nicht abgeschrieben ist.

◆ **Pflegehilfe**
▸ Diese Phase des Sterbeprozesses erfordert von allen viel Geduld und vor allem das Wissen darum (Zorn und Neid des Patienten sind schwer auszuhalten, wenn das Normale dieser Gefühle nicht bekannt ist). Lassen Sie sich, wenn möglich, nicht in Ihrer Gelassenheit und Ihrem Verständnis beirren. Fragen Sie den Patienten, was er möchte, und sehen Sie es ihm nach, wenn er es sich kurzfristig anders überlegt.
▸ Bei eifersüchtigen Äußerungen bleiben Sie am besten ruhig und freundlich dabei, sich um den Mitpatienten zu kümmern. Sagen Sie dem Patienten, daß Sie danach gern für ihn da sind, und fragen Sie nach, was er braucht. Gleichbleibende Freundlichkeit und Aufmerksamkeit für seine Bedürfnisse helfen Ihnen beiden am besten über diese schwierige Phase. Auch wenn Sie anfangs mit der Unzufriedenheit und dem Zorn des Patienten schlecht zurechtkommen, schauen Sie trotzdem oft nach ihm. Das Gefühl, nicht verlassen und vergessen zu sein und weiterhin gefragt zu werden, kann sehr wichtig sein, den Zorn zu überwinden.
▸ Gegebenenfalls ist es notwendig, den Angehörigen Mut zu machen, ihre Besuche nicht einzuschränken. Arzt oder Krankenschwester können sie über die Sterbephasen und die Probleme der augenblicklichen Situation informieren und ihnen helfen, sie durchzustehen. Für viele Angehörige ist es auch wichtig zu merken, daß Sie und alle anderen Mitarbeiter dem Patienten seine gelegentlichen Ausfälle nicht übelnehmen, sondern wissen, daß er eine schwere Zeit durchlebt, in der Zorn, Unzufriedenheit und Neid auf andere, gesunde Menschen normale und notwendige Schritte eines Weges sind. Vielleicht ist es auch sinnvoll, wenn die Angehörigen den Patienten nicht ständig mit ihren Alltagsproblemen verschonen, sondern ihn um Rat und nach seiner Meinung fragen.

◆ **Phase 3: Verhandeln**
Der Patient erkennt, daß sein Tod unabwendbar ist. Er verhandelt mit dem Arzt, aber auch mit Gott, mit dem Schicksal, um Verlängerung der Frist.

Manche Patienten legen in dieser Zeit Gelübde ab: „Wenn ich nur zu Weihnachten noch einmal nach Hause kann, will ich danach nichts mehr" oder „Wenn ich noch ein Jahr hätte, würde ich die Traumreise meines Lebens machen/einen Fehler wiedergutmachen/meiner Frau ihren größten Wunsch erfüllen" oder auch „Wenn ich dieses Mal noch davonkomme, werde ich alles/manches anders machen."

Manchmal verhandelt der Patient auch mit dem Arzt (oder Gott) darum, nur noch die Hochzeit eines Kindes, die Geburt eines Enkelkindes oder ein anderes wichtiges Ereignis erleben zu dürfen und danach nichts mehr zu wollen. Dieses Verhandeln um ein bißchen mehr Lebenszeit ist ebenfalls eine Phase, die flüchtig immer wiederkehren kann. So verständlich es ist – oft quälen den Patienten Gefühle von Schuld und Versäumnis, von „offenen Rechnungen", die er noch zu begleichen hat.

◆ **Pflegehilfe**
▸ In dieser Phase können Sie als Pflegehelferin nicht viel tun, der Patient wird sich mit seinen Wünschen und Angeboten eher an andere (meistens den Arzt) wenden. Das Gesprächsangebot des Arztes, des Seelsorgers, evtl. auch des Psychologen kann jetzt das Richtige sein. Wichtig ist, daß Sie bei der Wahrnehmung entsprechender Äußerungen dafür sorgen, daß ein solches Gesprächsangebot gemacht wird.

◆ **Phase 4: Depression**
In der **ersten Phase der Depression** empfindet der Patient Gewißheit über die Unausweichlichkeit seines nahen Todes. Er trauert über Verluste, die er bereits erlitten hat und die ihm bevorstehen.

Der Patient kann, etwa im Zusammenhang mit weiteren Krankenhausaufenthalten, erneuten Behandlungen, schlecht ausgefallenen Untersuchungen, zunehmender Schwäche, am tödlichen Ausgang seiner Krankheit nicht mehr zweifeln. Vielleicht hat er Operationen hinter sich, die sein Aussehen verändert haben, nach denen er sich verstümmelt fühlt (künstlicher Darmausgang, Operation im Gesichtsbereich, Brustamputation) oder sich nicht mehr als Mann oder Frau fühlt (Verluste im Bereich der Geschlechtsorgane). Er kann seine Berufsarbeit, die Versorgung seiner Familie nicht mehr fortsetzen. Besonders Mütter jüngerer Kinder leiden unter der Vorstellung, ihre Kinder seien ohne ihre Fürsorge nicht gut versorgt oder in ihrem schulischen Fortkommen behindert.

In der **zweiten Phase der Depression** trauert der Patient über die Verluste, denen er entgegensieht, denn er verliert alles, alle seine Lieben, alle seine Hoffnungen und Möglichkeiten, Orte, die er liebte, Musik, die er nicht mehr hören wird, Bilder, die er nicht mehr sehen wird, und Gefühle, die er nicht mehr fühlen wird. Während in der ersten Phase der Depression vieles zu besprechen und zu regeln ist und der Patient seinen Sorgen Ausdruck geben kann, ist die zweite Phase eher still, der Patient trauert für sich. Was gibt es auch zu sagen!

◆ **Pflegehilfe**
▸ In der **ersten Phase der Depression** ist für viele Sterbende die gute Pflege wichtig, das Gefühl, daß man sich um sie kümmert und sie nicht allein läßt. Die Verhütung von Folgeschäden (Pflegefehler!) gewinnt besondere Bedeutung, wenn der Patient selbst nicht mehr so viel dazu tun kann. Ein kleines Kompliment zum Aussehen (z. B. für eine Frau, die sich nach einer Brustamputation nicht mehr attraktiv findet) kann Freude machen, besonders wenn es vom Lebensgefährten kommt.
▸ Bei der Regelung der geschäftlichen/beruflichen Angelegenheiten können Sie meistens nicht viel tun. Vielleicht können Sie aber mithelfen, die Versorgung des Haushaltes und der Kinder zu organisieren, z. B. durch Einbringen eigener Ideen oder Erfahrungen oder durch Einschalten eines Sozialdienstes oder Vermittlung von Kontakten zu Verwandten (allerdings nur mit Einverständnis des Patienten!). Die Gewißheit, daß diese Dinge geregelt sind, die Kinder gut versorgt und nicht ihrer eigenen Möglichkeiten beraubt sind, bedeutet für den Sterbenden oft eine große Erleichterung.
▸ In der **zweiten Phase der Depression** geht es darum, dem Sterbenden das Gefühl der Nähe, des Da-seins, der Ruhe zu geben. Erlauben Sie dem Patienten seine Trauer, seine Traurigkeit, sein Schweigen. Bleiben Sie schweigend bei ihm, wenn er schweigt, und antworten Sie ihm, wenn er etwas sagt. Lassen Sie ihn bestimmen, ob geredet wird oder nicht. Fröhliches Geplapper hilft ihm ebensowenig wie ständiges Fragen nach seinen Wünschen. Mit guter Beobachtung und wenigen Fragen werden Sie diese auch erfahren.
▸ Manchmal gibt Ihnen der Sterbende zu verstehen, daß er Angst vor dem Alleinsein hat (mit oder ohne Worte). Fragen Sie ihn dann, ob er möchte, daß Sie noch einen Moment bei ihm sitzenbleiben. Sie brauchen dann gar nichts weiter zu sagen oder zu tun, sondern können einfach am Bett sitzen und ein paar Minuten bei ihm sein.
▸ Manchmal sagt der Patient auch z. B. „Laßt mich doch sterben/laßt mich doch liegen." Eine abweisende Antwort wäre eine Bemerkung wie: „Das dürfen Sie aber nicht sagen." Wenn Sie verstehen, daß der Patient nicht eigentlich jetzt sterben, sondern sein Leben so wie im Moment nicht mehr tragen möchte, können Sie auf abweisende Antworten verzichten und ihm wirklich helfen. Ihre Antwort könnte z. B. so aussehen: „Es ist jetzt sehr schwer für Sie." Patient: „So wie ich daliege, das wird ja doch nichts mehr, und ich will auch nicht mehr." Antwort: „Das liegt nicht in unserer Hand, Herr P. Ich möchte Ihnen gern helfen, daß Sie bequem liegen/sich etwas frischer fühlen/eine Kleinigkeit essen können." „Sagen Sie mir bitte, wie Sie gern liegen möchten/wie warm Sie das Waschwasser haben möchten/was Sie gerne einmal essen würden." Mit einer scheinbar alltäglichen Verrichtung, die dem Patienten seine Lage erleichtert, Schmerzen lindert, Durst und Hunger stillt und die Angst vor dem Alleinsein nimmt, können Sie sehr viel tun!

◆ **Phase 5: Akzeptanz, Annehmen des Todes**
Der Patient nimmt sein Schicksal an und kämpft nicht mehr. Er hat ein starkes Bedürfnis nach Ruhe.

In dieser Phase, wenn der Sterbende seine Gefühle ausgelebt und geäußert hat und Hilfe bei der Bewältigung gefunden hat, nimmt er sein nahes Ende nun ruhig hin und sieht ihm eher ohne Gefühl als mit besonderem Kummer entgegen. Er ist oft schwach und müde und hat das Bedürfnis nach Ruhe. Er spricht wenig oder gar nichts mehr und zeigt eher durch Gesten oder seinen Gesichtsausdruck seine Bedürfnisse. Viele Besucher, rege Betriebsamkeit um ihn herum stören, er ist bei sich. Oft sind es die Angehörigen, die jetzt Hilfe und Unterstützung brauchen, es können sich Schuldgefühle einstellen, nicht genug getan zu haben, nicht oft genug dagewesen zu sein, vieles versäumt zu haben. Die Information, was jetzt für den Sterbenden getan werden kann, kann eine wichtige Hilfe für die Angehörigen sein.

◆ **Pflegehilfe**
▸ Folgen Sie auch jetzt dem Sterbenden. Lassen Sie sich von ihm mitteilen, was er braucht, indem Sie auf das achten, was er Ihnen zeigt. Hält er z. B. Ihre Hand fest und schließt die Augen, so möchte er wahrscheinlich, daß Sie bei ihm bleiben, ohne zu sprechen, ohne etwas von ihm zu verlangen.
▸ Achten Sie darauf, ob es zur Befriedigung der allgemeinen Bedürfnisse Sterbender etwas für Sie zu tun gibt. Wenn nicht, dann bleiben Sie (wenn Sie können) einfach so bei ihm. Sagen Sie auch den Angehörigen, daß es wichtig ist, dazusein und den Patienten durch Berührung Ihre Anwesenheit auch fühlen zu lassen.
▸ Lösen Sie die Angehörigen für eine Tasse Kaffee, eine Zigarettenlänge oder ein paar Schritte vor der Tür ab, wenn mit dem Ende jederzeit zu rech-

nen ist und sie den Sterbenden nicht mehr alleinlassen möchten. Sind keine Angehörigen da, so verbringen Sie möglichst viel Zeit beim Sterbenden oder kommen wenigstens in kurzen Abständen immer wieder zu ihm. Wenn der Sterbende oder seine Angehörigen den Wunsch äußern, sollten Sie in der Lage sein, ein Gebet zu sprechen oder zu lesen (auch wenn Sie selbst nicht religiös sind).

◆ **Zeichen des nahen Todes**
- Unruhe und nachfolgende Bewußtseinstrübung
- Rasch verfallendes Aussehen des Patienten (blasses Mund-Nasen-Dreieck, spitze Nase, eingesunkene Wangen)
- Fleckig-zyanotische Verfärbung der Haut, besonders an Beinen und Armen
- Kaltschweißigkeit
- Veränderungen der Atmung (Cheyne-Stokes-Atmung [s. S. 99] mit Perioden an- und abschwellender Atemzüge und verlängerter Atempausen dazwischen, Schnappatmung [s. S. 99] mit seltener werdenden Atemzügen bei geöffnetem Mund)
- Arrhythmischer, kleiner Puls

Der **Zeitpunkt** des Todes ist oft nicht ganz genau auszumachen. Die seltener werdenden Atemzüge bleiben einfach aus, das Herz steht still, der Puls ist nicht mehr tastbar. Der zuständige Arzt muß gerufen werden, da er den eingetretenen Tod feststellen und den Totenschein ausstellen muß. Dazu ist es notwendig, daß Sie den Zeitpunkt des Todes festhalten.

Wenn Angehörige vorhanden sind, so sollten sie sich von dem Verstorbenen verabschieden können.

◆ **Unsichere Todeszeichen** (Klinischer Tod)
- Stillstand des Herzschlages und der Atmung
- Weite, entrundete Pupillen, die sich auf Lichteinfall nicht verändern (lichtstarr sind)
- Areflexie (Reflexe können nicht mehr ausgelöst werden)
- Kälte

◆ **Sichere Todeszeichen** (Biologischer Tod)
- Totenflecken
- Trübung der Augenhornhaut
- Leichenstarre (beginnt vier bis zwölf Stunden nach dem Tode an Unterkiefer-, Nacken- und Schultermuskeln)
- Beginnende Verwesung

Die moderne Medizin mit ihren Möglichkeiten der Reanimation, dem maschinellen Ersatz lebenswichtiger Funktionen (Herzschrittmacher, künstliche Beatmung, Dialyse) und diagnostischer Maßnahmen zur Erkennung der Gehirnfunktion (**Angiographie** [= Darstellung der Hirnblutgefäße], **Elektroenzephalographie** [= Darstellung der elektrischen Hirnströme]) kommt mit der Feststellung des klinischen Todes oft nicht mehr aus. Sicher wird im Falle des vorhersehbaren Todes eines Menschen, der z.B. an einer schweren oder unheilbaren Krankheit gelitten hat bzw. ein hohes Lebensalter erreicht hat, keine aufwendige Diagnostik zur endgültigen Feststellung des Todes notwendig oder auch nur sinnvoll sein.

Bei dem plötzlich eintretenden klinischen Tod eines sonst gesunden, besonders eines jungen Menschen, z.B. durch einen Unfall oder eine Hirnblutung, besteht eine völlig andere Situation. Zunächst wird man auf jeden Fall versuchen, durch Wiederbelebungsmaßnahmen das Leben des Betroffenen zu retten, was innerhalb von drei bis vier Minuten nach Eintritt des Atem- und Kreislaufstillstandes oft ohne Folgen für den Patienten erfolgreich ist. Manchmal dauert es länger, bis die Reanimation beginnt oder Erfolg hat, oder die erlittenen Schäden sind zu groß, was man aber vorher ja nicht wissen kann. Dann kann es sein, daß zwar biologisch notwendige Funktionen wie Kreislauf, Verdauung, Ausscheidung usw. weiter erhalten sind, aber die Gehirnfunktion erloschen ist. Betrifft dieser **Hirntod** das Großhirn, so lebt der Betroffene mit einem **apallischen Syndrom** (s. S. 41) Wochen, Monate oder Jahre weiter, mit oder ohne Beatmung. Ist auch das Stammhirn betroffen, so spricht man vom **totalen** oder **absoluten Hirntod.** Mit der Herz-Lungen-Maschine und der Dialyse kann auch dann noch manchmal das biologische Leben über einige Zeit erhalten werden.

Im Falle des **Hirntodes** stellt sich die Frage nach dem Einsatz oder der Fortsetzung lebenserhaltender Maßnahmen. Ärzte, Krankenschwestern und Angehörige des Patienten müssen sich damit unmittelbar befassen. Theologen, Juristen, medizinische Repräsentanten und Politiker diskutieren über diese Frage in den verschiedensten Gremien und in der Öffentlichkeit. Aber auch jeder von uns, der betroffen sein könnte (als betroffener Patient, als Angehöriger, als Pflegender, als möglicher Organspender oder -empfänger) und unter bestimmten Gesichtspunkten auf jeden Fall betroffen ist (als Mensch, als Mitglied der Gesellschaft, als Krankenkassen-Beitragszahler, als Wähler, als Wesen mit Gefühl und Verstand), kommt um eine Meinungsbildung nicht herum.

Die Frage, ob der totale Hirntod tatsächlich den Tod bedeutet, ist im Zusammenhang mit dem Abschalten lebenserhaltender Maschinen und insbesondere mit der Möglichkeit der **Organspende** wichtig.

> Spenderorgane können nur verwendet werden, wenn sie noch keinen Schaden gelitten haben, d.h. gut durchblutet und ernährt sind und dem Spender entnommen werden, solange seine Vitalfunktionen erhalten sind (wenn auch mit maschineller Unterstützung). Andererseits würde der Betroffene trotz intensiver medizinischer und pflegerischer Betreuung früher oder später endgültig tot sein. Eine Organspende kann einem anderen Menschen das Leben retten, während der Spender selbst keine Chance hat bzw. je nach Sichtweise ohnehin nicht mehr lebt. Derzeit müssen im Falle des Hirntodes die Angehörigen die Entscheidung zur Organspende treffen, die durch einen Organspenderausweis zwar erleichtert, aber nicht ersetzt wird.

◆ **Versorgung des Toten**
- Falls die Angehörigen nicht schon da sind, werden sie von Arzt, Krankenschwester oder Altenpflegerin angerufen. Falls diese Aufgabe Ihnen zufällt, erkundigen Sie sich beim Arzt oder Ihrer Vorgesetzten, in welcher Form Sie den Angehörigen Mitteilung machen sollen.
- Nach Feststellung des Todes wird der Verstorbene alsbald versorgt. Sind Angehörige anwesend, sollten sie sich ihrem Wunsch entsprechend verabschieden können und dann entweder bei der Versorgung des Leichnams mithelfen oder das Sterbezimmer solange verlassen. Manchmal möchten die Angehörigen die Versorgung lieber selbst übernehmen, besonders wenn sie einer anderen Kultur entstammen und ihre religiösen Verpflichtungen einhalten möchten.
- Schließen Sie dem Toten die Augen (wenn nötig, feuchte Tupfer auf die geschlossenen Lider legen).
- Stellen Sie das Bett flach und entfernen Sie evtl. Lagerungshilfsmittel. Bei der Flachlagerung oder anderen Lageveränderungen kann noch Luft aus den Atemwegen entweichen, was ein seufzerähnliches Geräusch verursacht.
- Waschen und kämmen Sie den Toten, falls nötig, und entfernen Sie evtl. vorhandene Sonden und Katheter. Setzen Sie die Zahnprothese ein, wenn diese vorhanden ist und vorher nicht getragen wurde. Falls die Angehörigen nichts anderes wünschen, nehmen Sie alle Schmuckstücke ab und geben diese mit einem Verzeichnis Ihrer Vorgesetzten (Stationsschwester, Abteilungsleiterin) oder in der Verwaltung ab, zusammen mit anderen Wertgegenständen (Uhr, Geldbörse, Fotos usw.). Verschlossene Venenzugänge können Sie mit einer Mullbinde überwickeln, ebenso evtl. durchgeblutete Verbände. Legen Sie eine Betteinlage unter den Gesäßbereich (es kann sein, daß noch eine Entleerung stattfindet). Ziehen Sie dem Toten ein frisches Hemd an.
- Wickeln Sie eine feuchte Mullbinde (eine trockene würde rutschen) einige Male um Kinn und Oberkopf des Toten, damit der Mund geschlossen bleibt, oder verwenden Sie eine Kinnstütze. Achten Sie dabei darauf, die Gesichtszüge nicht zu verzerren.
- Am Unterschenkel oder Fuß befestigen Sie eine Karte mit den Daten (Namen, Adresse, Geburts- und Todestag, Todeszeit, Station/Einrichtung – meist fertige Vordrucke).
- Falls die Angehörigen den Toten noch einmal sehen möchten und/oder ein Geistlicher kommt, falten Sie ihm die Hände über der Brust, legen ihm ein paar Blumen hinein und decken ihn mit einem frischen Laken bis zur Brust zu. Andernfalls ziehen Sie das Laken bis über das Gesicht. Öffnen Sie das Fenster.
- Packen Sie die Sachen des Verstorbenen zusammen und versehen Sie Tasche oder Koffer mit seinem Namen.
- Stellen Sie für den Abschied der Angehörigen Stühle bereit, damit diese sich noch etwas ans Bett setzen und in Ruhe verabschieden können.

> - Manchmal brauchen die Angehörigen noch Ihre Hilfe, wenn Trauer und Schmerz zu groß sind. Dazu gibt es leider keine Rezepte. Die Versicherung, daß der Verstorbene ruhig und friedlich eingeschlafen ist und nicht leiden brauchte, ist oft schon ein gewisser Trost. Kleine Gesten reichen zum Ausdruck des Mitgefühls oft aus, ein Papiertaschentuch zum Naseputzen, eine Tasse Kaffee, ein Händedruck. Ein der Situation angemessenes, ruhiges und ernstes Verhalten gehört zu Ihrer beruflichen Kompetenz.

- Um Formalitäten im Zusammenhang mit der Bestattung, Behördengänge usw. kümmern sich im allgemeinen die Bestattungsinstitute, die den Angehörigen damit viel abnehmen (was aber allerdings auch bezahlt werden muß).
- Zu Hause oder im Heim wird der Tote von einem Bestattungsunternehmen zur Aufbahrung abgeholt. Im Krankenhaus wird er von der Station zunächst in den Totenraum gebracht. Gegebenenfalls wird, wenn die Angehörigen dem nicht widersprechen, noch eine **Obduktion** (Sektion, Autopsie [= Leichenöffnung zur Feststellung der Todesursache]) durchgeführt. Die Räume, in denen die Toten bis zum Abtransport verbleiben, lassen leider oft eine Ausstattung vermissen, die den Lebenden helfen könnte, die Würde des Todes auch hier zu wahren (es kann für Mitarbeiter/innen, die sich mit der Betreuung des Sterbenden und der Versorgung des Toten Mühe gegeben haben, eine schockierende Wirkung haben, wenn sie den Toten dann in diesen Raum bringen müssen).

Sterbehilfe

Eigentlich bedeutet dieses Wort nur Hilfe beim Sterben. Aber nicht alle Menschen verstehen dasselbe darunter. Es gibt mittlerweile eine Anzahl von Begriffen, zum Teil juristisch definiert, die unter den Begriff Sterbehilfe gefaßt werden, aber ganz verschiedene Arten von Hilfe bedeuten.

◆ **Sterbebeistand**
Damit sind Maßnahmen gemeint, die den natürlichen Sterbeprozeß nicht beeinflussen, aber dem Sterbenden Schmerzen, Angst, Unruhe und Atemnot ersparen und seine Würde bewahren. Ärztliche Behandlung, pflegerische Hilfe und menschliche Betreuung geben dem Sterbenden Beistand. Diese Sterbehilfe kann als ein **Recht des Sterbenden** und als eine **mitmenschliche, ärztliche** und **pflegerische Pflicht** aufgefaßt werden.

◆ **Sterbebeistand mit Inkaufnahme einer geringen Lebensverkürzung**
Damit ist insbesondere die **Gabe von Medikamenten** gemeint, die wirksam Schmerzen beseitigen, aber durch ihre Nebenwirkungen eine geringe Verkürzung des Lebens bewirken können (z. B. Medikamente vom Morphintyp, mit denen auch schwerste Schmerzen, Unruhe und Atemnot sicher behandelt werden können, die aber durch eine Beeinträchtigung des Atemzentrums den bereits begonnenen Sterbeprozeß beschleunigen können). Aber auch das Gegenteil kann der Fall sein. Wenn der Sterbende nicht mehr unter dem Streß von Schmerz und Angst leiden muß, kann sich seine Lebenszeit auch geringfügig verlängern. Das ist nicht genau vorherzusagen.

◆ **Passive Sterbehilfe** (Unterlassung lebensverlängernder Maßnahmen, Tun durch Unterlassen)
Damit ist der **Verzicht auf lebensverlängernde Maßnahmen** gemeint, die technisch oder pharmakologisch möglich wären (künstliche Beatmung, Herz-Lungen-Maschine, Dialyse, herz- und kreislaufstärkende Medikamente und andere), wenn aber eine Lebensrettung ausgeschlossen ist und der Tod durch den Einsatz dieser Maßnahmen nur kurzfristig hinausgezögert werden kann. Auch der Verzicht auf eine Reanimation gehört dazu, wenn der Patient im Endstadium einer unheilbaren Krankheit ist und sein Leben nur durch intensivmedizinische Maßnahmen kurzfristig zu verlängern wäre.

> Diese Möglichkeiten der modernen Medizin werden von vielen Menschen eher zwiespältig betrachtet. Manche Menschen möchten auf keinen Fall, daß ihr Leben intensivmedizinisch verlängert wird, wenn sie sich im Endstadium einer tödlichen Krankheit befinden, und legen dies auch schriftlich fest (Patientenbrief, -testament).

Diese Form der Sterbehilfe unterliegt der fachlichen **und** der ethischen Entscheidung des Arztes, gegebenenfalls auch der der Krankenschwester/Altenpflegerin, z. B. indem sie die Reanimation beginnt und den ärztlichen Notdienst ruft oder dies unterläßt (die Angehörigen unterliegen zu Hause derselben Gewissensentscheidung).

◆ **Beihilfe zur Selbsttötung**
Damit ist die Handlung gemeint, die es einem Menschen ermöglicht, sich selbst zu töten, wenn er es ohne fremde Hilfe nicht kann. So könnte der Arzt z. B. einem Patienten, der das Bett nicht verlassen kann, auf seinen Wunsch hin eine tödliche Dosis Schlaftabletten auf den Nachttisch legen. Wenn der Patient diese Tabletten dann einnimmt mit der Absicht, sich selbst zu töten, dann hat ihm der Arzt nur **Beihilfe** dazu geleistet, die im allgemeinen **straffrei** ist, denn den eigentlichen Akt, der zur Tötung führt, vollzieht der Patient selbst.

◆ **Tötung auf Verlangen** (§ 216 StGB)
Dabei handelt es sich um eine Tötung, die von einem anderen (z.B. dem Arzt, einem Angehörigen) auf Verlangen des Betroffenen vollzogen wird. Diese Handlung ist **strafbar**.

> In der letzten Zeit wird in der Öffentlichkeit verstärkt darüber diskutiert, ob der Tötung auf Verlangen ein neuer rechtlicher Rahmen gegeben werden sollte, um gegebenenfalls den Handelnden von der Strafandrohung zu entlasten. Als Argument werden vor allem die Tötungswünsche unheilbar Kranker angeführt. Markus von Lutterotti führt überzeugend aus, daß der Wunsch nach Tötung meistens der Wunsch nach Beendigung eines unerträglichen Zustandes ist (18). Kann dieser Zustand, z.B. durch bessere Schmerzbekämpfung und/oder mehr Zuwendung erträglich gemacht werden, kommt der Sterbende auf den Tötungswunsch nicht mehr zu sprechen. Das tatsächliche Verlangen, getötet zu werden, auch nach Ausschöpfung aller Möglichkeiten zur Hilfeleistung, dürfte demnach nur äußerst selten bestehen und dann evtl. als eine Art Liebesdienst (unter Inkaufnahme einer Strafe) von sehr nahestehenden Personen erfüllt werden.

◆ **Aktive Sterbehilfe**
Aktive Sterbehilfe bedeutet das **Eingreifen in den Sterbeprozeß** mit dem Ziel, diesen zu verkürzen, d.h. es handelt sich um Tötung mit oder ohne Einverständnis des Betroffenen. Daß es sich dabei um eine **strafbare Handlung** handelt, dürfte auf der Hand liegen. Um die Interessen des Betroffenen geht es dabei kaum jemals, wenn das in Diskussionen auch immer behauptet wird. Fast immer geht es darum, daß **andere** mit der Situation des Betroffenen nicht zurechtkommen. Bei der Erörterung dieser Problematik stoßen wir immer wieder auf die Frage nach dem lebensunwerten Leben, dem Leben, das wir selbst – als Gesunde – vielleicht nicht aufgebürdet haben wollten, das wir aber auch nicht mitansehen (und mit bezahlen!) wollen. In Deutschland ist dieses Thema durch die Euthanasie im Nationalsozialismus (Ermordung von geistig Behinderten, psychisch Kranken und politisch und gesellschaftlich unerwünschten Personen) besonders belastet.

> Immer wieder einmal kommt es vor, daß Krankenschwestern/pfleger oder Pflegehelfer/innen sich des Mordes an schwerstpflegebedürftigen, unheilbar kranken Patienten schuldig machen. Ohne diese Schuld schmälern zu wollen, möchte ich doch darauf hinweisen, daß die Institutionen sehr wenig Hilfe bieten, um mit den psychischen Belastungen durch die Betreuung vieler Schwerstpflegebedürftiger fertigzuwerden. Schon die Anstellung einer größeren Zahl ungelernter Pflegekräfte birgt ein gewisses Risiko (eine pflegerische Ausbildung vermittelt nicht nur Kenntnisse zur Hilfeleistung und beugt damit der Hilflosigkeit vor, sie vermittelt auch ethische Werte und Normen!). Ein regelmäßiges Ausprache- und Fortbildungsangebot ist meines Erachtens genauso notwendig wie konkret zum Ausdruck gebrachte Anerkennung guter Arbeit, aber auch organisatorische Maßnahmen.

Suizid, Suizidversuch und Pflegehilfe

Suizid bedeutet **Selbsttötung**. Sehr oft wird vom Selbstmord gesprochen. Damit wird diese Handlung, wenn auch oft unbewußt, mit dem Mord auf eine Stufe gestellt.

> Von **Mord** wird gesprochen, wenn ein Mensch einen anderen vorsätzlich, heimtückisch und aus niederen Beweggründen tötet. Wahrscheinlich stammt der Begriff **Selbstmord** aus einer Zeit, da es sich dabei um eine strafbare Handlung handelte wie der Mord auch, der Versuch ebenso wie der Mordversuch, und der Täter nicht in geweihter Erde und mit den Tröstungen und dem Segen der Kirche bestattet wurde. Auch heute noch wird der Suizid in gewisser Weise bestraft. Im Christentum und im Islam gilt er als Versündigung gegen das von Gott geschenkte Leben mit den entsprechenden Folgen. Auch materiell unterscheidet sich der Tod durch Suizid von einem normalen Tod: Lebensversicherungen werden nicht ausbezahlt. Der Suizid verursacht oft schwere Schuldgefühle bei Angehörigen und bringt Gerede und Gerüchte in Gang, die schwer belasten können.

Die Ansichten über Suizid sind unterschiedlich. Während manche Menschen ihn für ein Verbrechen wie jedes andere halten, ist er für andere die letzte

Möglichkeit der Freiheit und Selbstbestimmung, wiederum andere sehen darin ein Versagen des Menschen selbst vor seinen Aufgaben oder der Gesellschaft, in der er lebte und die ihm ein lebenswertes Leben nicht erlaubte. Die meisten von uns haben gewisse Vorstellungen darüber, unter welchen Bedingungen der Suizid verzeihlich ist und unter welchen nicht. Damit haben wir aber nur eine Vorstellung davon, unter welchen Bedingungen wir selber vielleicht den Tod dem Leben vorziehen würden. Allzu leicht geraten wir in Gefahr, damit das Leben anderer und ihre Gefühle zu bewerten, obwohl wir das nur für uns selber können.

Der Mensch, der sein Leben selbst beendet hat, hat vollendete Tatsachen geschaffen. Man kann zwar darüber reden, aber keinen Einfluß mehr nehmen.

Anders ist es bei Menschen, die einen **Suizidversuch** unternommen haben und gerettet wurden. Wenn Sie im Krankenhaus arbeiten, werden Sie vielleicht auch bei der Pflege von Patienten mitarbeiten, die ihr Leben beenden wollten oder es zumindest aufs Spiel gesetzt haben. Denn so unwirksam vielleicht die Mittel waren, die der Patient für seinen Suizidversuch benutzt hat, so hat er dennoch sein Leben riskiert. Viele Menschen sind nach einem Suizidversuch dankbar für die Rettung ihres Lebens. Das bedeutet aber nicht, daß der Versuch nicht ernstgemeint war.

> Oft wird ein **Suizidversuch** als Erpressung verstanden, um etwas zu bekommen (z. B. mehr Zuwendung) oder zu behalten (z. B. eine zerbrochene Beziehung). Der Suizidversuch, der ja immer die **Möglichkeit** des Todes einschließt, bedeutet oft einen Hilferuf oder ist ein Zeichen dafür, daß der betreffende Mensch **so** nicht weiterleben kann. Nicht unbedingt der Wunsch, tot zu sein, bestimmte sein Handeln. Vielleicht kann er sein Leben, so wie es ist, nicht mehr ertragen, und sieht keine Möglichkeit, es zu ändern. Oberflächlich betrachtet unternehmen oft Menschen, die anscheinend alles haben, Suizidversuche. Aber können Sie sich vorstellen, daß ein Mensch, der wirklich alles hat, sein Leben (warum eigentlich?) aufs Spiel setzt?

Der Suizid oder -versuch kann die letzte, einzige Handlungsmöglichkeit sein, die einem Menschen in größter Einengung seiner selbst geblieben ist. Es ist die häufigste Todesursache psychisch kranker Menschen.

Manchmal unternimmt ein Mensch einen Suizidversuch, nachdem er eine „Rechnung" aufgestellt und festgestellt hat, daß unter dem Strich für ihn nichts Besseres als der Tod herauskommen kann. Solche **Bilanzselbsttötungen** sind in der Regel geplant, vorbereitet bzw. mit einer harten Methode durchgeführt und enden auch meist tödlich (ausweglose Verschuldung, Einsamkeit im Alter, oft nach dem Verlust des langjährigen Lebenspartners, drückende Gewissenslast, Ehrverlust, Verlust von Zukunftsperspektiven, schwerwiegende Behinderung oder – seltener – unheilbare körperliche Krankheit).

Andere Menschen unternehmen einen Suizidversuch in Lebenssituationen, die sie weder zu ertragen noch zu ändern vermögen. Ihr Handeln wird von der Hoffnung geleitet, dadurch etwas zu ändern oder – wenn das nicht möglich ist – wenigstens Ruhe zu haben. Dann wird oft eine weiche Methode gewählt (z. B. Schlaftabletten, evtl. zusammen mit Alkohol), die zwar tödlich sein kann, bei rechtzeitiger medizinischer Hilfe aber nicht tödlich sein muß. Diese Patienten kommen mit einer **Intoxikation** (= Vergiftung) ins Krankenhaus.

Bei einer Intoxikation werden normalerweise folgende Maßnahmen durchgeführt:
- Magenspülung
- Eventuell Gabe von Gegenmitteln
- Beschleunigung der **Diurese** (= Ausscheidung über die Nieren) mit Infusionen
- Beschleunigung der Darmpassage mit stark wirkenden Abführmitteln

Bei der anschließenden **Überwachung** ist folgendes zu kontrollieren und zu dokumentieren:
- Bewußtsein, bei Bewußtseinsstörung: Zeitpunkt der Aufklarung
- Atmung, Hautfarbe
- Puls, Blutdruck
- Erbrechen, Urinmenge (bei Katheter stündlich), Stuhlausscheidung
- Weitere Kontrollen je nach Art des Giftes bzw. der Schwere der Vergiftung

Solange der Patient nicht richtig wach ist, hat er keine Kontrolle über seine Ausscheidungen. Außerdem sind die Ausscheidungsvorgänge durch die gegebenen Medikamente kaum zu beherrschen. Beim Erwachen kann der Patient Orientierungsprobleme haben (er weiß oft nicht, wo er ist). Die Erleichterung über die Rettung seines Lebens kann völlig überlagert sein von tiefen Scham- und Schuldgefühlen und von größter Ratlosigkeit, wie er sich nun verhalten soll.

Manchmal ist ein Patient aber auch nicht erleichtert über seine Rettung, sondern ärgerlich oder bekümmert, daß er nun doch nicht alles hinter sich hat. Möglicherweise unternimmt er, sobald er kann, den nächsten Suizidversuch (besonders gefährdet sind Patienten, die an einer Depression leiden, [s. S. 60]).

Manchmal kommt der Patient mit dem Durchleben der Krise, mit Erfahrungen an der Grenze zwischen Leben und Tod zu Erkenntnissen, die es ihm ermöglichen, Ereignisse oder Situationen nun anders zu bewerten und sein Leben fortzusetzen.

Oft ist nach dem Suizidversuch, mit dem der Patient vor sich selbst und seiner Umgebung seine Hilflosigkeit deutlich gemacht hat, kompetente Hilfe möglich, z. B. mit einer **psychotherapeutischen** oder **psychiatrischen Behandlung**, durch Vermittlung in eine Selbsthilfegruppe oder sachkundige Beratung.

◆ **Pflegehilfe**
▸ Sehen Sie regelmäßig und in kurzen Abständen nach dem Patienten. Säubern Sie Patient und Bett im Fall von Ausscheidungen sofort (um Hautschäden und Geruchsbelästigung vorzubeugen und um dem Patienten die Demütigung zu ersparen, die ja keinen Nutzen hat).
▸ Wenn Sie mit der **Sitzwache** bei dem Patienten beauftragt sind, so führen Sie die angeordneten Kontrollen durch und melden Besonderheiten sofort weiter.
▸ Sagen Sie dem Patienten, wo er ist und wer Sie sind, wenn Sie sein Wachwerden beobachten. Mit ruhiger Freundlichkeit umsorgt, wird es ihm eher möglich sein, seine Gefühle von Scham und Demütigung zu bewältigen und sich seinen Problemen zu stellen.

▸ Wenn Sie bei dem Patienten bleiben müssen, um auf ihn aufzupassen, z. B. daß er nicht erneut eine suizidale Handlung begeht oder das Krankenhaus verläßt, ohne im Besitz seiner vollen Selbstbestimmungsfähigkeit zu sein, so sagen Sie ihm das mit geeigneten Worten (z. B. „Frau Z., ich bleibe bei Ihnen und passe auf Sie auf, weil wir Angst um Sie haben."). So weiß der Patient, woran er ist, und Sie selbst brauchen nicht nach irgendeiner Beschäftigung zu suchen, um Ihre Anwesenheit zu begründen. Statt dessen können Sie am Bett sitzen und dem Patienten anbieten, zu sprechen, wenn er das möchte.
▸ Nötigen Sie ihn nicht zum Sprechen, und fragen Sie ihn auch nicht nach den Gründen für seinen Suizidversuch (wenn er möchte, wird er es schon sagen).
▸ Wenn der Patient über seine Situation spricht, so unterlassen Sie jede Bewertung wie „Das ist doch kein Grund!". Was der Patient mit Worten sagt, ist vielleicht die Spitze des Eisberges und vielleicht auch ganz anders gemeint, außerdem können andere nie beurteilen, wann ein Mensch seine Lebenssituation nicht mehr aushält.
▸ Sorgen Sie mit dafür, daß der Patient sich bei seiner Rückkehr ins Leben respektiert und gut aufgehoben fühlen kann und ihm die Kontaktaufnahme mit den Mitmenschen nicht schwerer gemacht wird, als sie ohnehin schon ist.
▸ Der Arzt wird dem Patienten, wenn er aufnahmefähig und in der Lage ist, seine Situation zu überblicken, wahrscheinlich ein Gespräch mit einer Psychologin oder einem Psychiater empfehlen, um sich Hilfe zur Bewältigung seiner Probleme zu holen.

Aids und Pflegehilfe

Aids (**A**cquired **i**mmuno **d**eficiency **s**yndrome [= erworbene Abwehrschwäche]) ist die Krankheit, die ca. 5 bis 15 (- 20) Jahre nach einer Infektion mit **HIV** eintritt (s. Hygiene, HIV-Infektion, S. 291). Nicht alle HIV-infizierten Menschen erkranken an Aids. Wenn die Krankheit aber eintritt, führt sie nach heutigem Erkenntnisstand immer zum Tode.

Aids weist keinen einheitlichen Verlauf auf. Die Krankheit ist gekennzeichnet durch **opportunistische Infektionen.** Das heißt, die Krankheit wird durch Krankheitserreger hervorgerufen, die bei vielen Menschen vorhanden sind und die nur bei schwerwiegender Abwehrschwäche zu Erkrankungen führen (opportunistisch = bei Gelegenheit, unter bestimmten Bedingungen auftretend). Solche Krankheiten sind:
● Darminfektionen
● Tuberkulose
● Toxoplasmose
● Zytomegalie
● Pneumocystis-carinii-Pneumonie
● Herpes
● Soor
● Kaposi-Sarkom

◆ **Toxoplasmose**
Infektion mit Toxoplasmen (Einzellern). Auftreten meist mit Lymphknotenschwellungen und als **Toxo-**

plasmenenzephalitis (= Gehirnentzündung). Symptome sind Fieber, Kopfschmerzen, Sehstörungen, Gehstörungen, psychische Auffälligkeiten und zerebrale Krampfanfälle.

Die **Erreger** der Toxoplasmose können in rohem Fleisch (Tatar, Mett) und in Katzenkot enthalten sein. HIV-Infizierte und an Aids erkrankte Menschen sollten deshalb kein rohes Fleisch essen (Steaks durchbraten!) und den Umgang mit Katzen einstellen, um eine Erst- oder erneute Infektion zu vermeiden.

◆ **Zytomegalie**
Virusinfektion, beim Aids-Kranken meist als **Retinitis** (= Entzündung der Netzhaut des Auges mit Sehstörungen und der Gefahr der Erblindung) und als **Enzephalitis** (s. oben).

◆ **Pneumocystis-carinii-Pneumonie** (PcP)
Beim Aids-Kranken oft schwere Verlaufsform einer typisch opportunistischen Lungenentzündung. Symptome sind Fieber, trockener Reizhusten, Belastungsdyspnoe und Phasen akuter schwerer Atemnot.

◆ **Kaposi-Sarkom**
Haut-, Schleimhaut- und Lymphknotenveränderungen vom Typ bösartiger Tumoren (metastasierend [= Tochtergeschwülste bildend]), bläulich-violette Flecken der Haut und Schleimhaut (Mundhöhle!). Bei Lymphknotenbefall Schmerzen und zum Teil schwere Lymphabflußstörungen mit massivem Anschwellen des betreffenden Körperteils.

Tuberkulose, s. S. 111; Herpes, s. S. 69; Soor, s. S. 69

Da die Heilung der Krankheit Aids selbst bis heute nicht möglich ist, können nur die durch sie ausgelösten opportunistischen Infektionen und das Kaposi-Sarkom behandelt werden. Häufig sind dazu längere stationäre Krankenhausaufenthalte notwendig (Behandlung mit intravenösen Injektionen und Infusionen, zytostatische Behandlung, Inhalationsbehandlung und Sauerstoffgabe, gegebenenfalls auf Wunsch Drogenentzug mit Umstellung auf Methadon).

◆ **Pflegehilfe**
▸ Zur Zeit ist die Mehrzahl der HIV-Infizierten und an Aids erkrankten Menschen homosexuell und/oder drogenabhängig und/oder Prostituierte/r. Wenn Sie diese Lebensanteile anderer Menschen nicht akzeptieren können, wird es für Sie immer wieder schwierig sein, bei der Pflegehilfe den vom Tod bedrohten Patienten zu sehen und zu behandeln wie andere auch. Es ist ja auch nicht einfach, lange bestehende gesellschaftliche und persönliche Urteile (und Vorurteile) zu überdenken und loszulassen. Die Verhaltensweisen mancher betroffener Patienten sind auch nicht immer geeignet, diesen Prozeß zu erleichtern.

▸ Wenn Sie bei der Pflege Aids-Erkrankter helfen wollen oder müssen, ist es notwendig, sich über Ihre eigene Einstellung zu Sexualität und Drogenkonsum Gedanken zu machen. Uneingestandene Schuldzuweisungen oder auch ein oberflächliches „Für mich sind alle Patienten gleich" helfen Ihnen auf die Dauer nicht weiter. Auch aus diesem Grund ist die Pflege von Aids-Patienten anspruchsvoll, denn das Überdenken und damit In-Frage-stellen eigener Einstellungen gehört zu den schwierigsten Aufgaben.

▸ Günstigenfalls hat der Patient Freunde und/oder Angehörige, die zu ihm stehen und ihn begleiten. Das ist leider nicht immer so. In der pflegerischen Beziehung können Sie dieses Problem nicht lösen. Wenn Sie mit dem Patienten so umgehen wie mit allen anderen auch, wird er sich nicht auch von Ihnen (wie von so vielen anderen) abgewiesen fühlen.

▸ Bei **drogenabhängigen Patienten** ist mit der für Suchtkranke symptomatischen Unehrlichkeit (Ich habe nichts dabei/nichts genommen/werde nichts mehr nehmen) zu rechnen sowie damit, daß Suchtmittel auf die Station mitgebracht werden (Patient selbst, Besucher). Vertrauen in dieser Hinsicht wird in der Regel enttäuscht und ist nicht angebracht.

▸ Der Aids-Patient ist oft schwer krank und in vielen Lebensaktivitäten eingeschränkt. Wichtig ist, ihn vor zusätzlichen Infektionen zu schützen. Welcher Umfang an speziellen Schutzmaßnahmen notwendig ist, z. B. **Umkehrisolation** (s. S. 122), unterliegt der ärztlichen Einschätzung.

▸ Beobachtung, Kontrollen und Pflegemaßnahmen richten sich nach dem von der Krankenschwester erstellten Pflegeplan. Darüber hinaus müssen Sie alle Beobachtungen und Mitteilungen des Patienten wie z. B. Sehstörungen, Gangunsicherheiten, Veränderungen von Stimmung und Verhalten, Atemstörungen, Haut- und Schleimhautveränderungen, Ausscheidungsstörungen, Fieber usw. sofort weitergeben.

▸ Bei einer **Enzephalitis** ist es dem Patienten mitunter nicht möglich, sich kooperativ zu verhalten. Das ist für die Einhaltung von Bettruhe, die regel-

mäßige Medikamenteneinnahme und die Mitarbeit bei der Pflege (bzw. deren Duldung) oft ein großes Problem, bei dessen Lösung das gesamte Pflege- und Behandlungsteam zusammenarbeiten muß.
- Bei Schmerzen ist eine wirksame Schmerzbehandlung notwendig, bei schwerer Unruhe eine sedierende Behandlung. Es ist mit Ihre Aufgabe, die Wirksamkeit der Behandlung zu beobachten und den Arzt darüber zu informieren.
- Bei Atemnot bekommt der Patient Sauerstoff (s. S. 101).
- Regelmäßige gründliche Mundpflege ist wegen der Gefahr des Soorbefalls und dessen Ausbreitung in die Speiseröhre wichtig (Behandlung bei bestehender Soorinfektion s. S. 69).
- Wochenlange regelmäßige Medikamenteneinnahme löst beim Patienten mitunter Übelkeit und Brechreiz aus (besonders die Medikamente gegen Toxoplasmose und Zytostatika). Manchmal hilft es, die Tabletten in einer gern gemochten Speise zu verstecken (Achtung: heute gern gemochte Speisen können morgen Übelkeit verursachen!).
- Die Ernährung des Aids-Patienten richtet sich im wesentlichen nach seinen eigenen Wünschen, eine bestimmte Diät ist nicht erforderlich. Da die Nahrung oft schlechter verwertet wird, ist der Kalorienbedarf höher, d. h. die Nahrungsmittel können mit Zucker, Sahne, Butter usw. angereichert werden, damit der Patient nicht so schnell abmagert. Bei Entzündungen der Mundhöhle und Speiseröhre sind scharfe, saure und heiße Speisen und Getränke zu vermeiden. Bei Durchfall sollte die Kost ballaststoffarm und die Trinkmenge erhöht sein.
- Bei massiven Durchfällen wird die Haut im Analbereich nach jedem Stuhlgang mit einer Wundpaste versorgt, **bevor** sie wund geworden ist.
- Eventuelle Verschmutzungen mit Ausscheidungen (Bett, Fußboden, Nachtstuhl) kann der Patient vielleicht nicht immer vermeiden. Sie sind mit Desinfektionslösung sofort zu beseitigen.
- Bei Schwellungen infolge Lymphabflußstörung wird der betreffende Körperteil, wenn möglich, hochgelagert. Die dadurch bedingte Bewegungseinschränkung erfordert gegebenenfals viele der alltäglichen kleinen Hilfeleistungen und eine rechtzeitige **Dekubitusprophylaxe**.
- Die bereits angesprochenen Aspekte der Betreuung Sterbender gelten natürlich auch für den Aids-Patienten, vor allem, wenn er mit zunehmender Verschlechterung seines Allgemeinzustandes dem Tod entgegensieht. Manchmal geben die Lebensgefährten und Freunde eines sterbenden Aids-Kranken eindrucksvolle Beispiele für liebevolle Begleitung bis zum Ende.

10 Hygiene

Das Wort Hygiene stammt aus der griechischen Sprache (hygieinos [= gesund], Hygieia [= Göttin der Gesundheit]) und bedeutet vorbeugende Arbeit für die Gesundherhaltung.

> Hygiene umfaßt alle Maßnahmen zur Verhütung von Krankheiten und Gesundheitsschäden beim einzelnen Menschen und der Allgemeinheit.

Zur **öffentlichen Hygiene** gehören Institutionen und Gesetze, die dem Schutz vor Ausbreitung von Infektionskrankheiten und Seuchen dienen wie:
- Bundesseuchengesetz
- Gesetz zur Verhütung von Geschlechtskrankheiten
- Lebensmittelgesetz
- Trinkwasserverordnung
- Arbeitsschutzgesetze und Unfallverhütungsvorschriften für den Arbeitsbereich
- Öffentliches Gesundheitswesen (Gesundheitsämter: Impfmaßnahmen, Reihenuntersuchungen und Überwachungsaufgaben)
- Gewerbeaufsichtsämter (Überwachung der Nahrungsmittelbranche und der Gastronomie, Überwachung der Einhaltung von Schutzvorschriften)
- Vorsorgemaßnahmen für Schwangere, Kinder und Jugendliche
- Gesundheitliche Beratung und Aufklärung

Auch Müllabfuhr, Abwasserkanalisation, Beseitigung von Tierkadavern, Rattenbekämpfung, Lärm- und Emissionsschutz gehören zur öffentlichen Hygiene. Sie ist in unserem Land Aufgabe des Staates, der Länder und Kommunen. Aber natürlich ist jeder einzelne gefordert, beizutragen, denn was nützt die bestorganisierte Müllabfuhr, wenn die Bürger oder Firmen ihren Müll überall hinterlassen, was nützt die Bereitstellung von Impfstoff gegen gefährliche Infektionskrankheiten, wenn die Bürger das Impfangebot nicht wahrnehmen, was nützen Vorsorge- und Beratungsangebote, wenn sie nicht in Anspruch genommen oder nicht befolgt werden.

Die **persönliche Hygiene** betrifft den einzelnen Menschen selbst und seine unmittelbare private Umgebung (Wohnung). Sie liegt in seiner persönlichen Verantwortung bzw. in der seiner Eltern (bei Kindern) oder in der der betreuenden und pflegenden Personen, sofern der betreffende Mensch die Verantwortung nicht selbst übernehmen kann. Mit der persönlichen Hygiene verbinden wir (zu Recht) die Vorstellung von Sauberkeit und einer gewissen Ordnung. Reinigung und Pflege des Körpers, der Kleidung und der Wohnung, Sauberkeit im Zusammenhang mit Nahrungsmitteln, Beseitigung von Ausscheidungen und Abfällen gehören ebenso dazu wie ein gesundheitsunschädlicher (und dabei artgerechter) Umgang mit Haustieren und der sachgerechte Umgang mit bzw. die weitestgehende Vermeidung von Chemikalien (z.B. Lösungsmittel, WC-Reiniger, Abflußreiniger, Insektenmittel).

Zur weiteren Beschäftigung mit diesem Thema vergleichen Sie bitte:
Mikrobiologie, Gesetzeskunde, Staatsbürgerkunde

In der beruflichen Pflegehilfe gibt es drei wichtige Gesichtspunkte zur Hygiene:
1. Persönliche Hygiene der Pflegenden
2. Persönliche Hygiene des Patienten
3. Vermeidung der Verschleppung von Infektionen und spezielle Erfordernisse bei der Krankenhaushygiene

1. Persönliche Hygiene der Pflegenden
Sie entspricht den Vorstellungen unserer Gesellschaft. Zu Recht wird von Angehörigen der Gesundheitsberufe ein adrettes, gepflegtes Äußeres erwartet, wie in allen anderen Berufen auch, in denen man anderen Menschen nahekommt (z.B. in der Gastronomie, beim Friseur oder der Kosmetikerin, in anderen Servicebereichen). Bei der Nähe zu anderen Menschen, die die Pflegearbeit mit sich bringt, ist unangenehmer **Körpergeruch** oder **Mundgeruch** ebenso unzumutbar wie allzu aufdringlicher Geruch nach Parfum oder Rasierwasser. Tägliches Waschen bzw. eine kurze Dusche lassen keinen unangenehmen Geruch aufkommen, gründliche Mund- und Zahnpflege sind ohnehin selbstverständlich. Bei künstlichen Düf-

ten (Deodorant, Rasierwasser, Eau de Toilette oder ähnliches) achten Sie für den Dienst auf dezente Noten.

Ihre **Hände** sind Ihre wichtigsten Werkzeuge, sie sind auch im Blickfeld von Patienten und Angehörigen. Achten Sie auf kurze, saubere Fingernägel mit glatten Rändern. Lange Nägel behindern Sie beim Arbeiten, können den Patienten verletzen und sind schwer sauberzuhalten. Die Verwendung von Nagellack wird unterschiedlich beurteilt. Aus hygienischen Gründen spricht sicher nichts dagegen, wohl aber aus ästhetischen, denn der Lack sieht, wenn er abblättert, unschön und ungepflegt aus. Bei dem häufigen Händewaschen und -desinfizieren und Kontakt mit den verschiedensten Materialien hält auch guter Lack kaum einen Tag, so daß es eigentlich den Aufwand des Lackierens zur Arbeit nicht lohnt.

Cremen Sie Ihre Hände regelmäßig ein. Sie müssen sie oft waschen und desinfizieren, so daß die Haut gute Pflege braucht, um glatt und geschmeidig zu bleiben. Rauhe und rissige Haut an den Händen ist für Sie selbst mit Unbehagen verbunden (Juckreiz, Brennen, unschönes Aussehen), aus hygienischen Gründen bedenklich (in der rissigen Haut können sich Mikroorganismen ansiedeln) und für den Patienten bei Berührungen unangenehm.

Wenn Sie **langes Haar** haben, so binden oder stecken Sie es so zusammen, daß es nicht mit dem Patienten, seinem Bett und anderen Gegenständen in Berührung kommen kann. Aber auch bei halblangem Haar achten Sie darauf, daß es Ihnen beim Vorbeugen nicht ins Gesicht fällt und Sie es dann mit der Hand zurückstreifen müssen, um noch etwas zu sehen. Gerade beim genauen Hinschauen beugen Sie sich vor (z. B. bei der Mund- oder Intimpflege). Wenn Ihnen dann Ihr Haar vor die Augen fällt, sehen Sie nichts mehr, und Sie müssen Ihr Haar mit der Hand (ungewaschen, gegebenenfalls noch mit gebrauchtem Handschuh!) zurückstreifen. Häufiges Waschen der Haare ist nicht nur aus ästhetischen Gründen notwendig. Bei jeder Kopfbewegung kann Ihnen unbemerkt ein Stäubchen, eine Schuppe oder ein Haar vom Kopf fallen, was bei frisch gewaschenem Haar natürlich ein geringeres hygienisches Risiko bedeutet.

Ihre **Dienstkleidung** muß jederzeit sauber und gepflegt sein. Sie sollte aus saugfähigem, kochfestem Material bestehen (Baumwolle!) und von heller Farbe sein (helle oder weiße Kleidung wird am häufigsten gewechselt, wohl weil sie am schnellsten schmuddelig aussieht).

> Täglich frisch gewaschene und gebügelte Dienstkleidung ist besonders im Krankenhaus ein hygienisches Gebot.

Zu Arbeiten, die erfahrungsgemäß den Zustand Ihrer Dienstkleidung beeinträchtigen können (z. B. Haarwäsche beim Patienten, Reinigungsarbeiten), tragen Sie am besten eine große Schürze.

Ein in vielen Einrichtungen ungelöstes Problem ist die Kleidung beim Servieren der Mahlzeiten. Es ist eigentlich nicht hinzunehmen, daß Pflegepersonen in derselben Kleidung mit Essen umgehen, in der sie vorher z. B. mehreren Patienten beim Stuhlgang geholfen, mehrere schmutzige Betten frisch bezogen haben. Da mehrmaliges Umziehen meist nicht in Frage kommt, sind Schutzkittel und Schürzen (für Pflegearbeiten) und Servierschürzen (zum Servieren der Mahlzeiten) zu empfehlen.

Die **Ärmel** Ihrer Dienstkleidung müssen die Unterarme frei lassen, wenn Sie Arbeiten verrichten, nach denen Sie sich die Hände waschen und/oder desinfizieren müssen (also bei allen Verrichtungen am Körper des Patienten oder seinem Bett, nach Reinigungs- und Desinfektionsarbeiten, Blumenpflege usw.).

Mit langen Ärmeln können Sie Ihre Hände nicht gründlich waschen, oder die Bündchen werden naß (oder Sie müssen die Ärmel **vor** dem Händewaschen hochschieben und haben dann das, was Sie von den Händen abwaschen wollen, an den Ärmeln). Zur Erledigung von Schreibarbeiten, während Gesprächen oder zur Begleitung von Patienten z. B. in eine andere Abteilung oder beim Spaziergang spricht natürlich nichts gegen lange Ärmel. Wenn Sie kälteempfindlich sind und deshalb zeitweilig eine Jacke überziehen, so beschaffen Sie sich passende Jacken aus Baumwolle (z. B. Sweatshirt-Stoff), die heiß gewaschen und vor allem gebügelt werden können (heißes Bügeln ist eine sichere Desinfektionsmaßnahme!).

> Strickjacken aus Wolle oder Synthetik sind als Dienstkleidung in der beruflichen Pflege nicht geeignet.

Schmuck an den Händen (Ringe, Armbänder, Armbanduhren) können Sie zur Pflegearbeit nicht gebrauchen. Sie könnten den Patienten damit verletzen, aber auch sich selbst, wenn Sie z. B. mit einem Ring irgendwo hängenbleiben. Außerdem bleibt nach dem Händewaschen die Haut unter dem Schmuck feucht und kann so die Vermehrung **patho-**

gener (= krankmachender) **Mikroorganismen** begünstigen. Statt einer Armbanduhr, die wegen der Verletzungsgefahr für den Patienten und aus hygienischen Gründen abzulehnen ist, können Sie eine ansteckbare Uhr tragen oder Ihre Armbanduhr in der Kitteltasche dabeihaben. Uhren mit Solarzellen oder Bewegungsautomatik bleiben in der Kitteltasche allerdings stehen.

Ihre **Schuhe** sollen gut sitzen, eine biegsame Sohle haben, einen leisen Gang erlauben und Luft an die Füße lassen. Sie müssen eine rutschfeste Sohle haben. Geschlossene Schuhe aus Synthetikmaterial verhindern die Schweißverdunstung. Schweißfüße neigen zu Fußgeruch und zu Pilzinfektionen. Im stationären Bereich (Krankenhaus, Heim) sollten Sie die Schuhe nur dort tragen und von Zeit zu Zeit putzen, auch wenn sie nicht erkennbar schmutzig sind. In Bereichen, in denen eine besondere Infektionsgefahr für den Patienten besteht (Umkehrisolation [s. S. 122], Intensivpflegestation, Operationsbereich) werden desinfizierbare Bereichsschuhe oder Einwegüberschuhe getragen).

In der ambulanten Pflege müssen Sie natürlich wetterentsprechende Schuhe tragen. Nehmen Sie ein Paar Sandalen mit, die Sie beim Betreten der Wohnung des Patienten anziehen, damit Sie nicht mit schmutzigen Schuhen oder auf Strümpfen hineingehen müssen.

2. Persönliche Hygiene des Patienten

Diese betrifft nicht nur den **Körper des Patienten** (Körperpflege und Kleidung, s. S. 63), sondern auch seine **Umgebung.** Dazu zählt sein Bett, sein Nachttisch, sein Zimmer und alle Räume, die er gelegentlich aufsucht (Bad, Toilette, Aufenthaltsraum), seine Wohnung zu Hause.

Die unmittelbare Umgebung des bettlägerigen Patienten ist sein Bett, das stets sauber und trocken sein muß. **Körperwärme** des Bettes und **Feuchtigkeit** sind für Pilze und Bakterien ideale Bedingungen zur Vermehrung. Das Zustandekommen einer Infektion hängt stets auch von der Zahl der pathogenen Keime ab, so daß Maßnahmen, die die Vermehrung der Keime verhindern, eine wirkungsvolle Prophylaxe bedeuten.

> Im Intimbereich ist immer mit der Anwesenheit von Darmkeimen (z.B. Colibakterien) zu rechnen. Normalerweise verhindert die körpereigene Abwehr das Entstehen von Infektionen. Unzureichende Intimpflege und länger bestehende Feuchtigkeit, z.B. bei schwitzenden oder inkontinenten Patienten, ermöglicht die ungehinderte Vermehrung der Keime, sie können dann die körpereigene Abwehr überwinden und z.B. zu Harnwegsinfektionen führen.
>
> Manche Mikroorganismen können sich in feuchtem Milieu auch fortbewegen bzw. werden passiv mit der Bettwäsche, den Händen des Patienten oder der Pflegepersonen fortbewegt und können sich dann an anderen Stellen des Körpers bei günstigen Bedingungen (Verschmutzung, Feuchtigkeit) vermehren und z.B. zu Wund- und Atemwegsinfektionen führen.

Der **Nachttisch** des Patienten dient meist als Abstellfläche für Waschschüsseln, Verbandmaterial, Lesestoff, Geschirr, Blumensträuße etc. Er muß bei jeder Verschmutzung durch Waschwasser, verschüttete Getränke usw. gesäubert werden.

Das Krankenzimmer **im Krankenhaus** wird jeden Tag feucht gereinigt (Staubwischen auf Oberflächen und Wischen des Fußbodens). Staub, der durch Luftzug aufgewirbelt wird, ist ein hygienisches Risiko für infektionsgefährdete Patienten (Wundinfektionen, Atemwegsinfektionen) und kann allergische Reaktionen auslösen (viele Menschen haben heute eine Hausstauballergie!). Die Desinfektion von Einrichtungsgegenständen und Fußböden in den Krankenzimmern ist im allgemeinen nicht erforderlich. Bei Verunreinigung mit Ausscheidungen, Blut und Wundsekreten ist eine desinfizierende Reinigung vorzunehmen, außerdem bei bestimmten Infektionskrankheiten nach Anweisung der Krankenschwester.

In der **häuslichen Pflege** sollten Sie mit darauf achten, daß in der meist wenigen Zeit, die für Hausarbeit zur Verfügung steht (Haushaltshilfe, Verwandte), die hygienisch wichtigeren Arbeiten vorrangig gemacht werden: Geschirr spülen, Müll entsorgen, schmutzige Wäsche waschen, Waschbecken und Toilette reinigen, staubsaugen, lüften, Kühlschrank nachsehen und evtl. reinigen. Die Sauberkeit fürs Auge (Fenster, Gardinen, Zimmer-, Schranktüren) kann der gelegentlichen Grundreinigung vorbehalten bleiben. Ablageflächen, Pflegeartikel, Flaschen und Tiegel mit Pflegemitteln sowie Gebrauchsgegenstände werden regelmäßig gereinigt. Eine Desinfektion ist im häuslichen Bereich kaum notwendig (außer der Händedesinfektion). Wäsche wird im Kochprogramm der Waschmaschine, Geschirr und Besteck durch gründliches heißes Spülen hygienisch einwandfrei sauber.

> Eine Desinfektion der Wohnung ist nur in seltenen Fällen einer meldepflichtigen Infektionskrankheit mit Seuchengefahr (nach dem Bundesseuchengesetz) oder bei völliger Verwahrlosung notwendig. Sie wird dann vom Gesundheitsamt angeordnet und von einem geprüften Desinfektor durchgeführt.

Im **Sanitärbereich** werden Waschbecken, Dusch- und Badewannen mit Scheuerpulver gereinigt und gründlich nachgespült. Teilbadewannen (z.B. für Fußbäder) aus Plastikmaterial müssen, wenn sie von mehreren Patienten benutzt werden, nach jeder Benutzung desinfiziert werden (in rauhen Stellen des Plastikmaterials können sich Feuchtigkeit und Mikroorganismen halten). Waschschüsseln aus Edelstahl oder Email werden gescheuert.

Das WC-Becken wird mit der WC-Bürste gereinigt, bei Bedarf mit etwas Scheuerpulver oder Essig. Der WC-Sitz wird im Krankenhaus und Heim mindestens einmal täglich desinfiziert und jedesmal nach Verschmutzung. In die tägliche Desinfektion sollte der Griff der WC-Bürste einbezogen werden, da er von jedem Benutzer **vor** dem Händewaschen in die Hand genommen wird.

3. Vermeidung der Verschleppung von Infektionen und spezielle Erfordernisse bei der Krankenhaushygiene

In der beruflichen Pflege sind Sie in der Regel mit der Betreuung mehrerer Patienten beauftragt, d.h. Sie gehen von Patient zu Patient und kommen mit den Patienten und ihren Betten in Berührung. In der ambulanten Pflege liegt zwischen dem einen und dem nächsten Patienten stets Weg und Zeit. Im Krankenhaus befinden sich dagegen viele kranke Menschen und viele arbeitende Menschen auf einem engen Raum. Die Vielzahl von **Infektionsquellen** (kranke Menschen mit Wundsekreten, infektionsbedingte Krankheiten, Ausscheidungsstörungen usw.), spezielle, besonders im Krankenhaus vorkommende Keime und die infolge Krankheit geschwächte Abwehr vieler Patienten – all das zusammen erhöht das Risiko **nosokomialer** (= im Krankenhaus erworbener) **Infektionen** gegenüber dem Infektionsrisiko zu Hause deutlich. Deshalb muß im Krankenhaus gewissenhaft darauf geachtet werden, durch persönliche Disziplin der Mitarbeiter/innen und geeignete Schutzmaßnahmen das Risiko für die Patienten auf ein Mindestmaß zu senken.

> Bakterien, Viren, Pilze sind mit dem bloßen Auge (leider) nicht zu sehen. Wir wissen aber, daß sie sich massenhaft überall befinden. Der Kontakt mit den überall vorhandenen Mikroorganismen ist für unsere körpereigene Abwehr kein Problem, solange wir gesund und unverletzt sind und nicht mit besonders bösartigen Keimen konfrontiert werden (Seuchenerreger). Mundhöhle, Haut und die natürlichen Körperöffnungen sind massenhaft mit Keimen besiedelt, die dort unschädlich sind. Eine Schädigung oder Verletzung der Haut oder Schleimhaut (Unfall, Alltagsverletzung, Operation) unterbricht den natürlichen Schutz, ohne entsprechende Vorsichtsmaßnahmen oder Behandlung kann eine Infektion entstehen. Colibakterien und andere Darmkeime sind zu einem beträchtlichen Teil im Stuhl enthalten, im Darm sind sie unschädlich und nützlich. In der Harnröhre, der Scheide, der Bauchhöhle, in Wunden können sie zum Teil schwere Krankheiten verursachen. In Staub, Erde und Pflanzenteilen halten sich Bazillen auf, die sich unter Luftabschluß vermehren, also gerade in kleinen, tiefen Wunden, die sich schnell schließen (Stiche mit Dornen oder Holzsplittern) und den gefährlichen **Tetanus** (= Wundstarrkrampf) und **Gasbrand** verursachen können.

Ein Patient kann mit Krankheitserregern seines eigenen Körpers infiziert werden (z.B. Harnwegsinfekt durch Colibakterien, Wundinfektion durch Haut- oder Schleimhautbakterien), mit Krankheitserregern von anderen Patienten und mit denen des Personals, das ihn behandelt und pflegt.

Der Transport der Krankheitserreger ist möglich
- mit den Händen des Personals (!) und denen des Patienten,
- mit Tröpfchen aus Mund und Nase beim Sprechen, Husten, Niesen (Personal, Patient, Mitpatient, Besucher),
- mit Wäsche und Textilien (besonders bei Feuchtigkeit),
- mit Instrumenten,
- mit Nahrungsmitteln,
- mit aufgewirbeltem Staub und Fliegen.

Um die mögliche oder tatsächliche Infektionskette zu unterbrechen, sind einige **hygienische Regeln** grundsätzlich zu beachten:
▶ Vor jeder Pflegehandlung die Hände waschen, nach dem Toilettengang Hände waschen und desinfizieren

- Das zur Pflege benötigte Material griffbereit zurechtlegen (nachträgliches Heraussuchen von Cremes usw. würde eine erneute Händedesinfektion erfordern)
- Cremes oder Salben aus Tiegeln nur mit dem Spatel entnehmen, Salbenstränge „abreißen" lassen oder mit einer Kompresse vom Tubenhals trennen, wenn das Präparat nicht nur für einen Patienten zur Verfügung steht.
- Nach jeder Pflegehandlung die Hände waschen und/oder desinfizieren
- Frische Wäsche nur mit sauberen Händen aus Schrank oder Wagen nehmen
- Was den Fußboden berührt hat (oder das Nachbarbett), darf nicht mehr ins Bett des Patienten
- Gegenstände, die bei mehreren Patienten gebraucht werden, nicht ins Bett legen (Pflasterrollen, Flaschen, Tuben usw.)
- Gegenstände, die von Zimmer zu Zimmer gebracht werden, regelmäßig reinigen und evtl. desinfizieren (Visitenwagen, Verbandwagen, Infusionsständer, Ständer für Rotlicht und Bronchitiskessel usw.)
- Flaschen, Dosen, Tiegel etc., Behälter von Pflege- und Behandlungsmitteln einwandfrei sauber und staubfrei halten
- Die Dienstkleidung vor Verschmutzung schützen, schmutzige Wäsche, gebrauchte Lagerungshilfsmittel usw. nicht an die Kleidung gedrückt transportieren
- Abfall wie Verpackungen, gebrauchte Einmalwaschlappen, -handschuhe, Verbandmaterial, Papiertaschentücher, Zellstoff direkt in einen bereitgestellten Abfalleimer oder einen vorbereiteten Abfallbeutel werfen (keine Zwischenlagerung auf Nachttisch, Stuhl, Bett oder Boden!)
- Schmutzige Wäsche direkt in den Wäschesack oder notfalls in den umgedrehten Kissenbezug stecken, nicht auf den Boden werfen
- Zum **Selbstschutz** beim Umgang mit Ausscheidungen und Blut und bei der Intimpflege flüssigkeitsdichte Handschuhe tragen
- Verschmutzungen durch Ausscheidungen oder Blut an Gegenständen oder Boden mit Desinfektionslösung beseitigen
- Fliegen von hilflosen Patienten fernhalten, die sie nicht selbst abwehren können
- Vor dem Umgang mit Nahrungsmitteln Hände desinfizieren und waschen

In bestimmten Situationen sind **zusätzliche Regeln** zu beachten:
- Wunden, Eintrittstellen von Venenzugängen und Drainagen nur mit **sterilen** (= keimfreien) Handschuhen, Instrumenten oder Verbandmaterial berühren, nie mit der bloßen Hand (auch nicht der Patient selbst – er muß entsprechend informiert werden)
- Über offenen Wunden nicht sprechen (Gefahr der Tröpfcheninfektion, Gesicht zum Sprechen abwenden) und nicht hantieren (Staub könnte in die Wunde fallen, Verpackungen vom Patienten abgewandt öffnen)
- Während eines Verbandwechsels Staubaufwirbeln vermeiden (Fenster und Tür geschlossen halten, keine Kissen und Decken aufschütteln)
- Verbände trockenhalten, feucht gewordene Verbände umgehend wechseln bzw. wechseln lassen
- Bei Patienten mit stark nässenden, infizierten Wunden und infektiösen Hautkrankheiten (Abszeß, Erysipel) zur Pflege einen langen Schutzkittel tragen (diesen Kittel nur bei diesem Patienten), auch bei Patienten, die stark mit Ausscheidungen beschmutzt sind oder in sehr verwahrlostem Zustand aufgenommen werden
- Bei Wöchnerinnen und Patienten mit offener Wundbehandlung (z.B. Verbrennungen) nicht aufs Bett setzen

- Ob Sie sich bei anderen Patienten aufs Bett setzen, ist mehr eine psychologische als eine hygienische Frage. Oft liest und hört man die Forderung, sich aus hygienischen Gründen niemals ins Patientenbett zu setzen. Bei allen Patienten, deren Pflege keine besondere Schutzkleidung erfordert (s. oben), berührt die Pflegeperson mit der Vorderseite ihrer Dienstkleidung unvermeidlich das Patientenbett, sobald sie mit Pflegehandlungen beginnt, und ebenso alle weiteren Betten. Es ist für mich nicht einzusehen, warum die **Vorderseite der Dienstkleidung** mit dem Patientenbett in Berührung kommen darf, die **Rückseite** aber nicht. Zu verschiedenen Hilfeleistungen beim Bewegen ist es sinnvoll oder sogar notwendig, sich aufs Bett zu setzen oder hineinzuknien, oder auch, um einen Patienten, der einer persönlichen Zuwendung bedarf, einmal in den Arm zu nehmen. In anderen Fällen sollte meines Erachtens das Bett als Privatbereich des Patienten respektiert und nicht als Sitzgelegenheit mißbraucht werden.

- Wenn Sie selbst erkältet sind oder eine Mund- oder Halsentzündung haben, tragen Sie einen Mund-Nasen-Schutz. Bei einem Furunkel, einer infektiösen Darmerkrankung oder einer Kinderkrankheit in Ihrer Familie nicht bei Neugeborenen, Wöchnerinnen oder besonders abwehrgeschwächten Patienten arbeiten (mit der Pflegedienstleitung besprechen).

Selbstschutz bei der Pflege von Patienten mit Infektionskrankheiten

Arzt und Krankenschwester informieren Sie über den notwenigen Infektionsschutz. Im folgenden finden Sie einige Anhaltspunkte.

Tröpfcheninfektion

Atemluft, Nasensekret, Speichel und/oder Bronchialsekret sind infektiös.

◆ **Beispiele**
- Kinderkrankheiten
- Angina
- Diphtherie
- Echte Grippe
- Virusmeningitis
- Tuberkulose

◆ **Eintrittspforte**
- Atemwege
- Bei Tuberkulose auch Magen-Darm-Trakt

◆ **Maßnahmen zum Selbstschutz**
- Abstand zum Gesicht des Patienten halten, sich nicht anhauchen oder anhusten lassen
- Mund-Nasen-Schutz tragen (gegebenenfalls auch der Patient)
- Dem Patienten einen Abwurfbehälter für Papiertaschentücher geben, täglich erneuern
- Bei nicht kooperativen Patienten: Mund-Nasen-Schutz und Schutzkittel tragen
- Abschließende Händedesinfektion

Darminfektion

Stuhl und Analbereich sind infektiös.

◆ **Beispiele**
- Salmonelleninfektion
- Typhus
- Ruhr
- Cholera

◆ **Eintrittspforte**
- Mund (Schmutz- und Schmierinfektion über die Hände, kontaminierte Nahrungsmittel und Wasser)

◆ **Maßnahmen zum Selbstschutz**
- Einmalhandschuhe und Schutzkittel zur Körperpflege, zum Betten und zur Hilfe bei den Ausscheidungen
- Desinfektion von allen Gegenständen, die der Patient nach Defäkation und Säubern berührt, bevor er sich die Hände desinfizieren und waschen kann (Haltegriff an der Toilette, Papierrollenhalter, Armlehnen des Nachtstuhls, WC-Sitz, Türklinke usw.)
- Abschließende Händedesinfektion

Infektion über die Haut oder Schleimhaut

Sekrete, Oberfläche und Umgebung der erkrankten Haut- oder Schleimhautareale sind infektiös.

◆ **Beispiele**
- Wundinfektion
- Furunkel
- Eröffneter Abszeß
- Erysipel
- Geschlechtskrankheiten: **Syphilis** (Lues) und **Gonorrhoe** (Tripper)

◆ **Eintrittspforte**
- Kleine oder kleinste Hautdefekte
- Bei Gonorrhoe evtl. die Augenbindehaut

◆ **Maßnahmen zum Selbstschutz**
- Einmalhandschuhe, evtl. Schutzkittel
- Abschließende Händedesinfektion

> **Geschlechtskrankheiten** werden fast ausschließlich bei sexuellem Kontakt übertragen. Die Erreger der Syphilis können vom **syphilitischen Primäraffekt** aus, einem geschwürähnlichen, schmerzlosen Hautdefekt meist im Bereich der Geschlechtsorgane, z.B. bei der Intimpflege bei kleinsten Hautverletzungen an den Händen der Pflegeperson eine Infektion verursachen. Die Erreger der Gonorrhoe sind in dem eitrigen Ausfluß Infizierter aus der Scheide und der Harnröhre (bei Mann und Frau) enthalten und können auch gesunde Schleimhäute (Mund-Rachen-Raum, Augenbindehaut) befallen. Flüssigkeitsdichte Einmalhandschuhe bei der Intimpflege schützen zuverlässig.

Infektion über Blut

Das Blut des Erkrankten ist infektiös.

◆ **Beispiele**
- Hepatitis
- HIV-Infektion

◆ **Eintrittspforte**
- Blutbahn

◆ **Maßnahmen zum Selbstschutz**
- Einmalhandschuhe beim Umgang mit Blut und der Erstversorgung blutender Wunden (z.B. in der Ersten Hilfe) bei allen Patienten

- Gebrauchte Injektionskanülen nicht in die Hülle zurückstecken (Gefahr, sich dabei zu stechen, einziges echtes Infektionsrisiko bei der Pflege HIV-positiver Patienten), sondern in den Kanülenabwurfbehälter geben

- Falls Sie sich doch einmal mit einer gebrauchten Kanüle gestochen haben, die Stichwunde zum Bluten bringen (Stauen) und umgehend den Personalarzt oder den für die Behandlung des Patienten zuständigen Arzt aufsuchen!

HIV-Infektion

HIV (**H**umane **I**mmunodeficiency **V**irus) bezeichnet eine Virusart, die bestimmte Abwehrzellen des Immunsystems des Menschen befällt und so weit schädigt, daß das Immunsystem des Infizierten alltägliche Infekte (von denen der Gesunde gar nichts merkt) nicht mehr bekämpfen kann. Krebszellen und Mikroorganismen, die von dem geschädigten Immunsystem nicht mehr bekämpft werden können, führen schließlich zu tödlichen Krankheiten.

Aids (s. S. 282) ist die Krankheit, die bis heute in den meisten Fällen ca. 5 bis 15 (bis 20) Jahre nach einer HIV-Infektion eintritt. Nicht alle HIV-Infizierten erkranken an Aids. Zur Zeit ist es noch nicht möglich, vorherzusagen, ob Aids auftreten wird oder nicht, da noch nicht bekannt ist, warum einige Personen trotz nachgewiesener HIV-Infektion nicht erkranken.

HIV-positiv zu sein bedeutet, daß im Blut des Betroffenen Antikörper gefunden wurden, die bei einer Infektion mit dem HI-Virus gebildet werden.

Ein **positives Testergebnis** bedeutet, daß eine Infektion stattgefunden hat, für den Betroffenen also eine schlechte Nachricht! Ein **negatives Testergebnis** bedeutet, daß die speziellen Antikörper und damit eine HIV-Infektion nicht nachgewiesen wurden, also eine gute Nachricht! **Falsch positive Testergebnisse** kommen vor, deshalb wird bei einem positiven Befund immer noch ein weiterer Test durchgeführt. Ein negatives Testergebnis bedeutet nicht mit Sicherheit, daß keine Infektion stattgefunden hat. Antikörper sind nicht unmittelbar nach einer Ansteckung, sondern erst vier Wochen bis drei Monate später nachweisbar, so daß es keinen Sinn macht, sich unmittelbar nach einer möglichen Ansteckung testen zu lassen.

HIV-Positive können ab sofort zeitlebens andere Menschen anstecken, obwohl man von der Infektion nichts sieht und nichts spürt.

Das HI-Virus wird nach derzeitigem Kenntnisstand nahezu ausschließlich mit Blut, Sperma und Vaginalflüssigkeit übertragen. Das Hauptrisiko besteht in sexuellen Aktivitäten mit Partnern (Ausnahme: gegenseitige Masturbation und ausschließlich lesbische Frauen). Bisher gelten homosexuelle Männer als besonders ansteckungsgefährdet, bei Bisexualität auch ihre Partnerinnen. Hohes Risiko, wenn auch nur für einen kleinen Personenkreis, besteht für Fixer, die Spritzen und Kanülen gemeinsam benutzen. Für Menschen, die öfter Arzneimittel aus Blutbestandteilen oder auch eine Bluttransfusion brauchen, ist ein Risiko nicht auszuschließen, vor allem wenn Blut mit Gewinnabsichten vermarktet wird.

Besonders gefährdet (und gefährlich!) sind Sex-Touristen und Kunden von Prostituierten, wenn sie keine Kondome benutzen. Auch ihre Partnerinnen und künftige Kinder, die Prostituierten selbst und ihre Partner sind dadurch gefährdet. Aber auch alle anderen (ungeschützten) hetero- und homosexuellen Kontakte können zur Infektion führen.

Die wichtigste und einzige Schutzmaßnahme ist die Verwendung von Kondomen, wenn oder solange keine Gewißheit darüber besteht, daß mit diesem Partner/Partnerin kein Infektionsrisiko besteht.

◆ **Pflegehilfe**
▶ Ob ein von Ihnen betreuter Patient HIV-infiziert ist oder nicht, können Sie nicht wissen, wenn er es selbst nicht weiß oder es nicht sagt bzw. sein Einverständnis zu einem Test gibt (der Patient ist nicht verpflichtet, eine evtl. Infektion zu offenbaren, ein Test darf nur mit seinem Einverständnis durchgeführt werden).
▶ Tragen Sie sicherheitshalber bei möglichem Kontakt mit Blut flüssigkeitsdichte Handschuhe, ebenso beim Umgang mit Ausscheidungen, obwohl eine Infektion auf diesem Weg äußerst unwahrscheinlich ist.
▶ Arbeiten Sie ruhig und konzentriert beim Entsorgen gebrauchter Kanülen (nicht in die Schutzhülle zurückstecken, sondern in einen stichsicheren Behälter geben), damit Sie sich nicht damit stechen. Der Stich mit einer gebrauchten Kanüle (unmittelbar nach der Injektion beim Patienten) stellt das **einzige echte Infektionsrisiko** bei der Pflege HIV-Infizierter dar.
▶ Falls Sie von der HIV-Infektion eines Patienten Kenntnis haben, beachten Sie Ihre **Schweigepflicht**!
▶ Menschen mit einer ihnen bekannten HIV-Infektion sind von einer tödlichen Krankheit (Aids) bedroht. Sie durchleben die Phasen, wie sie unter Kapitel 9, Sterben und Tod, geschildert werden (s. S. 273), gegebenenfalls immer wieder, mit wechselnder Heftigkeit, vielleicht unterbrochen von Phasen einer besonderen Lebensgier oder auch eines besonderen Bemühens um andere. Manchmal fällt es sehr schwer, das entsprechende Verhalten eines (noch) gesunden Menschen so einzuordnen.

Desinfektion

Desinfektion bedeutet **Abtötung**, **Hemmung** oder **Entfernung** krankmachender Mikroorganismen, so daß von dem desinfizierten Gegenstand oder der Haut/Schleimhaut keine Infektionsgefahr mehr ausgeht.

> **Sterilisation** bedeutet dagegen die Abtötung **aller** Mikroorganismen (steril [= keimfrei]). Steril müssen Gegenstände und Materialien sein, die mit offenen Wunden in Berührung kommen (Verbandmaterial), die bei Operationen benutzt werden (Instrumente, Tupfer, Nahtmaterial) oder auf künstlichem Weg in den Körper gebracht werden (Venenkatheter, Blasenkatheter, Injektions- und Infusionslösungen).

Erhitzen ist die am häufigsten angewendete Desinfektionsmethode bei Nahrungsmitteln. Milch und Milchprodukte werden **pasteurisiert** (kurz auf bis zu 85 °C), dadurch von pathogenen Keimen befreit und länger haltbar (nicht pasteurisierte Milch wird durch rasche Vermehrung von Keimen schnell sauer). Das **Garen** von Nahrungsmitteln (Kochen, Dünsten, Backen, Braten) führt neben einer Veränderung ihrer Beschaffenheit auch zur Abtötung pathogener Keime.

> Bei Reisen in südliche Länder wird allgemein empfohlen, nur gegarte Speisen zu verzehren, um Darminfektionen zu vermeiden. Rohe Eier und damit zubereitete Speisen (Mayonnaise, Cremespeisen, Speiseeis) können gegebenenfalls Salmonelleninfektionen verursachen. Hartgekochte Eier, durchgebackenes Rührei, Aufläufe, Kuchen usw. können dagegen unbesorgt gegessen werden, weil durch das Erhitzen die Salmonellen abgetötet werden.

Aber auch in anderen Bereichen wird durch Erhitzen desinfiziert: Geschirr und Besteck in der Spülmaschine bei mindestens 65 °C, Wäsche im Kochprogramm und durch Bügeln oder Mangeln, Steckbecken und Urinflaschen im Spülautomaten, Säuglingsfläschchen und -sauger in kochendem Wasser.

Desinfektionsmittel

Desinfektionsmittel sind chemische Stoffe, die für Mikroorganismen auf verschiedene Arten giftig wirken, sie abtöten oder ihre Vermehrung verhindern. Da sie natürlich auch für andere Lebewesen je nach Art und Menge nicht unschädlich sind und eine erhebliche Umweltbelastung (Trinkwasser!) bedeuten, sollen sie **soviel als nötig** und **so wenig als möglich** eingesetzt werden. Wenn sie verwendet werden müssen, dann muß für den jeweiligen Zweck das **richtige Mittel** in der **richtigen Menge** und mit der **notwendigen Einwirkzeit** verwendet werden. Spezielle Mittel stehen zur Verfügung

Desinfektion

- für die Händedesinfektion,
- für die Haut- und Schleimhautdesinfektion,
- für die Desinfektion von Instrumenten,
- für die Flächen- und Gerätedesinfektion,
- für die Desinfektion von Kunststoffen und Gummi.

Jedes Desinfektionsmittel wird für den vom Hersteller angegebenen Verwendungszweck und nach den auf der Verpackung angegebenen Anwendungsrichtlinien angewendet.

Desinfektionsmittel dürfen nicht umgefüllt werden (Schutz vor versehentlicher falscher Verwendung oder Verwechslung) und nicht in die Hände von Kindern, geistig behinderten, dementen, verwirrten oder schwer suizidgefährdeten Patienten kommen!

Händedesinfektionsmittel

Es handelt sich dabei meistens um alkoholische Präparate, sie sind in Krankenhäusern meist in Wandspendern in allen Krankenzimmern und Arbeitsräumen vorrätig. Sie werden in einer Menge von 3 bis 5 ml für die Dauer von mindestens 30 Sekunden gründlich in den Händen (Innen- und Außenflächen, Nägel, zwischen den Fingern) verrieben (hygienische Händedesinfektion).

Hautdesinfektionsmittel für Injektionen

Diese Desinfektionsmittel sind meistens in Pumpsprühflaschen abgefüllt (Flaschen mit Treibgas sind aus Gründen der Umweltbelastung abzulehnen!). Das Mittel wird auf die Injektionsstelle aufgesprüht, mit einem Zellstofftupfer abgewischt und erneut aufgesprüht. Nach einer Einwirkzeit von einer Minute kann die Kanüle eingestochen werden.

In der häuslichen Pflege ist z. B. vor der Insulininjektion diese Form der Desinfektion oft nicht nötig (Krankenschwester fragen).

Haut- und Schleimhautdesinfektionsmittel

Diese Desinfektionsmittel sind oft jodhaltig (dunkelbraune Farbe, orangebraune Verfärbung der Haut) und werden vor operativen Eingriffen und dem Einlegen von Blasenkathetern verwendet.

Alle bisher genannten Desinfektionsmittel werden **unverdünnt** verwendet

Instrumenten- und Flächendesinfektionsmittel

Instrumenten- und Flächendesinfektionsmittel werden mit **kaltem Wasser** zu einer Lösung verdünnt. Üblich sind 1%ige, 2%ige und 4%ige Lösungen. Welche Konzentration notwendig ist, richtet sich unter anderem nach der möglichen Einwirkzeit: eine 1%ige Lösung braucht meist vier Stunden Einwirkzeit, eine 2%ige Lösung zwei Stunden und eine 4%ige Lösung eine Stunde Einwirkzeit (Herstellerangaben beachten!).

Eine wirksame Desinfektion wird nur erreicht, wenn Konzentration und Einwirkzeit stimmen.

◆ Herstellung von Desinfektionslösungen

▶ Dazu brauchen Sie ein Gefäß (z. B. Eimer, Schale) für die Lösung, einen Meßbecher mit ml-Graduierung und ein Litermaß für das Wasser. Im folgenden einige Beispiele:

- 100 ml 1%ige Lösung = 99 ml Wasser + 1 ml Desinfektionsmittel
- 100 ml 4%ige Lösung = 96 ml Wasser + 4 ml Desinfektionsmittel
- 1 Liter 1%ige Lösung = 990 ml Wasser + 10 ml Desinfektionsmittel
- 1 Liter 4%ige Lösung = 960 ml Wasser + 40 ml Desinfektionsmittel
- 5 Liter 2%ige Lösung = 4900 ml Wasser + 100 ml Desinfektionsmittel
- 5 Liter 4%ige Lösung = 4800 ml Wasser + 200 ml Desinfektionsmittel

▶ Instrumente und andere Gegenstände werden so in die Lösung eingelegt, daß sie vollständig davon bedeckt sind
▶ Flächen werden mit der Lösung gründlich und vollständig abgewischt (Handschuhe tragen!) und vor Ablauf der Einwirkzeit nicht nachgespült und nicht poliert
▶ Reinigungsmittel dürfen der Lösung nicht zugesetzt werden (für die gleichzeitige Reinigung und Desinfektion gibt es spezielle desinfizierende Reiniger)

Ausgewählte Literatur

1. Bienstein Ch, Fröhlich A. Basale Stimulation in der Pflege. Düsseldorf: Verlag Selbstbestimmtes Leben, 1991
2. Bienstein Ch, Schröder G. Dekubitus. Eschborn: DBfK-Verlag, 1993
Bienstein Ch. Dekubitus. Stuttgart: Thieme, 1996
3. Brooks G. Die Töchter Allahs. München: Bertelsmann, 1994
4. Bundesarbeitsgemeinschaft für Rehabilitation (Hrsg). Rehabilitation Behinderter. Köln: Deutscher Ärzte-Verlag, 1994
5. Deutsche Sektion der Internationalen Liga gegen Epilepsie (Hrsg). Die epileptischen Anfallsleiden. Heidelberg: Heidelberger Verlagsanstalt, 1977
6. Dörner K, Plog U. Irren ist menschlich. 8. Aufl. Bonn: Psychiatrie, 1994
7. Furtmayr-Schuh A. Das große Vergessen, die Alzheimer-Krankheit. 4. Aufl. Zürich: Kreuz Verlag, 1992
8. Hatch F, Maietta L, Schmidt S. Kinästhetik. 2. Aufl. Eschborn: DBfK-Verlag, 1993
9. Henninger J. Rahmenkonzept für die Krankenpflegehilfe-Ausbildung. Groß-Gerau 1992
10. Hessisches Curriculum Krankenpflege. Eschborn: Krankenpflege, 1991
11. Jackson JH; zit. nach Lit. 5: Deutsche Sektion der Internationalen Liga gegen Epilepsie
12. Jens W, Küng H. Menschenwürdig sterben. München, Zürich: Piper, 1995
13. Juchli L. Pflege: Praxis und Theorie der Gesundheits- und Krankenpflege. 7. Aufl. Stuttgart: Thieme, 1994
14. Kamprad B. Multiple Sklerose. Zürich: Kreuz Verlag, 1990
15. Karavias TH, Mischo-Kelling M. Chirurgie und Pflege. Stuttgart, New York: Schattauer, 1994
16. Klischies R, Gierhartz KH, Kaiser U. Hygiene und medizinische Mikrobiologie. 2. Aufl. Stuttgart, New York: Schattauer, 1996
17. Kübler-Ross E. Interviews mit Sterbenden (gekürzte Taschenbuchausgabe). Gütersloh: Gütersloher Verlagshaus, 1980
18. Lutterotti M. Menschenwürdiges Sterben. Freiburg: Herder, 1985
19. Neundörfer B. Die Parkinsonsche Krankheit. Ein Lehrbuch für Patienten und ihre Angehörigen. 4. Aufl. Stuttgart: Fischer, 1993
20. Roper N, Logan W, Tierney A. Die Elemente der Krankenpflege. 4. Aufl. Basel: Recom, 1993
21. Schädle-Deininger H, Villinger U. Praktische psychiatrische Krankenpflege. Bonn: Psychiatrie, 1996
22. Schäffler A, Schmidt S (Hrsg). Mensch – Körper – Krankheit. 2. Aufl. Neckarsulm: Jungjohann, 1995
23. Schnack D, Neutzling R. Die Prinzenrolle. rororo Tb. 9966. Hamburg: Rowohlt, 1995
24. Sitzmann F (Hrsg). Pflegehandbuch Herdecke. Berlin, Heidelberg, New York: Springer, 1993
25. Steppe H (Hrsg). Krankenpflege im Nationalsozialismus. 7. Aufl. Frankfurt: Mabuse, 1993
26. The Boston Women's Health Book Collective (Hrsg). Unser Körper – unser Leben. rororo Tb. 8408 und 8409. Hamburg: Rowohlt, 1980
27. Urbas L. Die Pflege des Hemiplegie-Patienten nach dem Bobath-Konzept. Stuttgart: Thieme, 1994
28. Wedler HL. Gerettet? Darmstadt: Luchterhand, 1979

Sachverzeichnis

A

Abdominale Operation 256
Abführmittel 157
    MS 215
Abführmittelgabe 158
Abführtag 158
Abhusten 111
Abkühlungsbad 127
Ableitungssonde 142
Ablenkung 59
Abort 262 f.
Absaugen von Bronchialsekret 34
Absence 223
Absolute Arrhythmie 96
Abszeß 86, 289
    Pflegehilfe 86 f.
Abweisende Antwort 273, 274
Adduktion 200
Adipositas 138
Adrenalin 94, 175
Affektinkontinenz 228
Aggression 45, 43
Aids 111, 269, 282, 291
    Pflegehilfe 283 f.
Aktive Bewegung 200
Aktiver Bewegungsapparat 183
Aktivierende Pflege 51
Aktivitäten und Elemente des Lebens 1
Akute Sehstörung 19
Akuter Arterienverschluß 114
Albumine 120
Alkoholkrankheit 44
Allergen 83, 110
Allergie 78
Allergische Reaktionen der Haut 83 f.
Alte Menschen, Pflegeaspekte 48
Altenpflege 51
    Beschäftigung, allgemeine Hinweise 51
    Gedächtnis, Pflegehilfe 50
    Gewohnheiten, Pflegehilfe 49
    körperliche Veränderungen, Pflegehilfe 52 f.
    Umgangsformen, Pflegehilfe 49
Alterssichtigkeit 17
Altinsulin 176
Alzheimer-Krankheit 4, 54, 136
    Anzeichen 54

Pflegehilfe 55 f.
Ambivalenz von Gefühlen 257
Ambulante Pflege 287
Amnesie 39, 44
Amniozentese 258
Amputation 113, 216 ff.
    Pflegehilfe 218 f.
    Probleme des Patienten 216 ff.
An- und Ausziehen, Pflegehilfe 92
Anämie, Pflegehilfe 121 f.
Anästhesie 29
Anästhesinpuder 75
Anamnese 174
Aneurysma 227
Anfallsprovokation 224
Angehörige 55, 122, 278
Angina pectoris, Pflegehilfe 103 f.
Angiographie 277
Angst 15, 43, 45, 110, 225, 237, 269
Anheben von Kopf und Extremitäten 192
Anorexia nervosa 133
Anrede 47
Anredeform 13
Antibiotika 126 f.
Antikoagulanzien 118, 120, 123
Antikonvulsiva 223
Anurie 154, 172
Anus praeternaturalis (AP) 160 f.
    Anlageformen 161
    Pflegehilfe 162 f.
    Versorgungssystem 161
AP *siehe* Anus praeternaturalis
Apallisches Syndrom 41, 277
    Pflegehilfe 41 f.
Apathie 39
Aphasie 35, 227
    Pflegehilfe 37
    Probleme des Patienten 36
Aphthen 68
Apoplexie 29, 226 ff.
    Pflegehilfe 228 ff.
    Probleme des Patienten 227 f.
    Symptome 227
Appetit 132, 139
Appetitlosigkeit 137, 174
    Pflegehilfe 137 f.
Arbeitsfähigkeit 217

Sachverzeichnis

Arbeitskleidung 90
Armut 111
Arteria radialis 95
Arterielle Verschlußkrankheit (AVK) 79, 113
    Pflegehilfe 113 f.
Arterien 94
Arteriosklerose 112
    Prophylaxe 113
    Risikofaktoren 103, 113
Arthrose 184
Aspirationsgefahr 67, 225, 229
Asthma bronchiale 100, 110 f.
Ataxie 190, 214
Atemfrequenz 98
Atemgeräusche 99 f.
Atemnot 32, 78, 99, 100, 110, 241, 284
Atemrhythmus 99
Atemtiefe 98
Atemzentrum 98
Atemzüge zählen 98
Atemzug 98
Atmung 94
    Beobachtung 98 ff.
Atrophie 205
Auf die Seite drehen 196
Aufgaben beruflicher Pflegehilfe 3
Aufsetzen im Bett 193
Aufsteigende Infektion 149, 171
Aufwärtsbewegen im Bett 193 f.
Augenbindehautentzündung (Konjunktivitis) 20
Augeninnendruck 18
Augenklappe 20
Augenpflege 16
Augensalbe, Anwendung 21
Augentropfen 18
    Anwendung 20
Aura 224
Ausfluß 253, 254, 266
Ausscheidungen 143 ff.
Ausstreifbeutel 162
Austauschtabellen 178
Auswahlfragen 37
Auswirkungen von Nachtdienst 247
Axillare Messung 124 f.
Azidose 176

B

Badethermometer 77
Balanitis, Pflegehilfe 267
Ballaststoffe 131, 155
Bandscheiben 7 f.
Bartpflege 71
Basale Stimulation 40
Bauchpresse 32, 156
Bauchspeicheldrüse 174

BE (Broteinheiten) 178
Beckenbodengymnastik 256
Beckenbodenmuskulatur 151
Bedarfsmedikation 58
Bedürfnisse Sterbender 271 f.
Begleitanämie 121
Begleitung Sterbender 271
Behaarung, geschlechtstypische 80
Behinderung 186
Beihilfe zur Selbsttötung 279
Beinamputation 198
Beipackzettel 177
Belastungsinkontinenz 151
Belastungsdyspnoe
    Pflegehilfe 100
    Probleme des Patienten 100
Belastungsfähigkeit 103
Benommenheit 39
Bereitschaftsdienst 245
Berührungszonen, intime 28
Berufsfähigkeit 217
Beruhigungsmittel 43, 105
Beschäftigung 47
Betäubung, örtliche 57
Betreuung Sterbender 271
Betten 238
Bettgitter 43, 196, 213
Bettlägerigkeit 55
Bettruhe 234
Bettstoff 239
Bettwäschewechsel beim bettlägerigen Patienten 239 ff.
Beugekontraktur 218, 232
Bewegungseinschränkungen 216
    dauerhaft 184
    vorübergehend 184
Bewegungsfähigkeit 182
Bewußtlosigkeit 227
Bewußtsein 38, 94
Bewußtseinssteuerung 38
Bewußtseinsstörung 67, 139, 142, 148, 198
    qualitativ 39
    quantitativ 39
Bewußtseinsunterbrechung 42
Bewußtseinsveränderung 42
    Pflegehilfe 43 f.
    Probleme des Patienten 43
Bewußtseinsverminderung 39
    Pflegehilfe 39 f.
    Probleme des Patienten 39
Bidet 252, 261
Bigeminie 96
Bilanzselbsttötung 281
Bildkatalog 37
Bilirubin 78
Binde 252

Bisexualität 291
Blässe 78
Blasenentleerung 147
Blasenentleerungsstörung 215, 219
Blasenkatheter 255
Blasenschwäche 151
Blasentee 148
Blasenverweilkatheter 151 f.
    Pflegehilfe 152 ff.
    Probleme des Patienten 152
Blindheit 18, 19
    frühe Erblindung, Pflegehilfe 19
    späte Erblindung, Pflegehilfe 19 f.
Blutdruckkontrolle 174
Blutdruckmessung 97
Blutdruckmeßgerät 97
Blutegel 117
Blutgerinnungsstörung 123 f.
    Pflegehilfe 123
Blutgruppenunverträglichkeit 46
Blutkörperchen 120
Blutkrankheiten 120 ff.
Blutungen der Mundschleimhaut 123
Blutungsanämie 121
Blutzuckerkontrolle 180
Bobath-Konzept 29, 232 f.
Botschaften, verschlüsselte 30
Bradykardie 96
Braunfärbung der Haut 79
Breiumschlag 128
Brille 16, 17
Brindley-Stimulator 220
Bronchitis, akute 105
Bronchitiskessel 108
Bulimie 133
Bypass-Operation 113

C

Chemotherapie 122
Cheyne-Stokes-Atmung 99
Chronisch obstruktive Lungenerkrankung 110
    Pflegehilfe 111
Chronisches Cor pulmonale 102, 110
Colitis 167 f.
    Pflegehilfe 168
Colitis ulcerosa 167
Cortison 175
Creme 74

D

Damenbart 72
Dampfbad 106, 108
Darmentleerung 155
    Häufigkeit 156
Darminfektion, Selbstschutz 290
Darmrohr 159
Darmtumoren 168
    Pflegehilfe nach Op. 168
    Warnzeichen 168
Darmverschluß 168 f.
Dauerkatheter 151, 175, 229
Defäkation 155
    Pflegehilfe 156
Defäkationsstörungen 156 ff.
Dekubitus 183, 200 ff., 228
    Ausdehnung 200
    besonders gefährdete Patienten 201
    Risikofaktoren 201
    Schweregrade 200
    Vermeidung von zusätzlichem Druck 204
Dekubitusbehandlung 204 f.
Dekubitusprophylaxe 40, 113, 175, 201 ff., 284
    ergänzende Maßnahmen 204
Delir 42
Delirium tremens 44, 96
    Pflegehilfe 45
    Probleme des Patienten 45
    Symptome 45
Demenz 148
Denkstörungen 42
Depotfett 73, 138
Depotinsulin 176
Depression 60, 221, 236, 262, 282
    Pflegefehler 61
    Pflegehilfe 60 f., 275 f.
    Symptome 60
Depressive Stimmung 64
Depressives Syndrom 60
Desinfektion 292 ff.
Desinfektionslösung 86
Desinfektionsmittel 292 f.
Desinfektor 85, 288
Diabetes mellitus 64, 85, 132, 170, 174, 175 ff.
    Behandlung 176
    latenter 176
    Pflegehilfe 180 f.
    Probleme des Patienten 179 f.
Diabetische Gangrän 179
Diät/Diäten 134, 139
    bei Diabetes mellitus 177 f.
Dialyse 172
    Pflegehilfe 173 f.
    Probleme des Patienten 173
Dialysezentrum 173
Diarrhö 127, 143
    Pflegehilfe 156 f.
    Probleme des Patienten 156
Diastolischer Blutdruckwert 97
Dickdarm 155

Dickdarmentzündung 167
Dienstkleidung 90 f., 247, 286
Diskretion 67, 144
Diurese, beschleunigte 281
Döderlein-Bakterien 253
Dokumentationssystem 247
Dopamin 211
Drahtextension, Pflegehilfe 208 f.
Dreh-, Sandwichbett 220
Drehscheibe 213
Dreipunktwäsche 72
Drogenabhängige Patienten 283
Druckpuls 97
Druckschmerzen 59
Dünndarm 155
Duftdrüsen 73
Dumping-Syndrom 167
Durchgangssyndrom 42
Durchschlafstörung 235
Durst 176
Duschbad 76
Dysarthrie
    Pflegehilfe 35
    Probleme des Patienten 35
Dyspnoe 100
Dysurie, Pflegehilfe 148 f.

E

EEG siehe Elektroencephalographie
Egozentrische Verfassung 12
Ehe 250
Einatmung 98
Einfädeln 230
Einhänderhilfen 190
Einkaufen 137
    mit dem Rollstuhl 192
Einlauf 159 f.
Einreibung 59
Einschlafstörung 235
Einwirkzeit 292 f.
Eispackung 129 f.
Eiweiß 178
Eiweißmangelödeme 80
Ejakulation 266
Ekel 65, 144, 161, 270
Ekzem 64
Elektroencephalographie (EEG) 222, 277
Emanzipation 249
Emulsionen 74
Encephalomyelitis disseminata 214 ff.
Energiegewinnung 131
Enteritis, akute 167
    Pflegehilfe 167
Entsorgung gebrauchter Kanülen 292
Entspannungstechniken 95, 105

Entzugssymptome 33, 189
Enzephalitis 283
EPH-Gestose 258
Epididymitis, Pflegehilfe 267
Epilepsie 188, 222 ff.
    Behandlung 223
    Pflegehilfe 225 f.
    Probleme des Patienten 224 f.
    Regeln zur Lebensführung 226
    Ursachen 223
Episiotomie 261
Erbrechen 163
    Begleitsymptome 164
    Beobachtung 164
    Pflegehilfe 164
    Ursachen 164
Erbrochenes, Beobachtung 164
Erektion 266
Ergänzungsstoffe 131
Erhitzen 292
Erkältungskrankheiten, Pflegehilfe 105 f.
Erkältungssalben 106
Erkennen von Gefahren 15
Ernährungseinschränkungen 134
Ernährungssonde 142
    Pflegehilfe 142 f.
Ernährungsumstellung 157, 179
Erregungszustand 43, 44
Erysipel (Wundrose) 87 f., 289
    Pflegehilfe 88
Erythrozyten 120
Essen
    Hilfeleistung 135 ff.
    Pflegehilfe 136
    Pflegehilfe beim Patienten zu Hause 136 f.
    Temperatur prüfen 136
Essen auf Rädern 137
Eß-Brech-Sucht 133
Euphorie 216
Euthanasie 46
Exantheme 81
Exhibitionismus 250
Exsikkose 79, 140, 143
Extrasystolen 96

F

Faezes 155
Farbstofftinkturen 93
Fasten 96
Fazialisparese 227
Fehlgeburt 262
Fernziele 5
Fett 177
Fettspender 131
Feuchte Umschläge 93

Sachverzeichnis

Feuchtkühler Umschlag 129
Fibrinogen 120
Fieber 4, 79, 87, 106, 125
Fieberabfall, Pflegehilfe 126
Fieberanstieg, Pflegehilfe 125 f.
Fieberhöhe, Pflegehilfe 126
Fieberkrämpfe 223
Fieberkranker 156
Fiebersenkende Maßnahmen 126 f.
Filzläuse, Pflegehilfe 85
Fixierung 44, 245
Flächendesinfektionsmittel 293
Flaschenernährung (Säugling) 264
Flöhe, Pflegehilfe 85
Flüssigkeitsbedarf 140
Flüssigkeitsbilanz 141
Flüssigkeitszufuhr 140 f.
　Pflegehilfe 141
Fragen 37
　geschlossene 31, 37, 86, 100, 212
　offene 31
Frakturen 205 ff.
　Erste Hilfe 200 f., 205
Freiheitsberaubung 43
Fremdsprachigkeit 37
Frieren 124
Frisur 69
Fruchtwasser 260
Frühgeburt, drohende, Pflegehilfe 263
Frühmobilisation 92, 119
Funktionelle Stenokardien 105
Funktionelle Übungsbehandlung, Pflegehilfe 207 f.
Furunkel 85 f.
　Pflegehilfe 86
Fußbad 72
Fußbank 197, 245
Fußpflege
　Diabetiker 181
　Pilzerkrankung 72
Fußstütze 239

G

Gänsehaut 124
Gallenfarbstoff 78
Ganzkörperreinigung 72
Ganzwäsche im Bett 77
Gasbrand 288
Gastrektomie 167
Gastritis, akute 165
　Pflegehilfe 165
Gastritis, chronische 166
　Pflegehilfe 166
Gastroenteritis, akute 165
　Pflegehilfe 165

Gebärdensprache 23
Geburt 260
Gedächtnisstörungen 54, 139
Gedächtnisstützen 50
Gefährdung, Selbst-, Fremd- 44
Gefühllosigkeit 219
　Gefahren 29
Gehirn 15
Gehörgang 22
Geistig Behinderte
　Äußeres 47
　Anhaltspunkte zum Umgang 47
　Verhalten 47
Geistige Behinderung 45, 148
　Kontaktaufnahme 47
Gelegenheitskrämpfe 223
Gelpackung 130
Gemüt, Ausdruck 55
Generalisierte Anfälle 224
Generalisierter Krampf 188
Geruchssinn 15
Geschlecht 248
Geschlechtskrankheiten 290
Geschmacksempfindung 27
　Pflegehilfe 27
Geschmackssinn 15
Gesichtsausdruck 14
Gesichtsfeldeinschränkung 18
Gesichtsfurunkel 86
Gestik 182
Getränke (Diabetiker) 178
Gewalt, sexuelle 250
Gewichtskontrolle 143, 141
Gingivitis, Pflegehilfe 68
Gipsschiene 206
Gipsverband, Pflegehilfe 206 f.
Gleichberechtigung 249
Gliedmaßenverlust 216 ff.
Globuline 120
Glomerulonephritis, akute 171
Glukagon 175
30-Grad-Schräglage 199, 202
90-Grad-Seitenlage 199
Grauer Star (Katarakt) 17
　Pflegehilfe 18
　Probleme des Patienten 18
Greifreflex 232
Großer epileptischer Anfall 224 f.
Großhirnfunktionen 41
Großzehenverlust 217
Grüner Star (Glaukom) 18
　Pflegehilfe 18
　Probleme des Patienten 18
Grundbedürfnisse 1
Gynäkologische Operation 255 f.
Gynäkologische Untersuchung 255

H

Haar 286
   kurzes 70
   langes 69
Haarausfall 80
Haarpflege 69, 70
Haarwäsche 70
Hämatemesis 164
Hämatokritwert 120
Hämatom 78, 90, 210
Hämaturie 123
Hämodialyse 170, 173
Hämophilie 123
Hämorrhoiden 169 f., 258
   Operation 170
   Pflegehilfe 170
Hände 286
   Desinfektion 86, 122, 287
   Desinfektionsmittel 167, 293
Häusliche Pflege 92, 287
Halluzinationen 45
Haltegriff 194
Haltung 14, 182
Handbad 72
Handschuhe 112, 289
Handverlust 217
Harndrang 147, 229
Harninkontinenz 149 f.
Harnpflichtige Stoffe 154, 170, 172
Harnträufeln, Pflegehilfe 149
Harnverhalten 214, 219
   Pflegehilfe 148
Harnwegsinfektion 288
Haut
   Aufbau 73
   Beobachtung 65
   Funktionen 73 f.
   physiologische Flora 73
   physiologischer Säureschutzmantel 73
   Schutzfunktion 73
   Sinnesfunktion 74
Hautdefekte 80 f.
Hautdesinfektionsmittel 293
Hautfeuchtigkeit 79
Hautkrankheiten 64
   infektiöse 93
Hautparasiten 84
Hautpflege 74
Hautpflegemittel 74 f.
Hautreinigungsmittel 74
Hautrötung 78
Hautschutz 75
Hauttemperatur 79
Hauttransplantation 88
Hautveränderungen 78 ff.
Hautwaschalkohol 75
Heimdialyse 235
Heiserkeit 31
Heizkissen 128
Hemiparese 227
Hemiplegie 29, 185, 186
Herpes labialis 69
Herstellen von Desinfektionslösungen 293
Herz 94
Herzinfarkt 103, 112
   Pflegehilfe 104
Herzinsuffizienz 96
   entlastende Lagerung 103
   kompensierte, dekompensierte 102
   linksbetont, Pflegehilfe 102
   rechtsbetont, Pflegehilfe 102 f.
Herzjagen, anfallsweises 96
Herzkranzgefäße 103
Herzrasen 95
Herzrhythmusstörungen 95
Herzversagen, akutes 101
Hexenmilch 265
Hilfe beim Anrichten von Mahlzeiten 135
Hilfe beim Aufstehen 197 f.
Hilflosigkeit 270
Hilfsmittel bei Körperbehinderung 190
Hirndrucksteigerung 41
Hirnorganisches Psychosyndrom 42, 55
Hirnschädigung 188
Hirntod 270, 277
HIV-Infektion 291 f.
HI-Virus, Übertragung 291
Hodenbänkchen 266
Hören 21
Hörgerät 23
Hörstörung, akute 25
Hohllagerung 202
Homosexualität 283, 291
Hormonveränderungen 79
Hüftoperation 198, 209 ff.
   Pflegehilfe 210 f.
Husten 106
Hustenreizstillende Medikamente 106
Hydrozephalus 46
Hygiene 247
   öffentliche 285
   persönliche 285
Hygieneregeln 288
Hyperästhesie 29
Hyperglykämie 176
   Symptome 178 f.
Hypertonie 98
Hyperventilation 99
Hypochondrie 38
Hypoglykämie 167

Symptome 178
Hypoglykämischer Schock 178
Hypothalamus 124
Hypotonie 98

I

Ikterus (Gelbsucht) 78, 155, 174
ILCO e.V. 160
Ileostomie 161
Ileus 142, 168 f.
    mechanischer, Pflegehilfe 169
    paralytischer, Pflegehilfe 169
Immobilität 72, 200, 205
Infektion
    über Blut, Selbstschutz 291
    über Haut und Schleimhaut, Selbstschutz 290
Infektionskrankheit 78
Infektionsquellen 288
Infektionsrisiko 122
Injektion 176
Inkontinenz 40, 83, 141, 214, 227
    Fragen 150
    Pflegehilfe 150 f.
Inkontinenzversorgung 150, 215, 220
Instrumentendesinfektionsmittel 293
Insulin 175
Insulin-Pen 177
Insulindosis (IE) 176
Insulininjektion 177, 180 f.
Insulinmangel 176
Intelligenz 45, 54, 144
Intentionstremor 189, 214
Intermittierendes Hinken 113
Intertrigo (Wundsein der Haut) 81, 219
Intimbereich 250, 287
Intimhygiene 253, 265
Intimpflege 76, 152, 210, 215, 287
Intimpflegemittel 64, 253
Intimsphäre 66
Intoxikation 281
Intrauterinpessar 253
Intubation 33
Irrigation 163
Irrigator 159

J

Jackson-Anfälle 224
Janetspritze 142
Juckreiz 28, 70, 73, 93, 206, 236
    Diabetiker 181
    Pflegehilfe 81, 82
    Ursachen, Symptome 81

K

Kachexie 175
Kälteanwendung 59, 129
    Indikationen 129
Kältespender 114, 129 f.
Kältewirkung 129
Kanülen, gebrauchte 292
Kaposi-Sarkom 283
Karies 66
Kartoffelkataplasma 129
Kataplasma 106, 128 f.
Kehlkopflosigkeit 32
    Pflegehilfe 33
    Probleme des Patienten 32
Keimarmes Milieu 89
Keimfreie Kleidung 90
Kinästhetik 10
Klebebeutel 162
    AP-Versorgung 161
Kleiderläuse, Pflegehilfe 85
Kleidung 63
    bei Bettlägerigkeit 91
    bei Hautkrankheiten 93
    bei kurzzeitiger Mobilisation 92
    Diabetiker 181
    Funktion 90 f.
    Säugling 265
Kleine Anfälle 223
Klimakterium 79
Klingel 228, 245
Klistier 158 f.
    Wirkungsweise 159
Klopfschmerz 90
Klysma 158
Kochsalzarme Diät 103
Körpergewicht 141
Körperkontakt 28, 47, 237
Körperliche Behinderungen 190
    Pflegehilfe 190
Körperpflege 63
    Bedeutung 64
    Durchführung 76 f.
    gesundheitliche Bedeutung 64
    individuelle Bedeutung 65
    Material 76
    Nachbereitung 77
    soziale Bedeutung 64
    Vorbereitungen 75 f.
    Zweck 63
Körpersprache 182, 184
Körpertemperatur 124
Kohlenhydrate 177
Kohlenhydratspender 131
Kollaps 98
Kolostomie 161

Kolostrum 261
Kolpitis 254
Kombinationsinsulin 176
Kommunikation 11
Kompressionsstrümpfe 119
Kompressionsverband 118
Kontaktaufnahme mit dem Patienten 13
Kontaktlinsen 16
Kontraktur 88, 183, 187, 198, 227
    besonders gefährdete Patienten 199
    Ursachen 198
Kontrakturen- und Spitzfußprophylaxe 40
Kontrakturprophylaxe 199 f., 218
    Ziel 199
Kontrollgänge 247
Koordination von Muskelbewegungen 190
Kopfkissen 239, 241
Kopfläuse, Pflegehilfe 84 f.
Kopfschmerzen 58
Koronare Herzkrankheit 103
Kostaufbau, akute Pankreatitis 175
Krämpfe 188
    Pflegehilfe 189 f.
    Probleme des Patienten 188
Krätze (Skabies), Pflegehilfe 85
Krankenhaushygiene 288
Krankenhemd 91
Krankenzimmer im Krankenhaus 287
Krankheitsgefühl 105
Kratzspuren 81
Kreislaufkontrolle 45
Künstlicher Darmausgang 160 f.
Kurzsichtigkeit 16
Kußmaul-Atmung 99
Kutschersitz 109

L

Lähmung 184, 215, 219, 228
    Drehen auf die gelähmte Seite 187 f.
    Drehen auf die gesunde Seite 188
    Pflegehilfe 187 f.
    Probleme des Patienten 186 f.
    schlaffe 219
    spastische 219
Lagern / Lagerung 238
    Apoplexie 231
    auf der gelähmten Seite (Apoplexie) 231
    auf der gesunden Seite (Apoplexie) 231
Laparoskopie 255, 256
Laxanzien 158
Lebens- und Ernährungsgewohnheiten 132
Lebenserwartung 268
Lebensfreude 183
Lebensqualität 50, 139, 212, 235
Lebensstandard 64

Lederhaut 73
Leukämie 121
    Pflegehilfe 122
Leukozyten 120
Lichtempfindlichkeit 45
Lidschlag 41
Lidschluß, fehlender 21
    Pflegehilfe 21
Lidschluß, unvollständiger 228
Linse des Auges 17
Lippenpflege 66, 139
Lockenwickler 70 f.
Lotion 74
Luftring 87, 170, 202
Lunge 94
Lungenbelüftung 98
Lungenembolie 101
Lungenemphysem 110
Lungenödem 100
    akutes 101
Lungentuberkulose 111
    Pflegehilfe 112
Luxation 209
Luxationsrisiko 209 f.
Lymphabflußstörung 284

M

Magen- und Zwölffingerdarmgeschwür 166
    Komplikationen 166 f.
Magenoperation 167
Magensonde 142, 168, 174, 228
    Pflegehilfe 142
Magersucht 133
Mahlzeit
    am Tisch 134
    Gestaltung der 133
    Vorbereitung 134
Mangelanämie 121
Marisken 169 f., 253
Mastitis 261
Matratze 238
Matratzenverlängerung 243
Medikamente 135, 137
Melanin 73
Melanom (Hautkrebs) 73, 79
Menstruation 252
Menstruationsbeschwerden 253
Menstruationshygiene 252
Miktion 147 f.
Miktionsstörungen 148
Mimik 182
Mineralstoffe 131
Minutenvolumen 94
Miserere 164

Mitteilungen, nonverbale 37
Mittelohrentzündung (Otitis media) 25
    Pflegehilfe 25
Mobilisation 199, 202, 245
    Hüftoperation 210
Mongolismus (Trisomie 21, Down-Syndrom) 46
Multiple Sklerose (MS) 189, 214 ff.
    Pflegehilfe 215 f.
    Probleme des Patienten 215
    Symptome 214
Mund-Nasen-Schutz 112, 122, 289
Munddusche 66
Munderkrankungen 68 f.
Mundgeruch 63, 68
Mundpflege 66, 100, 109, 136, 139, 174, 284
    Mittel bei speziellen Problemen 68
Mundschleimhaut, ausgetrocknete 31
Mundsoor, Pflegehilfe 69
Mundverletzungen 31
Musik 47
Muskelkontraktion 182, 188
Muskelpumpe 115, 119
Mydriatikum 18

N

Nachblutung 90
Nachtarbeit, Umstellung auf 247
Nachtbekleidung 91
Nachtdienst 245 ff.
Nachtruhe 246
Nachtstuhl 165
    Hilfeleistung 147
Nachttisch 135, 287
Nachwehen 260, 261
Nährstoffe 131
Nagelpflege 72
    bei Diabetes mellitus, AVK 72
Nahrungsaufnahme 1, 131
Nahrungskarenz 139
    Pflegehilfe 134 f.
Nahziele 5
Narben 81, 184
Narkose 56
Nasenbluten, Pflegehilfe 27
Nasenpflege 26, 143
Nasenspray 26
Nasentropfen 106
    Anwendung 26
Neglect-Phänomen 227, 228
Nekrose 79, 103, 113, 201
Nephrotisches Syndrom 171 f.
Nerven, sensible 29
Nervensystem, vegetatives 94
Nervus peronaeus 206, 208
Netzhaut 17, 18

Neurodermitis 84
Neurose 38
Neurotransmitter 183
Nieren, Aufgaben 170
Niereninsuffizienz 121
Nierenkrankheiten, Pflegehilfe 172
Nierentransplantation 170
Nierenversagen
    akutes 172
    chronisches 172
Nonverbale Verständigung 14
Nosokomiale Infektionen 288
Notfallsituationen 246
Nüchternbleiben 139 f.

O

Obduktion 279
Oberhaut (Epidermis) 73
Oberkörperhochlagerung 100, 193
Oberschenkelhalsfraktur 209
Obstipation 155, 215
    Beratung 157
    Pflegehilfe 157 f.
    Probleme des Patienten 157
    Ursachen 157
Ödeme 79 f.
    allergische 80
    bei Alkoholmißbrauch 80
    bei Herzkrankheit 80
    bei Lymphstauung 80
    bei Nierenkrankheit 80
Ösophagussprache 33
Ösophagusvarizenblutung 164
Offene Tuberkulose 112
Ohnmacht 95
Ohrenpflege 22
Ohrentropfen, Anwendung 24
Oligurie 154, 172
Operative Frakturbehandlung, Pflegehilfe 206
Opportunistische Infektionen 282
Orale Messung 125
Orchitis 267
Organspende 278
Organtransplantation 270
Orientierung 42, 55
    in der Umwelt 15
Orientierungsstörungen 54
Orthopnoe
    Pflegehilfe 101
    Probleme des Patienten 101
Orthostatische Hypotonie 97
Osteosynthese 205
Ovulationshemmer 79, 253
O/W-Emulsion 74 f.

P

Pankreasfunktionen 174
Pankreatitis, akute 142, 174
    Pflegehilfe 174 f.
Pankreatitis, chronische 175
Paradoxe Reaktion auf Schlafmittel 237
Parästhesie 29
Paralyse 185
Paralytischer Ileus 174
Paraphimose 76, 153, 266
Paraplegie 185, 219
    Sitzen auf der Bettkante 197
Parese 185
Parkinson-Krankheit 189, 198, 211 ff.
    Pflegehilfe 212 ff.
    Probleme des Patienten 211 f.
Parodontopathie 66
Parotitis, Prophylaxe 69
Paroxysmale Tachykardien 105
Passive Bewegung 200
Passiver Bewegungsapparat 183
Pasten 75
Pasteurisieren 292
Patient 11
    im häuslichen Bereich 12
    im Krankenhaus 11
PEG *siehe* Perkutane endoskopische Gastrostomie
Pelotte 161 f.
Periphere Lähmung 185
Peritonealdialyse 170, 172 f.
Peritonitis 173
Perkutane endoskopische Gastrostomie (PEG) 143, 228
    Pflegehilfe 143
Peronäuslähmung 186
Peronäusnerv 206, 208
Peronäusschiene 233
Persönliche Hygiene
    der Pflegenden 285 ff.
    des Patienten 287
Pflegebericht 6
Pflegebett 238
Pflegedurchführung 6
Pflegeforschung 204
Pflegeplanung 3
    Informationssammlung 4
    Pflegeprobleme 4
    Pflegeprozeß 3
    Pflegetechniken 6
    Pflegeziele 5
Pflegezustand 65
Phantomschmerz 218
Phasen des Sterbeprozesses 292
    und Pflegehilfe 273 ff.
Phenylketonurie 46

Phimose 266
Phlebothrombose, Pflegehilfe 118
Phobie 38
Physiologische Lagerung 199
Pilzinfektion 64, 254
Pilzinfektionen der Haut (Mykosen) 82
    Behandlung und Pflegehilfe 82 f.
Pneumocystis-carinii-Pneumonie (PcP) 283
Pneumonie 99, 100, 106 f., 228
    begünstigende Faktoren 107
    Pflegehilfe 107
Pneumonieprophylaxe 107 ff.
Pollakisurie, Pflegehilfe 149
Polyurie 154, 176
Postthrombotisches Syndrom, Pflegehilfe 118
Primäre Wundheilung 89
Privathaushalt 13
Privatwäsche des Patienten 93
Probleme lösen, Fühlen und Erleben 15
Prostata 149
Prostituierte 283, 291
Proteinspender 131
Prothese 217
Pruritus (Juckreiz) 81
Psoriasis (Schuppenflechte) 84
Psoriasis, Neurodermitis, Pflegehilfe 84
Psychiatrische Station, geschlossene 62
Psychosomatische Medizin 234
Psychosomatische Störungen 248
Puder 75
Puls, fadenförmiger 97
Pulsfrequenz 95 f.
Pulskontrolle 95
Pulsqualität 96 f.
Pulsrhythmus 96
Pyelonephritis, akute 171
Pylorusstenose 167
Pyramidenbahn 182

Q

Querschnittslähmung 219 ff.
    Pflegehilfe 221 f.
    Probleme des Patienten 220 f.

R

Radialislähmung 186
Rasur 71
Rauchen 113
Reanimation 269, 277
Rechtsherzinsuffizienz 110
Reduktionsdiät 139
Reflexblase 219
Regression 15, 50, 133, 136, 150

Anzeichen 51
  vorbeugende Pflegehilfe 51
Rehabilitation 64, 103, 198, 220, 232
Reinfektion 83
Reinigungseinlauf 159 f.
  Durchführung 159 f.
  Vorbereitung 159
Rektale Messung 125
Rektumkarzinom 168
Religiöse Betreuung 272
Remission 214
Ressourcen 4
Retinitis 283
Rhagaden 68, 261
Rhinitis 105
Riechen 25
Risikofaktoren Apoplexie 227
Rollstuhl 191 f., 206, 215
  Querschnittslähmung 221
  Überwindung von Stufen 192
Rotlicht 25, 128
Rückenmarkschädigung 219
Rückenschmerzen, Vorbeugung 9
Rückenschonende Arbeitsweise 10
Rückenschonung 6
Rückfettung 74
Ruhebedürfnis 157, 234
Ruhedyspnoe 111
  Pflegehilfe 100
  Probleme des Patienten 100
Ruhen 234
Ruhen und Schlafen 103
Ruhetremor 189
Ruhigstellung 157
  Pflegehilfe 184
Rundrücken 243
Rutschfeste Matte 233

S

Säuglingspflege 264 f.
Salben, Öle 75
Salmonelleninfektion 167, 292
Sammelfunktion des Magens 167
Sanitärbereich 288
Sauerstoff 94
Sauerstoffgabe 100
Sauerstoffmangel 46, 78
Schädel-Hirn-Trauma 41, 46, 96, 97
Schamgefühl 65, 144, 251 f.
  Pflegehilfe 251 f.
Schaufensterkrankheit 113
Scheidentamponade 255
Schiene 88, 206
Schienenlagerung 208
Schiffchen 243

Schimmel auf Nahrungsmitteln 137
Schlaf 148
Schlaf-Wach-Rhythmus 41
Schlaffe Lähmung 185
Schlafmittel 237
Schlafstörungen 235
Schlaftiefe 235
Schlaganfall 112, 226 ff.
Schlagvolumen 94
Schluckstörung 67, 142, 227, 228
Schlürfen 32
Schmecken 27
Schmerzäußerung 58
Schmerzbekämpfung 174
Schmerzempfindung 28
Schmerzen 12, 56, 87, 187, 236, 284
  als Warnsignal 56
  chronische 58
  Pflegefehler 59
  Pflegehilfe 58 f.
  psychosomatische 57
Schmerzgrenze, Bewegung 200
Schmerzhafte Bewegungseinschränkung 198
  Pflegehilfe 185
Schmerzlindernde Maßnahmen 59
Schmerzmittel (Analgetika) 57, 90, 175
  Injektion 59
  Tabletten, Brausetabletten 59
  Tropfen 59
Schmerzmittelgabe 58
Schmerzstärken 58
Schmuck 286
Schmutzwäsche 92
  Umgang mit 93
Schnabelbecher 86, 141, 213
Schnappatmung 99
Schock 172
Schockindex 98
Schonhaltung, Pflegehilfe 184
Schuhe 287
Schuldgefühl 55, 269, 281
Schultergelenk 229
Schuppen 73
Schutz- und Wundcreme 75
Schutzreflex 21, 163
Schwangere Diabetikerin 258
Schwangerschaft 256
  Störungen 262 f.
Schwangerschaftsabbruch 46, 257, 263 f.
Schwangerschaftstest 257
Schwangerschaftszeichen 257
Schwarzverfärbung der Haut 79
Schweigepflicht 13, 292
Schweiß 63, 73, 79
Schweißausbruch 45
Schweißdrüsen 73

Schwerhörigkeit 22
    Pflegehilfe 23
    Probleme des Patienten 23
Sehen 16
Sehnerv 18
Seife 74
Sekundäre Wundheilung 89
Selbständigkeit 1
Selbsthilfegruppe 160, 190
Selbsthilfetraining 64
Selbstschutz 289
Selbstwertgefühl 50, 217
Senile Demenz 112
    Anzeichen 54
    Pflegehilfe 54
Sensibilität 28
    Pflegehilfe 29
    Probleme des Patienten 28
Sensibilitätsstörung 29, 187, 207, 214
    Pflegehilfe 29
Servieren 134 f.
Sexualität 248 ff.
    biologische Bedeutung 249
    emotionale Bedeutung 250
Sexualtrieb 48
Sexuelle Potenz 219
Sicherheit 56
Sinnesorgane 15
Sinusitis 105
Sitzbalance 230
Sitzen
    auf dem Stuhl (Apoplexie) 231
    auf der Bettkante 197
    im Bett (Apoplexie) 231
    im Stuhl 245
Sitzwaage 141
Sitzwache 282
Skrotalödem, Pflegehilfe 266 f.
Smegma 265
Somnolenz 39
Sondennahrung 142
Soorinfektion 284
Sopor 39
Soziale Distanz 65
Spätfolgen, Diabetes mellitus 179
Spannbettlaken 239
Spastik 198
Spastische Lähmung 185
Speichelbildung 136
Spenderblut 123
Spitzfußstellung 242
Spontanbewegungen 242
Spontanfrakturen, Pflegehilfe 209
Sprache 54
    Bedeutung 29
Sprachentwicklung 21

Sprachstil 29
Sprachstörung 55, 214, 227
Sprachverständnis 47
    Einschränkungen 30
Sprachzentrum 35
Sprechfähigkeit, eingeschränkte 30
    Probleme d. Patienten 31
Spritz-Eß-Abstand 177
Sputum 109, 111
Status epilepticus 225
Staublunge 110
Steckbecken 252
    Hilfeleistung 146 f.
    Polster 146
Stecklaken 239
Sterbebeistand 279
Sterbehilfe
    aktive 280
    passive 279
Sterben und Tod 269
Sterbeprozeß 270
Sterilisation 292
Stethoskop 97
Stillen 264
Stimmbildung 32
Stomatherapeutin 83, 160
Stomatitis, Pflegehilfe 68
Stomaversorgung 162
Streß, psychischer 94
Stuhlbeimengungen 160
Stuhlbeobachtung 160
Stuhldrang 156
Stumpf 217, 218
Subkutanes Fettgewebe 73
Suchtdruck 45
Suizid 246, 280 ff.
Suizidabsicht 62
Suizidgefahr 62
Suizidversuch, Pflegehilfe 280 ff.
Superweichmatratze 203
Suppositorien 158
Suprapubische Blasendrainage 154
Suspensorium 266
Syndet 74
Systolischer Blutdruckwert 97

T

Tablettsystem 134, 135
Tachykardie 45, 96
    Ursachen 96
Tag-Nacht-Rhythmus 237
Tagesablauf 56
Talg 63
Talgdrüsen 73, 85
Talkumpuder 75

Tast- und Temperaturempfinden 15
Tastsinn 28
Taubheit 23
Teerstuhl 123, 160
Temperaturkontrolle 124
Temperatursinn 28
Tetanus (Wundstarrkrampf), 288
　Impfung 89
Tetanusbazillen 89
Tetraplegie 185, 219, 222
Thermometer 124
　Umgang mit gebrauchten 125
Thrombophlebitis 117
　Pflegehilfe 118
Thrombose 116 ff., 183
　besonders gefährdete Patienten 119
Thromboseprophylaxe 119 f., 255
　Ziele 119
Thrombozyten 120
Thrombus 117, 226
TIA *siehe* Transitorische ischämische Attacke 227
Tiefensensibilität 28, 219, 227
Tine-Test 111
Tod, Zeichen des nahenden 277
Todeszeichen
　sichere 277
　unsichere 277
Todeszeitpunkt 277
Tötung auf Verlangen 280
Toilettenstuhl 145
Toxoplasmenenzephalitis 282 f.
Toxoplasmose 282
Tracheitis 105
Tracheostoma 32
Tracheotomie, Pflegehilfe 34
Träumen 235
Transfer vom Bett in den Rollstuhl 191, 197
Transitorische ischämische Attacke (TIA) 227
Transkulturelle Pflege 30
Transport von Krankheitserregern 288
Transportieren des Patienten
　im Bett 191
　im Rollstuhl 191
Transsexualität 248
Transvestismus 248
Travestie 248
Tremor 45, 66
　Pflegehilfe 189 f.
　Probleme des Patienten 189
Treppensteigen bei Körperbehinderung 190
Trichomonadeninfektion 254
Trinkmenge 140, 148, 157
　bei Dialyse 173
Tröpfcheninfektion 111, 289
　Selbstschutz 290

Trommelfell 22
Trommelfellperforation 25
Turgor (Spannungszustand der Haut) 79
Typ-I-Diabetes 176
Typ-II-Diabetes 176

U

Übelkeit 284
Überforderung 56
Übergabe 246
Übergewicht 138
　Pflegehilfe 138 f.
Überlaufblase 149
Überwachung nach Suizidversuch 281
Überwärmung der Haut, örtliche 79
Uhrglasverband 21
Ulcus cruris („offenes Bein") 80, 87, 118
Ulcus ventriculi et duodeni 166
Umgangsformen 13
Umgebung
　fremde 20
　vertraute 20
Umgebungswechsel 42
Umkehrisolation 122, 283, 287
Umlagern 202
Umschläge, kalte 88
Umstellung auf Nachtarbeit 247
Unbewußtes 38
Unruhe 43, 45
Unterhaut 73
Unterschenkelamputation 217
Urämie 170
Urinableitungssystem, geschlossenes 153
Urinbeobachtung 154 f.
Urinfarbe 155
Urinflaschen, Hilfeleistung 145
Uringeruch 155
Urinmenge 79, 154
Urintrübung 155

V

Vaginale Operation 255, 256
Vaginaltablette 254
Varizen (Krampfadern) 78, 115 f., 258
Varizenprophylaxe 116
Venen 115
Verbale Verständigung 14
Verband 86, 89, 143
Verbandmaterial, steriles 86
Verbandwechsel 86, 289
Verbrennung 88, 184, 289
　Erste Hilfe 88
　Pflegehilfe 89

Verdrängung 38
Verdunstungskälte 73
Vergeßlichkeit 50
Vergrößerungsspiegel 17
Verhalten 11
   des Patienten 42, 45, 238
Verhornung der Haut 73
Verhütung von Zusatzschäden 184, 222
Verletzungen 123
Vernachlässigung 46
Versorgung des Toten 278 f.
Verständigung 14
Verstopfung 157
Verwirrtheit 42, 45, 54, 67, 79, 126, 139, 140, 149, 237
Virchow-Trias 117
Vitalfunktionen, Anzeichen gestörter 95
Vitamin B_{12} 167
Vitamin- und eiweißreiche Kost 109, 111, 205
Vitamine 131
Vorfußamputation 217
Vorratshaltung 137
Vulvitis 254

W

Wadenkrampf 189
Wadenwickel 127
Wärmeabstrahlung 126
Wärmeanwendung 59, 127 f.
   Indikationen 127
Wärmeerzeugung 124
Wärmespender 114
Wärmestau 124
Wärmewirkung 127
Wärmflasche 128
Wäschesäcke 93
Wahrnehmungsfähigkeit 40
Wannenbad 76 f.
Waschen am Waschbecken 77
Waschung
   anregende 77
   beruhigende 77
Wasser 131
Wasserkissen 203 f.

Wattestiefel 113
Wechseldruckmatratze 203
Wechseln der Bettwäsche 239
Wehenhemmung 263
Weichlagerung 203
Weitsichtigkeit 17
Wickel und Umschläge 128
Wickeln, Säugling 264
Windelhosen, Anlegen 151
W/O-Emulsion 74 f.
Wochenbett 260
Wöchnerin 289
Würmer 160
Wunden 80, 89
   aseptische, septische 89
   Pflegehilfe 89 f.
Wundheilung 131
Wundinfektion 204, 206, 288
Wundschmerzen 89, 184, 206
Wundsein der Haut (Intertrigo) 83, 91
   Pflegehilfe 83
Wundsekret 86

Z

Zähne, fehlende 31
Zähneputzen 66 f.
Zahnkrankheiten 64
Zahnprothese 31, 66
   Aufbewahrung 67
   Umgang damit 67 f.
Zentrale Lähmung 185
Zerumen 22, 63
Zielgerichtete Bewegung 182
Zinkpaste 75, 83, 165
Zuckeraustauschstoffe 177
Zuckerkrankheit 175
Zunge, Geschmacksempfindung 27
Zungenbelag 68
Zusatzschäden 56, 61
Zwischenmahlzeiten 180
Zyanose (Blausucht) 78
Zystitis 148
Zytomegalie 283
Zytostatika 121